Urgences cardiovasculaires

par
Gilbert POCHMALICKI, François JAN

MASSON

ISBN : 2-294-01809-5

MASSON S.A.S. — 21, rue Camille-Desmoulins,
92789 Issy-les-Moulineaux Cedex 09

Abréviations

AAA	Anévrysme de l'aorte abdominale
ACFA ou **AC/FA**	Arythmie complète par fibrillation auriculaire
ACC	*American College of cardiology*
ACTL	Angioplastie coronaire transluminale
ADP	Adénosine diphosphate
AESP	Activité électrique sans pouls
AFCPSAM	Attestation de formation complémentaire aux premiers secours avec matériel
AFUDSA	Attestation de formation à l'utilisation du DSA
AG	Anesthésie générale
AHA	*American Heart Association*
AIC	Accident ischémique cérébral
AINS	Anti-inflammatoires non stéroïdiens
AIT	Accident ischémique transitoire
AMM	Autorisation de mise sur le marché
AOMI	Artériopathie oblitérante des membres inférieurs
AP	Artère pulmonaire
ARA II	Antagoniste des récepteurs de l'angiotensine II
ARM	Angiographie par résonance magnétique nucléaire
ASAT	Aspartate aminotransférase
ASP	Abdomen sans préparation
AT II	Antagoniste des récepteurs de l'angiotensine II
ATIII	Anti thrombine III
ATL	Angioplastie transluminale
AVC	Accident vasculaire cérébral
AVK	Anti vitamines K
BAV	Bloc auriculo-ventriculaire
BBG	Bloc de branche gauche
BNP	*B type natriuretic peptide*

BPCO	Bronchopneumopathie chronique obstructive
BSA	Bloc sino-auriculaire
CADASYL	*Cerebral Autosomal Dominant Arteriopathy with Subcortical Infarcts and Leukoencephalopathy*
CCA	Certificat de capacité d'ambulancier
CCS	Choc cardiogénique secondaire
CEE	Choc électrique externe
CFAPSE	Certificat de formation aux activités de premiers secours en équipe
CI	Contre-indication(s)
CIV	Communication interventriculaire
CIVD	Coagulation intravasculaire disséminée
CK	Créatine phosphokinase
CKMB	Créatine phosphokinase iso-enzyme MB
CMNO	Cardiomyopathie non obstructive
CPAP	*Continuous Positive Airway Pressure*
CPBIA	Contre-pulsion par ballon intra-aortique
CPE	Contre-pulsion externe
CPK	Créatine phosphokinase
CRP	*C-reactive protein*
Cx	Artère circonflexe
DAI	Défibrillateur automatique implantable
DDB	Dilatation des bronches
DIGAMI	*The Diabetes Mellitus Insulin-Glucose Infusion in Acute Myocardial Infarction (DIGAMI) trial*
DSA	Défibrillateur semi automatique
DTD	Diamètre télédiastolique
DTS	Diamètre téléystolique
DVMI	Doppler veineux de membres inférieurs
ECG	Électrocardiogramme
EDRF	*Endothelium-derived relaxing factor*
EES	Entraînement électrosystolique
EFR	Explorations fonctionelles respiratoires
EP	Embolie pulmonaire
ESA	Extrasystole auriculaire
ESV	Extrasystole ventriculaire

ETO	Échocardiographie transœsophagienne
ETT	Échocardiographie trans-thoracique
FA	Fibrillation auriculaire
Fab	Fragment d'immunoglobine antidigitalique ovin
FC	Fréquence cardiaque
FDA	*Food and Drug Administration*
FDR	Facteur de risque cardiovasculaire
FE	Fraction d'éjection ventriculaire
FEVG	Fraction d'éjection ventriculaire gauche
FIO_2	Fraction inspirée en O_2
FR	Fréquence respiratoire
FV	Fibrillation ventriculaire
GdS	Gaz du sang
GES	Gestes élémentaires de survie
GMP	GMP cyclique
HBPM	Héparine de bas poids moléculaire
HEA	Hydroxy-éthyl-amidon
HLM	Hématies leucocytes minute
HTA	Hypertension artérielle
HTAP	Hypertension artérielle pulmonaire
IA	Insuffisance aortique
IDE	Infirmière diplômée d'État
IDM	Infarctus du myocarde
IEC	Inhibiteur de l'enzyme de conversion
IM	Insuffisance mitrale
IMAO	Inhibiteurs de la monoamine oxydase
INR	*International normalized ratio*
IRM	Imagerie par résonance magnétique nucléaire
IV	Intraveineux
IVA	Artère interventriculaire antérieure
IVG	Insuffisance ventriculaire gauche
IVP	Artère interventriculaire postérieure
KT	Cathétérisme cardiaque
LDH	Lactico-déshydrogénase
MCE	Massage cardiaque externe
NFS	Numération formule sanguine

NYHA	*New York Heart Association*
OAP	Œdème aigu du poumon
OD	Oreillette droite
OG	Oreillette gauche
OMI	Œdème des membres inférieurs
PA	Pression artérielle
PaCO$_2$	Pression en gaz carbonique dans le sang artériel
PaO$_2$ ou **PAO$_2$**	Pression en oxygène dans le sang artériel
PAp ou **PAP**	Pression artérielle pulmonaire
Pcap	Pression capillaire pulmonaire
PCE	Polyarthrite chronique évolutive
PEEP	Pression positive de fin d'expiration
PEP	Pression expiratoire positive
PFC	Plasma frais congelé
PM	Pacemaker
Pmax	Pression maximale des voies aériennes
POD	Pression auriculaire droite
Pplat	Pression télé-inspiratoire
PPSB	KASKADIL : Facteurs II, V, VII, IX de la coagulation
PTDVG	Pression télédiastolique du ventricule gauche
PVC	Pression veineuse centrale
RA	Rétrécissement aortique
RAC	Rétrécissement aortique calcifié
RAI	Recherche d'agglutinines irrégulières
RAP	Résistances artérielles pulmonaires
RAS	Résistances artérielles systémiques
RCP	Réanimation cardio-pulmonaire
RF	Ablation par radiofréquence
RHJ	Reflux hépato-jugulaire
RIVA	Rythme idio-ventriculaire
RM	Rétrécissement mitral
RMN	Résonance magnétique nucléaire
RPT	Résistances pulmonaires totales
rtPA	Activateur tissulaire du plasminogène ou alteplase (Actilyse)
RVG	Artère rétroventriculaire gauche

Rx	Radiographie
SaO_2	Saturation en oxygène du sang artériel
SC	Sous-cutané
SGOT	Aspartate aminotransférase ou ASAT
SK	Steptokinase
SNC	Système nerveux central
SpO_2	Saturation périphérique en oxygène
SvO_2	Saturation en oxygène du sang veineux mêlé
TA	Tension artérielle
TCA	Temps de céphaline activée
TE	Temps expiratoire
TI	Temps inspiratoire
TIH	Thrombopénie induite par l'héparine
TIMI	*Thrombolysis in Myocardial Infarction*
TJ	Tachycardie jonctionelle
TNT	Trinitrine
TSV	Tachycardie supraventriculaire
TV	Tachycardie ventriculaire
UAH	Unités antihéparine
USIC	Unité de soins intensifs cardiologiques
VACI	Ventilation assistée contrôlée intermittente
VC	Ventilation contrôlée
VCI	Veine cave inférieure ou ventilation contrôlée intermittente
VD	Ventricule droit
VE	Ventilation minute(VE)
VEGF	*Vascular endothelial growth factor*
VO_{2max}	Consommation maximale en oxygène
VPC	Ventilation en pression contrôlée
VS-PEP	Ventilation non invasive au masque, spontanée avec PEP
VTE	Volume courant expiré
VTI	Volume courant inspiré ou VTI insufflé au malade à chaque cycle
WPW	Wolf Parkinson White

Tables des matières

Partie 1 : Principales situations d'urgence

Partie 2 : Gestes et techniques

Partie 3 : Thérapeutique

PARTIE 1

Principales situations d'urgence

CHAPITRE **1**

Douleur thoracique

Nombreuses sont les affections organiques ou fonctionnelles susceptibles d'occasionner des algies thoraciques. Cependant, il n'existe pas de parallélisme entre la gravité de l'affection responsable et l'intensité de ce symptôme qui véhicule une forte charge émotionnelle.

L'*interrogatoire* « policier » est une étape essentielle du diagnostic étiologique. On fera préciser :

– les caractéristiques de la douleur :
  - circonstances de survenue, au repos ou à l'effort,
  - horaire, durée, évolution dans le temps,
  - siège et irradiations,
  - facteurs favorisants et calmants,
  - type et intensité.

– les facteurs de risque cardiovasculaires : HTA, dyslipidémie, tabac, diabète, œstroprogestatifs, etc. ;
– les antécédents pathologiques, en particulier thromboemboliques, et les thérapeutiques en cours ;
– les symptômes d'accompagnement : toux, dyspnée, lipothymie, troubles digestifs, fièvre, etc.

On recherchera d'emblée des *signes de gravité* pouvant nécessiter une thérapeutique d'urgence :

– détresse respiratoire ;
– état de choc ;
– troubles de la conscience.

Puis, on complétera l'examen par :

– l'auscultation attentive ;
– la palpation et la percussion du cœur et des poumons ;
– l'examen soigneux des axes vasculaires artériels et veineux.

La *radiographie thoracique* et l'*ECG* seront systématiques, de même que la mesure de la SaO_2.
Les autres examens complémentaires et, parmi ceux-ci, dosage des gaz du sang et des enzymes cardiaques, seront pratiqués en fonction du contexte et de la décision d'hospitaliser le patient.

Noter ! Les affections cardiovasculaires doivent être recherchées en premier, car ce sont potentiellement les plus dangereuses (tableaux 1.1 et 1.2).

Le diagnostic de douleur thoracique anorganique doit rester un diagnostic d'élimination en faveur duquel plaident :

– douleur atypique n'entrant dans aucun cadre précis ;
– terrain neuro-psychique particulier : anxiété, dépression, angoisse ;
– déclenchement par un facteur psychoaffectif ;
– efficacité modérée ou nulle des antalgiques ;
– ECG per-critique normal de même que l'épreuve d'effort effectuée au décours de l'épisode.

En pratique

Les gestes de première urgence justifiés par la présence de signes de gravité peuvent être, dès leur constatation :

– mise en place d'un cathéter central en cas d'état de choc ;
– oxygénothérapie ou intubation trachéale avec ventilation assistée lorsqu'il existe une détresse respiratoire ;
– évacuation d'un épanchement pleural liquidien ou aérique, ou d'un épanchement péricardique lorsqu'il existe une tamponnade ;
– traitement médical spécifique d'une insuffisance coronarienne.

Tableau 1.1 Principales étiologies cardiovasculaires des douleurs thoraciques.

Étiologies	***Contexte évocateur***	***Particularités de la douleur***	***Signes d'accompagnement***	***Principaux examens contributifs***
Embolie pulmonaire	Opéré Cardiaque Alité Accouchée	Basithoracique Brutale	Polypnée Toux Angoisse	ECG Scintigraphie pulmonaire GdS et D-dimères Angioscanner pulmonaire Doppler veineux des membres inférieurs
Angor	Facteurs de risque Terrain athéroscléreux	Constrictive Rétrosternale TNT-sensible liée à l'effort	–	ECG intercritique le plus souvent normal Rx thoracique et enzymes : normales
Infarctus du myocarde	Facteurs de risque	Brutale Permanente Intense TNT-résistante	Troubles digestifs parfois	ECG, CPK Myoglobine Troponine Échocardiographie
Dissection aortique	HTA Marfan	Migratrice interscapulaire Atroce Brutale	Disparition d'un pouls Souffle d'insuffisance aortique	Échographie transœsophagienne Scanner ou IRM

▼

suite ▶

Étiologies	*Contexte évocateur*	*Particularités de la douleur*	*Signes d'accompagnement*	*Principaux examens contributifs*
Épanchement péricardique	Syndrome viral Infarctus du myocarde	Augmentée en inspiration Augmentée par toux Modifiée par la position	Frottement péricardique	ECG Échographie
Valvulopathie aortique		A l'effort	Souffle de RA ou d'IA	Échographie Doppler
Prolapsus valvulaire mitral	Femme	Atypique non liée à l'effort	Click mésosystolique Souffle télésystolique	Échocardiographie
Hypertension artérielle pulmonaire	Haute altitude HTA chronique	Écrasement rétrosternal ou griffe	Éclat B2	ECG Rx thoracique Écho-doppler
Cardiomyopathie obstructive		Angor	Souffle éjectionnel ou IVG	Échocardiographie : gradient à l'écho-Doppler

Tableau 1.2 Étiologies non cardiovasculaires des douleurs thoraciques.

Affections digestives	Affections œsophagiennes – cancer – reflux gastro-œsophagien – œsophagite – spasme œsophagien – hernie hiatale Ulcère gastroduodénal Gastrite Lithiase vésiculaire Rupture spontanée de l'œsophage Pancréatite
Affections pleuropulmonaires et médiastinales	Pneumothorax Épanchement pleural Pneumopathie infectieuse Tumeur intrathoracique parenchymateuse ou pleurale Médiastinite
Douleurs d'origine neuromusculaire et pariétale	Arthralgie chondro-costale Ostéoarthrite sternoclaviculaire Fracture de côte spontanée ou provoquée Zona Métastase osseuse Hernie discale, tassements vertébraux, neurinome
Douleurs thoraciques anorganiques	

CHAPITRE 2

Dyspnée

La dyspnée, ou « difficulté à respirer », est un mouvement ventilatoire pénible et conscient.

Noter ! Ce principal symptôme des affections cardiorespiratoires est très ambigu car il désigne indifféremment une composante subjective, la gêne éprouvée, et une composante objective, l'anomalie ventilatoire.

En outre, la dyspnée est un symptôme relevant à la fois d'affections cardiovasculaires ou purement respiratoires.

INTERROGATOIRE ET EXAMEN CLINIQUE

L'interrogatoire est parfois difficile chez le patient dyspnéique et porte sur :

– le terrain :
  - facteurs de risque cardiovasculaires : tabac, HTA, dyslipidémie, diabète, œstroprogestatifs ;
  - pneumopathie ou cardiopathie connue, atopie ;
  - maladie infectieuse, intervention ou accouchement récent... ;

– les circonstances de survenue de la dyspnée :
  - Est-elle aiguë ou chronique ?
  - Survient-elle à l'effort ou au repos ?
  - Le rythme est-il nycthéméral ou saisonnier ?
  - Quels sont les facteurs favorisants ?

L'examen clinique est centré sur le cœur et les poumons.

Par l'inspection et l'écoute attentive, on apprécie la fréquence respiratoire (bradypnée ou tachypnée avec polypnée), le temps inspiratoire et/ou expiratoire, ainsi que l'orthopnée, lorsque la dyspnée impose la position assise. Des bruits évocateurs peuvent attirer l'attention : grésillement laryngé, *wheezing*, sifflement, cornage.

Les signes fonctionnels suivants ont une grande valeur d'orientation : toux, expectoration, hémoptysie, douleur thoracique, fièvre.

À l'examen physique du thorax, on accordera une grande importance à l'immobilité d'un hémithorax, à la mise en jeu des muscles respiratoires accessoires, à un syndrome pleural aérique ou liquidien, à une cyanose, un hippocratisme digital, ainsi qu'à l'existence de signes d'insuffisance cardiaque ou à la présence d'une phlébite des membres inférieurs.

SIGNES DE GRAVITÉ

D'emblée, peuvent exister des signes de gravité nécessitant un geste thérapeutique rapide, voire une ventilation assistée :

- troubles de la conscience, cyanose, sueurs ;
- tirage sus-sternal ou intercostal ;
- respiration abdominale paradoxale et expiration active ;
- battement des ailes du nez ;
- tachycardie, HTA ou choc.

PRISE EN CHARGE

La prise en charge d'une dyspnée aiguë est immédiate, au domicile du patient, par une équipe d'intervention urgente. Le traitement symptomatique est immédiat et le patient est acheminé en urgence par une équipe spécialisée avec monitorage constant de la SaO_2.

La radiographie thoracique, l'ECG, la mesure des gaz du sang et la NFS seront systématiquement réalisés ; d'autres examens tels qu'échocardiographie, scintigraphie pulmonaire, ponction pleurale, angioscanner, cathétérisme droit, examen ORL, EFR, ne seront réalisés qu'en fonction de l'orientation étiologique.

ÉTIOLOGIES

Les principales causes des dyspnées sont évoquées au tableau 2.1.

Tableau 2.1 Principales causes des dyspnées.

Causes cardiovasculaires	Insuffisance ventriculaire gauche : – cardiopathies valvulaires, ischémiques, hypertensives – CMNO Embolie pulmonaire HTAP et cœur pulmonaire chronique
Causes bronchopulmonaires	Affections pleurales : – pleurésie – pneumothorax Bronchopneumopathies obstructives : – asthme – BPCO – emphysème – DDB – sténose cancéreuse des voies aériennes – corps étranger Fibrose pulmonaire ou atteinte interstitielle ou alvéolaire : – pneumoconiose – sarcoïdose – collagénose – histiocytose X – granulomatose Syndrome de Mendelson Œdème lésionnel : – intoxication au CO – noyade – grippe
Causes pariétales, musculaires	Fractures de côtes Déformations thoraciques Spondylarthrite ankylosante
Causes neurologiques et/ou métaboliques	Paralysie respiratoire : – polyradiculonévrite – poliomyélite – myasthénie – myopathie – intoxication par le curare

suite ▶

	Atteinte des centres bulbaires : – accident vasculaire cérébral – encéphalite – intoxication aux barbituriques – syndrome de Pickwick Acidose métabolique : – diabète acido-cétosique – acidose lactique – insuffisance rénale – perte de HCO_3^- – intoxication par les salicylés Hyperthermie, déshydratation
Origine psychogène	

En pratique

En cas de détresse respiratoire, de coma ou de choc, on devra au plus vite, sans attendre les résultats de la gazométrie sanguine :

– intuber puis ventiler le malade ;

ou

– évacuer un épanchement pleural liquidien ou aérique ;

ou

– poser un cathéter veineux central en cas d'état hémodynamique très préoccupant.

Une grande vigilance s'impose quant à l'emploi de l'oxygène et des sédatifs dans les bronchopneumopathies obstructives du fait du risque de dépression respiratoire.

Les oxymètres de pouls sont particulièrement utiles pour l'évaluation de la gravité des dyspnées et leur surveillance +++.

CHAPITRE 3

Bradycardies

Les bradycardies sont définies par un rythme ventriculaire inférieur à 60 par minute.

SYMPTÔMES

Les *symptômes* qui conduisent le malade en milieu cardiologique peuvent être mineurs ou majeurs :

– mineurs : dyspnée, asthénie, pouls lent constaté lors d'un examen systématique, lipothymie, ESV, parfois précordialgies et chute tensionnelle d'intensité variable ;
– majeurs :

- syncope de Stokes-Adams : spontanée, à l'emporte-pièce, sans prodromes, de durée brève, avec perte de conscience totale et chute lorsque le sujet est debout ;
- insuffisance cardiaque surtout en cas de cardiopathie sous-jacente ;
- insuffisance circulatoire cérébrale favorisée par l'athérosclérose.

Autre symptôme, plus rare, pouvant s'observer en cas de bradycardie : douleurs thoraciques.

INTERROGATOIRE

Il est le plus concis possible à la recherche d'éléments d'orientation tels que l'âge du patient, l'ancienneté de la symptomatologie et ses circonstances de survenue, les facteurs de risque cardiovasculaires, les antécédents coronariens ou rythmiques, les thérapeutiques en cours, en particulier antiarythmiques, antiangineuses, antihypertensives, antidépressives, digitaliques (tableaux 3.1 à 3.3).

EXAMEN CLINIQUE

Il évalue la tolérance de ce trouble qui peut nécessiter un traitement d'urgence. Le bilan immédiat comporte :

– la prise de la pression artérielle ;
– l'évaluation du pouls artériel et de sa régularité ;
– l'appréciation des battements jugulaires ;
– l'auscultation cardiaque et la recherche attentive de signes d'insuffisance cardiaque et d'insuffisance circulatoire cérébrale.

Des bruits diastoliques peuvent être perçus. Ils correspondent aux systoles auriculaires bloquées. De même, un souffle systolique éjectionnel est souvent audible. Il est dû à l'augmentation du volume systolique.

Tableau 3.1 Principales causes des BAV complets.

Aigus	Infarctus du myocarde Chirurgie cardiaque Thérapeutique : bêtabloquants, antagonistes calciques, digoxine, antiarythmiques... Hyperkaliémie, hypercalcémie Myocardite (diphtérie, virus coxsackie, rickettsioses...)
Chroniques	Idiopathique : fibrose ou sclérose (maladie de Lenègre) Calcifications aortiques ou mitrales Chirurgie cardiaque Coronaropathie, cardiomyopathie, parasitose (Chagas) BAV congénital Infiltration myocardique : amylose, sarcoïdose, hémochromatose Collagénose (sclérodermie, lupus), spondylarthrite Cancer, métastases, leucémies

Tableau 3.2 Principales causes des défaillances sinusales.

Aiguës	Coronaropathies, chirurgie cardiaque Iatrogènes : bêtabloquants, antagonistes calciques, phénothiazines, amiodarone, digoxine, antiarythmiques de classe I, α-méthyldopa, clonidine, lithium… Myocardites, péricardites
Chroniques	Idiopathiques Coronaropathies Cardiomyopathies Hypertension Collagénose : lupus, sclérodermie, PCE Valvulopathies Infiltration : amylose, hémochromatose Cancers Cardiopathies congénitales Chirurgie cardiaque

Tableau 3.3 Principales causes de bradycardie sinusale.

Cœur du sportif
Hyperéflectivité sino-carotidienne
Cholestase
Hypertension intracrânienne
Myxœdème et hypothermie
Fièvre typhoïde
Infarctus du myocarde inférieur
Médicaments : digitaliques, bêtabloquants, anticalciques bradycardisants, antiarythmiques

ÉLECTROCARDIOGRAMME

L'examen clé est l'électrocardiogramme qui précise le mécanisme de la bradycardie (fig. 3.1).

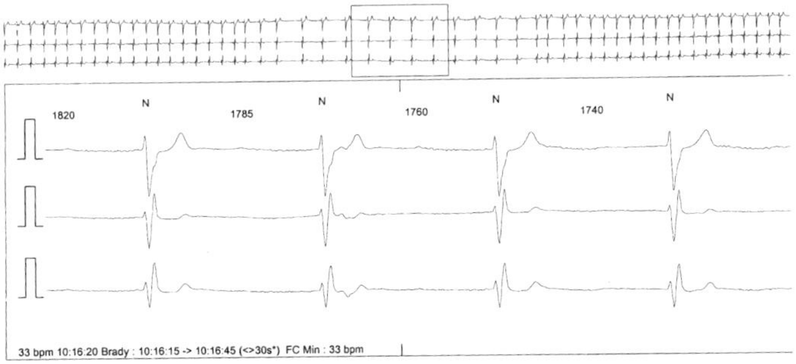

Fig. 3.1 Bradycardie jonctionnelle avec bloc de branche observée lors d'une dysfonction sinusale symptomatique.

On analyse respectivement l'activité auriculaire, la relation entre oreillettes et ventricules.

On recherche des ondes P bloquées ne conduisant pas l'influx vers les ventricules (fig. 3.2).

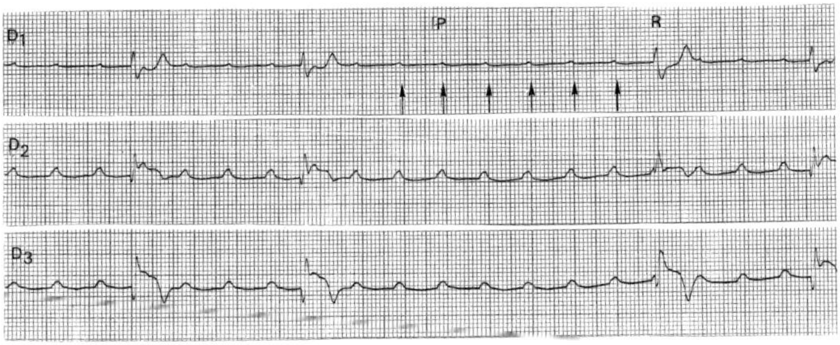

Fig. 3.2 Bloc auriculo-ventriculaire de haut degré au cours d'un infarctus du myocarde de siège inférieur. Les ondes P dont la plupart ne sont pas suivies de complexes ventriculaires sont signalées par des flèches.

On mesure les intervalles PP, PR, RR, QT.

On compte le nombre d'ondes P et de complexes QRS.

On analyse la morphologie des complexes QRS et la repolarisation ventriculaire à la recherche de signes d'insuffisance coronarienne, d'un trouble métabolique ou encore d'une imprégnation médicamenteuse (digitalique, cordarone).

On recherche une hyperexcitabilité ventriculaire (ESV) parfois favorisée par la bradycardie.

Noter ! Un tracé long est nécessaire pour analyser avec précision un tracé de bradycardie.

Les différents aspects électrocardiographiques rencontrés au cours d'une bradycardie peuvent être classés en :

– *bradycardie sinusale :* fréquence cardiaque inférieure à 60/min., exceptionnellement inférieure à 40/min., rythme cardiaque régulier, conduction auriculo-ventriculaire normale, chaque complexe QRS étant précédée d'une onde P ;
– *trouble de la commande sinusale :* bloc sino-auriculaire (BSA), traduit par une pause cardiaque dont la durée est égale à un multiple de l'espace P-P (souvent le double ou le triple). Un ou plusieurs complexes PQRST semblent avoir été « gommés » sur le tracé. La bradycardie est rarement inférieure à 45/min. ;
– *échappement jonctionnel :* correspond à un BSA complet ou à une paralysie sinusale ou auriculaire. Aucune onde P n'est visible sur un fond de bradycardie régulière avoisinant 40/min. ;

Fig. 3.3

* Un coup de poing sternal peut stimuler l'activité électrique et « relancer » le débit cardiaque en cas de bradycardie extrême. L'*Isuprel* ayant un rapport risque/bénéfice incertain, il ne doit plus être utilisé en première intention dans les bradycardies symptomatiques.

** Hypotension, ESV, confusion, dyspnée, douleur thoracique, infarctus.

*** Atropine : bolus de 0,6 à 1 mg. Une dose de 0,5 mg ou moins peut, paradoxalement, augmenter le tonus parasympathique. La dose sera éventuellement répétée en l'absence d'augmentation de la fréquence cardiaque au bout de 2 à 4 minutes. Si le recours à l'atropine a été nécessaire plus de trois fois (toutes les deux à quatre heures, par exemple), une alternative à la thérapeutique (EES voire PM, fig. 3.4) sera envisagée.

**** La stimulation transthoracique est une thérapeutique utile, efficace, dans toutes les bradycardies symptomatiques, moins facilement disponible que l'atropine (dont l'intérêt dans les BAV de haut degré à la phase aiguë de l'infarctus a été remis en question). La STT doit être débutée rapidement lorsque l'atropine est inefficace ou chez les patients très symptomatiques. Cette technique souvent désagréable pour les patients conscients a l'avantage de pouvoir être initiée rapidement, au lit du patient sans scopie.

En pratique

L'attitude à adopter est résumée en figure 3.3 ; elle dépend du mécanisme et de la tolérance.

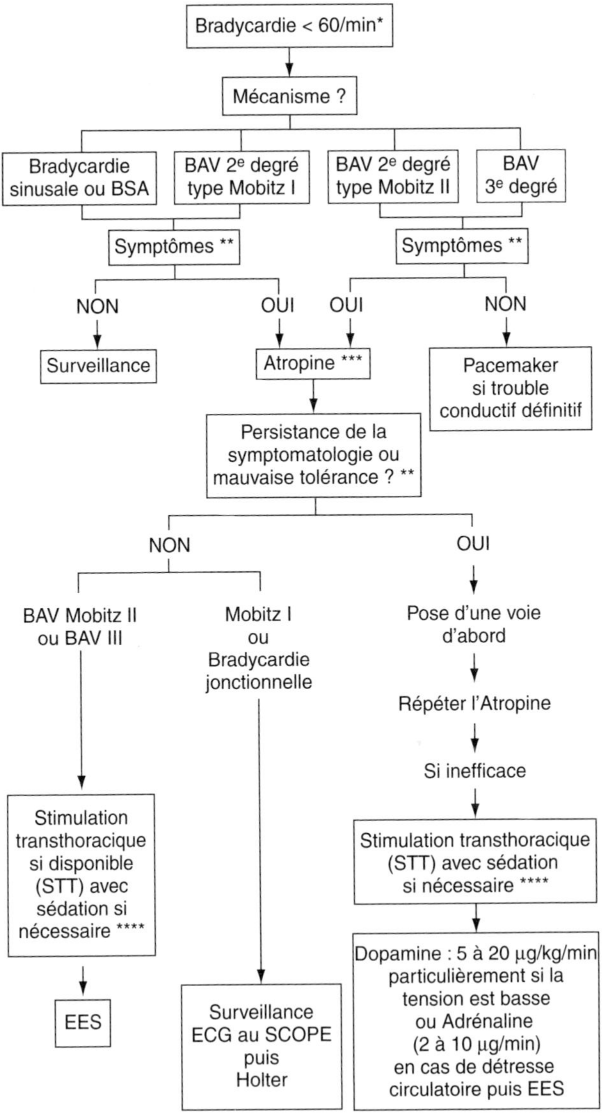

Fig. 3.3 Recommandations en cas de bradycardie.

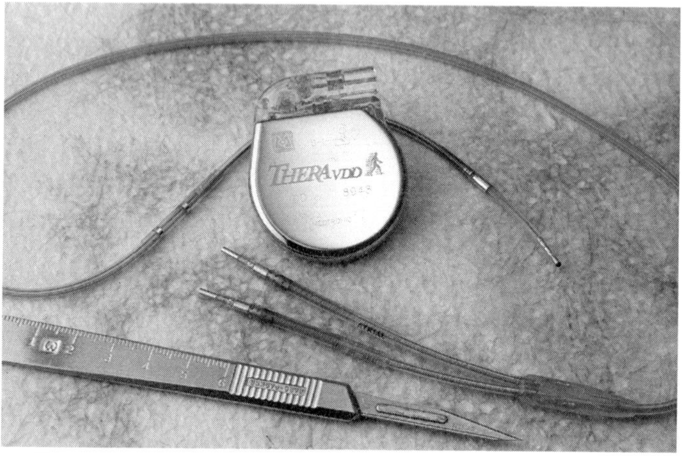

Fig. 3.4 Pacemaker (Medtronic).

– *trouble de conduction auriculo-ventriculaire :* obstacle à la conduction de l'onde auriculaire soit dans le nœud de Tawara, soit dans le tronc du faisceau de His, ou ses deux branches simultanément. La bradycardie peut être modérée lorsque le trouble conductif ne concerne qu'une séquence de temps à autre. À l'inverse, l'absence de relais par un centre d'automatisme bas situé peut aboutir à un arrêt cardiaque (tracé plat sans activité électrique organisée). Les ondes P sont toujours plus nombreuses que les ondes R. Le BAV paroxystique du deuxième degré se traduit par une succession d'ondes P non suivies d'activité ventriculaire. Le BAV du troisième degré est représenté par un rythme ventriculaire régulier avec dissociation auriculo-ventriculaire, aspect de « pouls lent permanent » : échappement jonctionnel (complexes fins, fréquence voisine de 40-50/min.) ou intraventriculaire (complexes ventriculaires larges, bradycardie marquée, inférieure à 30/min.).

Noter ! Un ECG peut être strictement normal au décours d'un épisode de bradycardie paroxystique.

CHAPITRE 4

Tachycardies

On entend par tachycardie toute accélération de la fréquence ventriculaire au-dessus de 100 par minute. Cette accélération se fait principalement aux dépens de la diastole, ce qui compromet le remplissage des ventricules et la perfusion coronaire.

Symptômes

Les symptômes qui conduisent le malade en milieu cardiologique sont extrêmement variés :

– lipothymies ou syncopes s'observent lorsque le débit cérébral baisse de plus de 50 % ;
– l'asthénie, l'altération de l'état général sont peu spécifiques ;
– la perception anormale des pulsations cardiaques ou des palpitations plus ou moins pénibles peuvent cependant être génératrices d'angoisse ;
– une symptomatologie angineuse, une dyspnée, un accident embolique ou ischémique, voire une chute tensionnelle ou même un collapsus, représentent des signes d'appel plus sévères.

Interrogatoire

L'interrogatoire précise :

– l'âge ;
– le mode de début, progressif ou brutal ;
– les facteurs déclenchants : repos, effort, stress ;
– l'horaire de survenue, diurne ou nocturne ;
– les éventuels épisodes antérieurs que l'on cherchera à documenter ;

– l'existence d'une cardiopathie connue : insuffisance coronarienne, valvulopathie, CMNO ;
– les facteurs de risque cardiovasculaires ;
– les habitudes alimentaires (alcool, café, thé) et le tabagisme éventuel ;
– les traitements en cours favorisants (antiarythmiques, digitaliques, diurétiques, thérapeutique « amaigrissante », prise de laxatifs, d'amphétamines, d'hormones…), toxicomanie éventuelle.

EXAMEN CLINIQUE

Il évalue en premier lieu la tolérance et la gravité de ce trouble par la prise du pouls et de la TA, l'auscultation soigneuse du cœur et des poumons, l'examen neurologique, et élimine rapidement une tachycardie sinusale favorisée par de la fièvre, de l'anxiété, une péricardite, une hypovolémie, une symptomatologie douloureuse, une insuffisance cardiaque. Il recherche des circonstances favorisantes : hypoxie, embolie pulmonaire, infarctus du myocarde.

MANŒUVRES VAGALES

Noter ! Les manœuvres vagales réalisées simultanément à l'enregistrement ECG sont d'un appoint diagnostique important quand l'interprétation de celui-ci n'est pas univoque.

La compression des globes oculaires est contre-indiquée en cas d'antécédents de décollement de rétine, de myopie ou de glaucome. Réalisée pendant au moins 30 secondes, elle doit être douloureuse pour être efficace.
La compression unilatérale du sinus carotidien est contre-indiquée chez les sujets aux antécédents d'accident vasculaire cérébral ou présentant un souffle cervical. Elle doit être réalisée en décubitus dorsal, la tête en extension et en rotation controlatérale sous monitorage ECG, une voie d'abord veineuse, de l'atropine et de la lidocaïne devant être immédiatement disponibles. La pression des doigts, douce, progressive, dure de 10 à 15 secondes et s'exerce en avant du bord antérieur du sternocléidomastoïdien entre l'angle de la mâchoire et le cartilage thyroïde, de préférence à droite.

D'autres manœuvres sont parfois utilisées avec succès : expiration forcée à glotte fermée (manœuvre de Valsalva), immersion de la figure dans l'eau glacée..., toux, mise en place d'une sonde naso-gastrique, stimulation du réflexe nauséeux par abaisse-langue, position accroupie, position de Trendelenburg.

Dès ce stade, et avant même l'ECG, le mécanisme de la tachycardie peut être suspecté :

– *tachycardie sinusale :* début progressif, sujet jeune le plus souvent, rythme régulier entre 100 et 120/min., bien toléré, ralenti progressivement et momentanément par les manœuvres vagales ;
– *flutter auriculaire :* rythme régulier à 150/min., ralenti brutalement et momentanément par les manœuvres vagales ;
– *fibrillation auriculaire :* tachyarythmie avec rythme totalement irrégulier, cardiopathie valvulaire connue, hyperthyroïdie ;
– *tachycardie de Bouveret :* début brutal, rythme régulier à 180/min., assez bien toléré le plus souvent, arrêt également brutal et définitif par les manœuvres vagales, sujet jeune habituellement, sans cardiopathie connue. Les manœuvres vagales obéissent à la loi du tout ou rien ;
– *tachycardie ventriculaire* (fig. 4.1). Fréquence entre 130 et 170/min. Mauvaise tolérance hémodynamique, inefficacité des manœuvres vagales. Cardiopathie sous-jacente, ischémique le plus souvent, voire absence de cardiopathie chez le sujet jeune.

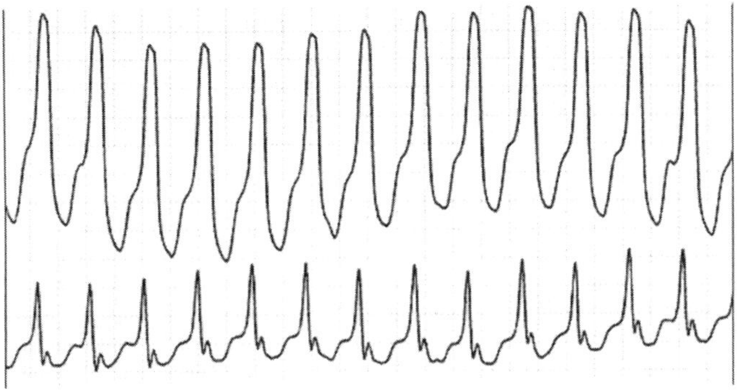

Fig. 4.1 Tachycardie ventriculaire.

ÉLECTROCARDIOGRAMME

Quelle que soit l'orientation clinique, l'ECG doit être enregistré le plus rapidement possible avec cependant quatre impératifs techniques :

– tracé d'excellente qualité sans artefacts ;
– de longueur suffisante ;
– privilégiant les dérivations dans lesquelles l'activité auriculaire est la plus facile à identifier : D2 et V1 ;
– en s'aidant lorsqu'il existe un doute sur l'activité auriculaire :
  - de la dérivation de Lian : l'électrode du bras droit est placée en haut et à droite du sternum, l'électrode du bras gauche au niveau de la xiphoïde, l'ECG enregistrant D1 ;
  - d'une accélération de la vitesse d'enregistrement de l'ECG à 5 cm/seconde ;
  - d'une dérivation œsophagienne : placée par voie nasale à environ 30 cm des arcades dentaires, ce qui correspond au pôle supérieur de l'oreillette gauche, en branchant cette sonde sur V3 et en enregistrant simultanément V1 et V2 ;
  - des manœuvres vagales cliniques et au besoin pharmacologiques (une demie à une ampoule de *Krenosin* intraveineuse), permettant en principe de différencier les tachycardies ventriculaires (absence de réponse) des tachycardies supraventriculaires (réduction de l'accès, fig. 4.2).

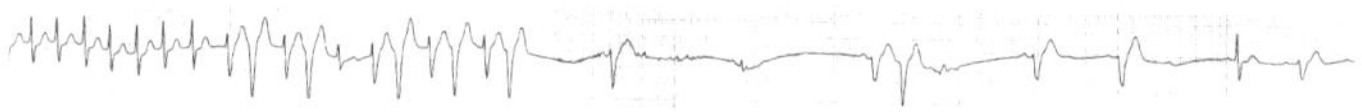

Fig. 4.2 Tachycardie jonctionnelle réduite par *Krenosin*.

> **Noter !** Un tracé long est le plus souvent nécessaire pour analyser un tracé de trouble du rythme.

L'analyse méthodique de l'ECG permet de répondre à la première des questions : la tachycardie est-elle à complexes fins (fig. 4.3) — posant peu de problèmes diagnostiques — ou larges (fig. 4.4) — alors d'interprétation beaucoup plus délicate ?

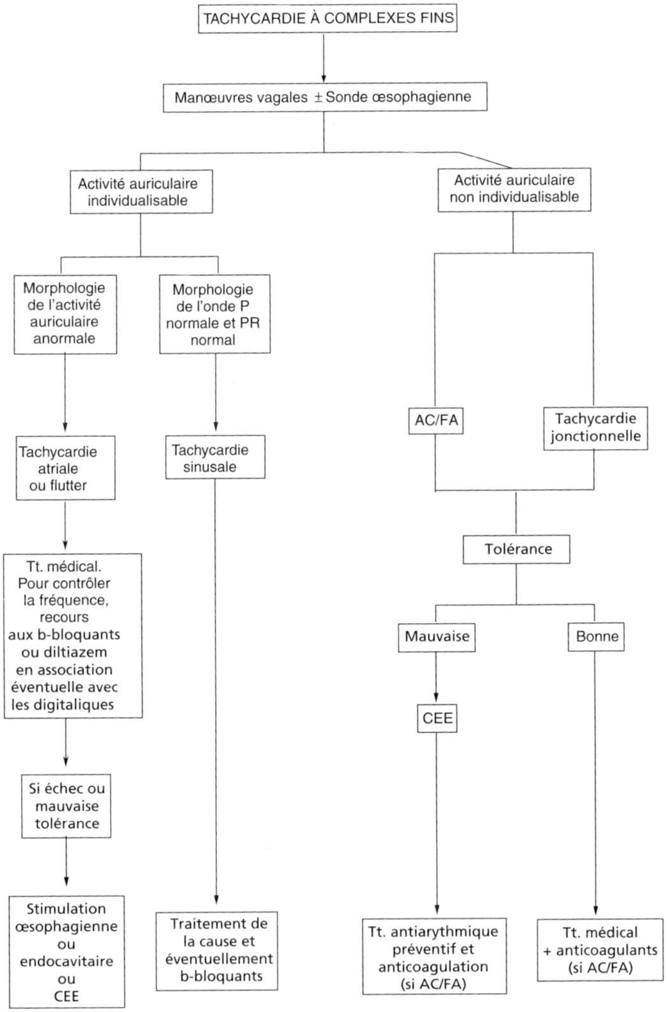

Fig. 4.3 Conduite à tenir en présence d'une tachycardie à complexes fins.

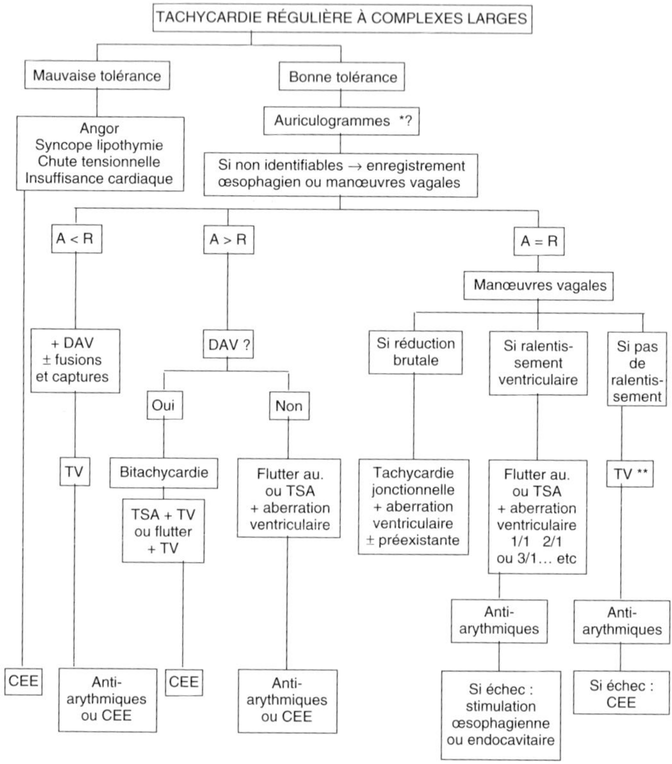

Fig. 4.4 Conduite à tenir devant une tachycardie régulière à complexes larges.

A : Auriculogramme.
R : Ventriculogramme.
DAV : Dissociation auriculo-ventriculaire.
TV : Tachycardie ventriculaire.
Flutter au. : Flutter auriculaire.
TSA : Tachysystolie auriculaire.
FA : Fibrillation auriculaire.
* L'activité auriculaire peut être désorganisée sous forme de fibrillation auriculaire.
** Il existe d'authentiques TV à conduction auriculaire rétrograde de type 1/1.

Tachycardies à complexes fins

Les tachycardies à complexes fins sont toujours d'origine supraventriculaire :

– une tachycardie irrégulière à complexes fins, sans ondes P individualisables, oriente vers une TAC/FA. Mais il peut s'agir d'un flutter ou d'une tachysystolie à conduction auriculo-ventriculaire variable ;

– une tachycardie régulière à complexes fins à 150/min. oriente vers un flutter 2/1 ; l'activité auriculaire est représentée par un aspect en « dents de scie », de part et d'autre de la ligne isoélectrique, ou en « toit d'usine », bien identifié en D2, D3, VF et surtout V1 ;

> **Noter !** Un flutter 3/1 se caractérise par une fréquence ventriculaire de 100/min qui ne permet cependant pas de préjuger de la nature ni même de l'existence du trouble du rythme, sauf aspect de « dents de scie » typique.

– une tachycardie régulière à complexes fins à 180/min. oriente vers une tachycardie de Bouveret ; l'activité auriculaire de type 1/1, « rétrograde » peut être visible en début de repolarisation ventriculaire ou totalement masquée par l'onde de dépolarisation ventriculaire ;
– une tachycardie à 120/min. ou plus à complexes fins est le plus souvent d'origine sinusale mais peut révéler une tachycardie atriale (ou tachysystolie auriculaire : ondes auriculaires « P' » rétrogrades de morphologie particulière, pointues, « acuminées », situées en totalité au dessus de la ligne isoélectrique en V1, conduction 2/1 ou 3/1).

Ventriculogrammes larges

Mais toute tachycardie quelle qu'en soit l'origine peut comporter des ventriculogrammes larges, de durée supérieure à 0,12 seconde :

– TV surtout, du fait de l'asynchronisme de dépolarisation ;
– mais aussi TSV avec aberration ventriculaire par bloc de branche préexistant ou fonctionnel, ou préexcitation par une voie accessoire (faisceau de Kent ou fibres de Mahaim).

La morphologie des complexes QRS permet parfois de trancher :

– les aspects de bloc de branche ou de bloc bifasciculaire sont en faveur d'une TSV avec aberration ;
– une TV est probable lorsque l'axe électrique est exagérément dévié à droite et l'aspect différent d'un trouble conductif bien systématisé ;
– en cas de tachycardie avec retard droit, l'aspect d'onde R exclusive en V1, plaide pour une TV ;
– un aspect RSR' évoque plutôt un bloc de branche droit ;

– un rapport R/S < 1 en V6 oriente vers une TV ;
– en cas de tachycardie avec retard gauche, sont en faveur d'une TV : une onde R en V1 ou V2 > 3 mm, une onde Q en V6, une encoche de la branche descendante de S en V1 ou V2, un espace de plus de 60 ms entre le début du QRS et le nadir de S en V1 et V2.

> **Noter !** Analysez soigneusement la morphologie de l'onde R en V1 et V6. Elle permet souvent d'orienter vers le diagnostic de TV ou de TSV.

Polymorphisme

Bimorphisme alternant ou ventriculogrammes variant de forme sont presque synonymes de TV.
On doit toujours rechercher par un *tracé long* deux types de complexes signant la TV :

– les complexes de capture dus à une dépolarisation ventriculaire prématurée et d'origine entièrement supraventriculaire ;
– les complexes de fusion, complexes « intermédiaires » dus à l'activation simultanée des ventricules par la dépolarisation ventriculaire ectopique et l'impulsion auriculaire normale.

Relations entre oreillettes et ventricules

Les relations entre oreillettes et ventricules sont précisées au mieux par des manœuvres vagales et la mise en place d'une dérivation œsophagienne :

– auriculogrammes moins fréquents que les ventriculogrammes : c'est une TV le plus souvent ;
– auriculogrammes plus fréquents que les ventriculogrammes : il s'agit le plus souvent d'une tachycardie supraventriculaire (une exception : les bitachycardies : FA + TV ou TSA ou flutter + TV) ;
– auriculogrammes identiques en nombre aux ventriculogrammes : il peut s'agir d'une tachysystolie 1/1, d'une tachycardie jonctionnelle, d'une tachycardie sinusale ou d'une TV 1/1 avec conduction rétrograde.

Les manœuvres vagales sont là encore d'un appoint fort utile.

En pratique

L'analyse précise de l'ECG aura, bien sûr, été réalisée simultanément à la vérification de la perméabilité des voies aériennes, à l'administration de l'oxygène au besoin, la pose d'une voie d'abord veineuse, l'installation d'un moniteur cardiaque, d'un oxymètre de pouls et d'un brassard automatique de TA, et après avoir évalué les signes vitaux. En dépit de l'ECG et des manœuvres vagales, la topographie de la dysrythmie n'est pas toujours précisée. En tout état de cause, en cas de mauvaise tolérance, chez les patients instables avec symptômes de gravité, il faut se préparer à une cardioversion immédiate, en particulier si le rythme cardiaque est supérieur à 150/min ; le choc électrique externe doit être alors préféré à l'administration IV à l'aveugle d'antiarythmique car c'est le geste le plus efficace et le moins dangereux.

CHAPITRE 5

État de choc

C'est une incapacité subite du flux sanguin artériel à assurer les besoins tissulaires en oxygène. Le mécanisme doit en être rapidement déterminé pour guider la thérapeutique (tableau 5.1) :

– S'agit-il d'un choc cardiogénique dû à une défaillance du cœur ? (Problème de pompe ?)
– Existe-t-il un trouble du rythme cardiaque ?
– S'agit-il d'un choc hypovolémique ? Choc hypovolémique vrai par diminution de la volémie, ou relatif par vasoplégie ?
– S'agit-il d'un choc septique (tableau 5.2) ?

Clinique

La clinique fait coexister des signes d'insuffisance circulatoire et de compensation sympathique.
La chute de la TA au-dessous de 90 mm Hg est habituelle mais la pression artérielle peut être initialement normale.
Le pouls est petit, rapide, filant. On note à des degrés divers : une polypnée, des marbrures des membres inférieurs, de la cyanose, des sueurs profuses, un refroidissement des extrémités, de l'agitation, de l'angoisse ou de la prostration, une oligo-anurie (diurèse inférieure à 20 cm^3/heure).

Interrogatoire, examen

L'étiologie de cet état de choc doit être recherchée d'urgence.

Par l'interrogatoire, on précise l'existence :

- d'antécédents cardiovasculaires : coronaropathie ou autre cardiopathie ;
- d'une infection récente, d'un traumatisme ou de brûlure ;
- d'une intervention sur l'abdomen, d'antécédents digestifs ;
- d'un train fébrile ou au contraire d'une hypothermie ;
- de prise de médicaments (anticoagulants en particulier) ;
- d'un syndrome douloureux thoracique ou abdominal.

Tableau 5.1 Principales étiologies des états de choc.

Chocs cardiogéniques	Infarctus du myocarde Rétrécissement aortique serré Troubles du rythme (TV, FV…) Dissection aortique Myxome de l'oreillette Insuffisance cardiaque congestive Embolie pulmonaire Tamponnade péricardique Insuffisance aortique aiguë Insuffisance mitrale aiguë Rupture septale Infarctus du ventricule droit
Chocs hypovolémiques	Hémorragie (surdosage AVK…) Brûlures Pertes d'eau, diurétiques Diarrhée Vomissements Occlusion intestinale Traumatismes, fractures
Chocs septiques	Septicémie à bacille Gram négatif Autres germes
Autres étiologies	Choc anaphylactique Choc d'origine neurogène : – lésion de la moelle, méningite – anesthésie – « overdose » Causes endocriniennes : – insuffisance surrénale aiguë – myxœdème

Tableau 5.2 Choc septique.

Stade hyperkinétique	Faciès rouge, extrémités chaudes et colorées
Stade hypokinétique	Genoux marbrés, extrémités froides et cyanosées, sueurs, dyspnée
Stade terminal	Hypoperfusion coronarienne, hypoxie, acidose, CIVD, insuffisance rénale, détresse respiratoire aiguë, cytolyse hépatique, ulcères de stress
Importance de la porte d'entrée, des hémocultures, de l'antibiothérapie précoce	

L'examen clinique peut déjà orienter vers un choc cardiogénique s'il existe des signes de congestion veineuse et pulmonaire, ou un souffle non connu antérieurement, ou vers un choc hypovolémique, si les veines du cou sont plates et non distendues. La recherche d'une hémorragie digestive par le toucher rectal est indispensable lorsque l'étiologie n'est pas évidente.

Les examens suivants sont systématiques mais leur pratique ne doit pas faire différer le traitement d'urgence : NFS, groupe sanguin, ionogramme, enzymes cardiaques, gaz du sang, ECG « douze dérivations », radiographie de thorax.

La radiographie thoracique est particulièrement intéressante pour le diagnostic de dissection aortique lorsqu'elle révèle un élargissement du médiastin. Des signes de surcharge vasculaire évoquent plutôt une insuffisance ventriculaire gauche. De plus, elle permet de contrôler la position du cathéter veineux central souvent mis en place dès l'arrivée en milieu hospitalier, ainsi que la position de la sonde d'intubation si l'état du patient nécessite une ventilation assistée.

La pose d'un cathéter veineux central ou l'exploration hémodynamique par cathéter de Swan-Ganz permettent de mesurer et de surveiller en permanence la pression dans l'OD, l'AP, le capillaire pulmonaire, et le débit cardiaque.

Cette investigation invasive est souvent indispensable pour comprendre le mécanisme du choc et guider la thérapeutique.

Le diagnostic de choc cardiogénique est retenu si l'index cardiaque est inférieur à 1,8 l/min./m^2 et la pression capillaire pulmonaire supérieure à 18 mm Hg.

L'*échocardiographie*, facilement réalisable au lit du patient, peut aider au diagnostic étiologique lorsqu'elle montre une dyskinésie du VG, un épanchement péricardique abondant, une dilatation des cavités droites, une rupture septale, etc.
La *mesure continue de la TA* par voie sanglante ou non est indispensable.
Une oxygénothérapie nasale et la mise en place d'une sonde vésicale compléteront également cette première approche.

Noter ! Quelle qu'en soit la cause, la prise en charge d'un patient en état de choc ne souffre aucun retard. Elle doit être immédiate, sur le terrain, conduisant à l'acheminement vers le service d'urgences le plus proche.

En pratique

Dans tous les états de choc, quelle qu'en soit l'étiologie, il faut :

– réaliser le bilan paraclinique le plus rapidement possible ;
– mettre en place d'emblée un bon accès veineux et réaliser une mesure de la pression veineuse centrale ou une exploration hémodynamique complète ou, plus simplement et facilement, une échocardiographie afin d'opter pour l'une des deux principales options :
  - remplissage vasculaire,
  - médicaments cardio- et vasoactifs ;
– surveiller en permanence la TA, la PVC, le débit urinaire ;
– assurer une hématose correcte par oxygénothérapie nasale ou ventilation assistée.

Les mesures répétées des gaz du sang peuvent justifier un cathétérisme artériel.

Noter ! L'oxymétrie de pouls n'est pas fiable pour la surveillance des patients en bas débit cardiaque et/ou ayant une vasoconstriction périphérique.

CHAPITRE 6

Lipothymies et syncopes

La *lipothymie* est un malaise passager caractérisé par une impression angoissante d'évanouissement imminent avec pâleur, sueurs, bourdonnements d'oreille et brouillard visuel. Ce malaise est souvent précédé de nausées et d'une pâleur du visage et aboutit rarement à l'évanouissement total.

La *syncope* est une perte de connaissance brutale et complète liée à une soudaine anoxie cérébrale. Elle s'accompagne d'une grande pâleur et d'un arrêt respiratoire. La récupération de l'état de conscience est rapide, sans obnubilation post-critique.

Les étiologies sont nombreuses, mais ces deux symptômes qui ont la même signification pronostique doivent faire rechercher avec acharnement une cause cardiaque.

INTERROGATOIRE

Le plus souvent, c'est au décours de la crise que l'on peut interroger minutieusement le patient et son entourage.

On s'enquiert des circonstances de survenue en essayant de retrouver un facteur déclenchant : changement de position, effort, orthostatisme, quinte de toux, miction, survenue à jeun ou après un repas, au décours d'un stress, d'une émotion, lors d'un mouvement du cou, dans une atmosphère confinée.

L'épisode est parfois précédé de prodromes : sueurs, nausées, sensation de faim, palpitations, douleurs thoraciques.

Les antécédents lorsqu'ils existent sont d'importance : cardiopathie ou affection neurologique, prise de médicaments (anxiolytiques, antihypertenseurs), répétition de crises similaires, diabète.

Les signes d'accompagnement sont recherchés : traumatisme crânien, morsure de langue, perte d'urine, comitialité, caractéristiques du pouls lors du malaise.
La fin de la crise est précisée : récupération rapide ou torpeur post-critique.

EXAMEN

Le premier bilan de débrouillage est à orientation cardiovasculaire.
L'examen clinique portera particulièrement sur :

– la mesure de la TA aux deux bras, en décubitus et en orthostatisme ;
– l'auscultation cardiaque ;
– la palpation et l'auscultation attentive de tous les axes artériels en particulier des carotides ;
– l'examen neurologique soigneux.

Les examens complémentaires suivants seront systématiquement demandés :

– NFS, ionogramme, calcémie, glycémie, D-dimères ;
– radiographie thoracique ;
– ECG (fig. 6.1) : en recherchant attentivement un trouble du rythme ou de la conduction, un élargissement de QT, des signes d'insuffisance coronarienne ou de cœur pulmonaire aigu, un aspect de préexcitation ou une hypertrophie ventriculaire ;
– Doppler des vaisseaux du cou, électroencéphalogramme lorsque l'on soupçonne une cause neurologique ou vasculaire cérébrale ;
– échocardiographie en recherchant particulièrement un thrombus, une tumeur intracavitaire, une valvulopathie, une cardiomyopathie obstructive ;
– Holter durant 24 à 48 heures à la recherche d'un trouble rythmique ou conductif passé inaperçu sur l'ECG de surface ;
– voire exploration du faisceau de His lorsqu'une dysfonction sinusale ou un bloc auriculo-ventriculaire paroxystique sont suspectés.

Au terme de ce dernier bilan, les fausses syncopes d'origine surtout neurologique auront été éliminées et le diagnostic étiologique établi dans 75 % des cas (tableau 6.1).

Séquences ECG

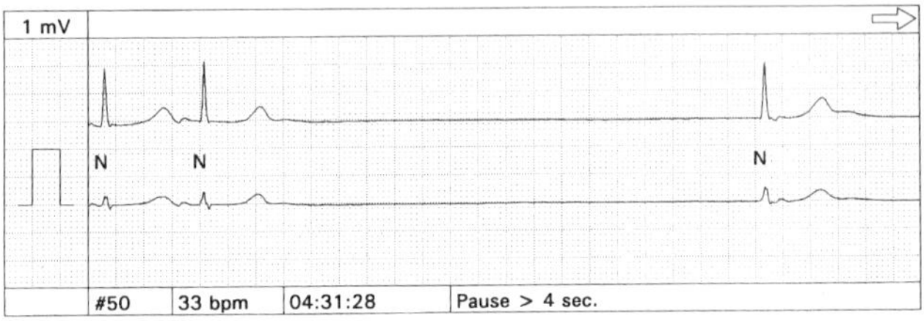

Fig. 6.1 Tracé ECG montrant une pause sinusale constatée lors d'un bilan de lipothymie.

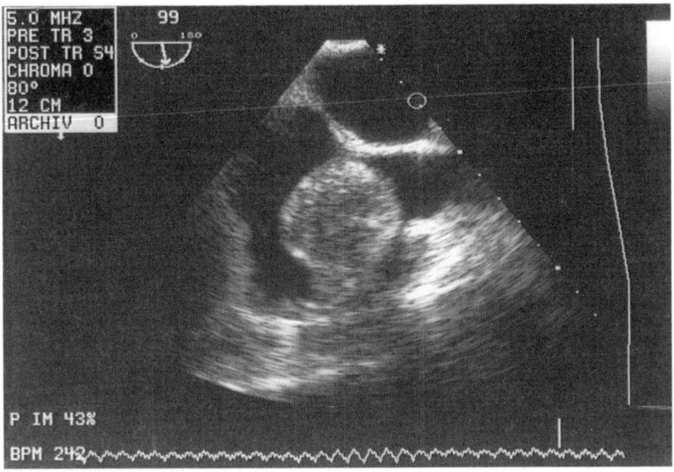

Fig. 6.2 Myxome de l'oreillette droite visible en échocardiographie transœsophagienne. (Document fourni par le Dr Genest.)

Noter ! Le caractère spectaculaire et habituellement alarmant pour l'entourage ne confère pas nécessairement un pronostic péjoratif à toute syncope. Les syncopes vagales, de durée brève n'ont souvent aucun substratum pathologique organique et ne laissent aucune séquelle. En revanche, les circonstances de survenue de la syncope, quelle qu'en soit la cause, peuvent avoir des conséquences graves : survenue lors de conduite automobile, dans un escalier, sur une échelle, etc.

Tableau 6.1 Principales causes de syncopes et de lipothymies.

Troubles du rythme et de la conduction primitifs ou secondaires (IDM…)	Bradyarythmies : – bradycardie sinusale – paralysie sinusale – bloc sino-auriculaire – asystolie – bloc auriculo-ventriculaire de haut degré Tachyarythmies : – tachycardies paroxystiques supraventriculaires – tachycardie atriale, flutter, fibrillation auriculaire – syndrome de Wolf-Parkinson-White – tachycardie ventriculaire, torsade de pointe
Cardiopathies ± troubles du rythme	Syndrome du QT long, syndrome de Brugada Valvulopathies : sténoses aortiques, pulmonaires, dysfonction de prothèse (symptômes à l'effort), prolapsus de la valve mitrale Cardiomyopathie obstructive (syncope à l'effort) Myxome ou thrombose de l'oreillette (syncope posturale) (fig. 6.2) Dissection aortique et tamponnade Cardiopathie congénitale (Fallot, etc.)
Causes vasculaires	Hypotension orthostatique (chute de la PA systolique > 30 mm Hg ou de la PA diastolique > 15 mm Hg). – secondaire : • endocrinopathie (diabète, insuffisance surrénale) • affection neurologique (Parkinson, Tabès) • autres causes : hypovolémie, anémie, iatrogène +++ – primitive : • syndrome de Shy-Drager Syncope vasovagale favorisée par le stress, la douleur, les émotions, les états de fatigue, le passage brutal du froid à une atmosphère surchauffée, repas copieux… Syncope d'origine sino-carotidienne : – hyperexcitabilité du sinus carotidien – tumeur, anévrisme du sinus, compression extrinsèque

suite ▶

	Obstruction vasculaire : embolie pulmonaire +++, HTAP Syncope réflexe : miction, ictus laryngé Anémie, déshydratation
Diagnostic différentiel	Pathologies psychiatriques et neurologiques : hystérie, vertiges de Menière, migraines accompagnées, *Panic Attack*, accidents ischémiques transitoires, narcolepsie Causes métaboliques : hyperventilation, hypoglycémie, ivresse, intoxication au CO

En pratique

Devant tout épisode syncopal, il faut :

– mettre le patient jambes surélevées, tête déclive pour préserver la vascularisation cérébrale ;

– prendre le pouls, la TA et s'assurer de la liberté des voies aériennes supérieures ;

– enlever les vêtements serrés, dégrafer le col de chemise, etc.

Deux éventualités :

– *syncope selon toute vraisemblance d'origine vagale*, avec ECG normal et retour rapide à un état de conscience et une hémodynamique normaux : l'hospitalisation est facultative mais un bilan ultérieur s'impose ;

– *syncope avec troubles du rythme ou de la conduction et/ou cardiopathie avérée*. La prise en charge s'effectue sur le terrain avec acheminement immédiat vers le centre hospitalier le plus proche. Il faut :

- poser une voie veineuse, effectuer les prélèvements sanguins, mettre en place la surveillance par monitoring et enregistrer un électrocardiogramme complet ;
- ne pas hésiter à demander des clichés du crâne en cas de traumatisme crânien ;
- chercher avec acharnement une cause qui mette en jeu le pronostic vital à court terme ;
- en cas de BAV complet : coup de poing sternal, massage cardiaque ; dopamine plutôt qu'*Isuprel* puis entraînement électrosystolique ;
- en cas de trouble du rythme ventriculaire grave mal toléré : défibrillation par CEE.

La survenue d'une syncope marque un tournant dans l'évolution de toute cardiopathie et nécessite une thérapeutique rapidement adaptée :

– si trouble du rythme : antiarythmiques, explorations rythmologiques, voire défibrillateur implantable ;

– si trouble conductif : exploration électrophysiologique du faisceau de His, voire pacemaker ;

– si rétrécissement aortique : remplacement valvulaire dans de brefs délais.

CHAPITRE 7

Arrêt cardiocirculatoire

Trois minutes d'inefficacité cardiocirculatoire occasionnent des lésions cérébrales irréversibles : c'est la raison pour laquelle le délai entre l'arrêt circulatoire et le début de la réanimation doit être le plus court possible et la synchronisation des manœuvres parfaite !

La majorité des réanimations réussies chez l'adulte est due à une défibrillation précoce, une arythmie ventriculaire inaugurale étant en cause dans 80 à 90 % des arrêts cardiaques non traumatiques chez l'adulte. Le concept de la chaîne de survie est l'ensemble des actions qui, organisées comme les maillons d'une chaîne, vont permettre la survie du patient atteint d'arrêt cardiaque :

– alerte précoce ;
– réanimation cardiopulmonaire de base ;
– défibrillation précoce ;
– réanimation spécialisée.

DIAGNOSTIC

Le diagnostic ne prend que quelques secondes :

– perte de connaissance brusque ;
– pâleur, cyanose ;
– arrêt respiratoire (se méfier des *gasps* agoniques trompeurs) ;
– installation rapide d'une mydriase bilatérale et aréactive ;
– parfois crise comitiale inaugurale ;
– et surtout disparition du pouls fémoral ou carotidien qui doit faire débuter immédiatement la réanimation après avoir relevé l'heure de début des manœuvres.

En pratique

Toute perte de temps réduit les chances de survie. La constatation de l'absence de signes circulatoires indirects recherchés en moins de dix secondes (ni respiration, ni toux, ni mouvements après deux insufflations) impose la participation immédiate, active et non désordonnée, de l'entourage puis des secouristes.

TRAITEMENT

Traitement symptomatique

Le traitement symptomatique de l'arrêt cardiocirculatoire doit assurer simultanément la circulation artificielle du sang par massage cardiaque externe et l'hématose par la respiration artificielle.

CIRCULATION ARTIFICIELLE DU SANG PAR MASSAGE CARDIAQUE EXTERNE (MCE)

La compression du cœur entre le plastron sterno-costal et le rachis ainsi que l'élévation de la pression intrathoracique permettent de maintenir un débit suffisant pour éviter des lésions cérébrales irréversibles. Le MCE ne sera interrompu que quelques secondes pour l'intubation ou la pose d'un cathéter veineux central ou définitivement lorsqu'un pouls fémoral spontané sera réapparu (cf. technique, chapitre 11).

HÉMATOSE PAR LA RESPIRATION ARTIFICIELLE

Elle sera d'abord effectuée au masque avec un dispositif de type *Ranima* ou *Ambu* en O_2 pur. Puis, dès que possible, le patient sera intubé puis ventilé par un respirateur préalablement réglé (FIO_2 : 100 % au début ; FR : 20 par minute puis 12 à 15 par minute ensuite ; O_2 : 12 à 20 l/min., volume courant défini entre 10 et 15 ml/kg au début, puis 7 ml/kg). Lors de l'intubation, la ventilation ne doit pas être interrompue plus de 30 secondes. Cette intubation permettra une meilleure ventilation et surtout les aspirations trachéales, évitera l'inhalation de liquide gastrique grâce au ballonnet, libérera le réanimateur pour d'autres tâches, et fournira une voie endotrachéale parfois utilisée pour l'administration de certains médicaments.

Les constantes de la machine seront ensuite ajustées en fonction des gaz du sang.

Administration endotrachéale de médicaments

Elle est particulièrement pratique dans l'attente ou en l'absence de voie veineuse centrale. Des molécules telles que l'adrénaline, l'atropine, la *Xylocaïne* peuvent être utilisées à des doses 2 à 2,5 fois supérieures aux doses recommandées par voie IV, après dilution préalable dans 10 ml de sérum salé isotonique ou d'eau distillée pour préparation injectable. Le cathéter doit, bien sûr, passer au-delà de l'extrémité de la sonde d'intubation, la molécule administrée étant injectée rapidement pour ne pas suspendre les manœuvres de réanimation.

Cathétérisme

Abord veineux

En l'absence d'abord veineux avant l'arrêt, une voie périphérique (jugulaire externe ou avant-bras) sera posée en première intention, l'abord veineux central interrompant seulement quelques instants la réanimation. Cependant, celui-ci est indispensable pour une arrivée plus rapide des molécules sur leur site d'action. En attendant la voie centrale, les molécules administrées sur la voie périphérique doivent l'être en bolus suivi d'un rinçage et d'une surélévation du membre.

La mise en place d'un cathéter veineux central dans la veine jugulaire interne ou la sous-clavière ne doit prendre que quelques secondes. Si la voie fémorale sert d'accès à la circulation centrale, un cathéter long sera nécessairement employé.

Il faut garder à l'esprit les risques de la voie centrale, pouvant, ultérieurement, contre-indiquer la thrombolyse des coronariens ou des embolies pulmonaires. Certes, un bon abord est indispensable, mais la défibrillation d'une FV ou d'une TV à l'origine de l'arrêt cardiaque est prioritaire sur la mise en place du cathéter central.

Noter ! Lors de l'arrêt cardiaque, le sérum salé isotonique est le soluté de choix et doit être préféré au sérum glucosé à 5 %.

Alcalinisation

Les données récentes de la littérature montrent que le bicarbonate de sodium ne paraît justifié qu'en cas d'acidose connue préexistante sensible au bicarbonate, d'intoxication aux antidépresseurs tricycliques, ou lorsque l'intubation a été réalisée après un arrêt cardiaque prolongé. La dose à administrer est alors de 1 mEq/kg soit 1 ml/kg de bicarbonate molaire puis 5 ml/min. d'arrêt, l'anoxie cellulaire générant une acidose métabolique qui peut diminuer l'efficacité des thérapeutiques électriques et médicamenteuses.

En cas d'acidose persistante sur les résultats des gaz du sang, certains utilisent la formule suivante pour la quantité de bicarbonate à rajouter :

$$X \text{ (quantité à injecter en mEq)} = \tfrac{1}{2} \text{ BD (Base déficit en mEq)} \times \tfrac{1}{4} \text{ Poids (kg)}.$$

> **Noter !** Le bicarbonate inactive les catécholamines comme l'adrénaline et doit être injecté, s'il est utilisé, sur une autre voie.

Traitement spécifique de l'arrêt cardiaque

Il dépend de l'analyse du tracé ECG ou cardioscopique enregistré de manière continue pendant les manœuvres précédentes.

EN CAS DE TV OU DE FV

Un coup de poing sternal immédiatement disponible… exceptionnellement efficace, peut être administré de suite si le défibrillateur n'est pas prêt sans, cependant, retarder le choc électrique externe.

En cas de TV ou de FV, les gestes et leur chronologie

Gestes élémentaires de survie (GES) :

- libération des voies aériennes ;
- massage cardiaque externe (MCE) prioritaire par rapport au bouche à bouche ;

Défibrillation précoce :

- 1er choc : 200 J, puis si besoin :
- 2e choc : 300 J, puis si besoin :
- 3e choc : 360 J.

Contrôle ECG.

Poursuite des GES si non réapparition du pouls.

Intubation ± ventilation.

Pose d'un abord veineux.

Adrénaline 1 mg IV en bolus, à renouveler toutes les 3 à 5 minutes éventuellement (ou vasopressine 40 UI IV).

Poursuite des GES si non réapparition du pouls.

Défibrillation : trois nouveaux chocs, si besoin, modalités identiques aux précédents.

Amiodarone 300 mg plutôt que Lidocaïne 1,5 mg/kg IV en bolus, à répéter si besoin.

Poursuite des GES si non réapparition du pouls.

Magnésium si hypomagnésémie connue ou suspectée.

Répétition des chocs après chaque molécule injectée ou chaque minute de réanimation.

Noter ! Si la FV est remplacée par un autre rythme, suivre le protocole correspondant.

Important ! Les chocs successifs rapides initiaux sont plus efficaces qu'une thérapeutique adjuvante pharmacologique.

Quand arrêter les manœuvres de réanimation ?

Lors d'un arrêt cardiaque, il n'existe aucune règle formelle mais on admet qu'au bout de 30 minutes d'un protocole précis et organisé, s'il n'existe aucune reprise même brève d'un rythme spontané, la poursuite de la réanimation est illusoire.

EN CAS DE TORSADE DE POINTE

La torsade de pointe, le plus souvent spontanément résolutive, peut parfois nécessiter d'emblée un choc électrique externe mais la récidive du trouble du rythme est habituelle.

Aussi, le plus souvent, l'administration IV de 1 à 2 g de sulfate de magnésium puis, en cas d'échec, la mise en place d'une perfusion d'*Isuprel*, dont le débit est réglé pour obtenir une FC supérieure à 100/min., permettent d'attendre ou de surseoir à la mise en place d'un entraînement électrosystolique (EES).

Tous les antiarythmiques sont contre-indiqués.

EN CAS D'ASYSTOLIE

Le pronostic de l'asystolie est médiocre. L'asystolie peut succéder à une fibrillation ventriculaire, à une dissociation électromécanique ou à un BAV. Elle traduit un défaut de perfusion myocardique prolongé.

> **Noter !** Avant de conclure à un tracé ECG plat isoélectrique, il convient d'éliminer certaines causes d'erreur : électrodes décollées, défaut de connexion au patient ou scope, dysfonction de l'appareil ou de l'alimentation.

La drogue de choix est l'adrénaline IV en bolus (1 mg toutes les 3 à 5 minutes). Si cette approche échoue, les posologies d'adrénaline seront majorées de 2 à 5 mg IV en bolus toutes les trois à cinq minutes, puis on peut essayer l'atropine 1 mg IV (à répéter toutes les 3 à 5 minutes dans tous les arrêts cardiaques asystoliques) avant de tenter de nouveau l'adrénaline à la même dose toutes les 5 minutes tant que dure l'asystolie.

En cas d'efficacité, le relais peut être pris par une perfusion IV d'adrénaline (1 mg/h, la posologie étant rapidement ajustée à la pression artérielle).

La stimulation cardiaque transcutanée précoce n'a pas fait la preuve de son efficacité dans cette indication. Malheureusement, l'asystolie représente plus souvent la confirmation du décès qu'un rythme propre à traiter.

En cas d'asystolie, les gestes et leur chronologie

Gestes élémentaires de survie (GES).

Mise en place des électrodes du défibrillateur et de l'ECG.

Constatation d'un tracé ECG plat.

Intubation trachéale.

Installation d'un abord veineux.

Tentative d'entraînement électrosystolique externe si disponible très rapidement.

Poursuite des GES si persistance de l'asystolie.

Adrénaline IV en cas d'échec ou d'impossibilité de l'EES, 1 mg toutes les 3 à 5 minutes, possibilité d'augmenter la dose jusqu'à 5 mg.

Poursuite des GES en cas d'échec.

Atropine IV 1 mg toutes les 3 à 5 minutes jusqu'à un total de 3 mg.

Bicarbonate IV 1 mmol/kg si hyperkaliémie ou acidose préexistante, facultatif dans les autres situations.

Noter ! Si l'asystolie est remplacée par un autre rythme, suivre le protocole correspondant.

EN CAS DE BLOC AURICULO-VENTRICULAIRE COMPLET

Les coups de poing sternaux puis le MCE permettent de restaurer une activité cardiaque.

À l'arrivée d'une équipe spécialisée, la mise en route d'une perfusion de dopamine (5 à 20 µg/kg/min.) plutôt que d'*Isuprel* (cinq ampoules dans 250 cm^3 de sérum glucosé : de 5 à 20 gouttes/min. jusqu'à ce que la FC s'élève au-dessus de 50/min.), permet de temporiser. Parfois, l'EES percutané non invasif mis en place « sur le terrain » permet d'acheminer le patient jusqu'à un centre hospitalier doté d'une salle de cathétérisme où sera montée l'indispensable sonde d'entraînement électrosystolique.

EN CAS DE DISSOCIATION ÉLECTROMÉCANIQUE (COMPLEXES NORMAUX MAIS INEFFICACITÉ HÉMODYNAMIQUE, ACTIVITÉ ÉLECTRIQUE SANS POULS OU « AESP »)

Il faut toujours rechercher alors une cause mécanique curable : hypovolémie, embolie pulmonaire massive, tamponnade péricardique, pneumothorax sous tension, rupture cardiaque à la phase aiguë de l'IDM.

Les autres principales causes sont : l'hypoxie, l'hypothermie, l'intoxication médicamenteuse (bêtabloquants, antidépresseurs tricycliques, digitaliques, calcium-bloqueurs), l'hyperkaliémie, l'acidose, l'IDM aigu massif.

On tente en dernière ressource l'adrénaline (1 mg IV en bolus à répéter toutes les 3 à 5 minutes).

En cas de bradycardie, l'atropine IV à la dose de 1 mg (toutes les 3 à 5 minutes sans dépasser 3 mg) peut être utilisée.

Un test de remplissage peut être tenté puisque l'AESP peut être secondaire à une hypovolémie. Le Doppler peut retrouver un flux sanguin non détectable par la palpation artérielle ; le traitement doit être alors agressif pour faire remonter la TA : expansion volémique, noradrénaline, dopamine. Des cas exceptionnels de sauvetage au cours de rupture cardiaque ont cependant été décrits à la suite de ponction, drainage, remplissage et chirurgie sous CEC.

EN CAS DE TRACÉ AVEC COMPLEXES TRÈS LARGES SANS EFFICACITÉ HÉMODYNAMIQUE

Un trouble métabolique est souvent en cause (acidose, hyperkaliémie) et doit bénéficier d'une alcalinisation rapide par bicarbonate de sodium molaire ou lactate de sodium.

ÉVOLUTION

Si la réanimation cardiorespiratoire a été efficace, il faut :

– contacter une USIC ou une réanimation pour hospitaliser le patient ;
– vérifier l'absence de complications mécaniques, traumatiques (fracture de côte, hémopneumothorax, hémopéritoine) ;
– pratiquer un bilan : neurologique (examen clinique, EEG), cardiovasculaire, métabolique (GDS, ionogramme, magnésémie, glycémie, calcémie) ;

– réduire les drogues vasoactives ;
– ajuster les constantes ventilatoires ;
– retirer les cathéters s'ils ont été posés avec peu d'asepsie ;
– envisager un traitement de revascularisation myocardique si l'ECG au décours de l'arrêt montre un IDM en voie de constitution, et que les manœuvres de réanimation ont été brèves et non traumatisantes ;
– prévenir les récidives par les moyens adaptés (correction des désordres hydroélectrolytiques, antiarythmiques si TV ou FV) ;
– mettre en place un garde-veine avec du sérum physiologique salé si cela n'a pas été réalisé durant les manœuvres précédentes ;
– chez les patients en état hémodynamique instable au décours, on pourra s'aider de l'évaluation de la volémie et de la fonction cardiaque (échocardiographie, Swan-Ganz) ;
– l'acidose liée à l'arrêt régresse le plus souvent spontanément quand la ventilation et la circulation sont rétablies ;
– la tête doit être surélevée d'environ 30°, de façon médiane pour améliorer le drainage cérébral veineux.

En cas d'inefficacité des manœuvres après 45 à 60 minutes, il y a peu d'espoir. Par contre, le risque de séquelles neurologiques devient très important.

Noter ! Dans les arrêts cardiaques inexpliqués, la coronarographie au décours immédiat retrouve une lésion coronaire dans plus de 50 % des cas et le traitement par angioplastie améliore le pronostic.

En réanimation, l'hypothermie modérée thérapeutique (32-34° C) améliore la survie et le pronostic neurologique.

CHAPITRE **8**

Cyanose

La cyanose se définit par une coloration bleuâtre et anormale des téguments et des muqueuses en relation avec la présence dans le sang capillaire d'un taux d'hémoglobine réduite supérieur à 5 g pour 100 ml. Elle représente souvent un signe de gravité de l'affection en cause, justifiant une prise en charge sans délai.

DIAGNOSTIC

La cyanose est facilement reconnaissable lorsqu'elle est intense, témoignant de la désaturation artérielle. Moins nette lorsqu'elle est modérée, elle doit être recherchée « à jour frisant ». Elle est reconnue sur la coloration des téguments, allant du bleu violacé au bleu noir, le siège généralisé ou plus souvent localisé aux régions où elle prédomine habituellement : nez, oreilles, doigts (ongles), lèvres, conjonctives, cavité buccale, orteils. La disparition de la cyanose à la vitropression confirme son origine capillaire.

> **Attention !** Une anémie sévère peut masquer la cyanose.

Il faut préciser les conditions dans lesquelles le diagnostic est effectué :

– les circonstances de survenue : début progressif, orientant vers une pathologie chronique de décompensation soudaine, la cyanose n'étant qu'un des éléments de l'affection pour laquelle d'autres symptômes (dyspnée, douleur thoracique, trouble du rythme...) ont conduit à l'intervention en urgence, ou début brutal orientant vers une pathologie aiguë ;

– le contexte :

  • caractère permanent ou paroxystique, relation éventuelle avec l'effort ;
  • l'âge du sujet : nouveau-né, enfant, adulte.

L'interrogatoire doit également préciser :

– si le patient est fumeur ;
– s'il a pris des médicaments, et lesquels.

SIGNES PHYSIQUES D'ACCOMPAGNEMENT

On recherchera un hippocratisme digital, déformation des doigts en baguettes de tambour témoignant d'une insuffisance respiratoire chronique, et d'autres signes en relation avec une cardiopathie ou une affection respiratoire aiguës ou chroniques.

ÉTIOLOGIE

Les causes de cyanose sont multiples (tableaux 8.1 et 8.2).

BILAN COMPLÉMENTAIRE

Certains sont entrepris dès la prise en charge du patient : oxymétrie de pouls, ECG. D'autres sont effectués dès l'arrivée en milieu hospitalier : mesure des gaz du sang artériel, radiographie de thorax, hémogramme. Des explorations plus spécialisées, telles que l'échocardiographie, les explorations fonctionnelles respiratoires, le cathétérisme cardiaque, la scintigraphie pulmonaire, l'angioscanner thoracique, seront envisagées en fonction de l'orientation étiologique et du degré de gravité du tableau clinique.

Tableau 8.1 Principales causes de cyanose aiguë.

Urgence cardiovasculaire	Œdème aigu du poumon Embolie pulmonaire Insuffisance cardiaque stade IV État de choc cardiogénique ou non cardiogénique
Urgence respiratoire	Obstruction des voies respiratoires – noyade – strangulation – inhalation de corps étranger – fausse route par paralysie vélo-palatine – œdème laryngé d'origine infectieuse ou allergique – compression trachéale d'origine tumorale Maladie aiguë du parenchyme pulmonaire – pneumonie – miliaire tuberculeuse Maladie aiguë de la plèvre – pneumothorax suffocant – pleurésie de grande abondance ou d'installation brutale
Atteinte aiguë de la commande nerveuse	Poliomyélite Tétanos Polyradiculonévrite de Guillain-Barré
Intoxications aiguës	Inhalation de vapeurs toxiques en atmosphère confinée (nitrites, cyanures)

Tableau 8.2 Principales causes de cyanose chronique.

Cardiopathies congénitales	Avec shunt droit-gauche : tétralogie de Fallot, trilogie de Fallot, complexe d'Eisenmenger, maladie d'Ebstein, atrésie tricuspidienne, transposition des gros vaisseaux Avec shunt gauche-droit initial puis inversion de shunt : communication interventriculaire (CIV) type IV, canal artériel avec HTAP

suite ▶

Affections acquises cardiorespiratoires	Insuffisance respiratoire restrictive : fibrose pulmonaire primitive ou secondaire, pneumoconiose Bronchopneumopathie chronique obstructive (BPCO) Déformation de la cage thoracique : grandes gibbosités Cardiopathies évoluées avec HTAP : cœur pulmonaire chronique de causes diverses — BPCO, embolie pulmonaire, rétrécissement mitral, HTAP primitive…
Méthémoglobinémie	Congénitale ou acquise
Cyanose localisée des acrosyndromes	Permanents : acrocyanose Paroxystiques : syndrome ou maladie de Raynaud

OXYGÉNOTHÉRAPIE

L'oxygénothérapie est débutée *sur le terrain* en fonction des signes accompagnateurs et du degré d'urgence.

Oxygénothérapie en ventilation spontanée

Elle est indiquée en priorité lorsque l'état de conscience du patient l'autorise.
L'oxygène est administré par sonde nasale, ou au masque, à débit variable, fonction du mécanisme supposé ou confirmé de la cyanose :

– à faible débit, de 0,5 à 1,5 l/min. en cas d'hypoventilation alvéolaire ;
– à débit élevé, de 6 à 10 l/min. voire plus, lorsqu'un shunt intrapulmonaire est responsable d'une hypoxémie sévère : œdème aigu du poumon, pneumopathie aiguë, embolie pulmonaire… L'oxygénothérapie massive est plus discutable en cas de méthémoglobinémie.

Intubation trachéale

Précédée des gestes élémentaires de survie (GES) et de l'oxygénothérapie au masque, elle peut être rendue nécessaire par une détresse cardiorespiratoire. Elle permettra la mise en place d'une ventilation assistée (*cf.* chapitre 18, « Oxygénothérapie et ventilation assistée »).

PARTIE 2

Gestes et techniques

CHAPITRE 9

Sur le terrain, prise en charge pré-hospitalière : l'exemple coronarien

La cardiologie représente globalement un tiers de l'activité des SMUR français. Toutes les urgences cardiaques ne sont pas des insuffisances coronariennes ; néanmoins, celles-ci sont les plus fréquentes. En effet, la maladie coronarienne est la seconde cause de mortalité dans l'Hexagone avec plus de 120 000 infarctus par an et près de 50 000 décès. Dans l'étude Monica, les décès d'origine coronaire représentent environ 200 à 260 morts/100 000 habitants. La mortalité cardiovasculaire est la première cause de décès chez l'homme de moins de 65 ans. Grâce aux méthodes de revascularisation coronaire, la mortalité hospitalière a baissé. Sur le plan qualitatif, depuis quelques années, les IDM transmuraux sont moins fréquents, contrairement aux syndromes coronariens aigus sans sus-décalage du segment ST. La prise en charge pré-hospitalière ne peut pas bien sûr se résumer à l'exemple de l'IDM en phase aiguë. Cependant, la fréquence de cette pathologie et le bénéfice extraordinaire sur le gain de survie méritent qu'on la souligne. La réduction de mortalité est en effet de 50 % pour un traitement effectué à la première heure et de 30 % quand il a lieu la deuxième heure. Dans cette pathologie, l'administration pré-hospitalière de thrombolytiques permet une réduction de la mortalité de 15 %.

La douleur thoracique est l'un des motifs d'appel les plus fréquents au 15 ou 112. Pour le médecin régulateur qui reçoit l'appel, toute douleur suspecte doit faire déplacer une unité mobile de SMUR. Le SMUR a un rôle essentiel dans l'initiation de la thérapeutique ainsi que dans l'appréciation de la gravité qui conditionne directement l'orientation. La concertation entre urgentistes et cardiologues est donc l'une des clés du succès de la filière de prise en charge des accidents cardiaques aigus, en particulier coronariens. Dans cette affection, le bénéfice de la médicalisation pré-hospitalière est incontestable. Le principal acteur déterminant du succès de cette prise en charge précoce est donc le patient ou son entourage. Or celui-ci alerte trop tard les services de secours dans plus de six cas sur dix et plus de 65 % des coronariens échappent à toute stratégie de revascularisation. La prise en charge d'un patient suspect d'un problème cardiaque aigu type IDM est un acte caricatural de réanimation pré-hospitalière nécessitant un médecin senior encadrant une équipe de SMUR disposant d'un matériel de réanimation complet.

Diagnostic

Le diagnostic de la plupart des urgences cardiologiques est avant tout clinique :

– L'interrogatoire précise les caractéristiques des symptômes, surtout celles de la douleur et l'horaire de survenue de celle-ci. Il recherche les antécédents du malade : personnels et familiaux, les traitements en cours, les facteurs de risque (HTA, cholestérol, tabac), éléments d'orientation et de gravité comme le diabète. La prise de stupéfiants comme la cocaïne est recherchée chez le sujet jeune ayant une douleur thoracique. Dès ce stade, si l'on envisage une indication à la thrombolyse pré-hospitalière, les contre-indications à celle-ci doivent être recherchées.
– L'auscultation et la mesure des constantes vitales démasquent rapidement une éventuelle mauvaise tolérance hémodynamique qui influence la prise en charge initiale. L'examen clinique recherche des signes d'insuffisance cardiaque gauche ou droite, un souffle, une irrégularité du rythme, une éventuelle asymétrie des pouls, des sueurs, une cyanose, une dyspnée, une agitation, qui sont des signes de gravité.
– La réalisation de l'ECG « 17 dérivations » incluant les dérivations droites (V3R et V4R) ainsi que les dérivations postérieures (V7, V8, V9) est essentielle devant toute pathologie douloureuse thoracique d'étiologie présumée cardiaque. Cependant, de façon non rare, l'ECG n'est pas univoque, d'où l'intérêt de le refaire au bout de 15 minutes et de récupérer si possible au domicile un tracé antérieur.

– Le malade doit être installé confortablement, sans aucun effort de sa part. Sa mobilisation s'effectue sous stricte surveillance médicale. Son anxiété doit être combattue par un dialogue permanent, une information claire et éventuellement des anxiolytiques.
– Les fonctions vitales sont surveillées en permanence par un monitoring de l'ECG rythmique et du segment ST, de la saturation en oxygène et de la tension artérielle. Tous les paramètres vitaux et événements particuliers sont recueillis et inscrits sur une feuille spécifique de surveillance et de transmission à l'équipe hospitalière.
– Doivent être disponible sans délai un défibrillateur vérifié, du matériel d'intubation et de ventilation ainsi que l'ensemble des médicaments usuels utilisés en urgence cardiologique.
– Deux voies veineuses doivent être posées si une insuffisance coronaire aiguë avec sus-décalage du segment ST est suspectée. Sinon, une seule voie d'abord est suffisante.
– Un bilan sanguin préalable à toute thérapeutique est initialement prélevé, puis transmis à l'équipe d'infirmiers du service hospitalier récepteur.

Lorsque le tracé et la symptomatologie sont typiques, le diagnostic est aisé et conduit selon le contexte à proposer l'une des deux modalités de revascularisation. Cependant, le diagnostic dans les cas difficiles (comme la présence d'un bloc de branche ou un pacemaker) peut être étayé par des kits spécifiques auprès du malade permettant un dosage qualitatif rapide de troponine et de myoglobine. La fibrinolyse hospitalière doit donc être considérée comme un échec de la fibrinolyse pré-hospitalière. (Les modalités de la thrombolyse seront détaillées pages 236 et 381, Thérapeutique et IDM.)

CHOIX DE LA STRUCTURE RÉCEPTRICE

Le choix de la structure réceptrice par le régulateur est essentiel et la connaissance parfaite des structures d'accueil potentielles locales est indispensable : par exemple, une suspicion de dissection aortique doit être orientée vers un hôpital doté d'un service de chirurgie cardiaque prévenu préalablement et ayant une équipe disponible si le diagnostic est confirmé. Un infarctus avec signes de décompensation cardiaque, quelle qu'en soit la gravité, allant du petit OAP au choc cardiogénique, doit être orienté vers une structure d'hospitalisation munie d'un laboratoire de cathétérisme et d'angioplastie susceptible de fonctionner en permanence.

CHAPITRE **10**

Dès la prise en charge au domicile, aux urgences ou en réanimation : TA, monitoring, ECG et SaO_2

TA, monitoring, ECG et SaO_2 doivent être réalisés dès l'arrivée car des données recueillies dépendent les premiers gestes d'urgence et la thérapeutique.

MESURE DE LA PRESSION ARTÉRIELLE

Mesure manuelle

La TA doit être mesurée aux deux bras grâce au sphygmomanomètre. Une différence de plus de 10 à 15 mm entre les deux bras est pathologique et doit faire rechercher une obstruction artérielle. Rappelons que la TA peut être initialement conservée dans les états de choc, en particulier infectieux.

Mesure automatique non invasive par procédé oscillométrique *(fig. 10.1)*

Des appareils de type *Dynamap* permettent de mesurer la pression artérielle d'un patient à la demande ou selon un intervalle de temps choisi. Un brassard classique est relié au moniteur de tension par un raccord. Ce procédé est fiable et simple d'emploi. L'appareil mesure la TA systolique, diastolique et moyenne ainsi que la fréquence cardiaque. Les limites haute et basse sont sélectionnées de même que l'intervalle entre deux

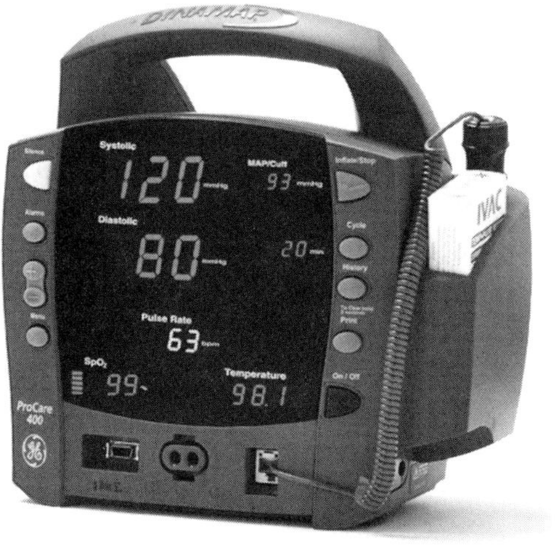

Fig. 10.1 Moniteur de tension artérielle (Dynamap Pro Care) permettant une surveillance continue de la fréquence cardiaque, des chiffres de pression artérielle après application d'un brassard sur l'un des bras du malade de même qu'une surveillance simultanée de la SaO_2.

mesures successives (1 à 99 minutes). La plupart des appareils sont équipés d'une imprimante qui fournit un document clair complet et également rétrospectif des résultats obtenus pendant la période de surveillance.

Mesure sanglante

(*Cf.* Cathétérisme artériel, p. 99.)

Elle est plus fiable que la simple mesure du brassard dans les états de choc, mais délicate à réaliser, non dénuée de danger et d'utilisation exceptionnelle en dehors d'un contexte péri-opératoire ou d'un état de choc grave réfractaire. L'usage du cathétérisme artériel ne se justifie qu'en réanimation en raison des avantages que représentent les possibilités de monitorer la pression artérielle de manière invasive et de réaliser des prélèvements sanguins. Cette mesure sanglante de la pression artérielle est également préférée dans tous les cas où la fiabilité de la mesure non invasive est sujette à caution — dans sa fiabilité (arythmie, choc, HTA sévère, difficultés techniques comme chez l'obèse), ou sa rapidité (lors de variations brutales).

MONITORAGE DE L'ECG

Une surveillance électrocardiographique permanente de qualité est indispensable pour traiter sans délai les troubles rythmiques ou conductifs graves.

Trois électrodes prégélifiées (ou sèches, à enduire de pâte conductrice) sont fixées sur le thorax du patient : l'une sous la clavicule droite (E–), l'autre à l'apex (E+), la troisième (terre) sous la clavicule gauche, ce qui permet l'enregistrement de D2.

On peut également enregistrer V1 (plus intéressant pour les ESV) en fixant l'électrode négative sous la clavicule gauche, l'électrode positive dans le cinquième espace intercostal droit, l'électrode-terre sous la clavicule droite.

Des systèmes sophistiqués plus récents permettent également, après avoir fixé cinq électrodes sur le thorax du patient en réanimation cardiaque, la surveillance et l'enregistrement des douze dérivations.

Ces électrodes sont reliées au cardiomoniteur (fig. 10.2) par un cordon à trois fiches voire à cinq fiches, permettant l'enregistrement simultané de

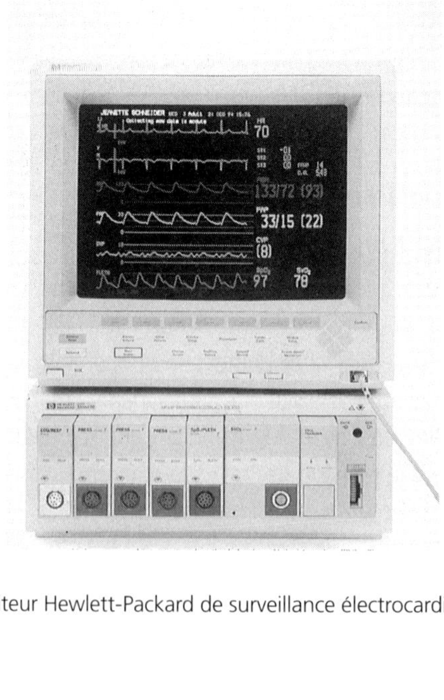

Fig. 10.2 Moniteur Hewlett-Packard de surveillance électrocardiographique continue.

deux canaux. De nombreux monitorings disponibles sur le marché permettent une mesure simultanée de la tension artérielle, de la saturation en O_2, du segment ST et une détection des arythmies, en particulier ventriculaires.

Les cardioscopes standards affichent en permanence le tracé ECG de la ou des dérivations étudiées, les fréquences minimale et maximale déterminées d'alarme (de façon standard 50-120), la fréquence instantanée du patient, et gèlent les complexes anormaux sur l'écran pour les étudier rétro-spectivement.

En pratique

Trois règles :

– ne jamais éteindre l'alarme (même pour les repas, toilette, etc.) ;

– lutter avec acharnement contre les parasites (bien placer et coller les électrodes) car si l'alarme se déclenche trop souvent sans raison, on risque d'être moins vigilant… ;

– vérifier souvent les niveaux d'alarme.

ÉLECTROCARDIOGRAMME

Le tracé ECG doit être réalisé dès les premières minutes du séjour en USIC ou aux urgences.

Rappelons pour mémoire la position des électrodes :

– électrodes périphériques :

- poignet droit : rouge ;
- cheville droite : noir ;
- poignet gauche : jaune ;
- cheville gauche : vert ;

– électrodes précordiales :

- V1 : extrémité interne du quatrième espace intercostal droit ;
- V2 : extrémité interne du quatrième espace intercostal gauche, sur la même ligne horizontale que V1 ;
- V4 : cinquième espace intercostal gauche sur la ligne médio-claviculaire ;

- V3 : à égale distance entre V2 et V4 ;
- V5 : cinquième espace intercostal gauche sur la ligne axillaire antérieure ;
- V6 : cinquième espace intercostal gauche sur la ligne axillaire moyenne ;
- V3R, V4R : symétriques de V3 et V4 par rapport au sternum ;
- V7, V8, V9 : ligne axillaire postérieure, sous la pointe de l'omoplate, et au bord gauche du rachis, sur la même ligne horizontale que V4.

Noter ! En cas d'arrêt cardiaque, en raison du massage cardiaque externe, seules les électrodes périphériques seront initialement branchées.

MONITEUR DE SATURATION D'OXYGÈNE

Les moniteurs de saturation de l'hémoglobine en oxygène par oxymétrie de pouls (SpO_2) constituent un apport précieux pour la mesure par voie non invasive de la saturation en O_2 et présentent une grande simplicité d'utilisation.

Noter ! L'oxymétrie de pouls n'est pas fiable pour la surveillance des patients en bas débit cardiaque et/ou ayant une vasoconstriction périphérique.

CHAPITRE **11**

Massage cardiaque externe

Le but du massage cardiaque externe (MCE) est de maintenir un débit circulatoire viscéral minimum en comprimant les cavités cardiaques entre rachis et sternum pour expulser le sang des ventricules et en augmentant la pression intrathoracique. Lors d'un arrêt cardiaque, un MCE bien réalisé peut générer une pression artérielle systolique comprise entre 60 et 80 mm Hg.

TECHNIQUE

Le MCE doit être débuté dès la constatation de la disparition du pouls fémoral ou carotidien. Il n'est efficace que s'il est effectué sur un plan dur — il faut penser à glisser une planche sous le matelas dès le début des manœuvres si le lit n'est pas pré-équipé.

– Le premier opérateur (médecin ou infirmier) se place latéralement par rapport au patient, ses épaules à la verticale du sternum, les coudes bloqués en extension de telle sorte que la poussée lors de chaque compression se fasse verticalement sur le sternum. Les bras tendus, il applique les paumes des deux mains (croisées l'une sur l'autre) à la partie inférieure du sternum, puis débute le MCE en déprimant la paroi thoracique vigoureusement (4 à 5 cm) 100 fois/min. La pression doit être totalement relâchée et le thorax reprendre sa position antérieure à chaque compression. L'expiration se déroule durant la compression thoracique. Il est souhaitable de maintenir la compression sternale pendant une demi-seconde et d'éviter les compressions trop dures et trop brèves. *Le rythme compression-ventilation est de 15/2 avec une pause pour l'insufflation (de 1,5 à 2 secondes) avant l'intubation puis 5/1 après.*

– La ventilation par masque ou mieux par ventilation assistée en O_2 pur après intubation doit être systématiquement associée à ces manœuvres. Elle est assurée par un second opérateur qui se met à la tête du lit.
– Parallèlement, un(e) infirmier(e) administre les substances nécessaires pendant qu'un(e) aide effectue un tracé électrocardiographique minimum (dérivations standards).
– Le massage ne pourra être interrompu que quelques secondes pour la pose d'un cathéter central.

Certaines équipes utilisent une *Cardiopump* (fig. 11.1), fondée sur le principe de la compression-décompression active (méthode ACD). Cet appareil est constitué d'une ventouse en silicone, reliée à une poignée ronde et permet une adhérence presque parfaite sur tous les thorax, de même que l'accroissement sensible du débit cardiaque, le dynamomètre intégré à la poignée permettant de contrôler les compressions en fonction de la résistance thoracique des patients. Une étude française publiée dans le *New England Journal of Medecine* a montré avec cet appareil une meilleure survie en cas d'asystolie ou de rythme sans pouls en dépit de fractures de côtes plus fréquentes.

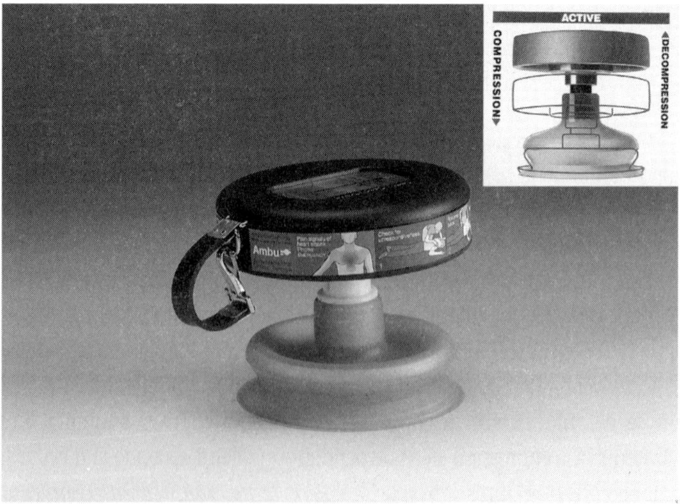

Fig. 11.1 Cardiopump *Ambu*.

BUT À ATTEINDRE, SURVEILLANCE, RÉSULTATS

Il est essentiel de :

– noter l'heure de l'arrêt ;
– vérifier surtout en permanence l'efficacité du MCE par les paramètres suivants : palpation du pouls fémoral, recoloration des téguments, régression de la mydriase, reprise d'une activité électrique, de la conscience, d'une hémodynamique correcte.

La durée du MCE doit être déterminée en fonction de l'âge physiologique et du délai d'intervention, mais la reprise d'une activité cardiaque après 45 à 60 minutes d'arrêt est peu probable.

INCIDENTS ET ACCIDENTS

Ils se rencontrent surtout chez les patients âgés au thorax rigide ou lorsque le massage est trop brutal :

– fractures de côtes, volet costal ;
– hémopéricarde, hémo- ou pneumothorax ;
– embolie graisseuse ;
– rupture du foie ou de la rate.

Les inhalations de liquide gastrique s'observent dans 10 % des cas environ.

INCIDENCE THÉRAPEUTIQUE

Les données de la littérature montrent que la pratique d'un MCE n'est pas une contre-indication aux fibrinolytiques si la durée de celui-ci n'excède pas dix minutes.

CHAPITRE 12

Choc électrique externe

La cardioversion consiste à appliquer simultanément à chacune des fibres myocardiques une stimulation électrique brève (0,005 s) permettant d'obtenir la resynchronisation des cellules lors des troubles du rythme.

PERSONNEL, MATÉRIEL

La pratique d'une cardioversion nécessite idéalement la présence de trois personnes : un cardiologue réanimateur, une infirmière anesthésiste si possible, et un médecin anesthésiste.

Le défibrillateur comporte : un scope, un synchronisateur pour que le choc ne soit pas délivré en période vulnérable, un condensateur déchargeable, deux électrodes solidaires d'un bouton-poussoir.

Il faut également :

- de quoi ventiler le malade (*Ambu*, par exemple) ;
- le chariot d'urgence, un aspirateur branché ;
- un électrocardiogramme ;
- de quoi prémédiquer ou anesthésier le patient.

PRÉPARATION DU PATIENT

Ses modalités dépendent de l'urgence de la cardioversion.

Choc électrique programmé

Il peut s'agir d'un « choc » programmé de longue date (dans le cadre d'un flutter ou d'une fibrillation auriculaire) :

– Il faut expliquer au patient ce qu'on va lui faire, le rassurer et éviter les termes tels que « choc », « électrochoc » qui sont anxiogènes.
– Récupérer les derniers ionogrammes et électrocardiogrammes, s'assurer d'une anticoagulation parfaite (INR entre 2 et 3) dans les six semaines précédentes, et de l'arrêt des digitaliques si possible depuis plusieurs jours.
– Le patient doit être à jeun depuis la veille au soir en cas de choc matinal, ou depuis plus de six heures lorsque la procédure a lieu l'après-midi.
– Il faut corriger au mieux l'insuffisance cardiaque, les désordres hydroélectrolytiques ou acido-basiques avant le choc.
– Il faut placer une voie veineuse avec une perfusion de sérum glucosé à 5 % pour garder la veine.
– La TA est surveillée et un moniteur branché. Un tracé électrocardiographique préalable confirme la persistance du trouble rythmique.
– On enlève les prothèses dentaires et on « familiarise » le patient avec la ventilation à l'*Ambu*.
– On enduit le thorax du patient avec de la pâte conductrice à l'endroit prévu et on enlève les éventuels patchs de monitorage et de trinitrine.

La *prémédication* a pour but l'amnésie totale de la procédure ; le produit utilisé doit être d'action rapide et brève et le moins dépresseur possible. En l'absence d'anesthésiste, on utilise le diazépam (*Valium*) à la dose de 5 mg IV en bolus suivi de 1 à 2 mg/min (dose totale 15 à 20 mg) jusqu'à ce que le patient soit endormi ou ne réagisse plus à la stimulation verbale. Ce produit agit en deux à cinq minutes et pendant une à deux heures ; les risques de dépression respiratoire sont peu importants. En présence d'un anesthésiste et en dépit de son risque d'hypo-tension, le propofol (*Diprivan*) à la dose de 1,5 mg/kg ou l'etomidate (*Hypnomidate*) (0,4 mg/kg) associé à l'*Hypnovel* seront souvent utilisés, leur demi-vie courte permettant un contrôle facile du niveau anesthésique et un réveil rapide.

Choc électrique en urgence

En cas d'arrêt cardiaque, le choc électrique doit bien sûr être effectué d'emblée sans prémédication.
Dans l'urgence, le choc est indiqué en réanimation cardiaque quand une tachycardie à plus de 150 par minute est mal tolérée.

TECHNIQUE

Le patient est ventilé pendant deux à trois minutes en O_2 pur.
Les deux électrodes du défibrillateur, après avoir été enduites de pâte conductrice et après que la mise en charge de l'énergie souhaitée a été réalisée en appuyant sur le bouton adéquat « Charge », sont appliquées (fig. 12.1) :

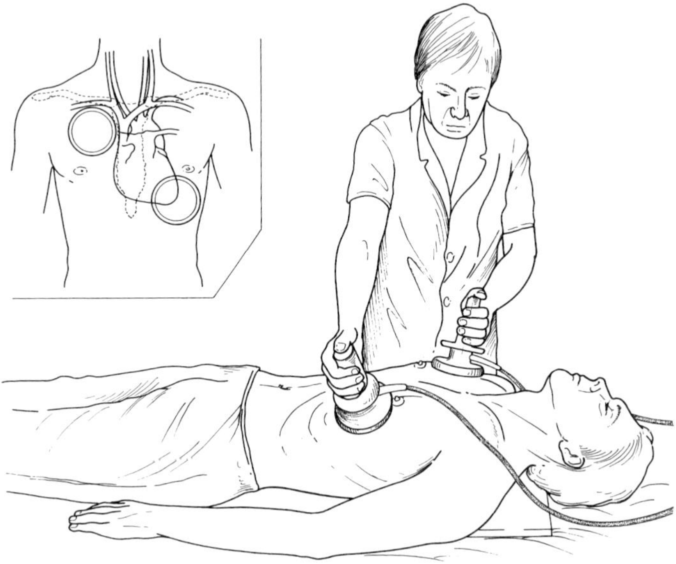

Fig. 12.1 Schéma de la cardioversion.

– l'une sur la région parasternale droite sous la clavicule ;
– l'autre à la pointe du cœur, sur la ligne axillaire moyenne. (En présence d'un PM implanté à droite, une électrode est placée à l'apex, l'autre derrière l'omoplate droite : position apico-postérieure. Au décours, il est souhaitable de vérifier les seuils d'entraînement).

D'autres positionnements d'électrodes sont possibles, en particulier antéro-postérieur avec :

– la première électrode sur la face antérieure du thorax sous la clavicule droite ;
– la seconde électrode dans le dos sous l'omoplate gauche.

L'opérateur s'assure de son isolement parfait et de l'absence de contact avec le lit.
Un aide peut avoir à débrancher le scope et l'ECG s'ils ne sont pas munis d'un système de protection électrique pour ne pas les endommager, ce qui est rarement le cas avec les moniteurs récents.
En cas de FV, il n'est pas nécessaire de régler l'appareil sur le mode synchronisation. En revanche, dans les autres cas, le mode synchronisation permet, sous réserve que le patient soit connecté aux électrodes d'enregistrement, de délivrer l'énergie du choc juste après l'onde R.
Le choc est ensuite délivré en appuyant sur les boutons poussoirs en fin d'expiration.

QUELLE ÉNERGIE ?

L'énergie requise dépend de la corpulence, du type d'arythmie et de la réponse au premier choc. Exemples :

– tachycardie paroxystique supraventriculaire, tachycardie ventriculaire monomorphe avec hémodynamique conservée, flutter ou fibrillation auriculaire :
    - 1er choc :100 joules ;
    - 2e choc :200 joules ;
    - 3e choc :300 joules ;
    - 4e choc :360 joules ;

– TV polymorphe ou FV avec défaillance circulatoire et arrêt :
    - 1er choc :200 joules ;
    - 2e choc :200 à 300 joules ;
    - 3e choc et chocs suivants :360 joules.

Dans le cas des cardioversions programmées pour AC/FA par exemple, si l'arrêt des digitaliques n'a pas été réalisé plusieurs jours avant, les énergies utilisées doivent être plus faibles et une perfusion de *Xylocaïne* branchée préventivement.

SURVEILLANCE

La délivrance effective du choc est attestée par la secousse brutale du tronc et son efficacité par la restauration du rythme sinusal.
En l'absence de complication et lorsque la cardioversion a été efficace :

– il faut ventiler le malade au masque jusqu'à son réveil, proscrire toute alimentation orale jusqu'à ce qu'il soit bien réveillé ;
– la surveillance de la TA et du monitoring doit être poursuivie quatre heures, et un nouvel ECG réalisé ;
– de la pommade protectrice (*Biafine)* doit être appliquée à l'endroit des électrodes ;
– en cas de discrète chute tensionnelle, surveiller et procéder à un remplissage vasculaire si besoin ;
– il faut débuter le traitement préventif le plus tôt possible et parfois même avant le choc (pour l'amiodarone et parfois les antiarythmiques de classe Ic) dans les AC/FA. Dans les TV ou les FV, il convient de mettre le patient immédiatement sous un antiarythmique de la classe I ou III (*Xylocaïne* ou *Cordarone*, par exemple).

CONTRE-INDICATIONS

Les complications sont rares si l'on respecte les contre-indications.

Contre-indications absolues

– TSV due aux digitaliques.
– Thromboses récentes intracardiaques à l'ETO. La pratique de celle-ci avant réduction d'une AC/FA récente constitue une stratégie alternative à l'attitude classique consistant à anticoaguler pendant trois semaines puis à hospitaliser avant cardioversion électrique. Dans tous les cas, une anticoagulation souvent prolongée, après réduction du trouble du rythme supraventriculaire, est nécessaire.

Contre-indications relatives

– Les chances de succès sont modestes dans les chocs programmés si l'AC/FA dépasse un an d'ancienneté. De même, les chances sont limitées en cas de rétrécissement mitral, si l'oreillette gauche est dilatée, ainsi que dans d'autres situations : insuffisance cardiaque, péricardite, bronchopneumopathie, thyrotoxicose.
– Le CEE est dangereux en cas d'hypokaliémie et d'hypomagnésémie.
– Il y a risque de bradycardie ou d'asystolie si la fréquence ventriculaire (avant cardioversion) est basse, inférieure à 60/min., masquant une dysfonction sinusale.

COMPLICATIONS

Complications mineures

– Érythème voire brûlure si la pâte n'a pas été bien appliquée.
– Hypotension (3 à 4 % des cas).
– Troubles de la repolarisation et élévation des enzymes cardiaques.
– Douleurs musculaires.

Complications majeures

– Accidents thromboemboliques si l'anticoagulation n'a pas été parfaite et, surtout, en cas de FA ancienne, avec oreillette gauche dilatée, RM ou CMNO.
– Survenue d'une fibrillation ventriculaire si le choc n'est pas synchrone ou l'énergie trop basse, en cas d'hypokaliémie ou d'intoxication digitalique imposant un nouveau choc et d'administration éventuelle d'antiarythmique (et/ou magnésium).
– Dysfonction sinusale avec bradycardie régressive le plus souvent sous atropine.
– Œdème pulmonaire de mécanisme inexpliqué dans 1 % des cas.

Un facteur limitant des indications de cardioversion programmée

L'étude AFFIRM a montré que dans les arythmies complètes par fibrillation auriculaire, le contrôle de la fréquence cardiaque (< 100/min.) fait aussi bien que la restauration du rythme sinusal à condition de limiter le risque d'AVC par un traitement anticoagulant bien conduit chez des patients de plus de 69 ans. Le critère principal était la mortalité totale. Après cinq ans, la mortalité est aussi élevée dans le groupe « contrôle du rythme » (23,8 %) que dans le groupe « contrôle de la fréquence » (21,3 %). Cette différence n'est pas significative. En revanche, une augmentation des torsades de pointes et des hospitalisations a été observée dans le groupe « contrôle du rythme ».

CHAPITRE 13

Défibrillateurs semi-automatiques Intérêt dans la prise en charge de la mort subite extrahospitalière

Chaque année, surviennent en France 40 000 à 60 000 décès par mort subite (MS) d'origine cardiaque, la MS étant avant tout extrahospitalière puisque seulement 11 % des MS de l'homme et 15 % des MS de la femme surviennent à l'hôpital. Elle est inaugurale dans 61 % des cas et survient chez des sujets ayant des antécédents de coronaropathie dans 39 % des cas, le mécanisme étant, dans la grande majorité des cas, un trouble du rythme de type tachycardie ventriculaire (TV) ou fibrillation ventriculaire (FV), beaucoup plus rarement un rythme lent. La majorité des FV se dégradent spontanément en asystolie. La défibrillation électrique est susceptible de procurer immédiatement une restauration de l'activité circulatoire spontanée. Les cardiopathies les plus fréquemment en cause sont l'insuffisance coronarienne, les CMNO et les pathologies valvulaires, la dysplasie arythmogène et les syndromes du QT long étant nettement plus rares.

Noter ! Lors d'un arrêt, une minute de perdue = 10 % de chances de survie en moins.

OBJECTIFS ET HISTORIQUE DE LA DÉFIBRILLATION PRÉCOCE

C'est en 1955, aux États-Unis, que le premier prototype de défibrillateur fut développé par K. Edmark, la première défibrillation externe étant réalisée chez l'homme en 1956. En 1991, Cummins démontra que la mise à disposition des équipes de secouristes de défibrillateurs semi-automatiques (DSA) multipliait le nombre de survivants de MS par 3. À Seattle, le taux de patients « récupérés » est passé de 7 à 30 % grâce aux DSA. Dans les pays anglo-saxons, ces DSA équipent depuis les dix dernières années toutes les équipes de secours. Surtout, le concept de *Public Access* à la défibrillation qui se développe actuellement, consiste à mettre des DSA à la disposition de personnes habilitées ou formées, dans des lieux publics ou des familles à risque, et sous-entend donc la formation de la population à la RCP de base et l'alerte précoce aux secours.

Le DSA (fig. 13.1) est un appareil portable, de la taille d'une sacoche, dont le rôle est d'analyser le rythme cardiaque et, si nécessaire, de permettre la délivrance d'un choc électrique.

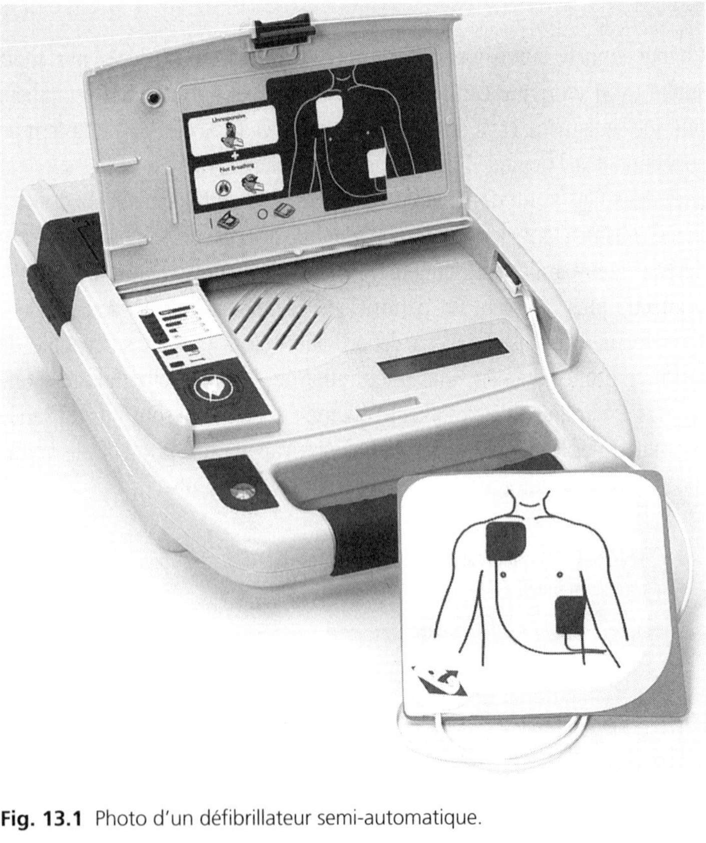

Fig. 13.1 Photo d'un défibrillateur semi-automatique.

De la rapidité de l'utilisation du DSA dépendent les chances de survie et l'importance des séquelles.

L'appareil est différent des défibrillateurs manuels. On ne peut effectuer aucun réglage, les seules actions possibles sont de l'allumer, de l'éteindre et de délivrer le choc si l'appareil le conseille. Le DSA ne doit être posé en première intention que sur une personne adulte en arrêt cardio-circulatoire avéré, c'est-à-dire qui ne respire pas et dont les pouls (en particulier carotidien) sont absents.

TECHNIQUE

Ces appareils sont donc connectés au patient par deux électrodes adhésives reliées à un câble et doivent être mis en route avant d'énoncer les instructions. Les électrodes placées sous la clavicule droite et à la pointe du cœur permettent d'enregistrer le rythme et de délivrer, si nécessaire, le ou les chocs. Ces appareils sophistiqués grâce à des micro-processeurs d'analyse ECG performants, autonomes, pesant moins de 3 kg, réalisent l'initialisation de l'analyse rythmique mais une intervention manuelle est nécessaire pour délivrer le choc après que l'appareil a confirmé la présence d'une TV ou d'une FV (fig. 13.2), et se soit chargé à une énergie préprogrammée. Les utilisateurs de DSA doivent s'assurer que personne ne touche le patient pendant que le DSA analyse le rythme, se charge et délivre le choc, la compression thoracique et la ventilation devant cesser pendant quelques brefs instants nécessaires à l'analyse ECG et pour prévenir la délivrance accidentelle d'un choc au sauveteur ; le délai à ne pas dépasser entre l'arrêt des manœuvres et la délivrance du choc est de 10 à 15 secondes, les effets négatifs de cette « pause » étant contrebalancés par les effets positifs d'une défibrillation précoce, le relais par une équipe médicale spécialisée devant être systématique.

La maintenance et l'entretien sont réduits à leur plus simple expression : autotest, vérification régulière des câbles des batteries et des dates de péremption des électrodes.

La délivrance inappropriée de choc est rarissime (artefacts par convulsions ou *gasps* agoniques), la non-délivrance d'un choc en raison de la faible amplitude d'une FV étant exceptionnelle.

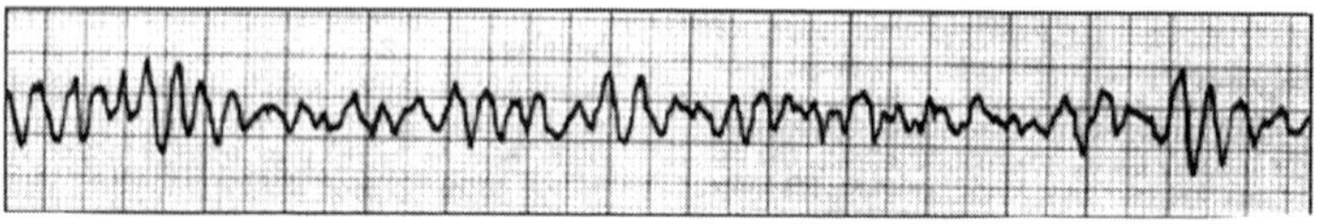

Fig. 13.2 Tracé ECG d'une fibrillation ventriculaire.

Choc monophasique ou biphasique ?

La morphologie de chacun diffère, en particulier la taille, la forme et la densité du thorax qui influencent l'impédance. Avec les DSA monophasiques, le choc est le même pour tous, les standards en termes de puissance étant 200, 200 et 360 joules. En revanche, avec la technologie biphasique, l'impédance est préalablement mesurée et la forme du choc adaptée, l'onde biphasique demandant moins d'énergie (150 J, 150 J, 150 J) à efficacité clinique probablement égale.

Déroulement

La RCP doit être pratiquée avant et pendant la pose du DSA.
Lorsque le DSA est allumé, l'utilisateur suit les instructions (l'appareil parle). Il faut notamment que personne ne touche la victime pendant l'analyse du rythme cardiaque et la délivrance des chocs. L'appareil dispose d'une carte à mémoire qui peut être transmise aux services médicaux qui pourront faire l'analyse *a posteriori*, ce qui peut donner des indications sur la démarche thérapeutique et les aspects médico-légaux.

Il faut, avant l'utilisation du DSA :
- vérifier que la victime n'est pas dans une atmosphère explosive ;
- mettre la victime sur une surface sèche, non métallique ;
- dénuder son torse et le sécher si besoin rapidement ;
- si nécessaire, raser les poils à l'endroit où l'on va poser les patchs, pour permettre un bon contact ;
- poser les électrodes autocollantes en suivant les dessins et allumer l'appareil.

ASPECTS LÉGISLATIFS CONCERNANT LA FORMATION

En France, le personnel non médical est autorisé à utiliser le DSA par le décret n° 98-239 du 27 mars 1998 modifié par le décret n° 200-648 du 3 juillet 2000, par les arrêtés du 4 février 1999 et du 10 septembre 2001 et par les circulaires du 24 octobre 2001 et du 15 novembre 2002.

Les personnes autorisées sont :

– les infirmiers ;
– les masseurs-kinésithérapeutes ;
– les manipulateurs d'électroradiologie médicale ;
– les secouristes titulaires du CFAPSE [1] ou de l'AFCPSAM [2] ;
– les ambulanciers titulaires du CCA [3], à condition qu'ils suivent une formation initiale et continue.

FORMATION

Ces personnels doivent valider une formation dispensée sous la responsabilité d'un médecin de SAMU ou d'un cardiologue ou d'un anesthésiste réanimateur ou d'un médecin des armées ou d'un médecin sapeur-pompier. La formation donne lieu à un examen. Une attestation, valable un an, est remise. Le renouvellement implique une formation continue d'une durée minimale de quatre heures annuelles. La formation initiale est de huit heures, sauf pour les secouristes pour lesquels elle est de quatre heures : en effet, la formation initiale à l'utilisation du DSA comprend quatre heures sur la réanimation cardiopulmonaire ; or, les secouristes (bénévoles et sapeurs-pompiers) ont déjà ce module inclus dans leur formation (CFAPSE et AFCPSAM). À la fin de cette formation, les personnes volontaires se voient remettre une attestation de formation à l'utilisation du DSA (AFUDSA).

Dans certains pays, notamment aux États-Unis, des DSA sont disponibles dans les lieux recevant du public (par exemple, les supermarchés, les aéroports, les ambulances, les véhicules de police, etc.) au même titre que les extincteurs.

En France

Malheureusement, l'équipement en DSA reste anecdotique : une diffusion plus large est bloquée par la législation et les exigences de formation disproportionnées par rapport à la simplicité d'utilisation de l'appareil. Pourtant, la défibrillation précoce a fait ses preuves : en effet, aucun accident n'est imputable au DSA qui double le taux de survie sans séquelles.

1. Certificat de formation aux activités de premier secours en équipe.
2. Attestation de formation complémentaire aux premiers secours avec matériel.
3. Certificat de capacité d'ambulancier.

CHAPITRE **14**

Abord veineux périphérique et central

Abord veineux périphérique

L'abord veineux superficiel, plus facile, permet la perfusion de liquides d'osmolarité inférieure à 800 mOsm/l, peu irritants, mais n'autorise pas la mesure de la PVC. Sa facilité d'accès limite le risque iatrogène. Seules les veines du membre supérieur (dos de la main et avant-bras) peuvent être utilisées. L'asepsie doit être rigoureuse, même dans les cas urgents. Pour préserver le capital veineux, les ponctions doivent être commencées par la périphérie.

Technique

Le cathétérisme percutané (cathéter de moins de 6 cm) consiste à ponctionner la veine avec une aiguille en Téflon qui comporte un mandrin métallique interne. Dès qu'un reflux est obtenu, le garrot est ôté ainsi que le mandrin métallique interne. L'aiguille en Téflon est poussée jusqu'à la garde puis raccordée à la tubulure préalablement purgée. Une boucle de sécurité de la tubulure de perfusion permet d'éviter l'arrachement du cathlon lors de tractions intempestives, et est complétée par la réalisation d'un pansement étanche.

Surveillance

Les cathéters veineux périphériques ne doivent pas être laissés en place plus de 48 heures. Les bagues et alliances doivent être retirées du côté perfusé. Dès le moindre signe d'irritation locale (douleur, œdème, rougeur), le cathéter doit être ôté en raison du risque infectieux, en particulier nosocomial.

Incidents et accidents

Les complications septiques sont rares lors de l'utilisation des cathéters courts et lorsque les précautions d'asepsie sont respectées. Les veinites, en revanche, favorisées par les solutés irritants, sont fréquentes.

ABORD VEINEUX CENTRAL

Par définition, un cathéter veineux est dit central quand son extrémité distale se situe au niveau de la veine cave supérieure. Malgré un bon nombre de techniques de ponction, le pourcentage d'échecs et de complications est notable (10 à 20 %). Cependant, le guidage ultrasonographique des ponctions veineuses centrales serait peut-être susceptible de réduire le nombre d'échecs et de complications immédiates, de même que la limitation des bonnes indications de nutrition parentérale et des mesures des pressions de remplissage.
Les principales indications sont actuellement :

– le monitorage des pressions de remplissage au niveau de l'OD ou l'AP ;
– le remplissage rapide ;
– l'administration rapide de molécules à un site proche du myocarde dans des circonstances comme l'arrêt cardiaque ;
– la nutrition parentérale.

Trois types de cathéters peuvent être utilisés :

– cathéters moyens (30 cm) ;
– cathéters longs (de 50 à 70 cm pour les abords basiliques ou fémoraux) à une seule ou plusieurs lumières, celles-ci étant utilisées pour perfuser des solutés incompatibles ;
– Désilet (avec guide métallique, perforateur et gaine externe), uniquement pour la mise en place des entraînements électrosystoliques et des sondes de Swan-Ganz.

Les matériaux les plus utilisés sont le polyuréthane et le silicone, moins thrombogènes que leurs prédécesseurs.
Avant le début de la procédure, outre le cathéter, il faut *préparer* :

– le malade : désinfection à la *Bétadine* de la zone intéressée pendant une minute de façon concentrique du centre vers la périphérie ;
– le médecin opérateur : gants stériles, brosse, casaque, masque, calot ;
– le plateau ou la table avec (fig. 14.1 page suivante) :

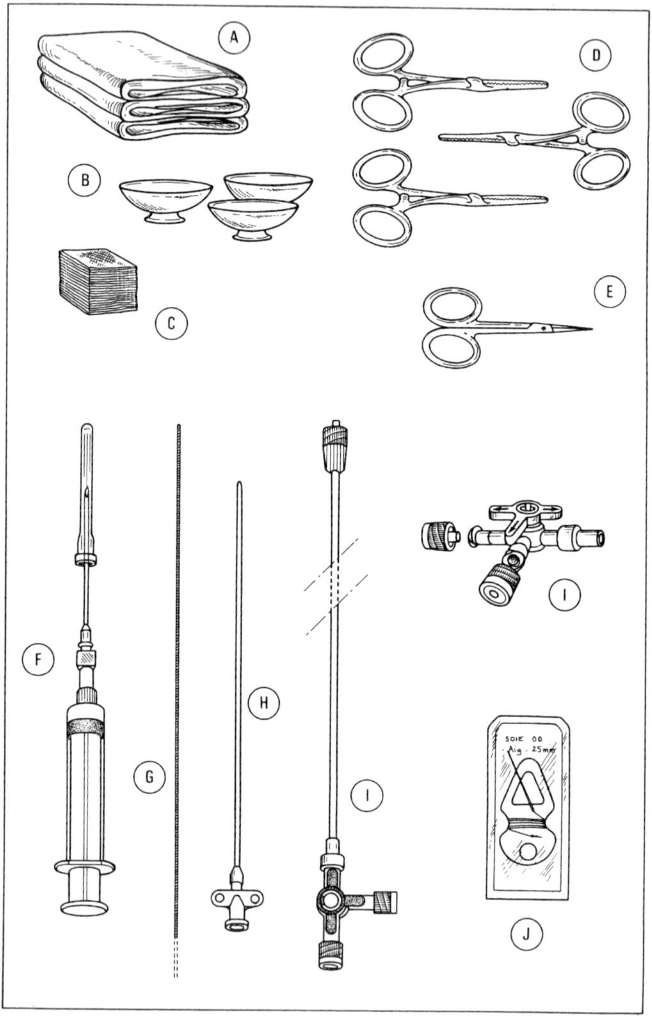

Fig. 14.1 Matériel nécessaire à un abord veineux central.

A. Champ opératoire à usage unique adhésif troué ou champs stériles. **B**. Trois cupules : sérum physiologique ; anesthésique local ; antiseptique. **C**. Compresses. **D**. Pinces à champs. **E**. Ciseaux à bout effilé. **F**. Seringue de 10 cm^3 avec aiguille de ponction. **G**. Guide métallique souple. **H**. Cathéter. **I**. Raccord de tubulure avec robinet à trois voies. **J**. Fil à peau.

- trois champs stériles et trois pinces à champs, ou un grand champ troué adhésif, des compresses ;
- une aiguille IV montée sur une seringue de 10 cm^3 ;
- trois cupules : l'une pour le désinfectant, l'autre contenant 10 cm^3 de lidocaïne, la troisième contenant du sérum hépariné ;
- un bistouri ou une paire de ciseaux à bouts effilés ;
- du fil à peau monté sur une aiguille droite ;
- un robinet à trois voies et l'extrémité stérile du raccord de tubulure.

La *technique de Seldinger* est la plus utilisée (fig. 14.2) :

– après anesthésie locale soigneuse (on en profite pour essayer de repérer le trajet de la veine), on fait une petite incision cutanée au bistouri ;
– la seringue est ensuite fixée au trocart. La veine est ponctionnée en exerçant une légère dépression permanente sur le piston de la seringue ;
– un reflux franc de sang veineux dans la seringue atteste de la réussite de la ponction ;
– il faut dévisser prudemment la seringue et introduire dans l'aiguille ou le trocart (après l'avoir temporairement obturé avec le doigt pour éviter une embolie gazeuse) un guide métallique par son extrémité souple, sans jamais forcer en cas de résistance, sur une distance de 15 cm environ. L'extrémité du guide métallique doit toujours rester visible, dépasser l'aiguille et coulisser librement ;
– l'aiguille peut alors être retirée, tout en comprimant de l'autre main le point de ponction et le guide métallique ;
– il faut alors glisser sur le guide soit le cathéter en retirant le guide progressivement, soit le Désilet avec son perforateur et sa gaine externe.

Un mouvement de vrille permet le passage de la peau et de l'aponévrose sous-cutanée ; puis le guide et le perforateur intermédiaire sont retirés simultanément. Un reflux sanguin franc à travers la gaine externe atteste de la bonne position, et la sonde d'entraînement électrosystolique ou la sonde de Swan-Ganz, éventuellement, peuvent être introduites si l'on a choisi du matériel de calibre suffisant pour leur utilisation.
Le cathéter est alors fixé à la peau par du fil non résorbable ; le point de ponction est recouvert par un pansement adhésif transparent.

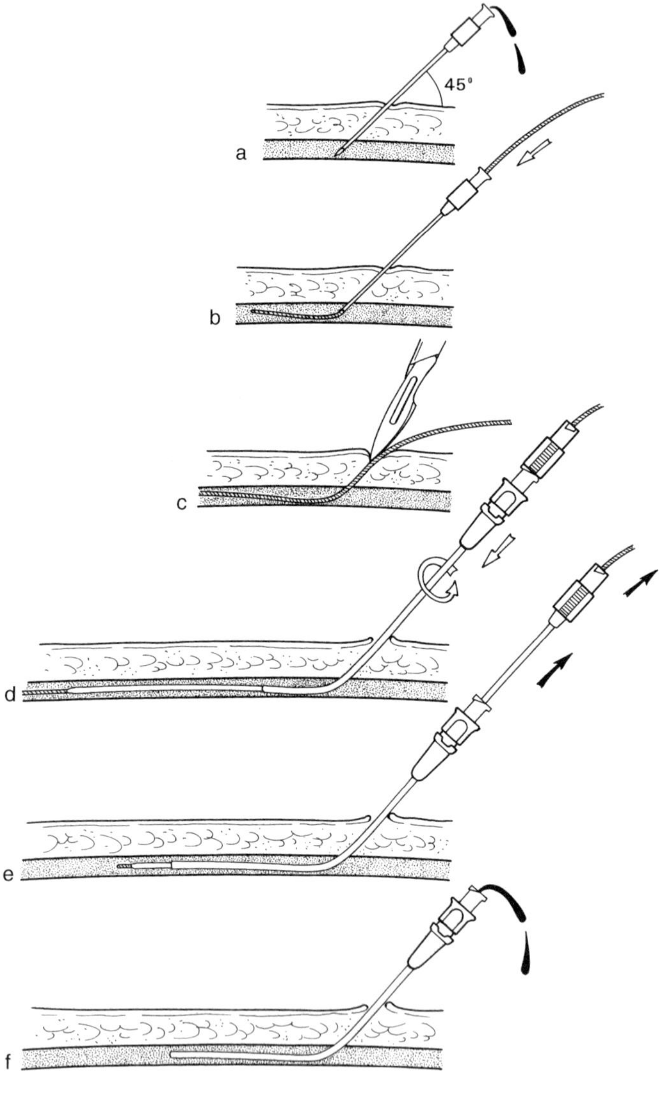

Fig. 14.2 Abord vasculaire par la technique de Seldinger.

a. Ponction vasculaire à l'aide d'un trocart. **b**. Introduction d'un guide métallique souple. **c**. Incision d'élargissement du plan cutané après le retrait du trocart. **d**. Introduction du perforateur et de la gaine externe du Désilet, « enfilés » sur le guide métallique. **e**. Retrait du guide métallique et du perforateur. **f**. Gaine externe du Désilet en place : un reflux sanguin franc confirme la bonne position.

Différentes voies d'abord veineux central

VOIE SOUS-CLAVIÈRE (FIG. 14.3)

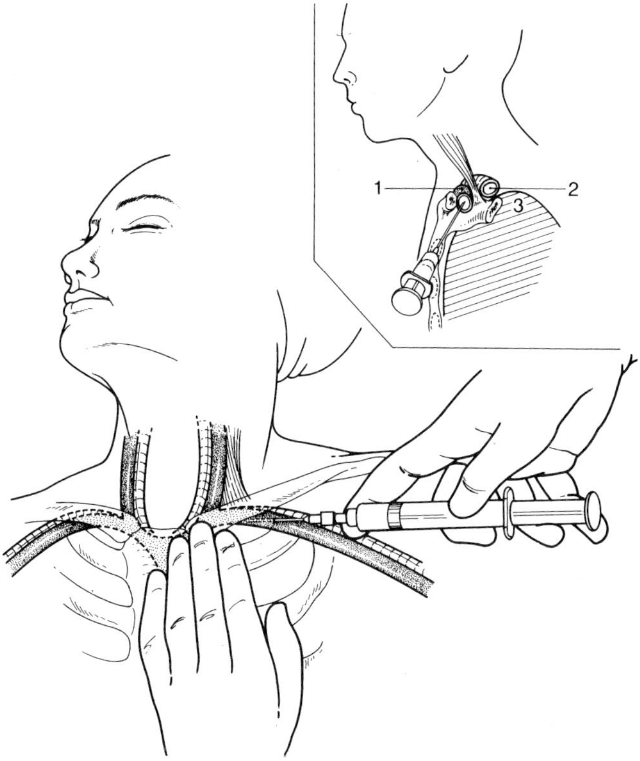

Fig. 14.3 Abord veineux sous-clavier.
1. Veine sous-clavière. **2.** Artère sous-clavière. **3.** Dôme pleural.

Le patient doit être en décubitus dorsal en position légèrement déclive, la tête tournée du côté opposé au point de ponction, l'épaule concernée abaissée vers le bas. Une alèse enroulée est placée dans le dos, entre les omoplates. La ponction est réalisée en piquant au ras du bord inférieur de la clavicule, à l'union tiers interne/tiers moyen en restant le plus frontal possible et en visant l'épaule opposée. Une dépression légère doit toujours être exercée sur le piston de la seringue, et l'axe de celle-ci ne doit jamais être modifié lorsque le trocart est enfoncé. Le biseau doit être dirigé vers le thorax. En cas d'échec, on doit piquer quelques millimètres dans un plan plus postérieur, mais en restant toujours dans un plan frontal et dans la même direction.

Attention ! Contre-indication absolue de la voie d'abord sous-clavière : la thrombolyse.

Le moment de la ponction : il faut piquer en expiration, débrancher le respirateur ou arrêter quelques secondes le massage cardiaque éventuel.

VOIE JUGULAIRE INTERNE (FIG. 14.4)

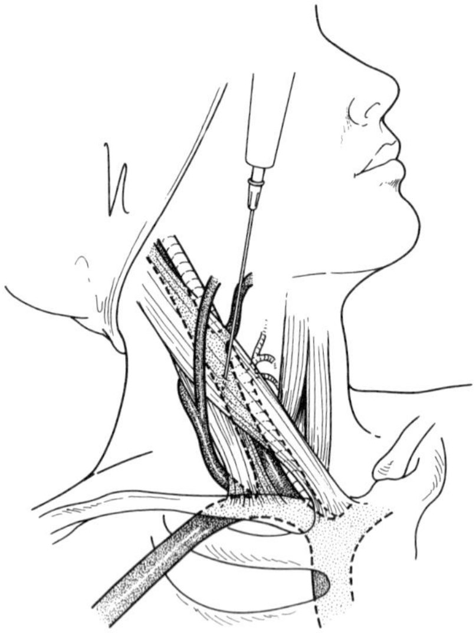

Fig. 14.4 Abord veineux jugulaire interne.

Le patient doit être en position de Trendelenburg, la tête légèrement tournée du côté opposé à la ponction qui est réalisée préférentiellement à droite. L'opérateur habillé d'une casaque stérile doit se placer à la tête du patient. Il faut toujours piquer à plus de 5 cm de la clavicule. Deux techniques sont principalement utilisées :

– la technique de *Boulanger* : le point de ponction se situe au bord antérieur du sternocléidomastoïdien, au bord supérieur du cartilage thyroïde. L'aiguille doit être dirigée en bas, en arrière et en dehors et raser la face profonde du muscle, en dehors de l'artère dont les battements sont localisés en permanence par l'index et le médius de la main gauche de l'opérateur. L'angulation est initialement de 30 à 40° par rapport au plan frontal, mais une fois dans la veine, l'aiguille est abaissée dans son axe pour permettre la progression du guide ou du cathéter ;

– la technique de *Daily* : la ponction s'effectue au sommet du triangle formé par la clavicule, les chefs sternal et claviculaire du sternocléidomastoïdien, en dehors des battements de l'artère, selon une angulation de 30° par rapport au plan frontal.

VOIE FÉMORALE (FIG. 14.5)

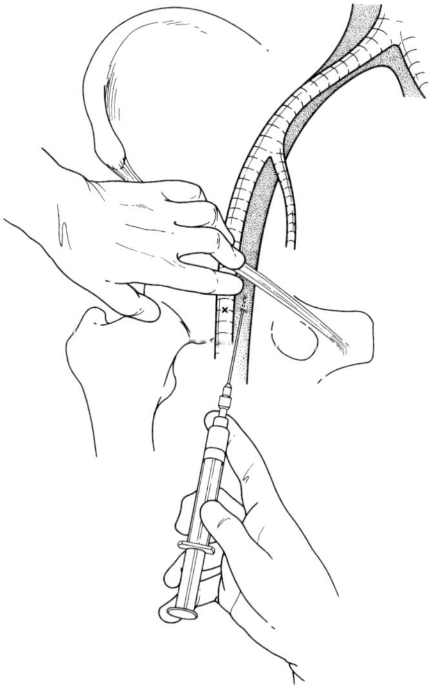

Fig. 14.5 Abord veineux fémoral droit. Deux doigts repèrent et protègent l'artère fémorale.

Le rasage et la désinfection soigneuse de la région doivent être effectués préalablement. Le point de ponction se situe à 3 cm en dessous du ligament inguinal qui unit l'épine iliaque antéro-supérieure à l'épine pubienne et à 1,5 cm en dedans du battement de l'artère. L'aiguille dirigée vers la partie supérieure du corps forme un axe de 45° avec le plan frontal. Elle est abaissée dès qu'un reflux franc est obtenu.

VOIE BASILIQUE (PLUS RAREMENT UTILISÉE)

Le cathétérisme de la veine basilique (interne) qui fait suite aux veines du pli du coude est facile lorsque les veines sont bien saillantes, et permet la mise en place d'un cathéter long intrathoracique tout en étant peu traumatisant. Cependant, de nombreuses coudures ou des spasmes veineux en gênent souvent la mise en place, surtout à droite.

VEINE JUGULAIRE EXTERNE

Elle est ponctionnée à mi-hauteur du cou lors d'une manœuvre de Valsalva, derrière le chef claviculaire du sternocléidomastoïdien. L'aiguille est dirigée dans l'axe de la veine, la tête étant tournée du côté opposé. Mais cette voie peu agressive ne permet que rarement la mise en place d'un cathéter central du fait de l'existence de trois boucles successives difficiles à franchir.

Buts du cathétérisme veineux central

La mise en place d'un cathéter veineux central permet :

– l'apport de solutés hypertoniques ;
– une plus grande efficacité des médicaments en cas d'arrêt cardiaque ;
– de résoudre les problèmes d'abord veineux chez les patients « impiquables » ;
– la pratique d'une exploration hémodynamique, la mesure de la PVC, la mise en place d'une sonde d'entraînement électrosystolique.

Surveillance

Tout cathétérisme exige un contrôle radiologique pour vérifier le positionnement et l'absence de complications mécaniques.
Une anticoagulation est souhaitable surtout dans les abords fémoraux.
Toute fièvre impose l'ablation du cathéter et sa mise en culture.

Avantages, inconvénients, contre-indications relatives et complications respectives *(tableau 14.1)*

Quatre points sont à souligner :

– la meilleure prévention des embolies gazeuses (plus fréquentes quand la PVC est basse) repose sur l'obturation du cathéter pendant le branchement et les autres manipulations ;
– il ne faut jamais retirer le cathéter, l'aiguille étant en place ; en raison du biseau de celle-ci, existe un risque de migration ou de rupture du cathéter ;
– les pneumothorax peuvent survenir tardivement (un à cinq jours après la ponction) : *ne pas pratiquer de ponction controlatérale même quand la radiographie initiale ne montre pas de pneumothorax ;*
– les infections sont la principale complication : leur incidence varie de 10 à 20 % des cas et elles peuvent menacer le pronostic vital. Le risque s'accroît avec l'utilisation de matériel en téflon, la durée d'implantation, les sites fémoraux bien sûr et également jugulaire, l'existence d'autres foyers infectieux, le *Staphylococcus epidermidis* étant le plus souvent en cause. Le diagnostic repose sur les cultures du cathéter après le retrait qui reste prioritaire en cas de choc septique ou de sepsis grave évolutif. La prévention de ces infections repose sur la mise en place dans des conditions d'asepsis chirurgicale, et sur l'utilisation la plus stérile possible des robinets et tubulures.

Tableau 14.1 Avantages, inconvénients, contre-indications relatives et complications respectives de différentes voies d'abord du cathétérisme veineux central.

Voie d'abord	Avantages	Inconvénients	Contre-indications	Complications
Sous-clavière	Accessible en cas de collapsus Fixation sûre Moins gênant pour le patient Accès direct au cœur droit	Ponction aveugle Lésion pleurale fréquente Difficulté de compression si lésion artérielle Malposition du catheter plus fréquente	*Relatives* : Cypho-scoliose sévère Traumatisme ou déformation thoracique ou opération thoracique Agitation sévère Coagulopathie PEEP Patient emphysémateux *Absolues* : Thrombolyse	Pneumothorax : 1 à 10 % Ponction artère : 1 à 20 % Septicémie : 1 à 2 % Hémothorax : 1 % Embolie gazeuse : 1 % Thrombophlébite : 1 % Hématome Perforation de la veine cave ou de l'OD
Jugulaire interne	Moins de risque de ponction pleurale Repères d'abord fixes Si hématome : visible et compressible	Difficile si hypovolémie Ponction aveugle Limitation de la mobilité du cou Risque de déplacement avec les mouvements	Blessure ou plaie du cou Infection locale Coagulopathie, thrombolytiques Agitation sévère Arrêt cardiaque	Ponction artérielle carotide : 1 à 15 % Perforation myocardique : 1 à 10 % Pneumothorax : 1 %

suite ▶

Voie d'abord	***Avantages***	***Inconvénients***	***Contre-indications***	***Complications***
Jugulaire interne *(suite)*	La malposition du catheter est rare Pratique pour la chirurgie thoracique	Trendelenburg pas toujours possible		Hémothorax : 1 % Embolie gazeuse : 1 % Ponction d'un nerf ou du plexus brachial Thrombose : rare
Fémorale	Facile à cathétériser Accessible pendant un arrêt cardiaque Moins de complications graves	Ponction aveugle Risque important d'infection et de thrombophlébite Mobilité du patient réduite Malposition fréquente sauf si scopie	Intertrigo Infection locale Obésité	Thromboses fréquentes : 15 à 20 % Infections plus fréquentes : 3 à 20 % Ponction de l'artère fémorale : 4 à 10 %
Basilique	Facile quand les veines sont visibles et palpables	Veine pas toujours visible Difficile si hypovolémie Malposition fréquente Pas rapide si arrêt cardiaque	Blessure du bras Veinite Pas idéale pour le monitoring au long cours et le *pacing*	Thrombophlébite : 3 à 5 %
Jugulaire externe	Innocuité plus grande Pas de ponction à l'aveugle	Veine fragile Difficulté de franchissement du confluent de Pirogoff	Blessure ou plaie du cou Infection	Hématome : 5 % Embolie gazeuse : rare Thrombose : rare

CHAPITRE **15**

Perfusion continue ou discontinue, seringues électriques

L'administration de médicaments et de liquides peut se faire soit par injection discontinue (intraveineuse ou intratubulaire), soit par perfusion continue ou discontinue :

- flacon suspendu à un pied à sérum ;
- pousse-seringue électrique (fig. 15.1).

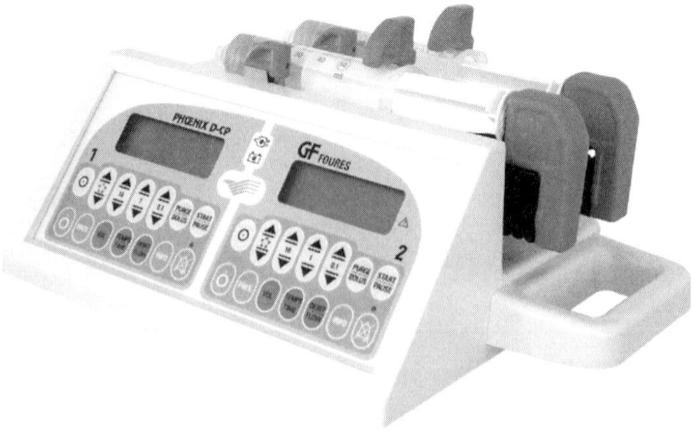

Fig. 15.1 Pousse-seringue électrique à deux voies (Foures).

PERFUSION : QUELQUES RÈGLES

Le montage de la tubulure doit être aussi simple que possible.

La chambre de gouttes permet de filtrer, de régler le débit, de piéger les bulles.

La tubulure ne doit être ni trop longue, ni trop courte.

Les raccords en « Y » et les robinets à trois voies doivent être protégés de toute contamination.

La tubulure doit être changée tous les deux jours.

Équivalences

1 ml = 20 gouttes.

7 gouttes/minute = 500 cm³/24 heures.

14 gouttes/minute = 1 l/24 heures.

20 gouttes/minute = 0,5 l/8 heures.

33 gouttes/minute = 100 ml/heure.

On peut également utiliser des régulateurs de débit adaptables sur les tubulures de perfusion à environ 80 cm au-dessus de la ligne médio-axillaire, type *Dialaflow*, *Dosicair*, permettant de régler plus finement le débit de perfusion en ml/h, par exemple :

- 20 ml/h = 500 cm³ par 24 heures ;
- 80 ml/h = 2 litres par 24 heures ;
- 125 ml/h = 3 litres par 24 heures.

POUSSE-SERINGUE

Les pousse-seringue sont destinés à l'administration sûre, précise et régulière de petits volumes de solution médicamenteuse.

Les seringues sont remplies (de 20 à 50 cm³) et raccordées à la tubulure adéquate puis fixées soigneusement sur le porte-seringue :

- le débit peut être réglé entre 0,1 et 99,9 ml/h ;
- les alarmes sonores et visuelles peuvent traduire la fin de la perfusion, une contre-pression excessive (cathéter bouché, pincement, occlusion du

prolongateur), la coupure de l'alimentation secteur ou la décharge de la batterie.

Quelques exemples de vitesses et de dilution

Si le médicament est complété à 36 cm^3 :

– réglage 6 cm^3/h : tout passe en 6 heures ;

– réglage 3 cm^3/h : tout passe en 12 heures.

Si le médicament est complété à 48 cm^3 :

– réglage 8 cm^3/h : tout passe en 6 heures ;

– réglage 12 cm^3/h : tout passe en 4 heures.

CHAPITRE 16

Pression veineuse centrale

La pression veineuse centrale (PVC) est la pression qui règne dans l'oreillette droite et les veines caves près de leur embouchure. Elle peut être mesurée grâce à un système hydraulique fondé sur le principe des vases communicants. Les résultats sont alors exprimés en centimètres d'eau.

Sa mesure peut également faire appel à un système électronique faisant intervenir un capteur électronique sophistiqué plus précis et un moniteur de pression invasive. Les résultats sont alors exprimés en millimètres de mercure (mm Hg). Malgré l'évolution des technologies, la mesure de la PVC reste encore un moyen utilisé de surveillance et d'appréciation de l'état volémique des patients.

MATÉRIEL

Il comporte :

– solution antiseptique (*Bétadine dermique*), quatre champs (ou un champ unique auto-adhésif troué), pinces à champs, compresses stériles ; un *Opsite*, de l'*Élastoplaste ;*

– casaque, gants, masque, calot ; cupule avec sérum hépariné ;

– une seringue de 10 cm^3 munie d'une aiguille verte ; 20 cm^3 de *Xylocaïne* dans une cupule ;

– un bistouri ; du fil à peau monté sur une aiguille droite ;

– un cathéter pour la veine jugulaire interne ou sous-clavière, céphalique ou basilique, de calibre suffisant (2 mm), et un introducteur métallique ;

– un flacon de perfusion (NaCl 0,9 % ou glucosé 5 % hépariné), pour purger la tubulure et la colonne ;

– deux tubulures et deux robinets à trois voies avec une colonne d'eau manométrique présentant un filtre à son extrémité supérieure ;
– *ou un set préconditionné* pour la prise de la PVC avec câble et module de pression invasive connecté au scope ;
– un pied à sérum.

TECHNIQUE

Le cathéter est placé par voie sous-clavière, jugulaire interne ou brachiale après désinfection locale soigneuse puis anesthésie locale. Sa position ainsi que l'absence de pneumothorax sont contrôlées par une radiographie thoracique.
Puis entre le flacon de perfusion et la tubulure allant au patient sont interposés un robinet à trois voies et la colonne manométrique (fig. 16.1).

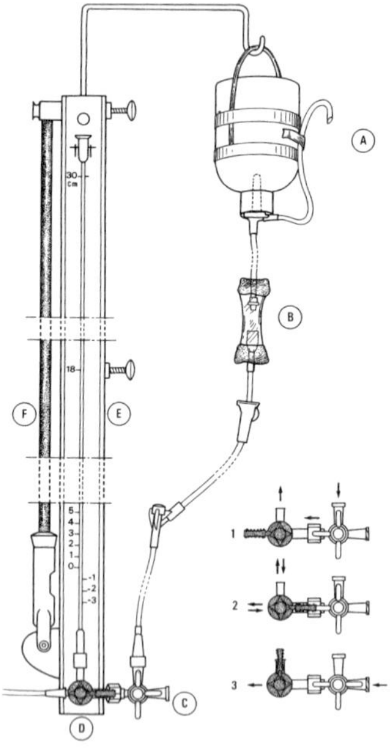

Fig. 16.1 Mesure de la pression veineuse centrale.

A. Flacon de sérum glucosé neutre pour purge du système. **B.** Tubulure de perfusion. **C.** Premier robinet à trois voies. **D.** Second robinet à trois voies. **E.** Colonne d'eau manométrique. **F.** Niveau à eau.

1. Purge du système. **2.** Mesure de la PVC. **3.** Fermeture de la PVC et mise en communication du système veineux du patient avec la perfusion médicamenteuse.

La *première manœuvre* consiste, après avoir arrêté les éventuelles autres perfusions réalisées sur la même voie, à mettre le point zéro de la colonne manométrique à la hauteur de l'oreillette droite :

– en position couchée : à 5 cm au-dessous de l'angle sterno-costal ;
– en position assise : au niveau du quatrième espace intercostal antérieur sur la ligne médioclaviculaire.

La *deuxième manœuvre* consiste à tourner le robinet à trois voies de telle sorte que le flacon de perfusion soit en communication uniquement avec la colonne et la remplisse.

La *troisième manœuvre* consiste à tourner le robinet à trois voies pour que la colonne manométrique soit uniquement en communication avec la tubulure qui aboutit au cathéter. Le niveau de la colonne d'eau descend alors jusqu'au chiffre qui reflète la PVC. Le niveau de la colonne descend d'abord rapidement puis ensuite plus lentement pour se stabiliser en décrivant des oscillations dont l'amplitude varie avec la respiration ou la ventilation mécanique si le patient est intubé. Après chaque mesure, le circuit doit être perfusé pour conserver sa perméabilité. La PVC doit toujours être prise dans les mêmes conditions, notamment en ce qui concerne la position du patient, après contrôle du zéro de référence en inscrivant sur la pancarte le mode de ventilation. La purge du montage et les mesures doivent être régulièrement effectuées.

RÉSULTATS

La PVC est normalement comprise entre 0 et 5 cm H_2O. Elle est abaissée dans les chocs hypovolémiques (hémorragie, vomissements, déshydratation, etc.) et infectieux, les vasoplégies. Elle est anormalement élevée dans l'OAP, l'EP, le cœur pulmonaire chronique, les surcharges en volume (apport liquidien, insuffisance rénale, etc.), la tamponnade, les pneumothorax.

BUT À ATTEINDRE

La PVC permet d'estimer la volémie et, indirectement, la pression capillaire pulmonaire en l'absence d'obstacle entre l'OD et le VD ou d'atteinte isolée d'un des deux ventricules.

Cette mesure permet lors d'une hypotension de différencier les chocs hypovolémiques des chocs cardiogéniques, et d'ajuster le volume des apports selon les résultats.

SURVEILLANCE

Certaines circonstances sont susceptibles de modifier la pression veineuse centrale. Le déséquilibre constaté s'effectue toujours dans le sens d'une augmentation de la PVC réelle. Les causes principales en sont l'augmentation de la pression intrathoracique par : accès de toux, épanchement liquidien et ou gazeux, obstruction de la trachée ou des voies aériennes supérieures secondaire à un bronchospasme ou un bouchon, ventilation artificielle surtout en pression expiratoire positive chez un patient intubé ventilé. Sinon, la surveillance est identique à celle de tout cathéter central (point de ponction, radiographie, asepsie). Les oscillations du niveau d'eau ne reflètent que les variations respiratoires de la pression intrathoracique.

INCIDENTS ET ACCIDENTS

Il faut toujours vérifier que l'extrémité du cathéter est bien dans la veine cave supérieure pour éviter la perforation de l'OD, ou le passage dans le VD.

Certains artefacts augmentent la PVC : la toux, la ventilation assistée, les épanchements pleuraux et les obstacles sur les voies aériennes.

Les risques thromboemboliques, septiques et locaux varient selon le point de ponction (*cf.* au chapitre 14, Abord veineux central). Il faut surveiller attentivement le cathéter : aspect de la peau, rougeur, douleur, écoulement suspect, etc.

Une surcharge hydrique secondaire est exceptionnelle si la quantité de liquide utilisée pour la purge est faible et comptabilisée dans les apports.

CHAPITRE **17**

Gaz du sang et cathétérisme artériel

Gaz du sang

Il s'agit d'une ponction artérielle à but diagnostique, réalisée au niveau radial ou fémoral, qui permet d'étudier l'hématose des patients et d'ajuster ainsi leur thérapeutique. En effet, cet examen permet d'évaluer les différents paramètres de l'équilibre acido-basique et de comprendre à quel niveau se situe une éventuelle dysfonction : acidose, alcalose, respiratoire ou métabolique, compensée ou non selon les cas. Cependant, dans nombre de cas, cet examen peut être remplacé par la mesure de la saturation en oxygène percutanée.

MATÉRIEL

Il consiste en :

– seringue pré-héparinée (Sherwood Medical ou autre) pour prélèvement de sang artériel en vue de l'examen des gaz du sang, sertie d'une aiguille de 4 cm et purgée de son air ;
– gants à usage unique ;
– crème anesthésique type *Emla* parfois ;
– bouchon ;
– étiquette avec nom du patient, horaire, température, constantes ventilatoires ;
– compresses et alcool iodé pour désinfection soigneuse ;
– petit ruban adhésif.

TECHNIQUE

Pour ponctionner l'artère radiale, la main doit être placée en hyperextension. L'angle d'attaque de l'aiguille est de 45°. Le point de ponction se situe quelques millimètres au-dessus du pli du poignet, là où l'amplitude du pouls est maximale.

Pour ponctionner l'artère fémorale, la jambe doit être placée en légère abduction, le patient étant en décubitus dorsal strict. L'angle d'attaque de l'aiguille est de 90°. Le point de ponction se situe à deux ou trois travers de doigts au-dessous de l'arcade crurale. Après avoir immobilisé l'artère entre deux doigts, la ponction doit être franche.

Un reflux franc de sang rouge confirme la bonne position ; 5 à 10 ml sont nécessaires. Une compression franche et prolongée (au minimum de cinq minutes) est indispensable avant de recouvrir le point de ponction d'un pansement. L'acheminement de la seringue purgée et obturée avec un bouchon vers le laboratoire est immédiat.

PRÉCAUTIONS

Les gaz du sang peuvent être interprétables après un arrêt de sept minutes d'oxygène en l'absence de bronchopathie, ce délai passant à 25 minutes chez le bronchopathe obstructif.

RÉSULTATS

Pour évaluer correctement l'hématose, il faut analyser correctement le pH, la $PaCO_2$, la PAO_2, les HCO_3^- .

Valeurs normales

pH = 7,37-7,43.

$PO_2 \geq 90$ mm Hg soit > 12 kPa.

$PCO_2 = 38$-42 mm Hg soit 5-5,6 kPa.

$HCO_3^- = 22$ à 28 mmol/l.

Saturation : 94 à 100 %.

L'état ventilatoire peut être évalué :

- selon la valeur de la $PaCO_2$:
  - < 30 mm Hg : hyperventilation alvéolaire ;
  - 30-50 mm Hg : ventilation alvéolaire « acceptable » ;
  - > 50 mm Hg : hypoventilation alvéolaire ;
- selon les résultats de la PaO_2 en air ambiant :
  - $PaO_2 > 80$ mm Hg : limite acceptable ;
  - $PaO_2 < 80$ mm Hg : hypoxémie modérée ;
  - $PaO_2 < 60$ mm Hg : hypoxémie moyenne ;
  - $PaO_2 < 40$ mm Hg : hypoxémie sévère.

On dit que l'hypoxémie en réponse à l'oxygénothérapie est :

- non corrigée, lorsque la PaO_2 est inférieure à 80 mm Hg ;
- corrigée, lorsque la PaO_2 est comprise entre 80 et 100 mm Hg ;
- surcorrigée, lorsque la PaO_2 est supérieure à 100 mm Hg.

TABLEAUX PATHOLOGIQUES

Cinq principaux tableaux pathologiques peuvent être individualisés.

Acidose respiratoire

- PCO_2 augmentée entre 50 et 80 mm Hg.
- HCO_3^- normaux ou augmentés (30 à 40 mm Hg dans les hypercapnies chroniques).
- pH abaissé (aigu) ou normal (hypercapnie chronique).
- PaO_2 abaissée.

Cause : l'hypoventilation alvéolaire quelle qu'en soit l'étiologie (insuffisance respiratoire chronique, causes neuromusculaires, causes centrales).

Acidose métabolique

Abaissement des bicarbonates entre 20 et 10 mmol/l ; pH normal ou abaissé ; PCO_2 abaissée (hyperventilation) ; PaO_2 normale ou augmentée. Les principales étiologies sont les suivantes :

- production excessive d'ions H^+ endogènes (acidose lactique avec hypoxie, acidocétose du diabétique, choc, arrêt cardiocirculatoire) ;

– élimination insuffisante des ions H^+ (insuffisance rénale) ;
– élimination importante de bicarbonates (pertes digestives, néphropathie interstitielle) ;
– apport excessif d'ions H^+ exogènes.

Alcalose respiratoire

$PaCO_2$ abaissée entre 20 et 30 mm Hg ; pH entre 7,45 et 7,64 ; bicarbonates abaissés entre 20 et 24 mmol/l ; PO_2 abaissée ou augmentée (hyperventilation).
Les principales étiologies sont les suivantes :

– hyperventilation mécanique (ventilation assistée) ;
– hypoxémie aiguë (EP, OAP, pneumonie, syndrome de Mendelson) ;
– chocs infectieux, hypovolémiques, cardiogéniques ;
– hyperventilation d'origine centrale ;
– hyperventilation par hypoxie en altitude ;
– ingestion de toxiques type salicylés.

Alcalose métabolique

pH entre 7,45 et 7,60 ; bicarbonates entre 30 et 50 mmol/l ; PCO_2 augmentée ou normale.
Les principales étiologies sont les suivantes :

– surcharge alcaline excessive (par excès de bicarbonate, par exemple en réanimation) ;
– pertes digestives d'ions H^+ (vomissements, aspiration) ;
– pertes rénales d'ions H^+ (carences en Cl^- et K^+, hyperaldostéronisme) ;
– alcalose de « reventilation ».

Désordres mixtes

Quelques exemples :

– acidose mixte : grandes insuffisances respiratoires aiguës ;
– alcalose mixte : coma hépatique ;
– surcompensation des acidoses respiratoires par réabsorption accrue de HCO_3^- ;
– acidose métabolique surcompensée par la ventilation assistée.

COMPLICATIONS ET ACCIDENTS

Les hématomes au point de ponction s'observent surtout en cas de traitement anticoagulant, de troubles de l'hémostase ou de fibrinolyse.

Cathétérisme artériel

Le cathétérisme artériel permet le monitoring de la pression artérielle et les mesures répétées des gaz du sang. Il ne doit être réalisé que chez les patients en situation hémodynamique très précaire (TA systolique < 80 mm Hg...). Les circuits prémontés à usage unique sans connections surajoutées ont le plus souvent des performances suffisantes pour la pratique clinique.

MATÉRIEL

Il consiste en :

– casaque, gants, masque, champ auto-adhésif troué, compresses, *Bétadine*, bistouri ;
– film autocollant (*Opsite*) ;
– introducteur percutané avec guide « J » ;
– cathéter court 5 cm 3 F (diamètre de 18 à 20) ou long (pour cathétérisme de l'artère fémorale) en Téflon ou polyuréthane.
– raccord de type *Connectub* ;
– deux robinets à trois voies (permettant les prélèvements) ;
– un système de purge avec solution d'héparine (2 500 UI dans 500 ml de sérum salé isotonique) sous pression (*intraflow* avec purge de 2 ml/heure). Il est recommandé d'utiliser un système permettant un débit continu et incluant la possibilité de purge manuelle discontinue, et un transducteur de pression relié à un amplificateur enregistreur ;
– *ou un circuit de prise de pression sanglante prémonté, préférable* car il diminue les manipulations, sources de contaminations. Le circuit doit être le plus court et le plus rigide possible et comporter le moins de connexions pour obtenir un signal de meilleure qualité.

TECHNIQUE

Le cathétérisme de l'artère radiale s'effectue selon la technique de Seldinger (cathéter court), au même endroit que le point de ponction des gaz du sang selon une angulation de 30° (fig. 17.1). C'est le site de ponction à privilégier après pratique du test d'Allen qui évalue la présence et l'état du réseau collatéral.

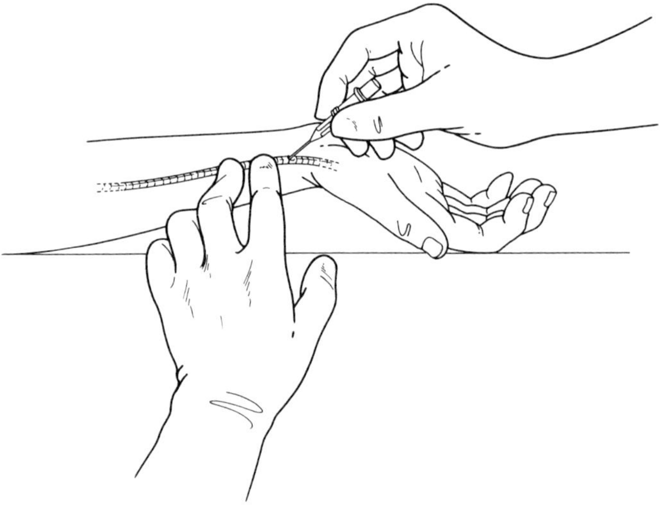

Fig. 17.1 Cathétérisme de l'artère radiale.

Le cathétérisme de l'artère fémorale s'effectue selon la même technique avec une angulation de 60° ; la réalisation d'une anesthésie locale est souhaitable. Ce site reste utilisé parfois dans les situations d'urgence car le diamètre de l'artère fémorale en facilite la ponction en dépit d'une situation plus profonde. La ponction sur du matériel prothétique est proscrite.

Après le retrait du guide métallique, les branchements sont effectués et le cathéter solidement fixé au plan cutané par des bandelettes adhésives stériles ou suturé. Il est recommandé d'utiliser des pansements secs et transparents. Le montage de la tête de pression et du système de purge est décrit dans le chapitre 20, « Exploration hémodynamique ».

RÉSULTATS ET SURVEILLANCE

L'aspect normal de la courbe est pointu avec une montée rapide, une onde dicrote puis une décroissance exponentielle ; cependant, bien que précise, cette technique est peu utilisée en raison de son caractère invasif et de la diffusion de moniteurs automatiques de prises de tension par voie externe.

L'état du membre, en aval de la ponction, doit être surveillé toutes les quatre heures, le système fréquemment purgé à l'héparine.

L'affichage de la courbe doit être permanent pour validation visuelle immédiate.

Le pansement quotidien systématique n'est pas utile.

Les prélèvements sont réalisés sous aspiration douce après un volume de purge adapté à la taille des connecteurs. Tous les examens biologiques peuvent être prélevés sur ce cathéter, y compris les gaz du sang. Le bilan de l'hémostase doit tenir compte d'une éventuelle pollution par l'héparine.

La manipulation des sites de prélèvements s'effectue avec des compresses imprégnées de *Betadine,* et après lavage des mains (gants) pour prévenir les infections nosocomiales.

Le changement de site du cathéter est obligatoire en cas d'infection locale évidente ou confirmée par la bactériologie et en cas de complication ischémique locale.

L'ablation du cathéter doit être réalisée dans des conditions d'asepsie chirurgicale. On vérifie l'intégrité du cathéter. Une compression manuelle est indispensable pendant cinq à dix minutes. Un pansement compressif est maintenu quelques heures.

INCIDENTS ET ACCIDENTS

Avant le cathétérisme de l'artère radiale, la présence et la perméabilité de l'artère cubitale doit être vérifiée (Doppler ou manœuvre d'Allen, ou mesure de la SaO_2 en comprimant l'artère radiale).

Les risques de thrombose, minimes, sont prévenus par la perfusion continue (2 ml/heure à travers le cathéter) ou discontinue (quelques ml de solution toutes les 2 heures). Il n'existe pas d'argument pour recommander une anticoagulation systématique lors d'utilisation de courte durée inférieure à 24 heures.

Les hémorragies peuvent survenir en cas de déconnexion accidentelle de la tubulure ou de mauvaise manipulation des robinets à trois voies.
Le risque infectieux et l'immobilisation imposés par la voie fémorale font préférer le cathétérisme de l'artère radiale, mais celui-ci ne peut être prolongé plus de 48 heures.
Les dissections sont rares lorsqu'on utilise un guide métallique à extrémité souple en « J », et lorsque le cathétérisme est interrompu en cas de résistance lors de sa progression.
Les hématomes au point de ponction surviennent dans 10 % des cas lors de la pose ou de l'ablation et sont en général maîtrisés par une compression prolongée. Ils favorisent ensuite thromboses artérielles et infections.

CONTRE-INDICATIONS

Les artères très athéroscléreuses sont source d'embolie.
Les prothèses vasculaires ne doivent pas être ponctionnées.

CHAPITRE **18**

Oxygénothérapie et ventilation assistée

OXYGÉNOTHÉRAPIE EN VENTILATION SPONTANÉE

L'oxygénothérapie en ventilation spontanée n'est possible qu'en l'absence de collapsus ou de trouble de la conscience.

Matériels pour la délivrance de l'oxygène

SOURCE D'OXYGÈNE

La source est murale ou en bonbonne :

– un humidificateur est interposé, avec débitmètre ;
– l'oxygène des bonbonnes est stocké sous pression dans des obus de capacité variable, blancs unis, de 2 à 15 litres. L'oxygène étant sous pression dans les obus, il nécessite un dispositif dénommé manodétendeur pour amener le gaz à la pression de 3,5 bars ;
– en aval est situé le débimètre qui permet de régler le débit d'O_2 à la sortie de la bouteille.

SONDE NASALE EN CAOUTCHOUC À EXTRÉMITÉ MOUSSE MULTIPERFORÉE

Cette sonde parfois mal tolérée est introduite par une des narines pour arriver jusqu'à l'oropharynx. La longueur de la tubulure à introduire est déterminée avant la pose par la distance séparant la narine du tragus (repéré extérieurement au niveau du bord antérieur du pavillon de l'oreille). La mise en place doit être réalisée par un médecin ou une infirmière. La sonde nasale est ensuite fixée au visage par du sparadrap. La sonde peut parfois provoquer des nausées. Cette technique est plus invasive que la mise en place de lunettes mais permet, grâce à des débits plus élevés pouvant aller jusqu'à 10 litres, d'atteindre une FIO_2 de 50 %.

Lunettes

Ce système est adapté aux faibles débits d'oxygène, et permet surtout de traiter les patients qui nécessitent une oxygénothérapie au long cours. Les lunettes sont donc peu adaptées aux urgences vitales. Elles se présentent sous forme d'une tubulure finie par deux orifices à placer en regard des narines. La tubulure placée derrière les oreilles confère au dispositif une bonne stabilité. Le débit d'O_2 variable de 0,5 à 6 litres par minute donne une FIO_2 entre 23 et 44 %. Au-delà de 6 litres, le flux d'air dans les narines est gênant pour les patients, la FIO_2 n'augmentant pratiquement plus. Fait important, ce système est inefficace en cas de congestion nasale.

Masque simple

C'est un dispositif qui couvre le nez et la bouche et qui est relié à une source d'oxygène. Le débit minimum est de 4 litres par minutes. Selon le débit réglé d'O_2, la FIO_2 varie entre 40 et 60 %.

Masque de Venturi

Il est plus rarement utilisé en France et moins bien adapté à l'urgence. Ce système permet d'administrer de l'O_2 à un débit de 4 à 12 litres par minute, à une FIO_2 précise de 24 à 50 %. La partie distale se présente comme un masque à oxygène classique ; cependant, le raccord à l'oxygène s'effectue par une espèce de « chaussette » sur laquelle s'adapte un embout de couleur variable qui détermine la FIO_2.

But à atteindre

L'idéal est d'obtenir une PaO_2 comprise entre 70 et 90 mm Hg :

– *l'oxygénothérapie à faible débit* (0,5 à 1,5 l/min.) est indiquée dans les décompensations aiguës d'insuffisance respiratoire chronique ;
– *l'oxygénothérapie à fort débit* (7 à 14 l/min.) est indiquée dans les bronchopneumopathies, les OAP, les embolies pulmonaires et dans tous les états asphyxiques graves pendant la préparation de l'intubation endotrachéale.

Surveillance et accidents

La perméabilité de la sonde et le remplissage du barboteur doivent être vérifiés.
L'un des écueils de la ventilation spontanée est la décompensation d'une insuffisance respiratoire lorsque le débit d'O_2 est trop important chez les patients bronchopathes chroniques. Les gazométries doivent être plus fréquentes pour vérifier que le stimulus O_2 est présent (PO_2 comprise entre 50 et 75 mm Hg).
La SaO_2 (+++) non invasive est d'un grand secours mais manque de fiabilité dans les états de grande vasoconstriction et de bas débit cardiaque.
Dans l'insuffisance cardiaque, l'oxygène doit être instauré lorsque la saturation diminue en dessous de 90 %.

SYSTÈME MASQUE-VALVE-BALLON AUTOREMPLISSABLE

Matériel

Le dispositif de Ruben (*Ambu*) comporte :

– un ballon de 1 à 1,5 l autoremplissable muni d'une soupape d'admission à laquelle on peut connecter un tuyau-réservoir et une valve unidirectionnelle antiretour vers le masque ou la sonde endotrachéale ;
– un masque adaptable au visage (les masques utilisés doivent être transparents pour permettre la détection des éventuelles régurgitations) ;
– un raccord à valve muni d'un embout.

Il faut également :

– une canule oropharyngée de type Guédel. Elle assure la liberté des voies aériennes supérieure en plaquant la langue contre son plancher. Elle évite ainsi la chute de celle-ci en arrière lorsque le sujet est en décubitus Ces canules oropharyngées ne doivent, cependant, être utilisées que chez les sujets inconscients car elles peuvent générer des vomissements, un réflexe vagal, voire un laryngospasme ;
– des raccords ;
– bien sûr, une source d'oxygène.

Technique *(fig. 18.1)*

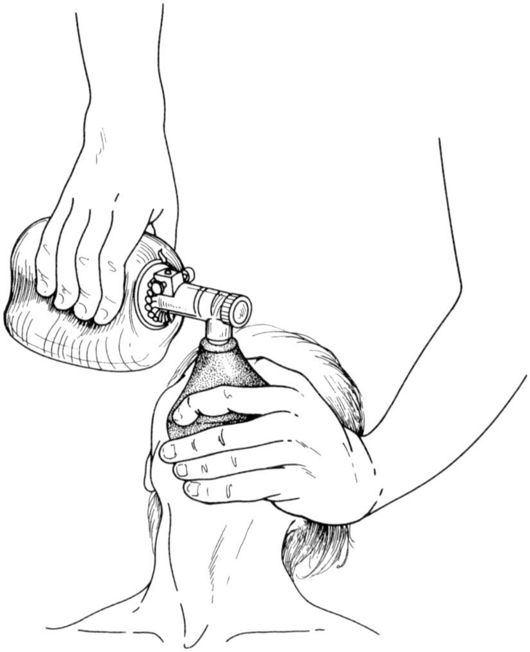

Fig. 18.1 Ventilation assistée par *Ambu*.

La ventilation sera débutée après avoir basculé en arrière la tête et surélevé le menton. La perméabilité des voies aériennes doit être assurée : retrait des prothèses dentaires, désobstruction du pharynx et du larynx par aspiration grâce à une sonde molle branchée sur un aspirateur, introduction d'une canule de Guédel si possible (si le patient est inconscient).

La personne qui assure la ventilation doit se placer à la tête du patient. Le masque doit être appuyé fermement d'une main sur la bouche et le nez, *la tête étant en hyperextension* : le pouce sur la partie nasale du masque, l'index sur la partie correspondant au menton, les trois autres doigts attirant le menton en haut et en arrière. Le ballon doit être comprimé de l'autre main jusqu'à ce que le thorax se soulève.

Le relâchement franc du ballon permet l'expiration. Le débit d'oxygène est réglé (10 à 15 l/min.), ce qui permet de maintenir une FIO_2 supérieure à 50 %.

But

Ce système permet la ventilation manuelle en attendant l'intubation endotrachéale. Il est également très efficace pour ventiler un sujet fraîchement intubé ou lors d'un transfert, en attendant le branchement et les réglages du respirateur.

Noter !

- L'efficacité de la ventilation doit être en permanence vérifiée par la coloration des téguments ainsi que l'expansion synchrone du thorax confirmant l'absence de fuite.
- L'oxymètre de pouls est d'un appoint utile, en particulier pendant le transport.

INTUBATION TRACHÉALE

Indications

Les indications de l'intubation sont :

– arrêt cardiaque avec MCE ;
– impossibilité de ventilation d'un sujet inconscient par les méthodes conventionnelles ;
– patient inapte à protéger ses voies aériennes (coma, paralysie) ;
– patient conscient, ne pouvant assurer seul une ventilation correcte efficace.

Matériel *(fig. 18.2)*

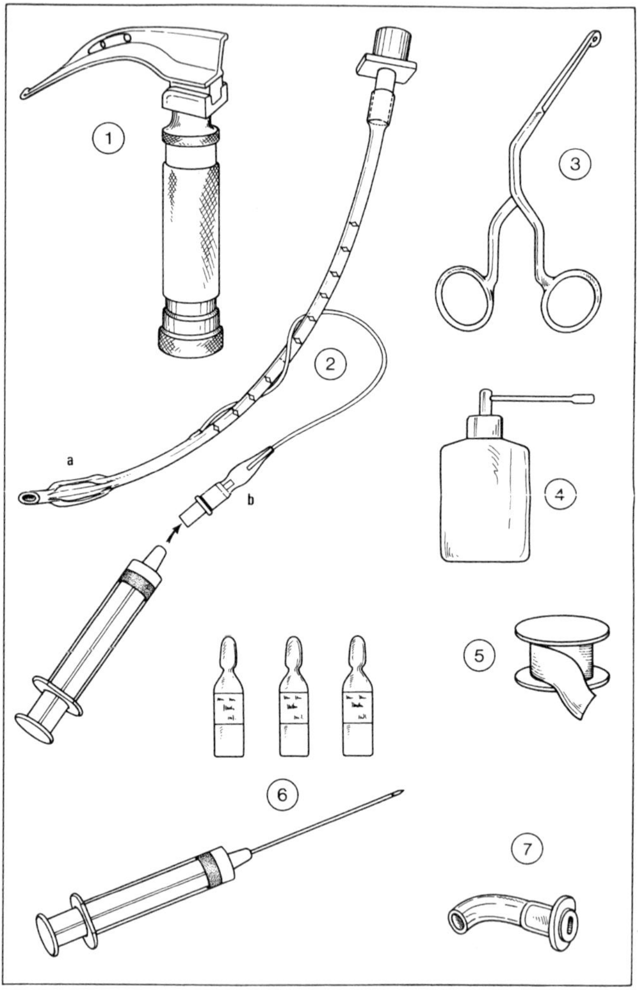

Fig. 18.2 Matériel nécessaire à l'intubation trachéale.

1. Laryngoscope à lame courbe. **2.** Sonde d'intubation munie de son ballonnet dégonflé (**a**) et de sa valve pour inflation (**b**). **3.** Pince de Magill. **4.** Spray anesthésique local. **5.** Rouleau de sparadrap. **6.** Sédatifs intraveineux. **7.** Canule de Mayo ou de Guedel.

Il consiste en :

– laryngoscope à lame longue et courbe (dont la pile, l'ampoule et le fonctionnement ont été vérifiés) ;

– assortiment de sondes en chlorure de polyvinyle de calibre 7 à 8,5 (le diamètre de la sonde choisie = le diamètre de la base de l'auriculaire du patient à intuber) ; elles se présentent sous forme de tuyau semi-rigide avec à leur extrémité distale un ballonnet qui se gonfle autour du tuyau. À leur extrémité proximale, existe un petit ballonnet témoin qui informe sur le degré de gonflage du ballonnet distal. Ces sondes ont pour but d'améliorer la perméabilité des voies aériennes et de séparer celles-ci des voies digestives ;
– pince de Magill et canule de Guédel ;
– gel ou spray de *Xylocaïne* ;
– rouleau de sparadrap étroit ;
– seringue de 10 cm^3 ;
– raccord ;
– matériel d'aspiration et de ventilation prêt à fonctionner ;
– stéthoscope ;
– protège-dents ;
– les produits IV disponibles suivants pour la sédation, selon les habitudes : fentanyl, midazolam, etomidate, propofol, kétamine, etc. (tableau 18.1) ;
– atropine en cas de réaction vagale ;
– voie veineuse fiable ;
– scope, moniteur de pression artérielle, oxymétrie de pouls.

Tableau 18.1 Alternatives médicamenteuses pour la sédation lors de l'intubation.

Sédatifs utilisables (ACC/AHA, 2004)	***Posologie du bolus***	***Début d'action***	***Durée d'action***
Etomidate	0,2 à 0,6 mg/kg	60 secondes	3 à 5 minutes
Fentanyl	Induction 2 à 10 µg/kg Sédation 3 µg/kg	60 secondes	30 à 60 minutes
Kétamine	2 mg/kg	30 à 60 secondes	15 minutes
Midazolam	Induction 0,07 à 0,3 mg/kg Sédation 0,02 à 0,04 mg/kg	2 minutes	1 à 2 heures
Propofol	2 à 2,5 mg/kg	40 secondes	3 à 5 minutes

Technique

Quelle que soit la technique utilisée :

– si le patient est conscient, il faut lui expliquer en termes simples les gestes à effectuer, le prévenir de la perte temporaire de la parole et le prémédiquer et le sédater largement, donc mettre une voie veineuse ou vérifier le bon fonctionnement de celle-ci ;
– il faut lubrifier la sonde avec du gel anesthésique et vérifier le fonctionnement correct du laryngoscope (éclairage en particulier), ainsi que l'étanchéité du ballonnet de la sonde. Le patient doit être oxygéné avec de l'O_2 pur pendant quelques minutes si possible avec un système de type *Ambu*. Les sécrétions oropharyngées sont aspirées, les prothèses dentaires sont ôtées.

Intubation orotrachéale (fig. 18.3 et 18.4)

Le patient à intuber doit être en décubitus dorsal strict, la tête dans l'axe du corps, un peu surélevée, en hyperextension modérée.

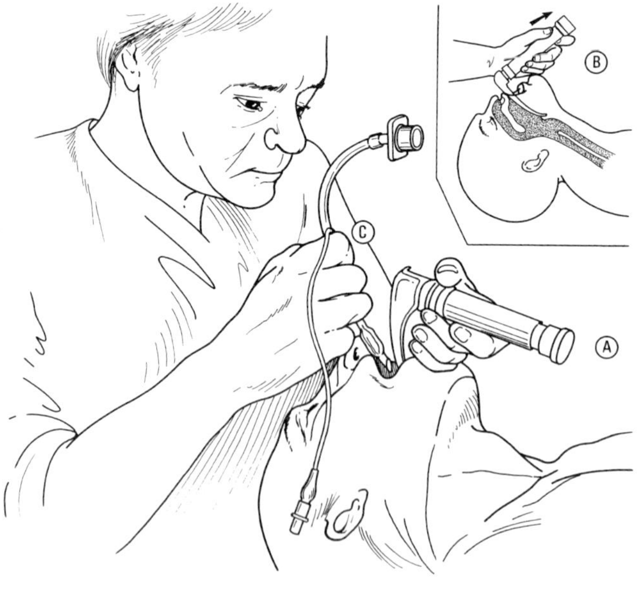

Fig. 18.3 Intubation orotrachéale.

A. Introduction du laryngoscope. **B.** Traction verticale du laryngoscope. **C.** Introduction de la sonde d'intubation.

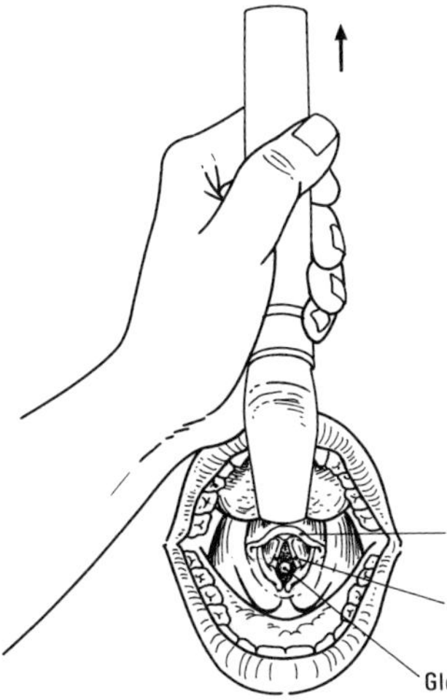

Fig. 18.4 Mise en place du laryngoscope à la phase initiale de l'intubation.

La bouche du patient est ouverte de la main droite.

Le manche du laryngoscope est tenu de la main gauche. La lame est introduite à l'extrémité droite de la bouche et charge la langue vers le haut et à gauche. Lorsque l'épiglotte (aspect de « chapeau de gendarme ») est visible (fig. 18.4), la lame du laryngoscope est amenée sur la ligne médiane et son extrémité insérée dans le sillon glosso-épiglottique. Puis une traction ferme en haut et en avant (sans faire levier sur les incisives supérieures) permet d'apercevoir enfin l'orifice glottique, triangulaire à sommet inférieur bordé par les deux cordes vocales blanches. La sonde d'intubation est alors introduite de la main droite dans l'orifice glottique en s'aidant au besoin de la pince de Magill.

Le meilleur moment pour franchir l'orifice glottique est l'inspiration (cordes vocales en adduction). Une pression cricoïdienne exercée par une tierce personne durant l'intubation trachéale peut être utile pour favoriser la mise en place de la sonde dans l'orifice trachéal et éviter les régurgitations. Le ballonnet est alors gonflé (10 à 20 ml) pour éviter les inhalations. La sonde doit être mise en place de telle sorte que le ballonnet s'arrête derrière les cordes vocales, ce qui correspond chez l'adulte de taille moyenne à une profondeur marquée de 19 à 23 cm par rapport aux incisives. Puis la sonde est raccordée à l'appareil de ventilation ou au ballon grâce à un raccord. Un cale-bouche (canule de Guédel ou Mayo) est introduit puis la sonde est fixée solidement (plusieurs tours de sparadrap sur la sonde puis un tour derrière la nuque). Il faut aspirer le patient et vérifier à l'auscultation la symétrie du murmure vésiculaire.

Intubation nasotrachéale (fig. 18.5)

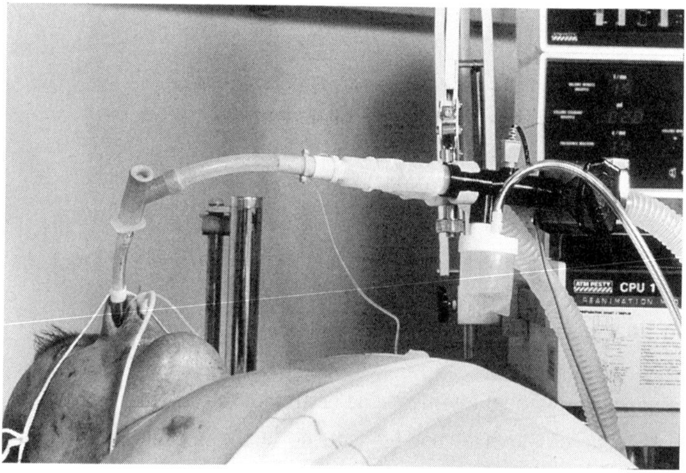

Fig. 18.5 Patient intubé par le nez.

L'opérateur se place également à la tête du lit derrière le malade à intuber.

On pratique l'anesthésie de la fosse nasale la plus perméable grâce à un spray.

Le patient peut être dans la même position que lors de l'intubation orotrachéale ou bien demi-assis.

La sonde est introduite perpendiculairement au plan de la face, biseau tourné du côté de la cloison nasale.

La progression est prudente et l'on dirige initialement la sonde en dehors pour éviter la tache vasculaire. Puis un mouvement de ressaut traduit le passage du choane. Comme pour l'intubation orotrachéale, le laryngoscope est alors introduit dans la cavité buccale, et l'extrémité de la sonde poussée dans la glotte grâce à la pince de Magill.

Dans l'intubation nasale à l'aveugle, la progression du tube se fait grâce au son perçu par l'oreille à l'extrémité de la sonde : quand l'intensité du souffle est maximale, cela signifie que le biseau se trouve en regard de l'orifice glottique. La sonde peut alors être glissée rapidement au début de l'inspiration dans la trachée. Le risque cependant est de blesser un cornet et de provoquer ainsi une hémorragie qui peut gêner la suite du geste. Un autre risque est de faire faire à la sonde un trajet sous-muqueux.

L'avantage de cette technique est d'obtenir une très bonne fixation de la sonde.

But à atteindre et surveillance

(*Cf.* également ventilation assistée, page suivante.)

Au décours immédiat de l'intubation, il faut vérifier par l'inspection l'expansion de la paroi thoracique et par l'auscultation des aisselles le caractère symétrique du murmure vésiculaire. Lorsqu'il est plus faible à gauche, cela traduit l'intubation sélective de la bronche souche droite, et la sonde doit être retirée de quelques centimètres après avoir dégonflé le ballonnet. L'oxymétrie de pouls est utile pour la surveillance de l'efficience de la ventilation. Les aspirations doivent être fréquentes, régulières et aseptiques. Un cliché thoracique doit être effectué lors de chaque manipulation de la sonde : son extrémité doit se trouver 2 cm au-dessus de la bifurcation trachéale. Une fois en place, on a intérêt à faire un repère au marqueur sur la sonde en regard des arcades dentaires.

Incidents et accidents

– Traumatisme dentaire, nasal, trachéal, pharyngolaryngé.

– Rupture du ballon.

– Intubation œsophagienne entraînant une dilatation de l'estomac et, surtout, une inefficacité ventilatoire.

– Intubation sous-muqueuse.

– Bronchospasme.

– Obstruction de la sonde par un moule bronchique compact ou par une coudure.

– Arrêt cardiaque, surtout chez les patients anoxiques ou mal préparés.

Complications tardives

– Hémorragies par ulcération du tronc brachiocéphalique lorsque le ballon est trop gonflé.

– Fistules œsotrachéales, ulcération trachéale, aphonie.
– Bronchopneumonies, sténoses glottiques et sous-glottiques, granulome.

Ventilation assistée

L'objectif majeur de la ventilation mécanique est de maintenir ou de rétablir la normalité de l'hématose et des échanges gazeux, en particulier une bonne oxygénation du sang artériel.

Principes de base

Quatre phases peuvent être individualisées dans un cycle respiratoire contrôlé :

1. l'inspiration ;
2. le passage de l'inspiration à l'expiration ;
3. l'expiration ;
4. le passage de l'expiration à l'inspiration.

On distingue principalement quatre modes d'assistance respiratoire.

Modes d'assistance respiratoire

Ventilation en mode contrôlé (en débit ou pression)

Le ventilateur prend en charge la totalité du travail ventilatoire. La fréquence respiratoire est celle de la machine.

Le patient n'a plus de fréquence propre. L'adaptation à la machine nécessite le plus souvent une sédation avec association d'un hypnotique et d'un morphinique.

Ventilation contrôlée (VC) en mode en débit

Le ventilateur délivre le débit réglé. Donc, dans ce cas, le malade reçoit le volume réglé mais la pression d'insufflation reflète le degré de résistance ou de compliance du patient. Le volume courant est constant en l'absence de fuites, En revanche, toute diminution de la compliance élève le risque de barotraumatisme.

En mode en débit, doivent être paramétrés :

– volume courant inspiré ou VTI insufflé au malade à chaque cycle ;
– fréquence respiratoire (de 12 à 15/min. en moyenne) ;
– ventilation minute : produit du volume courant par la fréquence ;
– durée de l'inspiration sur durée totale du cycle ventilatoire (TI/Ttot) ;

- débit d'insufflation ;
- durée du plateau inspiratoire ;
- pression expiratoire positive (PEP).

Ventilation en pression contrôlée (VPC)

À chaque cycle, le respirateur insuffle jusqu'à ce que la pression atteigne le niveau souhaité dans les voies aériennes. Le ventilateur génère une pression constante durant la durée de l'inspiration. Le débit délivré est maximum dès le début de l'inspiration puis décroît de façon exponentielle. Le volume insufflé dépend du niveau de pression, de la durée d'inspiration réglée, de la résistance et de la compliance pulmonaire. La pression d'insufflation est relativement basse et génère un débit variable selon la compliance. Le risque de barotraumatisme est moindre. Le volume courant est maintenu en cas de petite fuite, et est maximun pour une pression donnée. Les échanges seraient améliorés. Toutefois, le volume courant peut être modifié notablement par les modifications de compliance.

En mode en pression, doivent être précisés :

- pression d'insufflation ;
- PEP ;
- fréquence respiratoire ;
- TI/TE ou TI/Ttot.

VENTILATION EN MODE ASSISTÉ

La ventilation est en mode assisté, lorsque le travail ventilatoire est assumé en partie par le patient. Une partie du travail étant assurée par le patient qui initie le cycle respiratoire, l'adaptation est meilleure et la sédation peut être diminuée. L'assistance peut être délivrée sous forme d'un volume préréglé avec un débit et un temps inspiratoire fixé, ou sous la forme d'une pression constante délivrée pendant l'inspiration.

Ventilation assistée et assistée contrôlée

Ce mode ventilatoire permet au patient de déclencher l'insufflation d'un volume courant préréglé et de respirer avec une fréquence qui est la sienne. Par sécurité, une fréquence minimale d'insufflation est réglée, ce qui permet de délivrer un volume contrôlé par la machine si la fréquence du malade est insuffisante. La ventilation minute dépend de la fréquence dont on détermine une valeur minimum.

Ventilation contrôlée intermittente (VCI) et ventilation assistée contrôlée intermittente (VACI)

En VCI, entre les cycles imposés, le patient peut respirer spontanément dans le circuit du ventilateur. La détermination préalable d'un volume courant préréglé et de la fréquence minimum basse détermine une ventilation minute minimum, la ventilation totale devant être suffisante pour assurer une normocapnie. Cependant, les appareils non récents délivrent des cycles ventilatoires non synchronisés avec les efforts inspiratoires du patient, ce qui entraîne une mauvaise tolérance.
En VACI, la machine délivre des cycles ventilatoires déclenchés par un effort ventilatoire du patient lorsqu'il survient dans la fenêtre de déclenchement. Si, à la fin de cette période, le patient n'a pas fait d'appel inspiratoire, le ventilateur déclenche une insufflation, ou cycle contrôlé. Ce système permet par la baisse progressive des cycles assistés ou contrôlés de sevrer le patient.

AIDE INSPIRATOIRE

C'est une assistance à la ventilation spontanée. Cette technique permet au patient qui possède une commande respiratoire efficace de bénéficier d'une synchronisation avec la machine et donc une sédation plus faible ainsi qu'un confort accru. Chaque cycle est déclenché par le patient. Dès le début de l'inspiration, le respirateur délivre une pression positive constante en plateau. À la fin de l'inspiration, l'assistance cesse ; puis l'appareil reconnaît l'expiration et met fin à la pressurisation. En aide inspiratoire, la fréquence respiratoire a une grande valeur informative. Le seuil supérieur d'alarme de fréquence ne doit pas être inférieur à 30 par minute. Concernant le seuil inférieur, plus l'atteinte respiratoire est sévère, plus la présence d'une fréquence basse inférieure à 20 voire 15 par minute doit faire suspecter une aide excessive. En aide inspiratoire, une acidose respiratoire indique une hypoventilation alvéolaire pouvant correspondre à un volume courant et une pression d'insufflation trop basse. *A contrario*, une alcalose respiratoire suggère une hyperventilation pouvant correspondre à une pression d'aide et un volume courant excessif.

VENTILATION NON INVASIVE AU MASQUE, SPONTANÉE AVEC PEP (VS-PEP)

Le patient garde et maintient une ventilation spontanée dans un circuit qui assure une pression positive dans les voies aériennes durant toute la durée du cycle respiratoire. La pression positive est presque constante durant tout le cycle et donc la pression des voies aériennes est maintenue à un niveau supérieur à la pression atmosphérique pendant l'expiration. La ventilation se fait au travers d'un masque en silicone et évite l'intubation, etc. Le patient peut parler et déglutir. Mais sa coopération est nécessaire. La surveillance d'un malade sous ventilation non invasive est réalisée essentiellement par les données de l'examen clinique, les gaz du sang et quelques éléments du monitorage ventilatoire (SaO_2). L'adaptation du malade au ventilateur est de bon pronostic. La fréquence respiratoire est un élément essentiel du monitorage.

Différents types d'appareils

Selon le degré de sophistication, on distingue :

– *des appareils légers* à n'utiliser que pour le transport et l'urgence et fonctionnant avec de l'O_2 comprimé. Cependant, avec ce type d'appareil, il est difficile de synchroniser la ventilation et les compressions thoraciques externes lors des arrêts cardiaques. Ces respirateurs automatiques de transport doivent avoir les caractéristiques minimales suivantes :

- poids faible et robustesse ;
- tuyau léger avec raccord 15-22 mm pour adaptation à la sonde ou au masque ;
- valve de surpression avec alarme sonore ;
- consommation propre de gaz réduite ;
- espace mort minimum ;
- possibilité de FIO_2 à 1 ;
- temps inspiratoire de 2 secondes chez l'adulte ;
- fréquence réglable entre 10 et 20/min. ;

– *des appareils intermédiaires* (les plus fréquents en réanimation), permettant tous les réglages d'une VACI et possédant des alarmes de volume et pression ;

– *des appareils élaborés* permettant le choix entre les types de ventilation. Selon le paramètre dominant du respirateur, on distingue les respirateurs cyclés sur la fréquence, le débit, la pression, le flux et à cyclage mixte.

Certaines valeurs doivent être affichées en permanence par le ventilateur :

– pression maximale des voies aériennes (Pmax) ;
– pression télé-inspiratoire (Pplat) ;

– PEP ;
– volume courant expiré (VTE) ;
– ventilation minute (VE) ;
– fréquence respiratoire.

Certains appareils possèdent un détecteur de gaz carbonique expiré qui confirme la bonne position de la sonde, l'absence de gaz carbonique signifiant, le plus souvent, un positionnement œsophagien de la sonde.

Principaux réglages standards

Composition du mélange gazeux ventilé (FIO_2)

La concentration en oxygène doit être souvent supérieure à celle de l'atmosphère (FIO_2 = 21 %).

Au décours d'un arrêt cardiaque, la FIO_2 doit être réglée à 100 % puis ensuite rapidement abaissée entre 40 et 50 %, l'O_2 à 100 % étant susceptible de diminuer le débit cardiaque, le volume d'éjection systolique et d'accroître les résistances vasculaires périphériques, une FIO_2 supérieure à 60 % pendant plusieurs heures entraînant par ailleurs des lésions alvéolaires pulmonaires.

Quand, en dépit d'une FIO_2 proche de 60 %, la PaO_2 reste inférieure à 50 mm Hg, une PEEP, ou pression positive de fin d'expiration, doit être mise en place.

Des normogrammes permettent de calculer la FIO_2 quand l'appareil utilisé est rudimentaire.

Fréquence

La fréquence respiratoire doit initialement être de 16 à 22/min. pour obtenir une $PaCO_2$ proche de 40 mm Hg. Une augmentation inconsidérée de la fréquence n'accroît que la ventilation de l'espace mort. Lorsqu'une circulation spontanée a été récupérée, la fréquence doit être réglée entre 12 et 15 cycles par minute.

Ventilation par minute et volume courant

La ventilation par minute est égale au volume courant multiplié par la fréquence.

Le volume courant doit être de 6 à 7 ml/kg avec oxygène : si l'on souhaite accroître l'hématose, il faut augmenter le volume courant et non pas la fréquence.

PRESSION POSITIVE MAXIMALE D'INSUFFLATION

Elle doit être comprise entre 20 et 25 cm H_2O.

Autres appareils plus sophistiqués

Certains appareils permettent une ventilation plus sophistiquée.

RAPPORT TEMPS INSPIRATOIRE/TEMPS EXPIRATOIRE (TI/TE)

L'augmentation du temps inspiratoire diminue le retour veineux et le débit cardiaque. Le rapport TI/TE doit être compris entre 1/1,5 et 1/2 (expiration deux fois plus longue) pour assurer un bon remplissage du cœur droit. La pause télé-inspiratoire peut être réglée sur le ventilateur.

PEEP (CONTRE-INDIQUÉE DANS LES BPCO, LES ASTHMES)

Elle empêche le collapsus total des alvéoles en fin d'expiration. Elle est indiquée dans les hypoxémies sévères (PO_2 < 60 mm Hg sous FIO_2 = 0,6). Elle peut être augmentée de 3 en 3 cm H_2O jusqu'à 15 cm. Elle nécessite un patient parfaitement adapté à la machine et parfois le recours au remplissage et à la dopamine car la PEEP a des conséquences hémodynamiques :

– diminution du retour veineux, du débit et de la tension artérielle ;
– augmentation des résistances artérielles pulmonaires donc augmentation de la post-charge du VD et diminution de la précharge du VG.

PRESSION POSITIVE EN FIN D'EXPIRATION

Elle peut être utilisée en ventilation spontanée sur masque étanche : c'est la CPAP (*cf.* chapitre suivant) dont les conséquences hémodynamiques sont moindres. Elle est très utile pour le traitement des atélectasies mais doit être interrompue si la $PaCO_2$ est supérieure à 50 mm Hg ou le malade polypnéique (FR > 40/min.).

Surveillance *(fig. 18.6)*

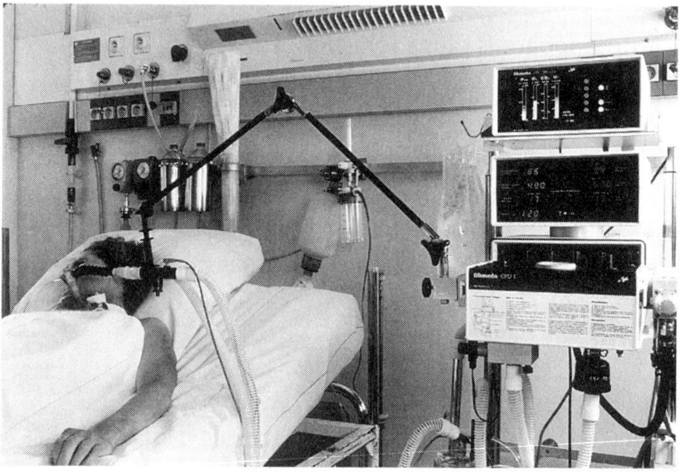

Fig. 18.6 Photographie d'ensemble d'un patient ventilé (CPU).

Il est nécessaire de surveiller de façon pluriquotidienne :

– le niveau d'eau de l'humidificateur ;
– les alarmes de volume et de pression qui peuvent précocement prévenir d'un débranchement, d'une fuite du respirateur, d'une coudure, d'une obstruction (bouchon) ; les alarmes techniques doivent être bien différenciées des alarmes « patients » ;
– l'adaptation du patient à sa machine, la symétrie de la ventilation ;
– la conscience, les gaz du sang, l'état hémodynamique, l'ECG.

Une radiographie thoracique doit être réalisée tous les jours.
Le monitorage de l'oxymétrie de pouls (SpO_2) est indispensable chez tout malade ventilé artificiellement. Chez l'adulte, l'alarme basse doit être fixée entre 85 et 90 % et se déclencher après un délai maximum de 60 secondes au-dessous de cette valeur. La relation entre SpO_2 et SaO_2 doit être vérifiée par des mesures directes des gaz du sang.
En ventilation contrôlée, la surveillance de la Pmax est particulièrement informative et sensible car elle est le reflet des résistances et de l'élastance du système respiratoire et l'auto-PEP (pression de départ du système). L'activation de la Pmax doit entraîner une interruption de l'insufflation et l'ouverture de la valve expiratoire.

Incidents et accidents

La trop grande efficacité peut conduire à l'alcalose gazeuse, le plus souvent bénigne et ne nécessitant qu'un apport de chlorure de K^+, ainsi qu'une modification des paramètres ventilatoires.

Les complications mécaniques peuvent être redoutables et se traduisent souvent par une désadaptation brutale, des sueurs, une cyanose. Il peut s'agir d'une fuite du respirateur ou du circuit, d'un débranchement accidentel, d'une obstruction qui se traduit par une augmentation brutale des pressions d'inflation.

Avec la PEEP, on observe plus fréquemment : pneumothorax mal toléré, pneumomédiastin, chute de la TA, voire choc hypovolémique.

Les risques d'embolie pulmonaire nécessitent un traitement anticoagulant préventif.

Les complications infectieuses ont pour origine la sonde d'intubation, les sondes d'aspiration ou le respirateur en dépit de l'usage de filtres bactériens.

Le collapsus de reventilation est le plus souvent transitoire et répond bien au remplissage voire aux sympathomimétiques. Cependant, en cas de doute, l'exploration hémodynamique s'impose pour éliminer une étiologie infectieuse, hypovolémique ou cardiogénique.

Des troubles du rythme peuvent s'observer lors des déséquilibres acido-basiques ou hydroélectrolytiques.

Deux autres complications sont l'ulcère de stress, parfois grave, et le météorisme abdominal, bénin.

Sevrage et extubation

Lorsque l'état hémodynamique et respiratoire s'améliore, le sevrage peut être envisagé :

– chez un malade préparé psychologiquement et donc prévenu, aspiré régulièrement, assis ou demi-assis chez qui les sédatifs ont été interrompus depuis suffisamment longtemps ;
– de façon progressive par période courte (par exemple, 5 min/h au début) ;
– l'air inspiré étant bien humidifié ;
– sous contrôle clinique, scopique et gazométrique.

Le mode VACI est un apport particulièrement utile, éventuellement associé à une PEEP ; puis une épreuve de ventilation spontanée de 30 à 120 minutes est réalisée.

Noter ! Les critères d'échec de l'épreuve de ventilation spontanée sont les suivants :

– fréquence respiratoire > 35/minute ;
– oxymétrie de pouls < 90 % ;
– variation de plus de 20 % de la fréquence cardiaque ou de la pression systolique ;
– sueurs ;
– troubles de la vigilance, agitation.

L'extubation doit être précédée (pour certains) de l'injection d'un anti-inflammatoire ; par exemple, 4 mg de *Soludécadron* ou 20 mg de *Solumédrol* ou 100 mg d'hémisuccinate d'hydrocortisone pour prévenir l'œdème laryngé.

Le matériel nécessaire à une éventuelle réintubation doit être prêt.

Les aspirations doivent être complètes et soigneuses. La sonde d'aspiration est glissée dans la sonde d'intubation et toutes deux sont retirées après avoir dégonflé le ballon, lors d'une aspiration forcée.

Une sonde nasale d'oxygène est souvent mise en place.

L'aérosol et la kinésithérapie au décours sont indispensables.

Au décours de l'extubation doivent être surveillés attentivement :

– fréquence respiratoire ;
– SaO_2 ;
– fréquence cardiaque ;
– pression artérielle ;
– état de conscience.

CHAPITRE 19

Continuous Positive Airway Pressure, ou CPAP

Cette technique d'assistance respiratoire (*Continuous Positive Airway Pressure*, CPAP) a été décrite en 1912 par Bunnel, et employée pour la première fois en 1930 pour traiter un OAP. Ce mode ventilatoire permet de maintenir dans les voies aériennes une pression supérieure à la pression atmosphérique en fin d'expiration.

> **Noter !** L'instauration d'une ventilation en CPAP au masque ne peut se faire que chez un patient conscient et capable de retirer le dispositif si nécessaire (pour un effort de toux, par exemple).

Principe

L'utilisation d'une valve CPAP permet d'appliquer une pression positive au niveau des voies aériennes, ce qui permet de baisser le travail inspiratoire. L'effort nécessaire à l'expiration devrait théoriquement être plus élevé, mais l'expansion volumétrique pulmonaire acquise suffit pour créer une force élastique de rétraction permettant de vaincre la pression aérienne.

Matériel

Il consiste en :

– masque facial ou nasal ;

– système de fixation à lanières type araignée ;
– appareil de CPAP de Boussignac : l'appareillage est léger et d'un faible encombrement. C'est le dispositif Vygon à effet de jet. Placé sur le masque facial, il suffit de le raccorder à un débit-litre d'O_2 pour obtenir une pression positive continue. Il induit une pression positive constante sur les voies aériennes à l'aide d'un effet de jet, par injection d'O_2 à haute vitesse, à travers des canaux latéraux défléchis. La PEEP générée varie selon le débit de gaz. Pour obtenir une PEP de l'ordre de 5 cm d'H_2O, un débit minimum de 20 à 25 litres par minute est requis. La propagation du flux crée une hyperpression selon le principe de Venturi analogue à celui d'une hélice dans un tunnel. Il existe une pression positive relative (CPAP) côté patient et une dépression côté air ambiant. Ce système silencieux, aisé à mettre en œuvre, permet de monitorer et régler la PEEP ; il améliore les échanges gazeux au niveau de la membrane alvéolo-capillaire.

Principales indications

Les indications de la CPAP sont celles nécessitant une augmentation des pressions intra-alvéolaires pour obtenir une normoxie :

– OAP lorsque l'on n'obtient pas une hématose correcte en dépit d'une FIO_2 élevée et lorsque l'on désire surseoir à l'intubation trachéale ;
– certaines pneumopathies hypoxémiantes.

Contre-indications

– Absence de ventilation spontanée.
– Troubles de conscience (Glasgow < 10) et de la vigilance.
– Administration d'hypnotiques ou sédatifs.
– Autre défaillance viscérale associée.
– Hémorragie digestive haute.
– Vomissements.
– Syndrome occlusif.
– Instabilité hémodynamique, insuffisance cardiaque droite.
– Troubles du rythme cardiaque.
– Traumatisme facial, chirurgie ORL ou maxillo-faciale.
– Obstruction des voies aériennes supérieures.
– Toux inefficace.

– Non-compliance à la technique.
– Pneumothorax non drainé.
– Hypovolémie (la CPAP diminue le retour veineux).
– Hypertension intracrânienne.
– Emphysème pulmonaire.

SURVEILLANCE

– Fréquence cardiaque.
– Pression artérielle.
– SpO_2.
– Monitorage respiratoire : fréquence respiratoire.
– Insuffisance cardiaque droite ?
– État de conscience.

Il faut rechercher une amélioration dès la vingtième minute.
Si un état de choc apparaît : expansion volémique ± dobutamine.
Les gaz du sang artériel (PCO_2 en particulier) doivent être pratiqués au bout de 30 à 60 minutes et seront répétés en l'absence d'amélioration clinique franche.

> **Noter !** Le sevrage de VNI* se fait en diminuant les périodes de ventilation et en augmentant les périodes de repos. La VNI peut être reprise en cas de détérioration clinique.

CAUSES D'ÉCHEC, COMPLICATIONS

Elles impliquent un changement de technique :

– non-coopération du patient ;
– fuites au niveau du masque ;
– distension gastrique ;
– claustrophobie ;
– escarre du nez.

* VNI = ventilation non invasive.

CHAPITRE **20**

Exploration hémodynamique par sonde de Swan-Ganz

Bien que nettement moins pratiquée depuis quelques années, elle reste néanmoins utilisée pour différencier les chocs cardiogéniques hypovolémiques et septiques, ainsi que dans les infarctus compliqués (IM, CIV, OAP) pour guider la thérapeutique de l'insuffisance cardiaque, détecter un shunt, déterminer le statut volémique. Le cathétérisme cardiaque droit consiste à introduire une sonde dans les cavités cardiaques droites (fig. 20.1). Grâce à ce cathéter, il est possible de mesurer les pressions, le débit, de prélever des échantillons de sang et de perfuser le malade. Cependant, la réalisation de cette technique invasive en réanimation cardiaque est de plus en plus exceptionnelle, en particulier en raison du

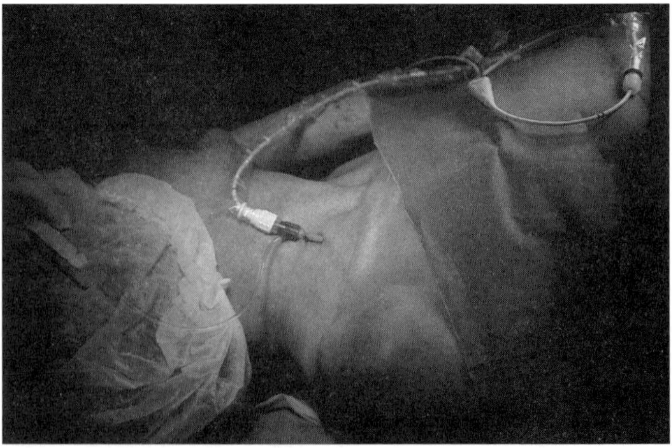

Fig. 20.1 Sonde de Swan Ganz insérée par voie jugulaire interne.

développement de l'échocardiographie et de l'apparition de nouveaux échographes moins volumineux que leurs prédécesseurs, pouvant être employés plus aisément au lit des patients dans un état précaire.

MATÉRIEL

Il faut, outre le matériel et la préparation nécessaire à tout abord veineux central (fig. 20.2) :

- un Désilet complet (trocart, guide, perforateur, gaine externe) ;
- quatre robinets à trois voies ainsi qu'un petit raccord ;

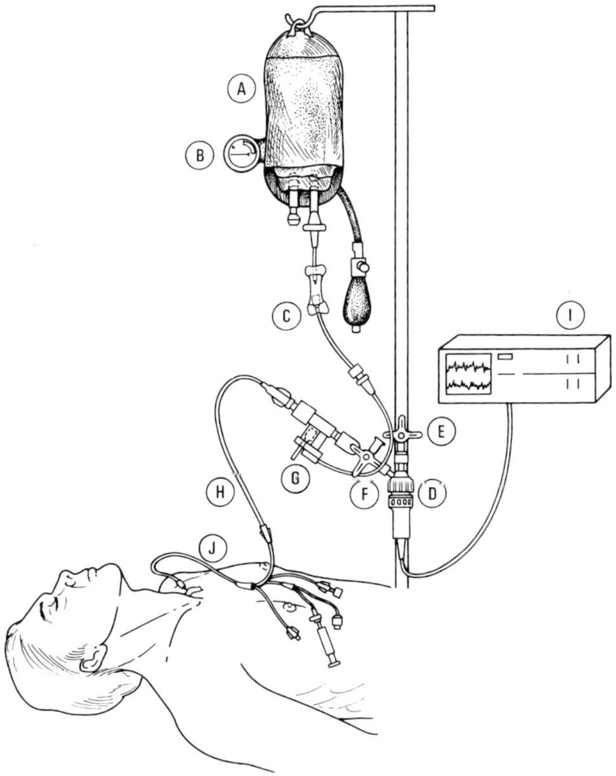

Fig. 20.2 Surveillance des paramètres hémodynamiques par sonde de Swan Ganz.

A. Poche à liquide sous pression. **B.** Manomètre. **C.** Tubulure de perfusion. **D.** Tête de pression. **E.** Premier robinet à trois voies fermé. **F.** Second robinet à trois voies. **G.** *Intraflow*. **H.** *Connectube*. **I.** Moniteur de pression. **J.** Sonde de Swan Ganz.

– une tête de pression ainsi qu'un dôme stérile, reliés à un amplificateur enregistreur ;
– un prolongateur (*Connectub*) et un système de purge ou *intraflow* (avec valve de Sorenson) ; ce montage classique peut cependant et avantageusement être simplifié par l'emploi de *sets de pression à usage unique* avec régulateur de débit et robinet de zéro atmosphérique intégré (fig. 20.3) ;
– 500 cm^3 de sérum salé hépariné (10 mg) sous pression grâce à un manomètre ;
– un amplificateur de brillance si possible, avec dans ce cas port obligatoire d'un tablier de plomb par l'opérateur et les aides ;
– une seringue électrique pour perfuser l'une des lumières de la sonde de Swan-Ganz ;
– une sonde de Swan-Ganz 7 F à 8,5 F en polyuréthane (selon le degré de sophistication) à thermodilution qui comporte :

- une extrémité distale munie d'une thermistance et d'un ballonnet gonflable de 1,2 ml ;
- une extrémité proximale permettant le raccord de la thermistance au calculateur de débit et recouverte d'un bouchon rouge amovible ;
- une voie munie d'un obturateur à baïonnette où l'on fixe une seringue de 3 cm^3 et qui communique avec le ballonnet distal ;
- une lumière (proximale) qui permet d'injecter du sérum et de prendre la pression de l'oreillette droite (orifice proximal à 30 cm) et de perfuser le malade entre les mesures ;
- une lumière (distale) qui débouche sur l'extrémité distale de la sonde et permet de prendre les pressions et de perfuser l'artère pulmonaire. Certaines sondes de Swan-Ganz sont pourvues d'une lumière supplémentaire qui peut permettre la mise en place d'une sonde d'EES dans le ventricule droit, ou la mesure de la saturation en O_2 du sang veineux mêlé ou bien la perfusion permanente de l'oreillette droite même pendant les mesures de débit.

TECHNIQUE

Réglages

Le zéro atmosphérique est obtenu en mettant la tête de pression en communication avec l'air libre, celle-ci étant à 5 cm en dessous de l'angle de

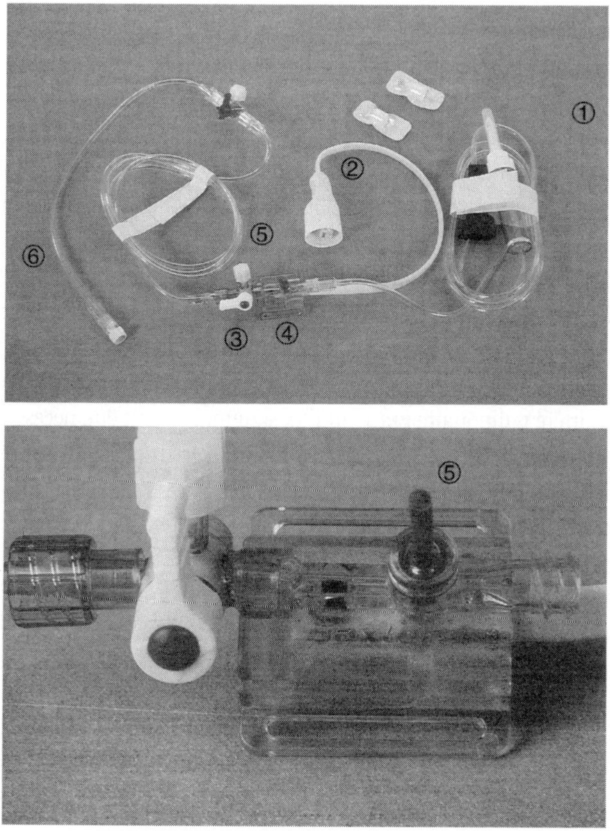

Fig. 20.3 Sets de pression à usage unique avec régulateur de débit et robinet de zéro atmosphérique intégré.

1. Tubulure de perfusion à relier à la poche à liquide sous pression. **2.** Connexion électrique étanche à relier au moniteur de pression. **3.** Capteur de pression avec puce électronique. **4.** Robinet de zéro intégré. **5.** Flush intégré à la tête : position active : 30 cm^3/minute ; position passive : 3 cm^3 par heure si la poche est gonflée à une pression de 300 mm Hg. **6.** Prolongateur pour Swan Ganz.

Louis. L'étalonnage de l'enregistreur (en appliquant au dôme une pression connue et en la corrélant à la pression lue) et la calibration permettent d'obtenir l'échelle souhaitée selon le régime de pression des cavités où l'on se trouve.

Cathétérisme de l'artère pulmonaire

La sonde est préalablement purgée et l'intégrité du ballonnet vérifiée.
Après désinfection et anesthésie locale soigneuse, la sonde est introduite par voie sous-clavière, jugulaire interne, brachiale ou fémorale selon la technique de Desilet-Hoffman. La montée de la sonde peut s'effectuer à l'aveugle en contrôlant en permanence les pressions et en extrapolant l'endroit où se trouve la sonde selon l'aspect de la courbe, ou ce qui est préférable, sous amplificateur de brillance.
La sonde est montée jusque dans l'oreillette droite, puis le ballonnet est gonflé (0,8 à 1 cm d'air), ce qui facilite le franchissement de la tricuspide et le passage dans la chambre de chasse du ventricule droit (la surveillance ECG est indispensable car ESV voire TV sont possibles) puis dans l'artère pulmonaire grâce au flux sanguin. Il peut être nécessaire de faire une boucle dans l'OD pour franchir la tricuspide. Si la pression artérielle pulmonaire n'apparaît pas après 15 cm de progression (à l'aveugle), cela traduit la formation d'une boucle dans le VD, problème résolu par la déflation et le retrait dans l'OD.
Cependant, le plus souvent, cet incident ne se produit pas et, après déflation du ballon, la sonde est poussée dans une branche distale de l'artère pulmonaire jusqu'à obtention d'une position idéale pour laquelle :

- ballon dégonflé, on obtient une courbe de pression artérielle pulmonaire ; ballon gonflé, on obtient une courbe de pression capillaire pulmonaire.

La sonde étant en place, sa position contrôlée par la radiographie ou l'amplificateur de brillance, la gaine externe du Désilet est retirée à la sonde, fixée par du fil à la peau.

RÉSULTATS

Mesure des pressions *(tableau 20.1)*

Tableau 20.1 Mesure des pressions (mm Hg).

	OD	*VD*	*AP*	*Cap*
P. systolique	4-6	15-30	15-30	
P. diastolique	0	0 (proto.) 4 (télé.)	7-12	
P. moyenne	2,5		11-18	7-12

VALEURS NORMALES (MM HG)

L'aspect des courbes de pression est important à reconnaître car il permet plus facilement de positionner la sonde lors de la montée « à l'aveugle » (fig. 20.4 et 20.5).

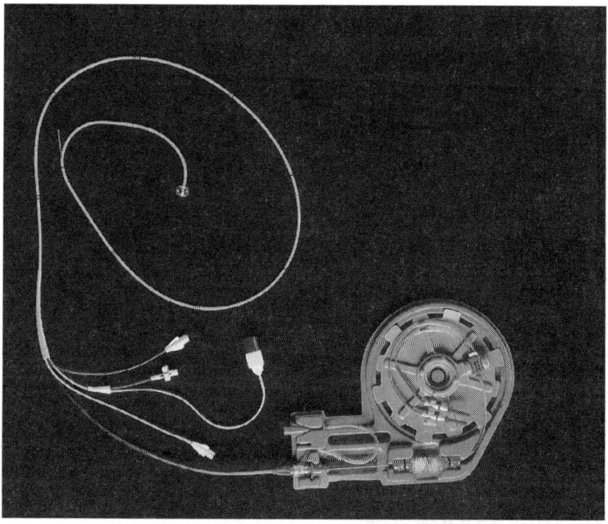

Fig. 20.4 Cathéter de Swan Ganz avec sonde d'entraînement électrosystolique.

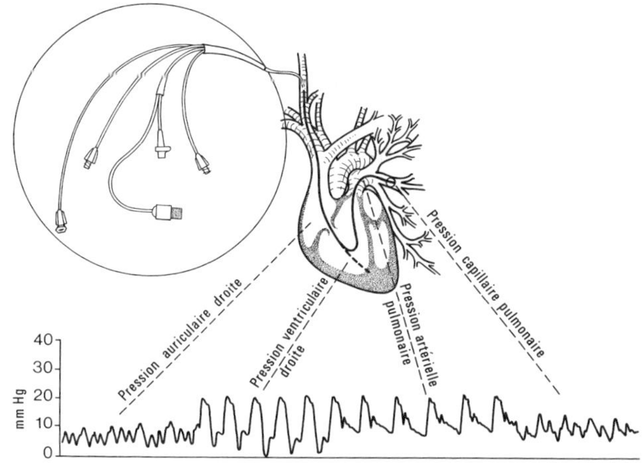

Fig. 20.5 Représentation schématique d'un cathéter de Swan Ganz en place dans les cavités cardiaques droites avec sonde d'entraînement facultative.

COURBE AURICULAIRE

Elle est formée de trois ondes de pression successive, *a*, *c* et *v*, séparées par trois dépressions *x*, *y*, *z* :

– *a*, contraction auriculaire ;
– *c*, bombement de la valve tricuspide lors de la contraction isovolumétrique ;
– *v*, afflux de sang des veines pulmonaires.

COURBE VENTRICULAIRE

Quatre périodes :

– contraction isovolumétrique jusqu'à l'ouverture des sigmoïdes ;
– éjection rapide puis lente jusqu'à la fermeture des sigmoïdes ;
– relaxation isovolumétrique jusqu'à l'ouverture de la tricuspide ;
– remplissage rapide (protodiastole) puis lent (télédiastole).

COURBE ARTÉRIELLE PULMONAIRE

Elle est superposable à la courbe ventriculaire entre l'ouverture et la fermeture des sigmoïdes marquée par l'incisure dicrote.

COURBE CAPILLAIRE PULMONAIRE

Elle est le reflet de la pression de l'OG et de la PTDVG (en l'absence de valvulopathie mitrale) et présente une morphologie auriculaire.

Mesure du débit cardiaque *(fig. 20.6)*

La mesure du débit par thermodilution selon le principe de Stewart Hamilton est la plus utilisée : 10 ml de sérum glucosé (soit à 0°, soit à température ambiante) sont injectés en moins de trois secondes dans la lumière proximale de la Swan-Ganz qui communique avec l'OD. Les variations thermiques au niveau de l'artère pulmonaire sont enregistrées grâce à une thermistance et le débit s'affiche automatiquement sur un calculateur relié à la thermistance et sur lequel on a préalablement paramétré la température du patient et du sérum glucosé injecté : trois à quatre mesures sont nécessaires pour établir une moyenne fiable.

Certaines sondes de Swan-Ganz sophistiquées peuvent être reliées à un module permettant la mesure en continu du débit cardiaque, de la fraction d'éjection ventriculaire droite et de la SvO_2 grâce au principe de la thermodilution.

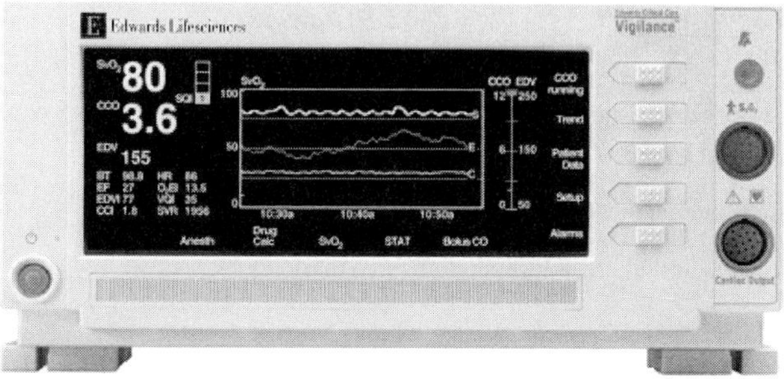

Fig. 20.6 Moniteur de surveillance Vigilance Edwards nouvelle génération, offrant une surveillance continue des paramètres suivants toutes les 60 secondes lorsqu'il est relié à une sonde de Swan-Ganz : débit cardiaque, SVO_2, fraction d'éjection, résistances vasculaires.

Paramètres hémodynamiques dérivés des mesures obtenues par sonde de Swan-Ganz

Valeurs normales chez l'adulte

Débit cardiaque = 4 à 7 l/min.

Index cardiaque chez l'homme = 3,5 ± 0,5 l/min/m^2.

Index cardiaque chez la femme = 3,2 ± 0,5 l/min/m^2.

Calcul des paramètres hémodynamiques

Index cardiaque : $\frac{\text{Débit cardiaque en litre/minute}}{\text{Surface corporelle en m}^2}$

Résistances artérielles systématiques :

$$RAS = \frac{PAm - POD \text{ mm Hg}}{Qc} = 15 \pm 2 \text{ UR} = 1\,200 \pm 150 \text{ dynes.S. cm}^{-5}$$

Résistances artérielles pulmonaires :

$$RAP = \frac{PAp - Pcap \text{ mm Hg}}{Qc} = 1 \pm 0{,}5 \text{ UR} = 80 \pm 40 \text{ dynes.S.cm}^{-5}$$

suite ▶

Résistances pulmonaires totales :

$$RPT = \frac{PAp\ mm\ Hg}{Qc} = 3 \pm 1\ UR = 240 \pm 80\ dynes.S.cm^{-5}$$

UR : unités de résistance Wood. Elles peuvent être converties en dynes.S.cm^{-5} en multipliant par 80.

Pression artérielle systémique moyenne :

$$PAm = PA\ diastolique + \frac{Pa\ systolique - PA\ diastolique}{3}$$

PAp : pression artérielle pulmonaire moyenne.

POD : pression auriculaire droite.

Pcap : pression capillaire pulmonaire.

Saturation veineuse (SvO_2 : de 60 à 75 %) :

– si la SvO_2 est inférieure à 60 % : choc cardiogénique ;
– si la SvO_2 est supérieure à 75 % : en faveur d'un choc septique.

Analyse éventuelle des gaz du sang

Elle est réalisée en prélevant dans chaque cavité un échantillon. Elle est utile pour la recherche d'un shunt gauche-droit (CIV, par exemple) puisqu'un enrichissement d'un volume % (en O_2) dans le VD est suffisant pour affirmer une CIV. La différence artérioveineuse est élargie en cas de bas débit cardiaque.

SURVEILLANCE

La purge fréquente ou la perfusion des lumières est indispensable pour préserver leur perméabilité.

Il est souhaitable de ne pas laisser la sonde plus de 72 heures en place.

Un contrôle radiologique post-cathétérisme puis quotidien est indispensable.

La fréquence des mesures hémodynamiques dépend de la gravité du tableau.

INCIDENTS ET ACCIDENTS

Toutes les complications propres à la voie d'abord utilisée peuvent s'observer (*cf.* Abord veineux central, p. 77).

Un spasme veineux peut rendre impossible la montée de la sonde par voie brachiale et peut être levé par perfusion de sérum tiède.

Lorsque la sonde est difficile à monter, en particulier par voie veineuse fémorale, on peut s'aider de l'injection de produit de contraste dans le Désilet.

Pour éviter un infarctus pulmonaire, le ballon doit être gonflé le moins longtemps possible, et la sonde ne doit pas être trop distale quand le ballon est dégonflé. Le ballon doit toujours être dégonflé entre deux points hémodynamiques. Cependant, l'infarctus peut également être la conséquence de l'embolisation d'un thrombus par le cathéter.

Il ne faut pas purger lorsque le ballon est en position capillaire en raison du risque de rupture vasculaire. Cette rupture peut également survenir lorsque le ballon est trop gonflé avec du liquide. La rupture du ballon par un excès d'air empêche la mesure de la Pcap et doit être prévenue par des inflations « au minimum » utiles.

Lors de la montée de la sonde, aucun mouvement de retrait ne doit être effectué ballon gonflé (on peut arracher un cordage de la tricuspide ou léser un vaisseau).

Les nœuds sur la sonde peuvent nécessiter son extraction grâce à une veinotomie ou une sonde lasso.

L'hyperexcitabilité ventriculaire fréquente lors du passage dans le VD est le plus souvent bénigne et cède lors de la mobilisation de la sonde.

Un bloc de branche droit peut s'observer et justifie pour certains la mise en place d'un EES prophylactique en cas de BBG préexistant. Cependant, la disponibilité immédiate d'un EES externe ou l'utilisation d'une sonde de Swan-Ganz avec lumière permettant un EES sont deux bonnes alternatives.

Les risques septiques sont proportionnels au temps de séjour de la sonde.

La tamponnade péricardique est heureusement exceptionnelle : l'aspiration au moyen de la sonde peut être salvatrice si cette tamponnade est le fait de l'infusion de l'espace péricardique.

Toute hémoptysie doit faire suspecter de principe une rupture artérielle pulmonaire.

Tableau 20.2 Profils hémodynamiques de choc.

Choc	***Débit***	***PCap***	***Résistances vasculaires systémiques***	***SvO_2***
Cardiogénique	Bas	Élevée	Élevées	Basse
Hypovolémique	Bas	Basse	Élevées	Basse
Septique	Élevé	Basse	Basses	Élevée

CHAPITRE **21**

Entraînement électrosystolique temporaire percutané et transthoracique

L'entraînement électrosystolique temporaire (EES) permet de suppléer une activité électrique ventriculaire spontanément déficiente en imposant au cœur une stimulation électrique de fréquence variable. Bien qu'un entraînement des deux chambres puisse être réalisé, le *pacing* monochambre est le plus fréquent.

MATÉRIEL POUR EES ENDOCAVITAIRE

Il comporte :

– nécessaire pour mise en place d'un abord veineux central (champs, compresses, *Xylocaïne*, seringue de 10 cm^3 avec aiguille, etc.) ;
– casaques, bonnet, gants, masque, tablier de plomb ;
– un Désilet ;
– une sonde bipolaire d'entraînement électrosystolique 6 F si possible ;
– un cordon de raccord ;
– un boîtier de stimulation (fig. 21.1) (piles vérifiées, fréquence, seuil d'intensité de la stimulation et mode de stimulation réglables) ;
– une salle équipée d'un amplificateur de brillance.

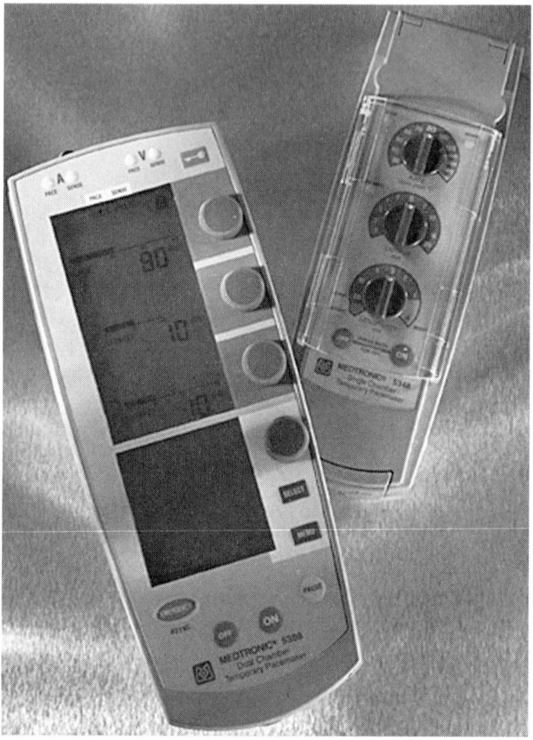

Fig. 21.1 Boîtiers d'entraînement électrosystolique simple et double chambre (crédit photo : Medtronic, Inc).

TECHNIQUE

Le patient doit être préalablement informé (si son état de conscience le permet…) de la nécessité et des modalités de l'EES.

L'abord veineux percutané se fait selon la technique de Désilet-Hoffman (*cf.* p. 81) par voie sous-clavière, jugulaire interne ou, plus souvent, fémorale (fig. 21.2).

Il peut être intéressant de préformer l'extrémité distale de la sonde en lui imprimant un mouvement de flexion de sorte que les six à sept derniers centimètres fassent un angle de 90° avec le corps de la sonde.

La sonde de stimulation est introduite dans la gaine du Désilet après retrait du perforateur et du guide métallique.

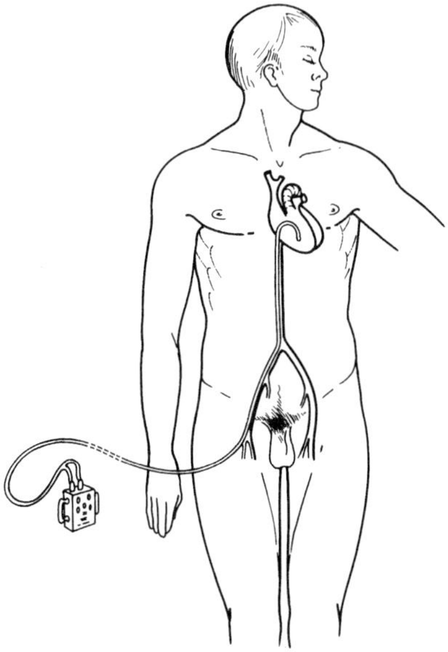

Fig. 21.2 Sonde d'entraînement électrosystolique endocardiaque, mise en place par voie veineuse fémorale droite et reliée au boîtier de stimulation.

La montée de la sonde s'effectue sous amplificateur de brillance : au cours de son trajet, la sonde peut buter, décrire une boucle ou aller dans une branche collatérale. Il est alors nécessaire de retirer la sonde de quelques centimètres, et de lui imprimer des mouvements de rotation, d'allées et venues. L'opacification du trajet de la veine par l'injection de quelques cm^3 de produit de contraste en l'absence d'allergie à l'iode, à travers la gaine du Désilet, peut être utile pour faciliter la progression de la sonde.

La sonde est ensuite poussée jusque dans l'oreillette droite. Le passage de la tricuspide et le positionnement de l'extrémité de la sonde à la pointe du VD sont quelquefois difficiles. Pour cela, on peut s'aider de la formation d'une boucle dans l'OD qui, quand elle se détend lors d'une torsion, permet le positionnement dans le ventricule droit qui s'accompagne souvent d'ESV. Il est parfois utile de s'appuyer dans les veines sus-hépatiques pour boucler dans l'oreillette droite.

BUT À ATTEINDRE

La sonde est bien placée quand :

– elle décrit une courbe régulière avec un aspect de « J » inversé ;
– elle se projette discrètement sous le diaphragme à droite du rachis pour l'observateur ;
– elle est stable lors de la toux et des mouvements respiratoires amples ;
– lorsqu'elle n'est pas responsable d'une hyperexcitabilité ventriculaire sur le scope.

Il convient alors de brancher la sonde sur le stimulateur grâce au cordon de raccord et de paramétrer le boîtier du stimulateur. L'électrode distale doit être reliée au pôle négatif du stimulateur, l'électrode proximale au pôle positif.
Le boîtier doit être programmé en fonctionnement « à la demande » ou « sentinelle » et non pas « asynchrone ». L'intensité de la stimulation est initialement fixée à 4 mA et la fréquence supérieure à la fréquence ventriculaire spontanée du patient (+ 10 à 20/min.).
Lorsque la sonde est bien en place (fig. 21.3), le rythme est électro-entraîné sur le scope à la fréquence déterminée par l'opérateur, et les complexes ont un aspect de BBG précédé d'un *spike* de stimulation. Si certains *spikes* ne sont pas suivis de complexes QRS, cela signifie que l'extrémité de la sonde n'est pas parfaitement en place (fig. 21.4).
Lorsqu'elle l'est, il faut déterminer le seuil d'intensité de stimulation, c'est-à-dire l'énergie minimale d'électro-entraînement qui doit être de

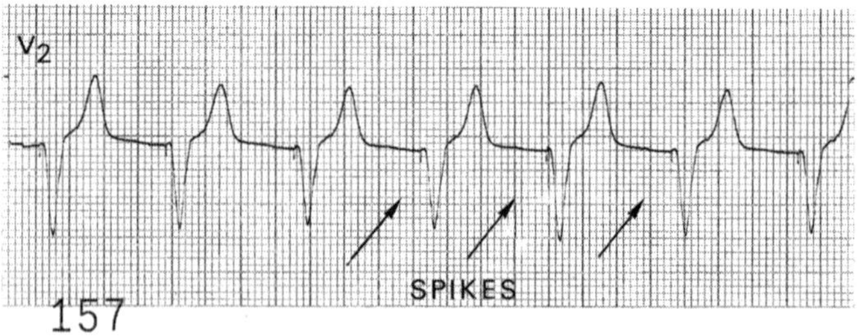

Fig. 21.3 Tracé ECG d'un entraînement électrosystolique à 80/min. : chaque *spike* (flèches) précède un ventriculogramme qui a un aspect de bloc de branche gauche puisque la sonde est dans le ventricule droit.

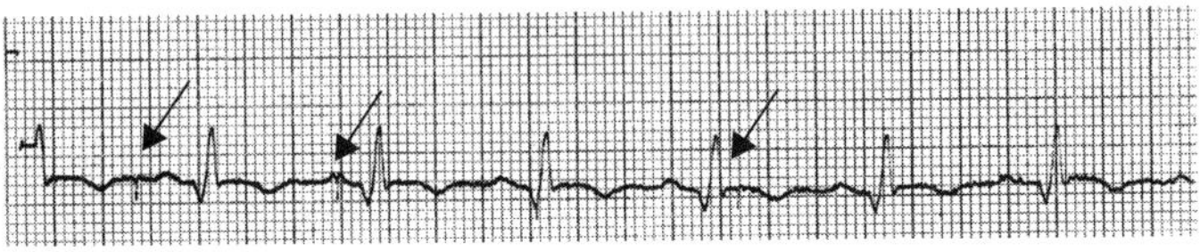

Fig. 21.4 Déplacement de la sonde EES : des artefacts de stimulation (flèches) ne sont pas suivis de complexes QRS.

1 mA environ ; il peut être nécessaire de repositionner la sonde pour obtenir ce résultat, gage d'efficacité.
Puis le boîtier doit être réglé définitivement :

– fréquence à 70/min. environ (plus basse chez le coronarien aigu) ;
– intensité de stimulation égale à 3 à 4 fois le seuil (= sécurité).

La gaine du Désilet est ensuite retirée (sauf avec certains Désilet à valve) sans mobiliser la sonde (contrôle du seuil de contrôle visuel en scopie), puis la sonde est solidement fixée à la peau par du fil non résorbable. Le boîtier d'EES est fixé soit sur la cuisse par un large pansement, soit au lit par des épingles de sûreté afin d'éviter sa mobilisation.

SURVEILLANCE

Une radiographie thoracique et un ECG complet sont indispensables au décours de la pose. Le cliché thoracique doit être répété tous les jours.
Deux fois par jour sont vérifiés les piles, les connexions, le seuil de stimulation dont l'élévation témoigne d'un déplacement de la sonde.
Une anticoagulation semble souhaitable, en particulier lorsque la voie d'abord est fémorale.
La courbe thermique et le point de ponction sont contrôlés attentivement.

RAPPEL DES PRINCIPALES INDICATIONS DE L'EES

Bradycardie symptomatique

– Dysfonction du nœud sinusal : pauses > 2 secondes ; bradycardie ; bloc sino-auriculaire.

– Dysfonction du nœud auriculo-ventriculaire : BAV du deuxième ou du troisième degré.
– Dysfonction du faisceau de His-Purkinje : Mobitz II, bloc trifasciculaire ; bloc bifasciculaire et période de Wenckebach ; bloc de branche droit et gauche alternant.
– Bradycardie iatrogène mal tolérée.
– Dysfonction d'un PM chez un patient dépendant.
– Fibrillation auriculaire avec réponse ventriculaire lente symptomatique.
– Bradycardie avec rythme d'échappement arythmogène ne répondant pas à un traitement médical.

EES prophylactique

– Cathétérisme droit en présence d'un BBG (indication discutable).
– Choc électrique externe en présence d'une maladie de l'oreillette (cependant, dans ce cas, l'option la plus souvent retenue est celle de l'implantation d'un pacemaker associée à un traitement ralentisseur).
– Infarctus antérieur avec bloc bifasciculaire récent ou Mobitz II. Autres indications dans l'IDM : dysfonction sinusale symptomatique, BAV complet, bloc de branche droit-gauche alternant d'installation récente.
– Augmentation de la fréquence cardiaque pour prévenir une récidive de torsade de pointe ou dans les syndromes du QT long avec extrasystolie ventriculaire.
– Bloc trifasciculaire lorsqu'une anesthésie générale est nécessaire

EES curatif

Réduction des fibrillations et des flutters (*cf. infra*, Stimulation endocavitaire).

Surveillance, incidents et complications

Déplacement de la sonde

Il peut se traduire par une élévation notable du seuil de stimulation, un ralentissement au-dessous de la fréquence seuil, des *spikes* n'entraînant pas de QRS, des *spikes* tombant n'importe où. Le cliché thoracique confirme cette hypothèse qui nécessite souvent la mise en place d'une nouvelle sonde par voie controlatérale (on ne peut repousser la sonde du fait des risques septiques).

Perforation du cœur (2,1 %)

Elle se traduit par une douleur, un frottement péricardique, un entraînement inconstant et, parfois, des complexes électro-entraînés avec un aspect inhabituel de BBD. En scopie, l'extrémité de la sonde est trop loin, immobile et ne bouge pas lors du cycle cardiaque. Le retrait de 1 à 2 cm de la sonde ainsi que l'arrêt provisoire des anticoagulants suffit le plus souvent à traiter cette complication. La survenue d'un hémopéricarde grave est exceptionnelle (0,1 %).

Risque infectieux

Le risque infectieux — donc l'endocardite tricuspidienne — est proportionnel au temps de séjour de la sonde. Il impose le retrait et la mise en culture devant toute fièvre inexpliquée (EES percutané en attente jusqu'à l'apyrexie).

TV ou FV

Les risques de TV ou FV lors de la montée de la sonde ne sont pas négligeables (2,3 %). Le plus souvent, le déplacement de la sonde suffit à les traiter. Rarement, la cardioversion par choc électrique s'avère nécessaire.

Autres

Citons enfin les complications thromboemboliques (à prévenir par une anticoagulation à dose isocoagulante) et les complications propres à la voie d'abord.

TROIS VARIANTES TECHNIQUES

Stimulation transthoracique

La stimulation transthoracique (à l'aide de deux grosses électrodes spécifiques reliées à un défibrillateur-stimulateur) est la technique d'entraînement la moins invasive, à privilégier chez les patients thrombolysés ou thrombolysables. Sa finalité est la même que l'entraînement électrosystolique percutané. Elle est plus facile à mettre en place. Grâce aux décharges électriques, le cœur peut être entraîné à une fréquence supérieure à sa fréquence spontanée. L'énergie et la fréquence sont réglées par un médecin soit sur un mode synchrone, soit sur un mode fixe de 30 à 180/minute pour la fréquence et de 0 à 200 mA pour

l'énergie. L'énergie doit être augmentée jusqu'à la capture d'un complexe QRS, puis il faut additionner 2 mA comme marge de sécurité. En revanche, en cas d'asystolie, il faut mettre l'énergie maximale pour obtenir une capture puis ensuite la baisser jusqu'au minimum efficace puis rajouter 2 mA. Un défaut de capture peut être lié au positionnement des électrodes et s'observe, électivement, chez les sujets obèses, emphysémateux ou ayant un épanchement péricardique. Cette élégante solution temporaire nécessite, assez souvent, une sédation en attendant l'EES endocavitaire souvent nécessaire, et aide à stabiliser le patient.
Les indications (AHA/ACC) sont les suivantes :

- classe I, dans les bradycardies hémodynamiquement instables avec :
  - chute de la TA ;
  - troubles de la conscience ;
  - angor ;
  - OAP ;
- classe I, dans les IDM avec :
  - dysfonction sinusale symptomatique ;
  - BAV II type Mobitz 2 ;
  - BAV III ;
  - nouveau bloc droit ou gauche, bloc alternant, bloc bifasciculaire ;
- classe IIa, dans les bradycardies avec rythme d'échappement ventriculaire symptomatique ;
- classe IIa, pour *overdriving* dans les tachycardies résistantes au traitement médicamenteux ou à la cardioversion ;
- classe IIb, pour arrêt cardiaque : brady- ou asystolie.

L'EES transcutané est contre-indiqué en cas d'hypothermie ou d'arrêt cardiaque prolongé.
Son efficacité ne doit pas être jugée sur le pouls carotidien en raison d'artefacts musculaires fréquents.

Stimulation par voie endocavitaire (*pacing*)

Une sonde bipolaire est introduite par voie veineuse centrale en salle de cathétérisme, sous amplificateur de brillance, après anesthésie locale et mise en place d'un Désilet veineux. Les risques liés à la voie d'abord sont minimes, surtout par voie fémorale.

L'extrémité de la sonde est positionnée dans l'oreillette droite. Cette sonde est raccordée à un boîtier spécial permettant une cadence auriculaire rapide à 400/min.

La durée des impulsions doit être comprise entre 15 et 20 ms, l'intensité maximale de chaque stimulation entre 20 et 25 mA ; la fréquence doit être réglée entre 115 % à 125 % de la fréquence auriculaire pendant dix secondes, ce qui permet le plus souvent la réduction du trouble rythmique ; puis la sonde et le Désilet sont ôtés. En cas d'échec, une fréquence plus élevée et une durée prolongée peuvent être efficaces.

Stimulation par voie transœsophagienne

La procédure est réalisée au lit du malade ou en salle de cathétérisme. Une prémédication est souvent nécessaire ; une sonde bipolaire est introduite par voie nasale après anesthésie locale par spray de *Xylocaïne* jusqu'à la hauteur de la face postérieure de l'oreillette gauche.

Le réglage est identique.

La stimulation peut être ressentie par le malade et cette voie nécessite une grande coopération, en particulier pour l'introduction de la sonde.

But à atteindre et résultats

La stimulation électrique est indiquée dans les flutters (surtout de type I à 300/min.) et dans les tachysystolies (surtout en cas d'intoxication digitalique suspectée ou de syndrome tachycardie-bradycardie évoquant une maladie de l'oreillette) quand la fréquence ventriculaire est élevée, lorsqu'il existe des signes d'insuffisance cardiaque ou lorsque le traitement médical a échoué. Le but est de capturer l'activité électrique de l'oreillette pour interrompre le circuit de la tachycardie. Le flutter est plus facile à réduire que la tachysystolie, d'autant plus qu'il est récent et sans cardiopathie sous-jacente. La réduction des flutters est obtenue dans plus de 60 % des cas, souvent après un passage transitoire en arythmie par fibrillation auriculaire.

Incidents et accidents

Les risques emboliques, bien que faibles, rendent souhaitables une anticoagulation efficace dans le mois précédent, et/ou la vérification de l'absence de thrombus par échocardiographie transœsophagienne.

En cas de maladie de l'oreillette, une bradycardie peut apparaître au décours du *pacing* et nécessiter le maintien de la sonde dans un but d'entraînement électrosystolique temporaire en attendant l'implantation d'un pacemaker définitif.

CHAPITRE 22

Ablation par radiofréquence et autres thérapeutiques antiarythmiques non médicamenteuses

ABLATION PAR RADIOFRÉQUENCE

L'ablation par radiofréquence (RF), en pleine expansion, connaît de nombreuses applications. Bien que non dénuée de risques, elle permet de traiter définitivement certains troubles du rythme.

Principe

Il s'agit d'une technique destinée à détruire des structures intracardiaques génératrices d'arythmie. Elle a recours à un courant alternatif thermique proche de celui utilisé dans un bistouri électrique. Cette énergie est véhiculée grâce à des électrodes, positionnées par voie veineuse endocavitaire, qui détruisent superficiellement le tissu cardiaque anormal repéré préalablement.

Toute ablation par RF est donc obligatoirement précédée d'un temps diagnostique où le substrat arythmogène est repéré.

La RF crée une cautérisation locale qui vise à prévenir les récidives de troubles du rythme, entraînant la disparition des symptômes, permettant ainsi de réduire, voire de supprimer les traitements médicamenteux, source potentielle de iatrogénie.

Principales indications

– Flutter auriculaire, parfois tachycardie atriale.
– Tachycardie jonctionnelle.
– Syndrome de Wolff-Parkinson-White.
– Création d'un BAV complet chez les sujets ayant une tachycardie supraventriculaire avec fréquence ventriculaire trop rapide.
– Certaines tachycardies ventriculaires par ré-entrée au contact d'une zone cicatricielle, fibreuse ou dysplasique (post-infarctus, cardiomyopathie dilatée, dysplasie ventriculaire droite) après repérage et cartographie assistée par informatique et navigation intracardiaque. Le taux de succès est élevé, la morbi-mortalité faible dans les centres entraînés. L'ablation s'adresse électivement aux tachycardies incessantes ou fréquentes pour raréfier les accès chez les patients équipés de défibrillateurs implantables.
– Dans les fibrillations auriculaires, l'isolation des veines pulmonaires est une approche fréquemment utilisée, mais l'existence de foyers atriaux et/ou la présence d'un substrat atrial fibrillatoire prédominant limitent le taux de succès à moins de 70 %. Néanmoins, en dépit de sa complexité, l'ablation de la FA, dont le taux de complication est faible, semble préférable à l'ablation du faisceau de His chez les jeunes patients touchés par une FA paroxystique invalidante (plus d'un épisode tous les quinze jours) en dépit du traitement antiarythmique.

Préparation du patient

Le traitement antiarythmique est arrêté 48 heures avant la procédure. Si les sujets sont sous anticoagulants oraux, ceux-ci sont, le plus souvent, substitués par une héparinothérapie. L'arrêt des antiagrégants plaquettaires n'est pas nécessaire.

Les sujets sont admis à l'hôpital la veille ou le jour de la procédure. Une sédation légère, type *Atarax*, est souvent administrée avant l'examen. La procédure est réalisée sous anesthésie locale. Les patients doivent être à jeun depuis plus de six heures. Le matin, avant l'examen, les régions inguinales sont tondues après une douche soigneuse. Un garde-veine est posé au bras gauche. Un bilan comportant une radiographie thoracique, un ECG et un bilan biologique standard, est réalisé préalablement à la procédure.

Le patient est prévenu des modalités de celle-ci et informé des complications possibles relatives. Il doit signer le formulaire (modèle SFC) attestant de son consentement éclairé.

Réalisation pratique

L'examen a lieu dans une salle d'exploration électrophysiologique, en présence de deux médecins électrophysiologistes et d'un médecin ou infirmier anesthésiste. Le chariot d'urgence et le matériel de défibrillation sont vérifiés préalablement. De multiples électrodes sont branchées sur le patient pour enregistrer le tracé ECG sur une console surveillée. Une désinfection locale est réalisée grâce à un produit type *Bétadine* appliqué sur les aines. Des champs stériles sont disposés autour. Le médecin réalisant l'examen est habillé stérilement. Il réalise une anesthésie locale avec de la *Xylocaïne* au niveau du point de ponction prévu, plusieurs cathéters sont insérés par voie le plus souvent veineuse mais, parfois, artérielle fémorale droite. On peut suivre leur trajet sur un écran placé à proximité, les électrodes étant montées par l'opérateur, qui les guide jusqu'à la zone cible à détruire grâce aux tracés enregistrés, ainsi qu'à la radioscopie. Puis, après avoir réalisé l'exploration, l'électrode de radiofréquence est stabilisée avant le tir. Certains paramètres sont réglés : température, durée du tir, puissance. 5 000 unités en bolus d'héparine préviennent les accidents thromboemboliques. Les patients peuvent ressentir des palpitations lors des épreuves de stimulation. L'ablation par RF est peu douloureuse. Les tirs ont lieu jusqu'à ce que la zone incriminée soit détruite et l'arythmie non reproductible. La durée de la procédure varie d'une à trois heures.

Après l'ablation

Les cathéters sont retirés puis une compression réalisée pendant environ dix minutes. Si l'artère fémorale a été ponctionnée, la compression est plus longue et un pansement compressif laissé en place jusqu'au lendemain.

Les sujets doivent rester en décubitus sans fléchir la jambe pendant six à huit heures. La surveillance de la TA, de la fréquence cardiaque, du pansement et des pouls périphériques est réalisée au début toutes les 30 minutes, puis toutes les heures, le patient devant bénéficier systématiquement d'une surveillance ECG continue jusqu'au lendemain.

La reprise d'une alimentation légère est possible deux heures après le retour de l'examen. La perfusion est ôtée le soir même ou le lendemain matin, un traitement par aspirine à doses antiagrégantes étant souvent prescrit pour une période de plusieurs semaines.

Complications

Les complications sont rares :

– hématome au point de ponction ;
– épanchement péricardique, tamponnade pouvant nécessiter une chirurgie d'urgence ;
– BAV complet pouvant nécessiter la mise en place d'un PM ;
– TV ou FV pouvant nécessiter un choc électrique externe immédiat ;
– phlébite et EP ;
– lésions veineuses ou artérielles pouvant nécessiter un abord chirurgical local ;
– AVC et décès exceptionnels.

Le futur en matière d'ablation

L'introduction de la robotique est une véritable révolution dans l'électrophysiologie invasive.

Les systèmes de cartographie électrophysiologique se perfectionnent avec l'apparition d'énormes électroaimants qui pilotent des aimants situés dans les sondes à l'intérieur des structures cardiaques.

Les techniques ablatives commencent à s'adresser aux patients présentant une FA paroxystique, invalidante par ses symptômes, résistante au moins à deux antiarythmiques, et dont le substratum physiopathologique se situe au niveau de foyers d'automatisme localisés entre le tissu atrial et les veines pulmonaires.

La cryoablation semble être une alternative avantageuse en termes de sécurité puisque ses complications semblent moins fréquentes (en particulier les BAV) qu'avec la radiofréquence. Elle est utilisable dans tous les types de tachycardies supraventriculaires. Cette technique est particulièrement intéressante pour le traitement des ré-entrées intranodales et des voies accessoires septales.

En cas d'échec des thérapeutiques précédentes, on pourra être amené à proposer la chirurgie, le défibrillateur implantable.

CHIRURGIE

Il s'agit de :

– la chirurgie du syndrome de Wolff-Parkinson-White sans CEC, à cœur battant ;

– la chirurgie des TV par ventriculotomie d'exclusion, cryothérapie, laser ou résection. Cependant, ces interventions ont une lourde mortalité et sont maintenant supplantées par la mise en place de défibrillateurs implantables plus efficace pour prolonger l'espérance de vie ;
– la chirurgie de la fibrillation auriculaire (techniques de Maze, Cox, Corridor III, etc.), qui a l'avantage d'associer l'exclusion de l'auricule gauche, siège quasi exclusif de la genèse des thrombi et cause des accidents emboliques. Cependant, son impact en termes de survie, prévention des accidents thromboemboliques, qualité de vie est encore incertain.

DÉFIBRILLATEURS IMPLANTABLES

Principe

Le défibrillateur implantable (fig. 22.1) est conçu pour détecter, en continu, l'activité électrique du cœur et délivrer, au besoin, un choc électrique permettant de corriger le trouble du rythme ventriculaire potentiellement létal. C'est un traitement fiable des troubles du rythme

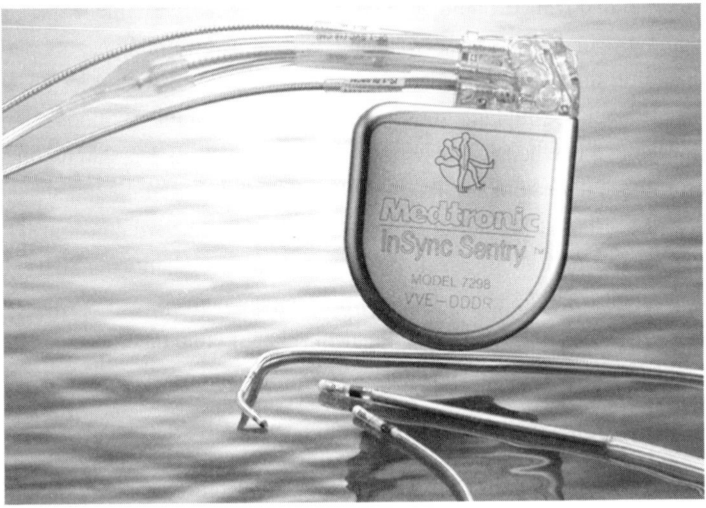

Fig. 22.1 Défibrillateur implantable Medtronic triple chambre incluant une stimulation multisite utile chez l'insuffisant cardiaque ayant une désynchronisation mécanique interventriculaire et un QRS élargi.

ventriculaire, lorsque les autres traitements sont inutilisables ou inefficaces. Le dispositif miniaturisé, implanté dans la région sous-claviculaire gauche, contient la batterie et les circuits électroniques, relié à une sonde, dont l'extrémité est placée au niveau du ventricule droit, qui reçoit et transmet les impulsions du générateur vers le cœur, permettant ainsi de rétablir le rythme sinusal d'un sujet en fibrillation ou en tachycardie ventriculaire. La délivrance du choc est automatique après reconnaissance préalable de l'arythmie ventriculaire en quelques secondes. En outre, ce dispositif stocke toutes les informations relatives à la survenue de ces événements et peut accélérer le rythme si celui-ci est trop lent. Actuellement, les défibrillateurs sont implantés sans thoracotomie avec un boîtier rétro-pectoral ou sous-cutané, une sonde endoventriculaire droite, le boîtier servant d'électrodes, les chocs biphasiques économisant de l'énergie, les événements étant mémorisés, le pacemaker incorporé pouvant stimuler le cœur en cas de bradycardie.

Implantation

L'implantation se fait dans un bloc opératoire ou dans une salle d'électrophysiologie au sein d'une structure cardiaque comportant un laboratoire d'électrophysiologie, un centre de stimulation cardiaque, un laboratoire d'hémodynamique et de cardiologie interventionnelle.

Comme pour les pacemakers, les anticoagulants ou antiagrégants plaquettaires doivent être préalablement arrêtés. Après anesthésie locale, le défibrillateur est implanté sous la peau. La durée de l'intervention est, en moyenne, d'une heure. Une hospitalisation de plusieurs jours au décours est souvent nécessaire, les fils étant ôtés au bout de huit à dix jours.

Lors des visites de suivi, grâce à un appareil posé en regard du défibrillateur, la mémoire du dispositif est interrogée pour prendre connaissance des troubles détectés et des chocs éventuellement délivrés.

Une carte indiquant le port d'un défibrillateur automatique doit être remise à chaque patient concerné.

Principales indications

– Arrêt cardiaque par TV ou FV sans cause aiguë ou réversible (infarctus, hypokaliémie, digitaliques, médicaments).

– TV non soutenue avec séquelles d'infarctus et fonction VG altérée, TV soutenue ou FV déclenchable sous traitement médical.

– TV spontanée soutenue, symptomatique sur cardiopathie avec altération VG.
– Maladies à haut risque de mort subite par FV : syndrome de Brugada, dysplasie arythmogène du ventricule droit, etc.
– Syncopes de cause inconnue avec TV soutenue ou FV déclenchable.
– Prévention primaire de certaines maladies : syndrome du QT long ou cardiomyopathie hypertrophique.
– Patients coronariens à fonction VG altérée (FE < 30 %)dans les suites d'IDM.

Principales contre-indications

– Syncopes de cause inconnue sans trouble du rythme déclenchable.
– TV et FV curable par chirurgie ou ablation ou ne mettant pas en jeu le pronostic vital.
– TV ou FV due à une cause réversible (ischémie, hypokaliémie, etc.).
– TV ou FV et maladie mentale susceptible d'être aggravée par l'implantation ou d'empêcher le suivi.
– Arrêt circulatoire avec séquelles neurologiques graves.
– TV ou FV et maladie terminale avec espérance de vie de moins d'un an.
– TV ou FV et insuffisance cardiaque grave réfractaire, classe IV chez un patient non candidat à la transplantation. En fait, cette contre-indication n'en sera plus une avec les nouveaux modèles de défibrillateurs triple chambre multisites (cf. page 154).

Principales complications

La mortalité peropératoire a chuté à moins de 1 %. Nous ne citerons que les principales complications :

– échec de la pose de la sonde par voie veineuse ;
– déplacement des sondes pouvant nécessiter une nouvelle intervention ;
– hémorragie et hématomes ;
– infection de la loge du boîtier souvent par staphylocoque doré ou *S. epidermidis*, conduisant à l'explantation du matériel et à un traitement par antibiotiques ;
– hémopéricarde et tamponnade par perforation du ventricule droit ;
– pneumothorax et hémothorax ;
– déplacement ou rotation du boîtier pouvant comprimer la veine sous-clavière ;

– douleurs et réduction de la mobilité de l'épaule ;
– dysfonction du défibrillateur avec choc inapproprié ou absence de déclenchement des chocs ;
– fracture des sondes, perte des gaines isolantes des sondes ;
– troubles psychologiques à la suite de chocs ou dans la crainte d'un choc éventuel.

L'avenir

Les défibrillateurs triples chambres incluant une stimulation multisite, chez les patients en insuffisance cardiaque stades III ou IV, bénéficiant par ailleurs d'un traitement médicamenteux optimal en rythme sinusal prédominant, avec fraction d'éjection inférieure ou égale à 35 % et désynchronisation mécanique interventriculaire et QRS élargis au-delà de 120 ms.

CHAPITRE 23

Échocardiographie en urgence

L'échocardiographie-Doppler apporte au praticien un outil remarquable dans la gestion de l'urgence et l'évaluation des affections cardiaques. Par voie transthoracique, c'est un examen non invasif sans contre-indication avec, toutefois, des limites liées à l'échogénicité des patients et l'expérience de l'opérateur. Sa place est de plus en plus importante dans l'orientation diagnostique de fréquents tableaux d'urgence, notamment hémodynamique. Le faible volume des appareils de dernière génération, en particulier portables, les rend particulièrement attractifs dans leur utilisation au lit du malade. En urgence, l'échocardiographie transthoracique (ETT) fournit un débrouillage rapide et assez souvent initialement suffisant.

– Dans les dyspnées aiguës ou défaillance circulatoire avec cardiomégalie radiologique, l'ETT recherche en première intention :

- un épanchement péricardique avec tamponnade ;
- une dysfonction ventriculaire gauche avec dilatation du VG et abaissement de la fraction de raccourcissement (fig. 23.1) ;
- une dilatation des cavités droites évocatrice d'embolie pulmonaire.

– Devant une douleur thoracique, l'ETT et surtout l'ETO au lit du malade peuvent contribuer à un diagnostic rapide de dissection aortique.

– En phase aiguë de nécrose myocardique, l'ETT montre un trouble plus ou moins important de la cinétique segmentaire. L'ETT permet également un diagnostic et un dépistage précoce des complications de l'IDM.

– La quantification des rétrécissements ou fuites aortiques et mitrales, dans un premier temps par l'ETT est fortement contributive pour aider au diagnostic étiologique d'une décompensation cardiaque.

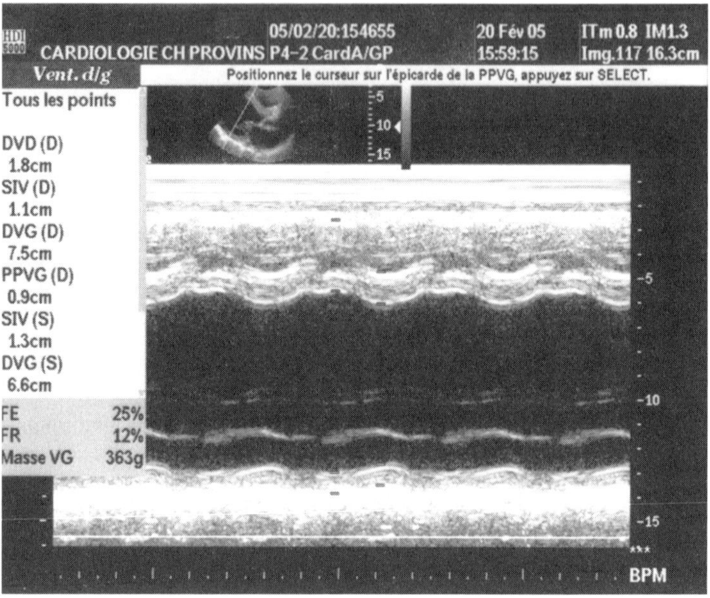

Fig. 23.1 Dysfonction ventriculaire gauche avec dilatation du VG et abaissement de la fraction de raccourcissement à 12 % en écho TM.

Les deux coupes le plus souvent utilisées en mode bidimensionnel sont :

– l'incidence parasternale « grand axe », qui permet de bien explorer la valve mitrale, l'aorte initiale, l'essentiel du ventricule gauche en dehors de l'apex, l'oreillette gauche et le péricarde ;
– l'incidence « quatre cavités », qui montre en même temps les deux ventricules, les deux oreillettes, le septum interauriculaire et interventriculaire, les valves tricuspides et mitrales, le péricarde.

Cependant, l'*échocardiographie transœsophagienne* (ETO), est particulièrement utile dans certains cas difficiles, procurant grâce à la contiguïté de l'œsophage par rapport aux structures cardiaques une qualité d'image exceptionnelle, particulièrement appréciable chez les patients obèses, non échogènes, emphysémateux ou intubés et ventilés. Néanmoins, il ne faut pas oublier que la réalisation de l'ETO nécessite une formation spécifique que les réanimateurs de garde n'ont pas toujours, l'interprétation de cet examen étant très opérateur-dépendant. L'ETO est par ailleurs contre-indiquée dans certains cas : pathologie œsophagienne, en particulier varices, antécédents de chirurgie gastrique ou œsophagienne, hémorragie digestive haute d'étiologie inconnue, irradiation médiastinale, lésions maxillofaciales ou cervicales, refus, non-coopération du patient, etc. L'échocardiographie ne doit s'intégrer que dans le cadre d'un examen cardiologique complet qui accroît sa rentabilité.

Dans les états de chocs, l'ETT permet de mieux suspecter le mécanisme de ceux-ci, en estimant la précharge, la fonction cardiaque, ce qui aide à guider la thérapeutique.

VENTRICULE DROIT

Dans un contexte évocateur d'embolie pulmonaire, l'échocardiographie peut montrer rapidement une dilatation des cavités droites et aider à l'évaluation de la pression artérielle pulmonaire (fig. 23.2) grâce à la mesure du gradient VD-AP. De par ce critère indirect d'importance de l'EP, elle peut conduire à débuter un traitement thrombolytique. L'ETO est parfois pratiquée dans ce contexte en l'absence de scintigraphie ou de scanner. Elle aide rarement à identifier un thrombus dans les cavités cardiaques, et

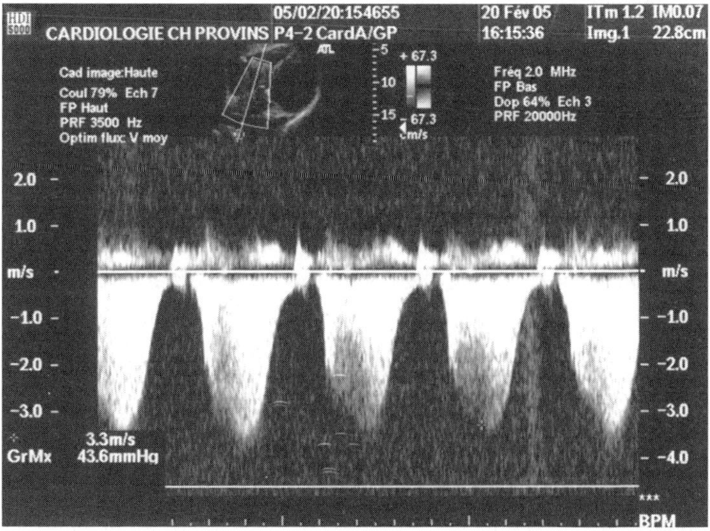

Fig. 23.2 Echo-Doppler pulsé d'une insuffisance tricuspidienne avec PAP évaluée à 43 + 10 mm Hg.

étudie la perméabilité éventuelle du foramen ovale. Cependant, il faut savoir que l'échocardiographie n'est pas très performante pour l'étude du VD et devrait être supplantée à moyen terme par l'IRM.

VENTRICULE GAUCHE

Le mode bidimensionnel et le mode temps-mouvement permettent d'appréhender la fonction et la morphologie des cavités gauches :

– taille ;
– épaisseur des parois et contraction des parois ;
– diamètre télédiastolique (DTD) ;
– diamètre télésystolique (DTS) ;
– fraction de raccourcissement (DTD — DTS)/DTD, interprétable uniquement en l'absence de troubles de la cinétique segmentaire (*cf.* fig. 23.1) ;
– recherche de troubles de la cinétique segmentaire en particulier lors des suspicions de syndrome coronarien aigu ;
– fraction d'éjection ;
– fonction diastolique étudiée sur le flux de remplissage mitral et le flux veineux pulmonaire ;
– mesure du débit cardiaque, surtout intéressante pour suivre l'évolution et l'efficacité des thérapeutiques employées ;
– recherche d'un asynchronisme intra- et interventriculaire.

VALVES CARDIAQUES PROTHÉTIQUES OU NATIVES

L'échocardiographie est irremplaçable pour le bilan des valvulopathies décompensées. L'ETT quantifie le degré de sténose ou de fuite de la valve défaillante impliquée et recherche les signes indirects de retentissement sur la fonction cardiaque (fig. 23.3). L'ETO précisera mieux le mécanisme de la dysfonction valvulaire et la quantifiera plus précisément, étape indispensable avant de porter une éventuelle indication chirurgicale (fig. 23.4). Dans le cas des valves prothétiques, l'opérateur devra être particulièrement entraîné. L'ETT est en effet souvent gêné par le caractère hyperéchogène des valves artificielles et la formation de cônes d'ombres et d'artefacts. L'ETO surmontera aisément cet obstacle en position mitrale, un peu moins en position aortique. L'ETO est une urgence lorsque la suspicion d'endocardite s'inscrit dans un contexte de défaillance hémodynamique.

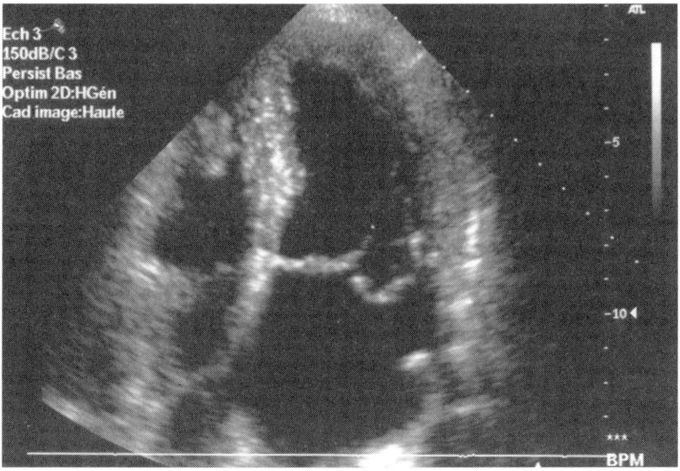

Fig. 23.3 ETT d'une rupture de cordage responsable d'une volumineuse fuite mitrale.

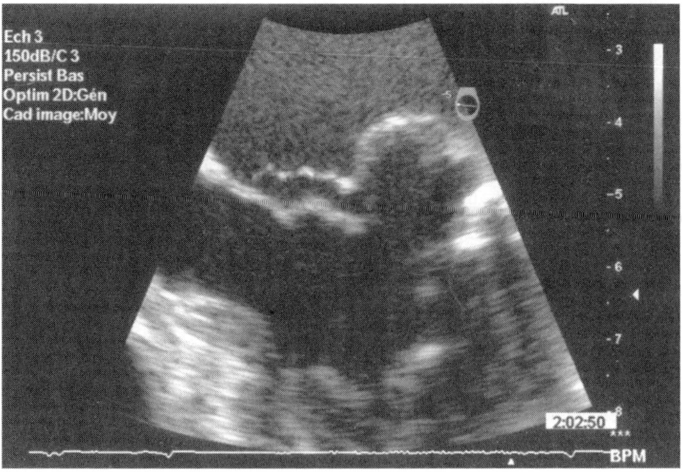

Fig. 23.4 Même lésion que ci-dessus, vue en ETO.

TRAUMATISMES DU THORAX

Chez les polytraumatisés, l'ETT au lit apporte déjà nombre de précisions ; cependant, la réalisation de cet examen est difficile en cas de plaie, de fractures de côte ou sternale, ainsi que chez les sujets qui doivent être mis sous ventilateur ou ont des drains, et ne peuvent être positionnés en décubitus latéral gauche.

Contusions myocardiques

Elles sont évoquées devant la constatation d'anomalies de la cinétique segmentaire touchant plus souvent le ventricule droit que le gauche. L'échocardiographie apparaît toutefois moins sensible que la biologie, en particulier le dosage de troponine, et que la scintigraphie quand un service de médecine nucléaire est disponible.

Choc hypovolémique hémorragique

Les cavités cardiaques sont de petites tailles et il existe une hyperkinésie. Des gradients intraventriculaires ou sous-aortiques peuvent apparaître ou se majorer.

Ruptures myocardiques ou valvulaires

Ce sont des urgences majeures. Les chances de survie sont conditionnées par un diagnostic et une prise en charge chirurgicale quasi immédiate. L'échocardiographie permet de visualiser un épanchement péricardique important avec, souvent, tamponnade ; le Doppler couleur aide à documenter une rupture le plus souvent apicale. L'ETT et l'ETO peuvent montrer et quantifier des déchirures valvulaires et leur conséquence comme, par exemple, une dysfonction cardiaque et une insuffisance aortique aiguë en cas de lésion traumatique des sigmoïdes aortiques.

Tamponnade

L'ETT permet un diagnostic rapide lors d'un traumatisme éventuellement pénétrant chez un patient en état de choc. Cet épanchement peut être secondaire à une plaie des gros vaisseaux, précisée alors au mieux par l'ETO.

Lésions traumatiques de l'aorte

Une fois de plus, l'ETO est ici irremplaçable : les rapports anatomiques privilégiés entre œsophage et aorte permettent l'obtention d'images de qualité incomparable. Les ruptures isthmiques, en particulier, sont suspectées au décours de décélérations brutales souvent lors d'accident de la voie publique, chez des patients en état de choc dont la radiographie thoracique de débrouillage montre un élargissement du médiastin. Dans l'immense majorité des cas, la rupture aortique est localisée pour des raisons anatomiques et physiologiques dans la région isthmique. L'ETO aux urgences est alors prioritaire, montrant un hématome médiastinal, un *flap* mobile et épais, une aorte asymétrique au niveau isthmique, l'absence de porte d'entrée ou de faux chenal contrairement à la dissection, les anomalies étant uniquement situées au niveau de l'isthme.

L'ÉCHOCARDIOGRAHIE TRANSŒSOPHAGIENNE AVANT CARDIOVERSION POUR FIBRILLATION AURICULAIRE

La cardioversion guidée par l'ETO a plusieurs avantages potentiels :

– prise en charge rapide de l'AC/FA ;
– stratification du risque thromboembolique ;
– identification des patients à haut risque, dont la cardioversion doit être différée, en particulier lorsqu'est visualisé un thrombus dans l'auricule gauche ;
– raccourcissement du traitement anticoagulant avant la cardioversion ;
– diminuation de la phase de sidération et de remodelage auriculaire accroissant ainsi les chances de la cardioversion ;

Les indications électives de la cardioversion guidée par l'ETO sont les suivantes :

– FA récente (de moins de 3 semaines) ;
– FA mal tolérée ;
– antécédents d'AIT ou d'embolie artérielle ;
– RM ;
– dilatation de l'oreillette gauche ;
– risque hémorragique élevé ;
– niveau d'hypocoagulation incertain ou INR infrathérapeutique, ou mauvaise compliance aux AVK.

CHAPITRE 24

Ponction péricardique et drainage

Matériel

Il consiste en :

– matériel de réanimation et défibrillateur prêts à fonctionner ;
– amplificateur de brillance si possible ;
– appareil d'échocardiographie souhaitable
– bonne voie d'abord pour remplissage par macromolécules ;
– champs stériles, pinces, gants, casaque, masque, compresses, *Bétadine*… ;
– kit de péricardiocentèse (fig. 24.1) avec :
  - deux seringues de 10 cm^3, une aiguille, de la *Xylocaïne* (n° 2 sur la fig. 24.1) ;
  - un bistouri à lame effilée (n° 3 sur la fig. 24.1) ;
  - une aiguille de 18 mesurant 8 cm de long (n° 5) ;
  - un guide « J » en Téflon 0,038 inch (1 mm) long de 70 cm (n° 9) ;
  - des dilatateurs de 6 à 8 F (n° 4) ;
  - une sonde droite multiperforée (n° 7) ou, mieux, une sonde « queue-de-cochon » ;
  - un tube de raccord avec robinet à trois voies (n° 8) ;
  - un fil à peau ;
  - trois tubes pour prélèvements ;
  - un cordon de raccord pour ECG avec pince crocodile (n° 10) permet de relier l'aiguille à une dérivation précordiale.

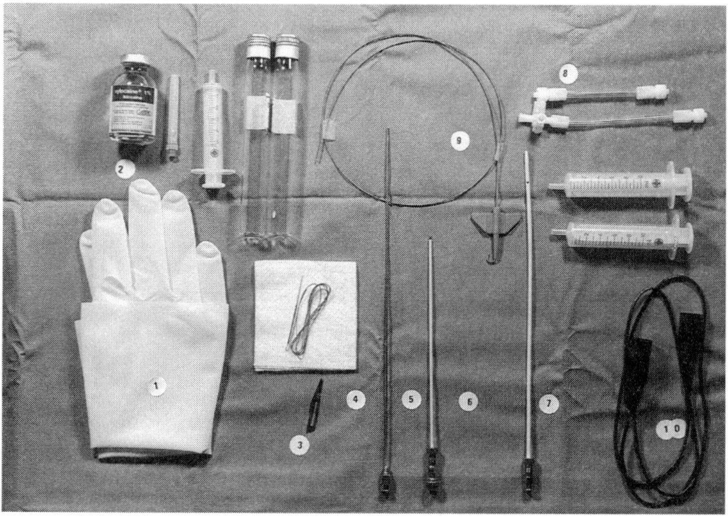

Fig. 24.1 Matériel de drainage péricardique.

LE MALADE

Malade informé (si son état de conscience le permet), en position demi-assise, torse nu, pré-rasé et désinfecté. Prémédication souhaitable (atropine 0,5 à 1 mg SC). Enregistrement scopique et ECG pendant toute la procédure. Bonne voie d'abord ou, mieux, cathéter veineux central. Remplissage vasculaire en cas de très mauvaise tolérance.

TECHNIQUE

Seule la voie sous-xiphoïdienne doit être utilisée après désinfection soigneuse et anesthésie locale. La ponction s'effectue avec l'aiguille de 8 cm montée sur une seringue de 10 cm^3 contenant 5 ml de *Xylocaïne*, en formant un angle de 30 à 40° par rapport au plan frontal (fig. 24.2). Le point de ponction se situe à l'angle xiphocostal gauche et l'aiguille est dirigée vers l'épaule gauche. La progression se fait 5 mm par 5 mm en injectant chaque fois 0,5 ml de *Xylocaïne* puis en aspirant. À 6 ou 7 cm de la peau environ, une certaine résistance du péricarde peut être perçue et l'aspiration douce ramène du liquide. On peut alors se contenter d'une évacuation limitée de liquide (jusqu'à amélioration clinique) ou mettre

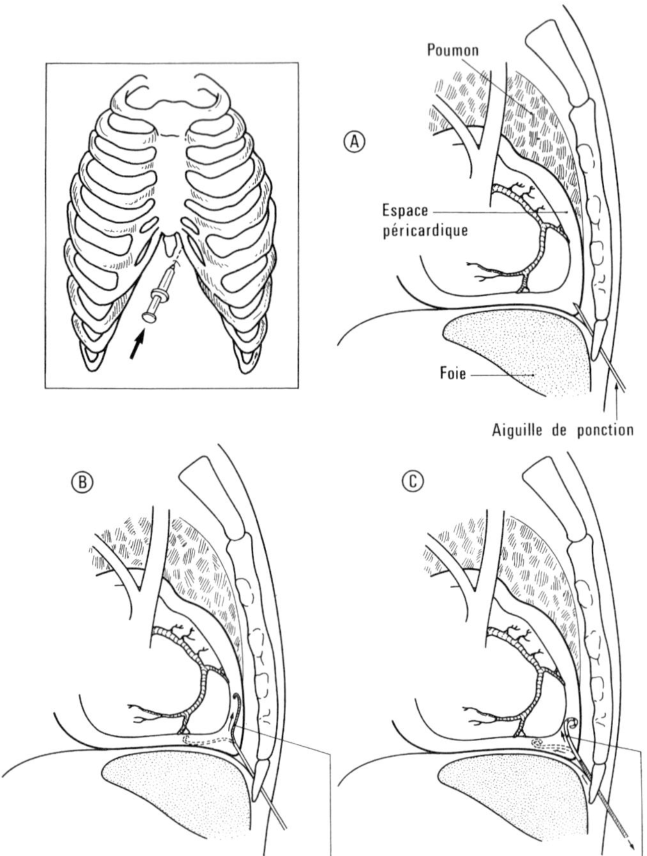

Fig. 24.2 Technique de la ponction-drainage du péricarde.

A. Mise en place de l'aiguille de ponction. **B.** Passage du guide métallique. **C.** Introduction du cathéter définitif de drainage.

en place un drainage percutané : après avoir désolidarisé l'aiguille de la seringue, le guide « J » est introduit dans l'espace péricardique sous amplificateur de brillance, puis l'aiguille ôtée. Après une incision minime de la peau au bistouri, on monte un dilatateur (6 à 8 F) pour préformer le trajet ; puis la sonde « *pig tail* » est enfilée sur le guide métallique grâce à des mouvements progressifs de rotation pendant que le guide est simultanément et progressivement retiré. Un contrôle scopique vérifie la position de la sonde qui se projette sur l'ombre cardiaque. Le liquide est évacué à la main (seringue de 50 cm^3) ou par aspiration continue après avoir mis un robinet à trois voies à l'extrémité distale de la sonde.

BUT À ATTEINDRE ET RÉSULTATS

La ponction-drainage du péricarde permet de décomprimer en urgence le cœur lors d'une tamponnade. L'amélioration clinique et hémodynamique est rapide (TA, pouls, pression veineuse centrale), mais l'évacuation brutale et complète du liquide expose au risque d'œdème pulmonaire ou d'IVD du fait de l'augmentation du retour veineux. Des prélèvements sont envoyés aux laboratoires d'hématologie, de biochimie, de cytologie pour recherche étiologique.

SURVEILLANCE

Lorsqu'on relie (de façon optionnelle) l'aiguille de ponction à une dérivation précordiale par une pince « crocodile », et qu'elle touche le myocarde, il peut apparaître des ESV ou un courant de lésion, servant ainsi de point de repère et nécessitant un retrait de quelques millimètres. L'assistance échocardiographique par une tierce personne, plus performante, est hautement souhaitable pendant la procédure.
Le drainage peut être laissé en place quelques heures ou deux à trois jours jusqu'à un éventuel transfert en milieu chirurgical cardiaque.

INCIDENTS ET ACCIDENTS

La mortalité est de 2 à 4 % :

– ponction ou dilacération des cavités cardiaques : parfois, le liquide est sanglant et il est difficile de savoir où l'aiguille se trouve ; on peut s'aider de l'hématocrite (abaissé dans l'épanchement), de l'absence de coagulation du liquide, de l'amélioration rapide clinique, de l'échographie de contraste, voire de l'injection de 5 cm^3 de produit de contraste sous amplificateur de brillance et des gaz du sang ;
– traumatisme d'une artère coronaire, rare ;
– OAP après évacuation trop rapide de l'épanchement ;
– pneumothorax ;
– fibrillation ventriculaire ;
– ponction du péritoine, surtout si ascite.

CHAPITRE **25**

Drainage pleural

Le drainage d'un épanchement pleural liquidien ou aérique doit être réalisé chaque fois qu'il existe ou que peut apparaître une compression médiastinale ou pulmonaire. Le drain thoracique est relié à un système scellé sous l'eau, antiretour qui prévient toute entrée d'air au niveau de l'espace pleural, ce qui permet l'évacuation des épanchements et restaure une pression négative au niveau de l'espace pleural.

MATÉRIEL NÉCESSAIRE

Il consiste en :

– champ plastique autocollant troué, compresses, *Bétadine* ou *Hibiscrub* et *Hibitane* ;
– matériel d'asepsie : casaque, gants, bonnet, masque, compresses stériles ;
– anesthésie locale : seringue de 10 cm^3 et de 50 cm^3, aiguille, *Xylocaïne* ;
– des cupules :
– bistouri à lame étroite, une pince de Leriche ;
– tubes de prélèvement pour chimie, bactériologie, histologie en cas d'épanchement liquidien :
– une pince à traire et deux clamps :
– une tondeuse chirurgicale :
– deux ampoules de 20 ml d'eau stérile :
– deux fils de suture, un pansement stérile :
– une aiguille 21 G :
– une prise de vide d'aspiration murale avec un tuyau et un régulateur de vide (pince de Moor) :

– un *Pleurocath* (fig. 25.1) ou autre drain choisi par l'opérateur (Joly, de maniement simple mais un peu dangereux en raison de son extrémité pointue ou Monod, de calibre important mais peu traumatique pour le poumon car son extrémité est arrondie, ou autre) et le trocart correspondant :
– un tuyau de raccordement de 15 cm de longueur, stérilisé, et un raccord biconique :
– un système à usage unique type *Pleur-Evac*, par exemple. Ce système à usage unique doit drainer et aspirer l'épanchement présent dans la cavité pleurale afin de rétablir une pression négative. Il empêche que l'air ne retourne vers l'espace pleural grâce à un système mixte de valve antiretour et de scellé sous eau. Le matériel doit toujours se trouver sous un plan inférieur au plan du thorax du patient. Son principe est identique aux anciens systèmes à trois bocaux :

- le premier compartiment sert au recueil de l'épanchement et a une capacité de 2 500 ml ;
- le second compartiment de scellé sous eau joue le rôle de valve antiretour ;
- le dernier compartiment sert de soupape de Jeanneret et permet de régler le niveau de dépression souhaité ;
- certains systèmes dits « secs », *Pleur-Evac* Sahara, peuvent fonctionner sans rajout d'eau distillée en toute sécurité pour le patient grâce à une valve unidirectionnelle de protection. Leur préparation s'effectue en quelques secondes ; le malade peut être transporté sans démonter tout le système. Les montages et connexions sont simplifiés. Le niveau de pression négative appliqué au patient est fiable ;
- la dépression peut être réglée de – 10 à – 40 cm d'eau.

TECHNIQUE

Si le patient est conscient, il convient de lui expliquer ce que l'on va lui faire.
Une radiographie thoracique préalable est incontournable. Un bilan sanguin avec NFS, hémostase, groupe Rh et RAI, gaz du sang est également réalisé, sauf extrême urgence.
Le malade est perfusé avec possibilité d'avoir des macromolécules rapidement.

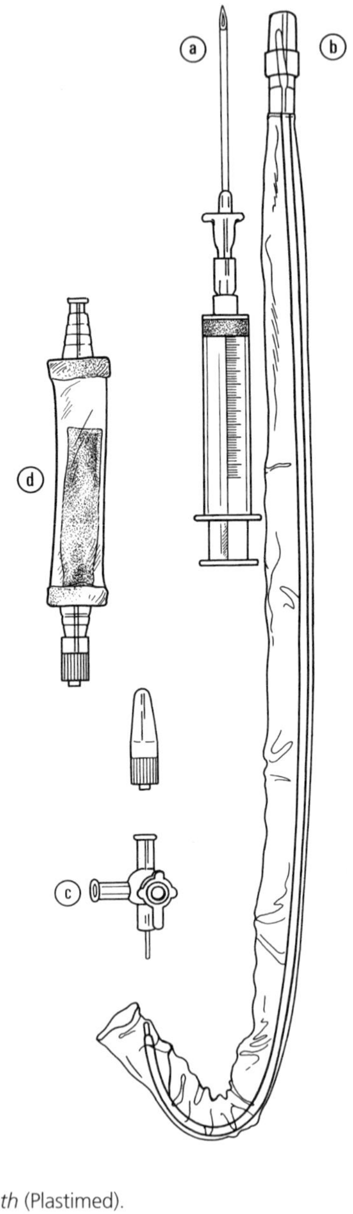

Fig. 25.1 *Pleurocath* (Plastimed).

a. Aiguille de ponction amovible munie d'un mandrin creux monté sur une seringue 12 cm³. **b.** Drain en polyéthylène ORX perforé sur 10 cm, contenu dans une gaine de manipulation stérile. **c.** Robinet à trois voies s'adaptant sur le drain. **d.** Raccord pour tubulure d'aspiration.

Le pouls, la saturation, la fréquence cardiaque sont monitorés, de même que la conscience et la fréquence respiratoire.

Une prémédication est souhaitable si le patient est conscient.

À proximité doit se trouver le chariot d'urgence, une prise d'oxygène, du matériel de ventilation. Le système d'aspiration et de drainage doit être prêt à fonctionner dès la mise en place du drain.

Le bras du côté à ponctionner est placé au-dessus de la tête.

Après désinfection et anesthésie locale du bord supérieur de la deuxième côte sur la ligne médioclaviculaire, la peau et le plan musculaire sont incisés largement (0,5 à 1 cm). Cependant, pour un épanchement liquidien, la ponction est plutôt déclive au niveau du cinquième ou sixième espace intercostal sur la ligne axillaire moyenne.

Le trocart (mandrin + drain en plastique) est empaumé dans la main droite ; la main gauche sert de guide, de frein et de repère.

Le drain est enfoncé perpendiculairement et traverse les plans musculaires et intercostaux.

Une fois dans la cavité pleurale, la progression du trocart doit être arrêtée. Celui-ci doit être incliné vers l'avant pour les pneumothorax, en arrière pour les épanchements pleuraux, puis poussé de quelques centimètres.

Le mandrin est partiellement retiré (et l'évacuation d'air sous pression ou de liquide confirme sa bonne position), alors que le drain est parallèlement enfoncé puis clampé avant d'être branché sur le tuyau de drainage grâce à un raccord.

La mise en place d'un *Pleurocath*, plus simple (ponction au trocart au même endroit et mise en place d'un « cathéter » multiperforé), plus rapide à réaliser et moins dangereuse doit être préférée dans les épanchements aériques.

Le système aspiratif (nettement en dessous du plan du malade) est raccordé au drain. Le raccordement doit être solide, étanche et effectué avec une asepsie chirurgicale.

Mise en place d'un système prêt

L'exemple est ici celui d'un *Pleur-Evac* Sahara (fig. 25.2) :

– Il faut tout d'abord connecter le drain du malade au « tube patient » du kit.

– Puis raccorder l'autre tuyau à la source de vide munie soit d'un manomètre, soit d'un régulateur de vide.

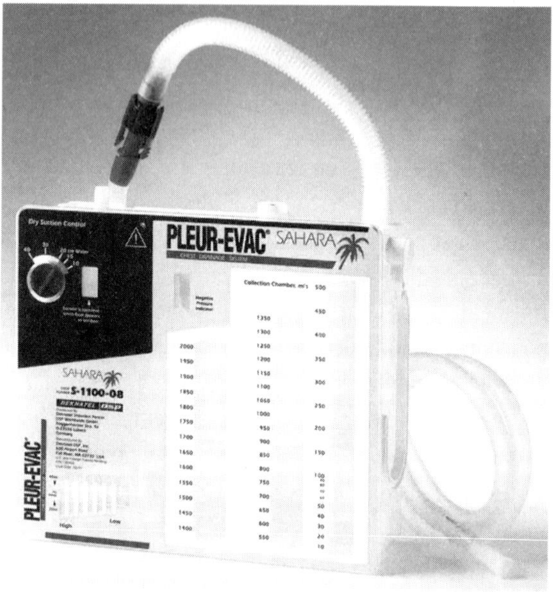

Fig. 25.2 *Pleur-Evac* Sahara

– Puis, le sélecteur rouge est tourné sur le niveau d'aspiration souhaité L'aspiration est alors mise en marche, et le niveau de dépression est réglé (pression négative d'aspiration est réglée entre – 20 et – 40 cm H_2O).
– Un témoin flottant confirme l'efficacité de l'aspiration.
– Avec ce système, le patient ne risque rien, même si le *Pleur-Evac* est renversé ou couché grâce à la valve unidirectionnelle de l'appareil.
– Puis le drain est fixé à la peau par un laçage en spartiate.

SURVEILLANCE

Il faut chaque jour :

– faire le bilan cumulatif du volume drainé sur les dernières 24 heures ;
– faire une radiographie de thorax quotidienne.

Dans tous les cas, l'aspiration doit être continue jusqu'à l'évacuation de l'épanchement et le retour à la paroi du poumon.
Dans les épanchements liquidiens, le drain doit être « trait » plusieurs fois par jour pour éviter qu'il ne se bouche. La quantité éventuelle de sang dans le bocal guide la compensation de la déperdition sanguine.

Dans les épanchements gazeux, en particulier sous ventilation assistée, la surveillance doit être des plus attentives, car en cas d'exclusion ou d'obstruction du drain survient une tamponnade gazeuse ; la perméabilité du drain est reflétée par le bullage.
À chaque changement d'équipe, il faut vérifier :

– le niveau de dépression ;
– l'étanchéité et la fixation du système de drainage ; un drain est perméable s'il est productif (il « bulle » ou ramène du liquide) ou s'il oscille avec la respiration.

ABLATION

> **Noter !** Le drainage doit être le plus court possible. Le drain ne sera retiré (en aspiration puissante) que lorsque le poumon sera à la paroi depuis plus de 24 heures, le drain étant clampé.

Matériel nécessaire à l'ablation :

– masques ; gants stériles et compresses stériles ;
– solution antiseptique ;
– une ampoule de sérum physiologique, une seringue de 10 cm^3, une aiguille ;
– un flacon de *Xylocaïne* à 1 % ;
– une lame de bistouri ;
– deux clamps non stériles ;
– un pansement sec.

Il faut :

– désinfecter le site d'insertion, injecter quelques cm^3 de *Xylocaïne* avec l'aiguille en sous-cutanée ;
– préparer le nœud pour la bourse ;
– couper le fil du drain ;
– demander au patient de faire une expiration forcée bloquée à glotte fermée pendant que l'on retire le drain avant de fermer la bourse avec plusieurs nœuds ;
– nettoyer et mettre un pansement ;

– demander une radiographie de contrôle pour vérifier l'absence de pneumothorax résiduel.

INCIDENTS ET ACCIDENTS

Le risque de pyothorax sur drain impose une asepsie parfaite.
L'exclusion du drain sous ventilation assistée peut conduire à une tamponnade gazeuse. Les hémorragies s'observent électivement avec le drain de Joly, pointu, et peuvent nécessiter une thoracotomie d'hémostase. L'emphysème sous-cutané facile à détecter traduit l'exclusion du drain mais est le plus souvent bénin.
Les malaises vagaux sont fréquents lors de la pose.
Les perforations d'organes sont rares : rate, foie, poumons…
Un œdème pulmonaire peut survenir lorsqu'un épanchement est évacué trop rapidement.

CHAPITRE 26

Contre-pulsion par ballon intra-aortique et autres méthodes d'assistance circulatoire

CONTRE-PULSION PAR BALLON INTRA-AORTIQUE

La contre-pulsion par ballon intra-aortique (CPBIA) est la méthode d'assistance circulatoire mécanique la plus utilisée depuis sa mise au point en 1968 (fig. 26.1). Elle permet l'amélioration de la perfusion coronarienne et la diminution du travail du ventricule gauche par abaissement de la post-charge, pour passer un cap difficile chez des patients considérés autrefois

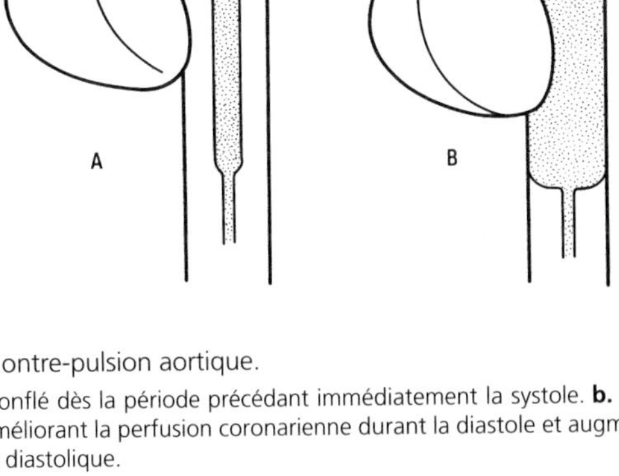

Fig. 26.1 Contre-pulsion aortique.

a. Ballon dégonflé dès la période précédant immédiatement la systole. **b.** Contre-pulsion diastolique améliorant la perfusion coronarienne durant la diastole et augmentant la pression artérielle diastolique.

comme désespérés. Ce système temporaire d'assistance circulatoire et cardiaque, élaboré pour augmenter la perfusion coronaire et diminuer la consommation d'oxygène du myocarde, fait appel à un ballon de contre-pulsion en silicone gonflé de façon intermittente à l'hélium, placé dans l'aorte thoracique descendante après insertion par voie fémorale percutanée. La CPBIA permet une diminution de 20 % des résistances à l'éjection et donc de la tension pariétale. Parallèlement, le volume d'éjection et le débit cardiaque sont accrus. L'augmentation de la pression diastolique aortique accroît le débit coronaire.

Matériel

La CPBIA nécessite :

– un cathéter muni à son extrémité distale d'un ballon de 34 (pour une taille inférieure à 1,62 m) à 40 ml (si la taille est supérieure à 1,62 m) ;
– une console avec pompe permettant les inflations (avec de l'hélium), les déflations et le monitoring des pressions ;
– surtout, la présence d'une personne formée à l'utilisation de la CPBIA de maniement délicat.

La mise en place peut être réalisée chirurgicalement ou, de plus en plus souvent, par voie percutanée par un cardiologue interventionnel après cathétérisme de l'artère fémorale grâce à des gaines ou des ballons montés sur guide de plus en plus petit (8 F), en salle stérile équipée d'un amplificateur de brillance.

Préparation du patient

Le patient préalablement informé doit être à jeun ; l'interrogatoire, l'auscultation, la palpation des artères des membres inférieurs ainsi qu'un Doppler, voire une opacification artérielle, préalable sont souhaitables mais pas toujours réalisables en urgence. Un bilan complet d'hémostase est indispensable. Le patient est déjà souvent sous surveillance hémodynamique (Swan-Ganz). La région inguinale est largement tondue, désinfectée et anesthésiée. La mise en place peut être réalisée chirurgicalement ou, le plus souvent, par voie percutanée après cathétérisme de l'artère fémorale.

Méthode

Le dispositif de la contre-pulsion se compose d'un désilet artériel long, de taille 8 Frenchs, d'un ballon ovalaire de polyuréthane, ce ballon étant monté sur un cathéter 6 F relié à une console de monitorage (fig. 26.2). Cette console comporte un mécanisme permettant de gonfler à l'hélium le ballon intra-aortique, et est munie d'un système de monitorage de la

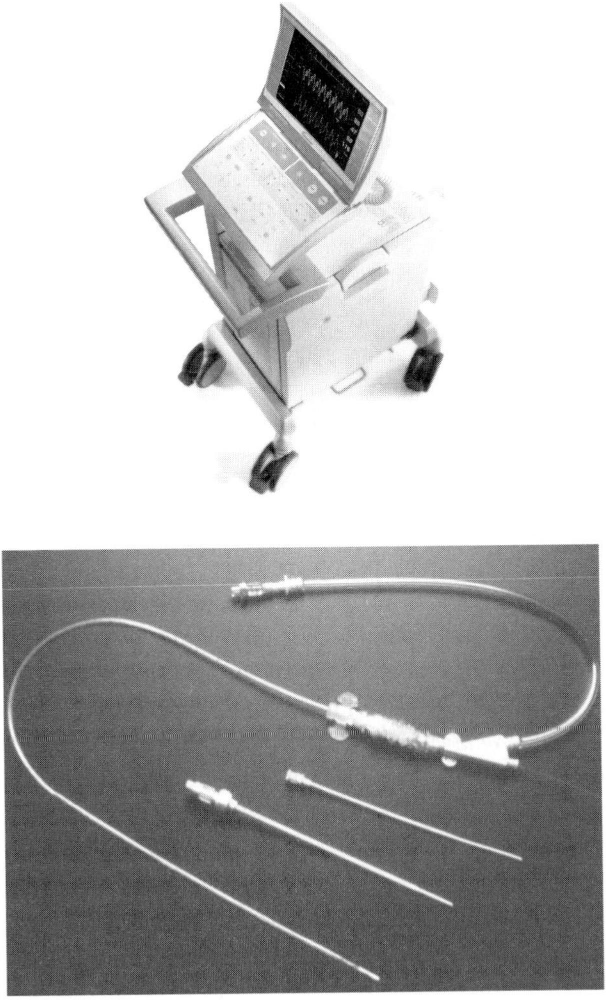

a

b

Fig. 26.2 Matériel de contre-pulsion.

a. Console de contre-pulsion Datascope.

b. Ballon de contre-pulsion et son matériel d'introduction.

pression artérielle invasive, et d'un scope ECG, le tout étant coordonné par une centrale informatique dont les logiciels permettent de synchroniser au mieux les inflations du ballon. En effet, l'inflation est déclenchée dès la fermeture des valves aortiques, repérable sur la courbe de pression artérielle, et la déflation quant à elle doit survenir avant l'ouverture de la valve aortique, pour ne pas gêner l'éjection du flux sanguin. Après désinfection locale soigneuse, le plus souvent par *Bétadine*, une anesthésie locale par 10 à 20 cm^3 de *Xylocaïne* 1 % est réalisée. Des champs stériles sont largement disposés autour de la région inguinale choisie. Puis, l'artère est ponctionnée selon la technique de Seldinger et un guide long avancé progressivement dans l'artère iliaque puis l'aorte descendante. Ce guide autorise, ensuite, la mise en place du Désilet artériel (introducteur avec valve hémostatique) ; puis le ballon est positionné de telle sorte que son extrémité distale, qui est radio-opaque, soit 2 à 3 cm en aval de la naissance de l'artère sous-clavière, le marqueur proximal du ballon devant être situé au-dessus des artères rénales. Une fois le ballon positionné, le système est fixé à la peau et l'extrémité proximale du ballon reliée à un set de pression qui permet la surveillance de la pression artérielle sanglante, le ballon lui-même étant raccordé au mécanisme d'insufflation à l'hélium (gaz de faible viscosité permettant une inflation et une déflation extrêmement rapide).

L'appareil est réglé initialement pour qu'une inflation soit effectuée à chaque diastole (rapport 1/1) puis ce rapport peut être ultérieurement réglé à une inflation toutes les deux diastoles (1/2) ou une inflation toutes les trois diastoles. Les inflations se déclenchent lorsque les sigmoïdes aortiques se ferment (fin de l'onde T). Les déflations débutent avant l'éjection ventriculaire (début de l'onde R).

Une fois la CPBIA installée, le patient peut être ramené en réanimation chirurgicale, en réanimation polyvalente ou au bloc opératoire. On a, bien sûr, vérifié avant le raccordement, que l'obus d'hélium est bien ouvert grâce au manomètre, le ballon d'hélium étant purgé automatiquement lors de la mise sous tension de l'appareil, la source de déclenchement des inflations étant choisie par le médecin (ECG ou pression). Du sérum physiologique hépariné flushe régulièrement la tête de pression. Durant toute l'assistance, le patient doit être anticoagulé par héparine avec surveillance du TCA.

Indications

La CPBIA est un moyen d'assistance circulatoire chez les patients présentant une dysfonction cardiaque réversible spontanément ou après chirurgie. Ses indications principales sont les suivantes :

– choc cardiogénique d'origine ischémique réfractaire au traitement médical ;
– choc dû à une IM massive ou une rupture septale ;
– angor instable non contrôlé médicalement avant la coronarographie ou la revascularisation ;
– instabilité postopératoire après pontage ;
– cardiomyopathie très évoluée dans l'attente d'une transplantation ;
– infarctus du VD avec défaillance cardiaque ou choc ne répondant pas à l'expansion volémique ou au traitement pharmacologique adapté ;
– troubles du rythme ventriculaire récidivants, non jugulés par le traitement médical avec instabilité hémodynamique durant les épisodes de troubles du rythme ;
– insuffisance cardiaque terminale dans l'attente d'une transplantation (rare indication compte tenu de la durée limitée maximale d'utilisation de la CPBIA).

Contre-indications

– Artériopathie sévère aorto-iliaque ;
– insuffisance aortique, anévrisme aortique ;
– pontage fémoral ;
– culotte aortique ;
– trouble majeur de l'hémostase, septicémie ;
– embolie de cholestérol ;
– contre-indication à l'héparine, dissection aortique, lésions cérébrales irréversibles.

Résultats

La mortalité du choc cardiogénique est réduite de plus de 30 %. Chez les patients en angor instable, résistant au traitement médical, la CPBIA permet d'améliorer la perfusion coronaire et de pratiquer l'angiographie ou l'angioplastie avec un risque moindre. Il en est de même pour les insuffisances mitrales sévères et les patients en attente de transplantation ne répondant plus au seul traitement médical. Le sevrage sera tenté soit après correction chirurgicale, soit lorsque l'état clinique et hémodynamique se sera amélioré : index cardiaque > 2 l/min/m^2 ; débit urinaire > 30 ml/h ; PCap < 18 mm Hg ; FC < 110/min.

Surveillance

Les patients doivent rester alités sans aucun mouvement de flexion de jambe. L'héparinothérapie doit être parfaitement contrôlée. L'état local et artériel distal doit être surveillé toutes les 15 minutes pendant la première heure puis toutes les deux heures.

On dressera une courbe de surveillance horaire des paramètres suivants :

- TA ;
- PAP ;
- Pcap ;
- POD ;
- fréquence respiratoire ;
- rythme cardiaque ;
- débit urinaire ;
- pouls périphériques, en particulier radial gauche ;
- point de ponction fémoral.

Nécessité également :

- d'une surveillance de la température toutes les quatre heures ;
- d'un flush régulier de la pression artérielle systémique et de la PAP ;
- d'antistaphylococcique IV (céfalotine, par exemple) selon certains, de façon prophylactique, et avant l'ablation de la CPBIA ;
- d'un ECG quotidien ;
- d'une radiographie de thorax juste après l'insertion de la CPBIA puis tous les jours ;
- d'un bilan transfusionnel et de sang disponible.

La reprise de l'alimentation est possible quatre heures après la mise en place de la CPBIA.

La tête du lit ne doit pas être surélevée de plus de 30°.

Le sevrage sera tenté lorsque l'hémodynamique le permettra, en baissant le rythme des inflations (par exemple, 1/2 pendant huit heures, 1/4 pendant huit heures, 1/8 pendant huit heures) ou en diminuant le gonflement du ballon.

L'hémostase est analysée tous les jours, les gaz du sang deux à trois fois par jour. Tous les paramètres de la machine sont vérifiés par le technicien toutes les deux heures.

Une anesthésie locale est nécessaire avant le retrait du ballon de contrepulsion, celui-ci étant souvent suivi d'une longue compression (manuelle, puis souvent *Fémostop*) avant que ne soit posé un pansement compressif pendant 24 heures.

Complications

Elles sont fréquentes (20 %) et graves dans 10 % des cas, semblent plus fréquentes chez la femme : ischémie aiguë du membre inférieur, embolie distale, thrombose, lésion aortique, ischémie du membre supérieur gauche, dissection, embolie gazeuse, insuffisance rénale, AVC, infarctus du mésentère, rupture du ballon, hématome et saignement local, infections, anémie hémolytique.

AUTRES MÉTHODES D'ASSISTANCE CIRCULATOIRE

Les autres formes d'assistance mécanique, d'usage moins courant, ont pour but d'assurer la survie jusqu'au traitement définitif :

– la *circulation extracorporelle percutanée* est une modification de la technique utilisée en chirurgie cardiaque, simplifiée et utilisant des canules artérielles et veineuses percutanées, permettant de générer un débit pouvant atteindre 3 à 6 l/min. ;

– l'*hémopompe,* guère plus utilisée, par voie percutanée (calibre 14 F à 21 F), permettait une assistance circulatoire gauche directe, le sang aspiré dans le ventricule gauche étant injecté au-delà de la valve aortique grâce à un moteur électrique. Bien que l'utilisation soit assez simple, l'accès vasculaire était délicat compte tenu de la taille de l'introducteur. Cette technique exposait à une hémolyse et était contre-indiquée en cas de thrombus, CIV, CIA, insuffisance ou prothèse aortiques. Ce système ne permettait que des assistances brèves et incomplètes (débit insuffisant).

D'autres systèmes permettent d'assister un cœur défaillant pendant une période allant de quelques jours à plusieurs mois ou années. Le choix de l'assistance dépend de la sévérité de la défaillance myocardique, du poids du malade et de la durée prévisible de l'assistance. Après un infarctus non étendu, une défaillance doit récupérer en quelques jours. En cas de défaillance terminale sur une cardiopathie dilatée chez un patient de groupe rare, une assistance de longue durée est à envisager dans l'attente d'un greffon.

Ventricules extracorporels type Thoratec

Ces ventricules en matière plastique reposent sur l'abdomen et sont reliés aux cavités cardiaques par des canules qui traversent la paroi thoracique. Les ventricules sont commandés par une pompe pneumatique. Ils permettent d'assister le VD lorsqu'une canule d'admission est introduite dans l'OD et une canule d'éjection est introduite dans l'AP, et d'assister le VG lorsqu'une canule d'admission est introduite dans l'OG ou le VG et une canule d'éjection est introduite dans l'aorte. Lorsque les deux ventricules sont appareillés, l'assistance est « biventriculaire ». La pompe peut fonctionner en mode synchrone ajusté à la fréquence ou en mode asynchrone jusqu'à 100/minute pouvant alors générer 7 litres/minute de débit. Le malade, connecté à une console volumineuse, peut retrouver néanmoins une certaine autonomie permettant d'envisager un retour au domicile, la FDA approuvant ce système comme pont vers la transplantation.

Abiomed BVS-5000

Ce système (ayant servi chez des centaines de patients pendant une durée moyenne de deux mois) représente un support temporaire d'un ou des deux ventricules au cours des défaillances cardiaques présumées réversibles. Le plus souvent, il est utilisé chez des patients qui sortent difficilement de CEC après chirurgie cardiaque mais également au décours d'un IDM étendu, d'une myocardite virale, une CMNO, etc. La pompe extracorporelle comprend comme le cœur deux chambres munies de valves d'admission et de sortie : une chambre atriale et une chambre ventriculaire connectée par un tuyau à la console pneumatique. Elle peut assurer un débit de 5 litres/minute et réaliser une assistance biventriculaire. Le sevrage est réalisé en réduisant progressivement le débit.

ASSISTANCE DE LONGUE DURÉE

Prothèses ventriculaires ou ventricules implantables

Les ventricules implantables doivent être peu volumineux, biocompatibles, de surface dépourvue d'aspérités pour être logés dans le thorax ou l'abdomen et connectés au cœur défaillant (assistance circulatoire) ou,

mieux, être implantés en lieu et place du cœur naturel (cœur artificiel). Il faut ensuite contrôler la coagulation pour éviter des emboles et ne pas provoquer d'hémolyse !
Enfin, le dernier problème réside dans la technologie et la source d'énergie qui doit assurer le fonctionnement de cette pompe cardiaque. La solution pneumatique se retrouve dans le cœur artificiel de Liotta, l'Akatsu III, le Jarvik 7, le Novacor LVAS et le Thoratec Heartmate IP LVAS pour ne citer que ceux-là ! Certains sont dessinés pour être implantés à l'intérieur du thorax : ce sont les cœurs d'assistance totale droit et gauche type *Liotta*, *Akatsu III* et *Jarvik 7* et enfin le cœur artificiel total *CardioWest*. Les prothèses ventriculaires sont implantées dans la cage thoracique, à la place des ventricules défaillants, et suturées aux auricules comme dans une transplantation cardiaque. Deux tubes Dacron sont utilisés pour relier la prothèse ventriculaire droite à l'AP et la gauche à l'aorte.

VENTRICULES D'ASSISTANCE GAUCHE, COMME LE *NOVACOR LVAS* DE BAXTER ET *HEARTMATE IP LVAS* DE THORATEC

Ils sont implantés dans l'abdomen et raccordés à la pointe du VG qui ne joue plus alors que le rôle de conduit entre l'oreillette gauche et la prothèse ventriculaire. Un tube Dacron assure le raccord prothèse ventriculaire-aorte. Les consoles pneumatiques volumineuses ont été remplacées par des consoles électriques. La pompe est activée par une batterie, portée à la ceinture. L'expulsion du sang du réservoir sanguin est assurée par un diaphragme mobilisé par un moteur électrique. Ce dernier est relié à un contrôleur et à des piles. Ces assistances permettent d'assurer des hauts débits chez des patients ayant une plus grande autonomie (retour à domicile possible !) et prodiguent une qualité de vie spectaculaire, ce qui permet l'attente prolongée du greffon, voire une récupération tardive de la fonction VG.

POMPE *HEARTMATE* THORATEC SNAP VE

C'est un cylindre en titane, d'environ 2,5 cm d'épaisseur et de 5 cm de diamètre, qui pèse 1 150 g. La pompe sanguine comprend deux compartiments séparés par un diaphragme : dans l'un circule le sang, tandis que l'autre abrite le moteur à air. Ce cœur artificiel est muni de valves qui permettent au sang de circuler du VG vers l'aorte Il est en mesure de pomper jusqu'à 10 litres/min. et d'atteindre une fréquence de 120/min.

Le sang envahit la pompe en passant par un tube logé dans le VG. Le rythme varie suivant l'activité et le fonctionnement sélectionné : en débit fixe, le système pompe au même rythme alors que la vitesse change selon les besoins en débit variable. La pompe est bruyante au début, mais les patients s'y habituent. Une fois la pompe implantée, du courant est nécessaire pour la faire fonctionner. Le tube connecteur qui pénètre sous la peau distribue le courant. Le contrôleur gère la pompe. De la taille d'un walkman, il alimente la pompe en courant et en supervise le fonctionnement. Le *HeartMate* est relié à deux piles rechargeables portées dans un étui sous l'aisselle qui fournit du courant pendant 6,5 heures.

CŒURS ARTIFICIELS TOTALEMENT IMPLANTABLES

Alors que l'énergie nécessaire au fonctionnement des prothèses ventriculaires précédemment décrites provenait de batteries externes, reliées par des fils électriques, ces nouvelles prothèses ventriculaires sont alimentées par des piles implantées dans l'abdomen du patient. Celles-ci sont rechargées en continu par ondes électromagnétiques à travers la peau, grâce à un chargeur porté à la ceinture. Ce procédé offre une plus grande autonomie : plus besoin donc de câblages qui augmentaient les risques d'infection.

Le *LionHeart* et l'*Abiocor* illustrent ce progrès technologique : *tous leurs composants sont implantés dans le patient*. Le *LionHeart* est une prothèse ventriculaire gauche électromécanique, proche du *Novacor* ou du *Thoratec Heartmate*, proposée en alternative à la transplantation, dans une étude multicentrique européenne, aux insuffisants cardiaques sévères ayant des contre-indications à la transplantation : âge élevé, mais surtout pathologie risquant d'être aggravée par le traitement immunosuppresseur, tel que cancer récent de bon pronostic, maladie de système, etc. L'*Abiocor*, en titane et en plastique, est équipé d'un moteur silencieux. Il est composé de plusieurs unités : une dans le thorax, le cœur d'environ un kilogramme et qui comprend deux ventricules artificiels et leurs valves respectives, ainsi qu'un système de pompe hydraulique ; une batterie interne rechargeable ; un boîtier de commande électronique implanté dans l'abdomen qui contrôle et surveille les fonctions cardiaques du patient ; une source d'énergie externe transcutanée sans fils. La FDA a donné en 2002 l'autorisation de l'implanter.

La turbine ou *Jarvik 2 000*

Le *Jarvik 2 000 Heart*, composé d'une turbine en titane, mesure 2,5 sur 5,5 cm, pèse 85 g et à l'avantage d'être silencieux. Il est placé à la pointe du ventricule gauche et relié à l'aorte thoracique descendante par un tube de Dacron. La turbine est entraînée par un champ magnétique qui assure un flux sanguin de 5 l/min. en moyenne. Le câble d'alimentation interne rejoint un socle en titane fixé sur le crâne derrière le pavillon d'une oreille. Ce socle est relié par un câble jusqu'aux batteries externes, d'une autonomie de 8 heures, portées à la ceinture. Le malade peut régler la vitesse de la turbine (de 8 000 à 12 000 tours/minute) en fonction de ses besoins. La turbine donc, contenue dans un tube VG-aorte, assure la vidange ventriculaire et un écoulement aortique continu. L'un des intérêts de cette technique est sa simplicité d'implantation. Cette turbine peut être laissée en place plusieurs semaines. Il existe également d'autres systèmes de turbine (*Terumo*, *Incor*) faisant appel à des pompes centrifuges de petite taille.

Noter ! L'indication la plus fréquente de l'assistance circulatoire est l'attente de transplantation. Les systèmes « lourds » autorisent des assistances prolongées rendues nécessaires par les délais d'attente croissants des greffons.

Important ! Le bénéfice de ces systèmes d'assistance circulatoire reste limité par une incidence élevée de complications hémorragiques, thromboemboliques et infectieuses, de dysfonctions mécaniques de pompe.

CHAPITRE 27

Contre-pulsion externe

La contre-pulsion externe (CPE) utilisée dans certains pays consiste à passer autour des jambes d'un patient des brassards comparables à ceux utilisés pour prendre la tension artérielle. Immédiatement après chaque battement du cœur, un ordinateur envoie un ordre qui permet au brassard de se gonfler ce qui repousse le sang dans les coronaires. À chaque fois que le brassard se dégonfle, la décompression propulse également le sang vers les coronaires. La contre-pulsion recourt à des brassards compressifs gonflés avec de l'air comprimé durant la diastole puis décomprimés en début de systole. Le gonflement rapide des brassards suivi du dégonflement augmente la pression aortique diastolique, la pression de perfusion coronarienne et le débit cardiaque.

Cette technique est le plus souvent administrée dans un contexte de soins ambulatoire avec 35 heures de traitement à raison d'une heure par jour, cinq jours par semaine pendant sept semaines.

Indications

La CPE est employée le plus souvent pour traiter les patients présentant un angor stable mais réfractaire au traitement médical classique, mais qui ne sont pas admissibles à une revascularisation par ATL ou pontage : l'ischémie doit être documentée et s'accompagner de symptômes importants. Toutes les formes de traitement classique reconnues doivent être épuisées.

La FDA, outre l'angor réfractaire chronique, reconnaît l'insuffisance cardiaque comme seconde indication de la CPE en mode ambulatoire depuis juin 2002.

RÉACTIONS INDÉSIRABLES

Les principales réactions indésirables sont d'ordre musculo-squelettique et cutané :

- paresthésies ;
- œdèmes ;
- éraflures cutanées, ecchymoses ou phlyctènes ;
- douleurs aux jambes ou au dos.

Elles résultent très probablement de la pression externe accrue de la CPE active. Elles n'entraînent l'arrêt du traitement que dans 1 % des cas.
On ne doit pas oublier toutefois que cette thérapie peut devenir fastidieuse à la longue pour le patient actif ou les membres de sa famille qui doivent le véhiculer.

MATÉRIEL ET PRÉSENTATION

La CPE comprend une série de trois ensembles de brassards compressifs qui sont installés au niveau des membres inférieurs (mollet, bas de la cuisse et haut de la cuisse). Les autres composants sont les suivants :

- un compresseur à air ;
- une console informatique ;
- une table de traitement munie de valves de gonflement et de dégonflement contrôlée par l'ordinateur de la console.

Les brassards sont rapidement et séquentiellement gonflés avec de l'air comprimé durant la diastole jusqu'à une pression de 250 à 300 mm Hg et dégonflés en début de systole. Chaque période de compression est ajustée électroniquement à la fréquence cardiaque du patient de façon à ce que l'augmentation du flux sanguin, particulièrement au niveau du myocarde, ait lieu au cours de la diastole. C'est l'onde R de l'ECG du patient qui déclenche le signal de gonflement et de dégonflement. Le dégonflement simultané de tous les brassards se produit 50 ms avant l'arrivée prévue de la prochaine onde R. Ce traitement est fait sous surveillance continue du rythme cardiaque et de la TA.

MÉCANISME D'ACTION

Le gonflement rapide des brassards, suivi du dégonflement, augmente la pression aortique diastolique, la pression coronarienne de perfusion et le débit cardiaque. Cette technique stimulerait, par l'augmentation des gradients de pression transmyocardiques, l'ouverture et la formation de vaisseaux collatéraux autour des coronaires sténosées. Des recherches récentes semblent indiquer que le stress pariétal provoqué par l'exposition prolongée à la CPE entraîne la libération de facteurs de croissance et, en conséquence, la stimulation de l'angiogenèse dans le lit coronarien. L'augmentation du flux pourrait accroître la production endothéliale d'oxyde nitrique et de prostacycline, médiateurs de vasodilatation, et augmenter la sécrétion de VEGF ainsi que d'autres facteurs angiogéniques.

CONTRE-INDICATIONS DE LA CPE

- Défaillance cardiaque non maîtrisée.
- Hypertension artérielle pulmonaire grave.
- HTA sévère > 180/110 mm Hg.
- Insuffisance aortique modérée ou grave.
- Coagulopathie significative avec INR > 2.
- Risque accru de saignement (par exemple, moins de dix jours après opération).
- Maladie vasculaire périphérique grave.
- Thrombophlébite active.
- Arythmie non maîtrisée.
- Grossesse ou absence de contraception fiable chez une femme en âge de procréer.

ÉTUDES ET RÉSULTATS

Plusieurs équipes médicales ont réussi à traiter des angors stables à l'aide d'environ trente-cinq séances de contre-pulsion externe à raison d'une ou deux séances par heure chacune. Ces chercheurs ont trouvé que les facteurs angiogéniques connus c'est-à-dire le VEGF, l'HGF, le bFGF et MCP-1 étaient augmentés. Les résultats de douze études convergent et indiquent une réduction des symptômes d'angor ainsi qu'une amélioration de la tolérance à l'effort et de la perfusion myocardique chez les patients angineux stables. Les effets de la thérapie semblent conditionnés par la présence d'artères coronaires perméables (une au minimum) et semblent se prolonger dans le temps au-delà de la période active de traitement.

Noter ! Cette technique novatrice nous paraît encore relever du domaine de l'expérimentation, bien que d'utilisation courante dans certains pays.

CHAPITRE **28**

Surveillance en USIC de gestes invasifs

CORONAROGRAPHIE

Plus de 350 000 coronarographies sont pratiquées annuellement en France (fig. 28.1 à 28.3). La coronarographie, réalisée pour la première fois involontairement en 1958 par Sones, permet de faire le bilan anatomique et la cartographie des lésions des artères coronaires :

– le tronc commun gauche se bifurque en :
  - artère interventriculaire antérieure (IVA) et ses branches diagonales et septales ;
  - artère circonflexe (Cx) et ses branches marginales ;
– l'artère coronaire droite se divise à son troisième segment en :
  - artère interventriculaire postérieure (IVP) ;
  - artère rétroventriculaire gauche (RVG).

Des caractéristiques anatomiques des lésions coronaires dépendent en partie l'évolution de la maladie coronaire et le traitement qui en découle, en particulier le choix qui se pose *de facto* entre traitement médical, revascularisation par angioplastie coronaire percutanée ou par pontage aorto-coronarien.

Principales indications

– Angor instable.
– Angor d'effort invalidant.
– IDM en phase aiguë.

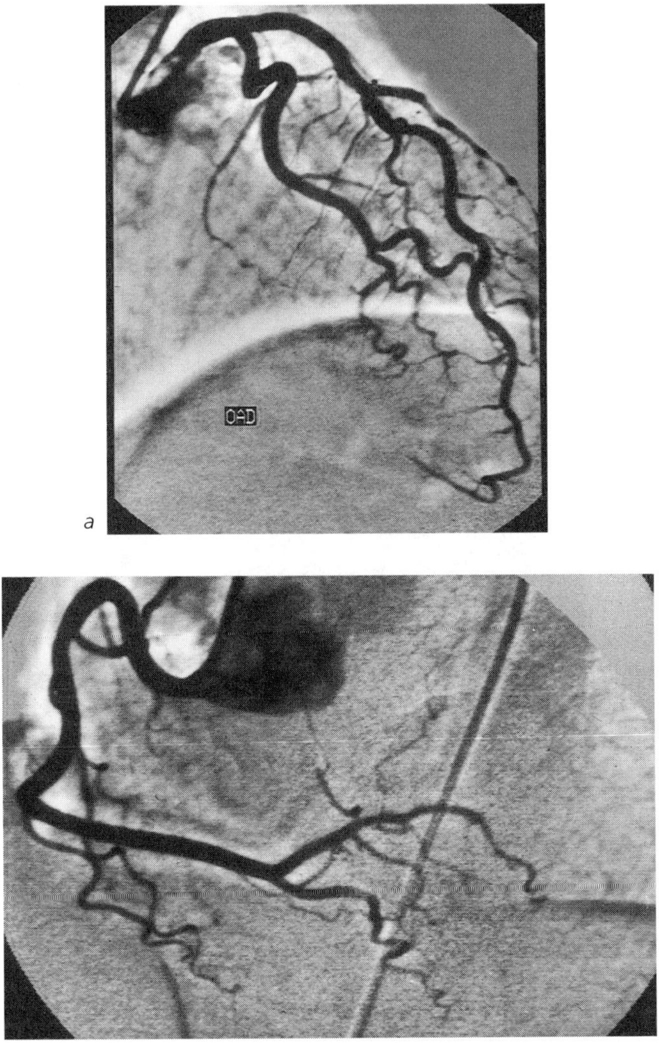

a

b

Fig. 28.1 Coronarographie digitalisée sélective. Les artères coronaires sont indemnes de toute lésion significative.
a. Coronaire gauche. **b.** Coronaire droite.

– Récidive angineuse post-angioplastie transluminale ou post-pontage.
– Suspicion de re-sténose coronaire.
– Bilan préopératoire de valvulopathies chez les sujets de plus de 40 ans.

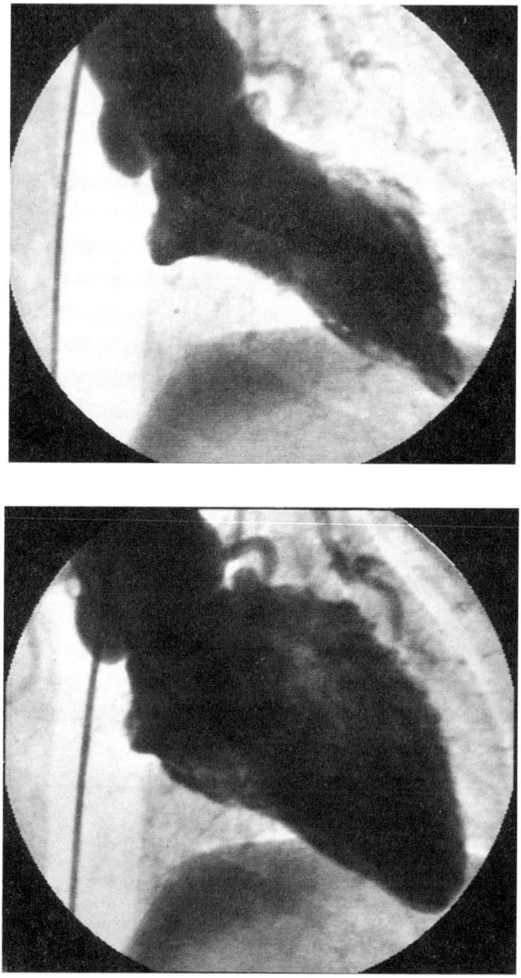

a b

Fig. 28.2 Angiographie ventriculaire gauche.
a. En systole. **b.** En diastole.

- Ischémie silencieuse, en particulier sur terrain diabétique.
- Arrêt cardiaque inexpliqué « récupéré ».
- Suivi des transplantations cardiaques.
- Bilan de cardiomyopathie dilatée.
- Suspicion d'anomalie congénitale des artères coronaires.

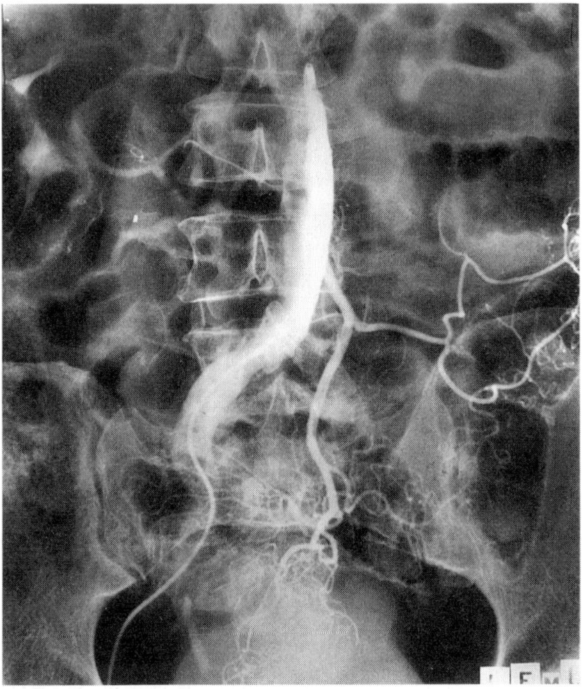

Fig. 28.3 Dissection aorto-iliaque postcathétérisme cardiaque avec opacification sélective du faux chenal par angiographie conventionnelle.

Principales contre indications

- Refus d'examen.
- Agitation.
- Allergie à l'iode non prémédiquée.
- Syndrome septique.
- Trouble rythmique non maîtrisé en l'absence d'argument pour une ischémie myocardique.
- Insuffisance cardiaque décompensée avec impossibilité de maintien en décubitus le temps de l'examen.
- Tableau hémorragique en cours (rectorragies, ulcère gastrique aigu) ou anomalie de l'hémostase exposant à un risque hémorragique accru.
- Accident vasculaire cérébral récent.

Avant la coronarographie

Le bilan systématique avant l'examen comporte NFS, hémostase, ionogramme, carte de groupe, ECG et radiographie de thorax. Les patients doivent signer préalablement, si leur état le permet, un consentement éclairé après avoir lu la brochure explicative spécifique au service ou éditée par la Fédération Française de Cardiologie. Au préalable, une prémédication par *Atarax* (50 à 100 mg) et parfois corticoïdes IV (100 mg d'hémisuccinate d'hydrocortisone) 30 minutes avant l'examen est utile. Le patient doit être à jeun depuis plus de six heures, et la zone de ponction prévue (fémorale, radiale ou plus rarement cubitale) lavée, désinfectée et tondue. Les patients doivent parvenir en salle de coronarographie sans appareil dentaire ni bijoux, si possible « vessie vide ». En cas d'allergie à l'iode, une prémédication antiallergique est réalisée 48 heures avant la procédure et souvent complétée en début d'examen par des corticoïdes IV. Les anticoagulants peuvent ne pas être interrompus mais il est préférable de ne pas réaliser cet examen, sauf urgences, si le TP est inférieur à 50 %. Un cahier infirmier doit accompagner le patient (température, tension artérielle, fréquence cardiaque, traitement, transmission IDE, etc.), de même que les anciens films de coronarographie, ou le compte rendu opératoire si le patient a été ponté par le passé. Les patients doivent avoir un garde-veine posé sur l'avant-bras gauche, du côté opposé à la ponction artérielle. Cet abord veineux permet l'injection de la prémédication et de traiter les éventuelles complications (malaise vagal, par exemple).

Si une dilatation coronaire est envisagée ou prévisible, 300 mg de *Plavix* (soit quatre comprimés) voire, selon certaines équipes américaines, 600 mg de *Plavix*, doivent être administrés plus de six heures avant la procédure ou, au mieux, la veille.

La coronarographie réalisée dans un laboratoire d'hémodynamique nécessite des mesures d'asepsie chirurgicale identiques à celles en vigueur lors de tout cathétérisme cardiaque. Des électrodes sont placées sur la poitrine et les membres pour surveiller en continu l'ECG. Le patient est en décubitus dorsal. La zone de ponction est soigneusement désinfectée par une solution antiseptique type *Betadine* et protégée par des champs stériles. Après anesthésie locale soigneuse par *Xylocaïne* de la zone de ponction (fémorale ou radiale, le plus souvent droite), l'artère est ponctionnée puis un introducteur artériel à valve, dénommé Désilet, de calibre 4 F à 6 F est mis en place. Puis la sonde de coronarographie est montée dans l'aorte de façon rétrograde grâce à un guide métallique souple. Une fois en place, les sondes préformées spécifiques coronaires gauches puis droites permettent l'opacification sélective du réseau coronarien. L'examen se déroule en surveillant en permanence le tracé ECG, la scopie, les courbes de pression artérielle, notamment lors du cathétérisme sélectif des artères coronaires. Plusieurs injections selon différentes incidences sont réalisées pour filmer sous différents angles chacune des artères coronaires. L'ensemble radiogène est monté sur un arceau qui permet de réaliser toutes les incidences nécessaires sans avoir à déplacer le malade, ce qui permet d'enregistrer des incidences multiples pour dégager les éventuelles superpositions coronaires, en particulier au niveau de l'artère coronaire gauche, qui peuvent éventuellement masquer une vraie sténose. Les images sont transmises sur une télévision haute résolution numérisée. Le document final est un disque numérisé enregistré qui comporte des images dynamiques, les clichés fixes étant insuffisants pour l'interprétation. Ces CD-Rom ont supplanté les anciens films 35 mm photographiques.

Après la coronarographie

Au décours de la coronarographie, si l'examen a été émaillé d'incidents, de douleurs angineuses, ou s'il s'agit d'un patient porteur d'angor instable avec risque de récidive douloureuse, ou enfin si les lésions coronaires sont inquiétantes (sténose serrée du tronc commun, par exemple), la surveillance en USIC peut s'avérer nécessaire pendant quelques heures (ou plus). Le Désilet fémoral ou radial ayant été retiré, on s'assure de la qualité de la compression hémostatique, de la chaleur du membre inférieur ou supérieur, de la présence des pouls d'aval. On pratique ECG et dosages enzymatiques. Le patient doit rester alité 24 heures sauf si la voie radiale a été utilisée. Les patients ont l'autorisation de prendre une collation deux heures après l'examen.

Analyse des résultats

Pour chacune des artères étudiées, le coronarographiste précise la présence ou non de sténose, leur degré, leur caractère excentrique ou tortueux, l'existence d'angulation, le siège éventuel dans une bifurcation, la longueur de la sténose, le degré TIMI (tableau 28.1), l'existence d'une occlusion, l'état de la collatéralité, etc. Ainsi, selon les données

Tableau 28.1 Score TIMI des degrés de perfusion coronaire.

TIMI 0	Pas de perfusion distale
TIMI 1	Perfusion incomplète
TIMI 2	Perfusion retardée
TIMI 3	Perfusion complète

précédentes et surtout le nombre d'artères malades, les patients peuvent être classés en :

- pas de lésion coronaire significative ;
- patient monotronculaire ;
- patient bitronculaire ;
- patient tritronculaire.

Ceci conditionne le choix thérapeutique entre traitement médical et revascularisation, laquelle peut être immédiate (en particulier en cas d'angor instable, de lésion menaçante) ou différée.

Complications

La surveillance se justifie par le risque encouru, non négligeable, de complications : décès 0,2 % ; infarctus 0,2 % ; accident vasculaire cérébral 0,1 % ; fibrillation ventriculaire 0,4 à 0,6 % ; complications locales au point de ponction (thrombose, embolie, dissection, faux anévrysme, fistule artérioveineuse) 0,7 à 2 %. Les complications locales bénignes (ecchymoses et hématomes au point de ponction) sont plus fréquentes mais difficiles à chiffrer.

Signalons encore l'allergie à l'iode (avec tous les degrés d'intensité allant du rush cutané au choc anaphylactique, plus graves chez les patients sous bêtabloquants), l'insuffisance rénale aiguë, surtout chez le diabétique, à prévenir par l'utilisation de faibles doses de produit de contraste et une bonne hydratation associée à du *Mucomyst* (dose de 800 à 1 200 mg par jour), et le risque infectieux (infections cutanées au point de ponction avec rougeur et collection purulente locale ou infections généralisées avec fièvre et hémocultures positives). Les hémopéricardes par perforation cardiaque sont exceptionnels de même que les embolies gazeuses. Les bradycardies extrêmes dans le cadre d'un malaise vagal sont plus fréquentes (Elles répondent en général très bien au retrait du cathéter, à la surélévation des jambes, à l'atropine à la dose de 1 mg IV, au remplissage et à la toux provoquée du patient). Des blocs de branche transitoires ainsi que des BAV peuvent s'observer.

ANGIOPLASTIE CORONAIRE TRANSLUMINALE (ACTL) « CLASSIQUE »

La première angioplastie fut réalisée en 1977, à l'hôpital cantonal de Zurich, par un médecin du nom d'Andrea Gruentzig, sur un homme de 38 ans, porteur d'une sténose unique de l'IVA. Neuf ans plus tard, la première endoprothèse coronaire fut posée par Puel à Toulouse. Le nombre de procédures, en constante augmentation, avoisinait 90 000 en l'an 2000, dans l'Hexagone.

C'est une technique permettant de rétablir un flux normal dans les artères coronaires rétrécies voire obstruées par des lésions d'athérosclérose ou des thrombi. L'angioplastie est dite percutanée car elle fait appel à une ponction à travers la peau d'une voie artérielle fémorale ou radiale. Elle est transluminale car elle nécessite le passage à l'intérieur de l'artère de différents cathéters, guides, ballonnets, et parfois endoprothèses.

Principe

L'angioplastie a pour but de rétablir le flux en élargissant le diamètre de l'artère à l'endroit où elle est rétrécie (fig. 28.4 et 28.5).

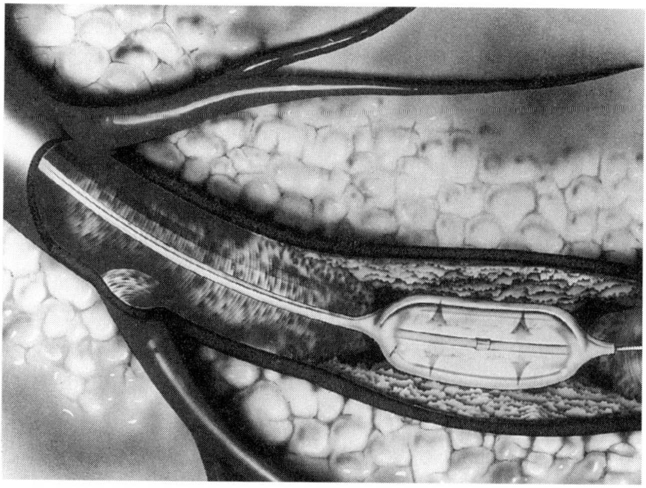

Fig. 28.4 Schéma explicatif de la dilatation.

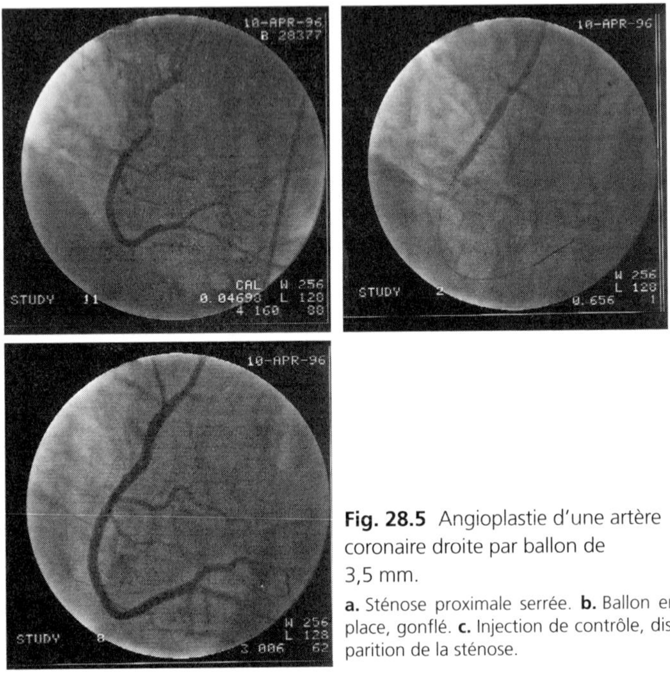

a b c

Fig. 28.5 Angioplastie d'une artère coronaire droite par ballon de 3,5 mm.
a. Sténose proximale serrée. **b.** Ballon en place, gonflé. **c.** Injection de contrôle, disparition de la sténose.

Son principe consiste à amener à l'intérieur de l'artère coronaire rétrécie, un ballonnet qui, une fois gonflé à une pression pouvant aller de 5 à 20 atmosphères, écrase la plaque d'athérome, avant d'être dégonflé et retiré. La taille des ballonnets, adaptée à la longueur et au calibre des artères, varie de 10 à 40 mm de long et de 1,5 à 5 mm de diamètre.

En plus de l'angioplastie classique à ballonnet, un apport technologique est de plus en plus souvent utilisé : le *stenting* (réalisé maintenant dans 90 % des angioplasties en France) qui consiste à implanter dans l'artère coronaire un petit ressort métallique (fig. 28.6) (destiné à compléter l'angioplastie et à diminuer le risque de récidive. Ces endoprothèses déployables, tubulaires, modulaires ou filamentaires, semblent être une alternative pour la gestion des complications aiguës de l'angioplastie conventionnelle et pour la réduction du risque de re-sténose sur les lésions *de novo* de gros vaisseaux (≥ 3 mm) et les lésions courtes des greffons veineux saphènes. Ces fins treillis métalliques cylindriques sont donc placés à l'intérieur des coronaires après avoir été sertis sur un ballonnet, qui est positionné à l'endroit à traiter, puis gonflé. Le but de ces

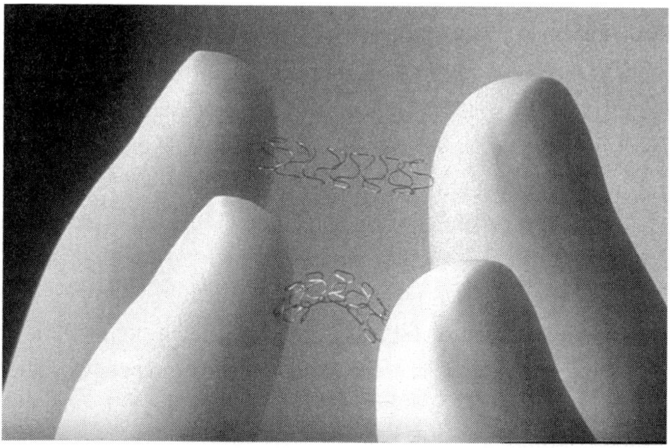

Fig. 28.6 Endoprothèse coronaire.

ressorts est de maintenir le diamètre obtenu par gonflement du ballonnet en empêchant le rétrécissement élastique inéluctable avec une dilatation au ballon. La mise au point de *stents* capables de libérer *in situ* des molécules antithrombotiques ou antiprolifératives (comme la rampamycine ou le plaxitaxel) a ouvert de nouveaux horizons à cette méthode de « contention interne » de la paroi coronaire qui lutte efficacement contre la re-sténose grâce à des produits un peu immunosuppresseurs. En effet le talon d'Achille est la re-sténose qui aboutit, le plus souvent dans les six premiers mois, à un rétrécissement progressif de l'artère coronaire. La fréquence de ce phénomène de re-sténose dû à une prolifération des cellules intimales était d'environ 30 % avant l'ère des *stents* « enrobés ».

Principales indications

Pour rétablir le flux sanguin dans les coronaires, il n'existe que deux méthodes : le pontage et l'angioplastie. Avant de choisir entre les deux méthodes, il est nécessaire que le siège, la sévérité et la diffusion des lésions aient été précisés par la coronarographie.

Initialement, les ATL étaient réalisées chez des patients monotronculaires. Actuellement, il n'est pas rare que les dilatations soient réalisées chez des patients bi- ou tritronculaires souffrant d'un angor non contrôlé par le traitement médical ou en phase aiguë d'infarctus du myocarde.

Réalisation pratique

PRÉPARATION DU MALADE (POUR LES ATL EN DEHORS DE L'URGENCE)

Les patients sont hospitalisés 24 heures avant la procédure. Les antiagrégants plaquettaires sont continués, mais les anticoagulants oraux sont arrêtés et relayés par, le plus souvent, une héparine de bas poids moléculaire. Un bilan biologique sanguin est réalisé la veille, comportant en particulier un groupe sanguin. Une brochure et une feuille de consentement éclairé (modèle SFC) sont remises au patient, qui peut demander au médecin ou à l'IDE des précisions sur la procédure. En cas d'allergie à l'iode, une prémédication est nécessaire. Les patients prennent, la veille ou le matin, une douche. Le personnel soignant prépare la zone par laquelle on introduira les sondes (soit le pli de l'aine, soit le poignet). La préparation comporte un rasage si nécessaire, une désinfection par un liquide antiseptique.

Une prémédication par anxiolytique est souvent réalisée. L'intervention se déroule en général le matin, les patients devant être à jeun depuis minuit la veille au soir.

Un garde-veine est posé, au bras gauche le plus souvent.

Lorsque l'angioplastie est programmée, de l'aspirine ainsi que quatre comprimés de *Plavix* (voire huit selon certaines équipes nord-américaines) sont administrés oralement dès la veille pour réduire le risque thrombotique.

Puis le patient est conduit en salle de coronarographie.

DILATATION

Le cardiologue, responsable de l'examen, explique au patient le déroulement de la procédure.

Le patient est installé sur la table de coronarographie. Il est relié à un ECG qui monitore, en permanence, le rythme cardiaque, la pression artérielle étant, également, surveillée de façon constante.

Après une nouvelle désinfection locale soigneuse de la zone de ponction, une anesthésie locale avec, le plus souvent, de la *Xylocaïne* est réalisée au niveau de l'artère fémorale ou radiale.

Tout le personnel paramédical et médical porte un tablier de plomb pour se protéger des rayons. L'opérateur est habillé de façon stérile et recouvre, également, le patient de champs que lui fournit l'infirmier(e).

Si les patients sont sous héparine à la SAP ou ont reçu une injection d'HBPM type *Lovenox* à 1 mg/kg dans les 8 heures précédentes, aucune

injection supplémentaire d'héparine n'est requise. Si ce n'est pas le cas, un bolus d'héparine de 60 à 70 UI/kg est administré avant la dilatation.
Le premier temps de l'angioplastie est identique à celui de la coronarographie. Après anesthésie locale, un introducteur est mis en place dans l'artère fémorale ou radiale. À travers cet introducteur à valve antireflux, est mise en place une sonde radio-opaque aux rayons X qui est positionnée au niveau de l'origine des coronaires sous amplificateur de brillance.
À l'intérieur de cette sonde est introduit un guide métallique fin dont l'extrémité est très souple et flexible. Ce guide est poussé sous contrôle scopique dans la coronaire et l'opérateur lui fait franchir la sténose à dilater. Ce guide sert de rail pour guider une sonde de petit calibre qui est porteuse d'un ballonnet mesurant de 7 à 30 mm de long et dont le diamètre peut aller de 2 mm à 5 mm une fois gonflé (fig. 28.7).

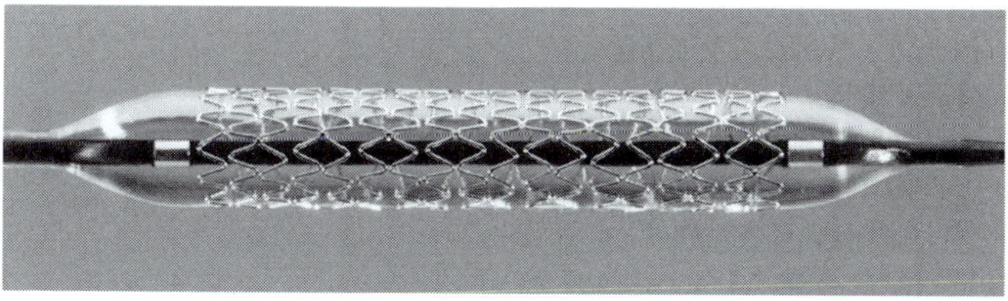

Fig. 28.7 *Stent* serti Medtronic, Inc.

Le ballonnet est muni d'un repère radio-opaque qui permet de se positionner à l'endroit à dilater. Une fois en place, le ballonnet est gonflé à une ou plusieurs reprises, jusqu'à obtenir une compression la plus complète possible du rétrécissement liée à l'athérosclérose en vue d'élargir l'artère.
La durée d'inflation du ballon peut varier de quelques secondes à une ou deux minutes, et le patient peut, alors, ressentir une douleur angineuse puisque, ballonnet gonflé, l'artère est occluse. Si besoin, l'opérateur peut mettre en place, dans le même temps, une endoprothèse plaquée (fig. 28.7) sur la paroi intérieure de l'artère et laissée à demeure.
Une ou plusieurs lésions peuvent être dilatées dans le même temps. Une fois l'artère bien ouverte, la sonde, le guide et le ballon sont retirés.

Les modalités du *traitement antithrombotique et anticoagulant* sont les suivantes :

– en angioplastie coronaire : l'HNF est utilisée au cours de l'angioplastie coronaire, généralement à une dose entre 50 et 70 UI/kg, en bolus immédiatement avant la procédure. Très souvent, aucune reprise de l'héparine n'est nécessaire. Les HBPM (dose « curative » avant la procédure) pourraient bien remplacer les HNF dans l'avenir ;

– au décours, tout dépend du contexte :

- ACTL dans le cadre d'un angor stable : aspirine, 250 mg/jour, et *Plavix* 4 cp. en dose de charge puis un comprimé par jour ; pas d'héparine si succès ;
- ACTL dans le cadre d'un angor instable ou d'un IDM : aspirine, 250 mg/jour, en association avec une héparinothérapie efficace (HBPM) durant 48 heures ; *Plavix*, voire anti-GP-IIb/IIIa ;
- si mise en place d'une endoprothèse coronaire : *Plavix*, 4 cp. par jour en dose d'attaque soit 300 mg (voire 600 mg pour certaines équipes nord-américaines) puis un comprimé par jour (voire deux pour certaines équipes) pendant au moins neuf mois ; aspirine, 100 mg/jour pendant la durée du traitement par Plavix puis 250 mg/jour définitivement.

AU DÉCOURS DE LA DILATATION

L'introducteur artériel fémoral reste, le plus souvent, en place pendant quatre heures, jusqu'à ce que l'action de l'héparine s'épuise. Puis l'introducteur est retiré, et les patients doivent rester alités 24 heures en cas d'abord fémoral. En cas d'abord radial, l'introducteur est immédiatement retiré après la procédure et un pansement compressif réalisé.

Après ablation du cathéter, une compression manuelle est réalisée, relayée par un pansement compressif dont l'aspect devra être étroitement surveillé par l'infirmier(e).

Parfois, l'artère est fermée immédiatement après la procédure grâce à des systèmes spécifiques (*Perclose* ou *Angioseal*). Les complications locales sont moins fréquentes avec les introducteurs de plus petit calibre (4 French).

Au décours de l'ACTL, le patient est admis en USIC uniquement si la procédure a été compliquée La surveillance porte alors sur les paramètres suivants : ECG au scope, dosages enzymatiques, surveillance locale, etc.

Lorsque le patient est revenu dans sa chambre, il ne doit pas mobiliser son membre ou le plier, et appeler immédiatement l'IDE à la moindre douleur.
L'IDE enregistre un ECG au retour, et surveille attentivement le membre, les introducteurs s'ils ont été laissés en place, la TA.
Les patients peuvent prendre un repas léger, trois à quatre heures après la fin de la procédure, la perfusion étant enlevée le soir même.
En cas de douleur, d'hématome ou de malaise, un médecin doit être immédiatement appelé.
Le lendemain de l'angioplastie, les patients sont autorisés à se lever et peuvent sortir avec une ordonnance prescrivant la poursuite de l'association antiagrégant plaquettaire (*Plavix* et aspirine) pendant une période prolongée, leurs facteurs de risque (arrêt du tabac, contrôle du cholestérol et de la tension artérielle, traitement du diabète et de l'obésité, etc.) devant être corrigés au mieux. Une statine et un IEC sont souvent associés au traitement. En l'absence de problème au niveau du point de ponction, la reprise de l'activité est possible la semaine suivante.

Techniques alternatives

ATHÉRECTOMIE ROTATIVE CORONAIRE À HAUTE VITESSE (*ROTABLATOR*)

Cette technique paraît intéressante dans les sténoses calcifiées résistantes aux inflations lors d'angioplasties conventionnelles ainsi que dans les lésions ostiales ou très excentrées. Ce système repose sur l'abrasion de la lésion athéromateuse grâce à une olive métallique recouverte de microparticules de diamant et entraînée à une vitesse de rotation supérieure à 150 000 tours/min par un système de transmission. Le *Rotablator* « rabote » donc les plaques athéromateuses sténosantes qui sont ensuite dispersées sous forme de microfragments dans le lit coronaire d'aval. Les indications actuelles sont les sténoses très calcifiées ou non dilatables (lésions de type C selon la classification de l'ACC/AHA). Dans ces indications, le *Rotablator* est utilisé en association avec un ballonnet. Cette procédure est employée dans environ 1 % des angioplasties en France.

AUTRES

Citons, pour mémoire : la radiothérapie (brachythérapie) à l'intérieur du segment rétréci, les ultrasons, les ballons chauffants, les ballons coupants…, qui n'ont pas démontré de supériorité par rapport aux techniques conventionnelles. En revanche, le système *Rescue* permet d'effectuer avec succès des thromboaspirations de caillots frais lors des procédures interventionnelles sur syndromes coronaires aigus (artères natives ou pontages), la procédure étant souvent à compléter par une angioplastie avec *stenting*. D'autres systèmes de protection distale destinés à éviter les embolies vers le lit coronaire d'aval lors de l'angioplastie sont en cours d'évaluation.

Résultats et complications de l'angioplastie

Le taux de succès est supérieur à 95 %, le rétrécissement ou l'occlusion étant parfois impossible à franchir ou à dilater.

Bien que de réalisation très courante, l'angioplastie n'est pas totalement dénuée de risques : décès, infarctus du myocarde, nécessité de pontage en urgence, accidents neurologiques, complications vasculaires type hématome ou pseudo-anévrysme au point de ponction, réactions allergiques, troubles du rythme, insuffisance rénale, perforation coronaire ou cardiaque, embolie périphérique, ces complications étant essentiellement observées chez des patients gravement atteints. En fait, le principal écueil est le risque de re-sténose, d'environ 30 %, qui tend, cependant, à baisser considérablement grâce à l'utilisation progressivement croissante de ressorts imprégnés (*stents* « coatés » à la rampamycine ou au plaxitaxel), innovation technologique majeure mais onéreuse.

CHAPITRE **29**

Méthodes de détection du spasme coronarien

Test au Méthergin

Moins fréquemment utilisé et récemment controversé, le test doit être si possible réalisé en salle de coronarographie, au décours d'une exploration complète permettant la détection d'éventuelles contre-indications.

Matériel en salle de coronarographie

Les antiangineux sont arrêtés (selon leur demi-vie) 24 à 48 heures avant l'examen. Le malade doit être perfusé et monitoré avec, à proximité, le chariot d'urgence, du matériel de ventilation et d'aspiration, un défibrillateur et un appareil ECG. On surveillera la pression aortique ainsi que deux dérivations ECG (antérieure et inférieure).
On a fait préalablement préparer sur un plateau 100 mg de *Xylocaïne* dans une seringue, 1/2 mg d'atropine, une ampoule de *Tildiem* injectable, une ampoule de *Corvasal* injectable, 0,4 mg de *Méthergin*, 2 mg de *Risordan* injectable.

Technique du test au *Méthergin*

Le patient est monitoré en permanence :

– dose unique de 0,4 mg de méthylergométrine IV rapide sur voie périphérique ;
– opacification des coronaires à la 3e et 5e minute ;
– si spasme, ou de façon systématique en fin d'examen : *Risordan* 2 mg ou *Corvasal* par voie intracoronaire ;
– dernière opacification coronaire après injection de nitrés pour appréciation de la vasomotricité.

Résultats *(fig. 29.1)*

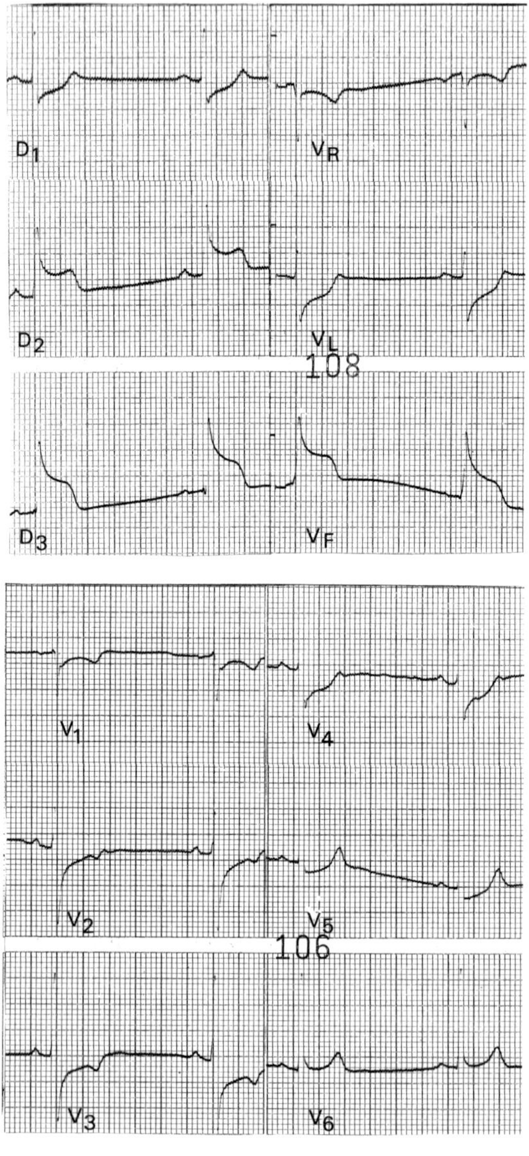

Fig. 29.1 Tracé ECG enregistré lors d'un test au *Méthergin* positif : sus-décalage de ST en D_2 D_3 VF avec image en miroir dans le territoire antéro-septo-apical.

Le test est positif quand il reproduit les signes cliniques et ECG de l'angor spontané avec apparition d'un spasme sur la coronarographie.
Lorsque le test est négatif, sans modifications ECG, on observe néanmoins une fréquente impression de malaise, des nausées et céphalées, voire une sensation vague et très atypique de gêne thoracique.

Incidents et accidents

Ce test est donc indiqué lorsque le diagnostic de spasme reste en suspens (coronaires subnormales, pas de modifications ECG typiques, bloc de branche, etc.).

Contre-indications

Lésions significatives des artères coronaires, angor instable, thrombus intracoronaire, HTA sévère, insuffisance cardiaque, infarctus du myocarde récent, grossesse, risque accru d'hémorragie cérébrale (anévrisme, etc.), hypersensibilité aux dérivés de l'ergot de seigle, affections vasculaires oblitérantes.

Risques et effets indésirables

Si le test est négatif : gêne thoracique (50 %), nausées (40 %), vomissements (13 %), hypertension (20 %), céphalées (8 %).
Si le test est positif :

- hypotension sévère (5 à 10 %) ;
- troubles du rythme ventriculaire graves (1 à 5 %) ou bloc auriculo-ventriculaire ;
- infarctus : 0,3 % ;
- décès : 0,1 à 0,2 % ;
- angor subintrant : 0,2 à 0,6 %.

AUTRES MÉTHODES

Les autres méthodes diagnostiques du spasme coronarien, très rarement utilisées, ne seront citées que pour mémoire :

- le *Cold Pressor Test*, ou test au froid, consistait à immerger l'une des mains du patient dans l'eau froide pendant deux minutes ;
- le *test d'hyperventilation et d'alcalose* consistait à perfuser une solution alcaline puis à faire hyperventiler le sujet pendant plusieurs minutes jusqu'à ce que son pH soit supérieur à 7,60 ;

– en revanche, l'*enregistrement Holter* permet non seulement d'identifier les troubles du rythme et d'en évaluer la sévérité mais également de détecter des épisodes de sus- ou de sous-décalage de ST asymptomatique témoignant d'une ischémie silencieuse.

CHAPITRE **30**

Chirurgie

L'essor de la chirurgie cardiaque moderne a été rendu possible grâce à la mise au point de la circulation extracorporelle, bien que de nouvelles techniques de pontage s'en affranchissent actuellement. La première CEC fut utilisée en 1953 pour fermer une CIA. Cependant, il fallut encore attendre quinze ans avant que le célèbre chirurgien Favolaro ne réalise le premier pontage veineux. Actuellement, plus de 35 000 interventions « à cœur ouvert » ont lieu par an en France.
Trois catégories de patients bénéficient de la chirurgie cardiaque :

– La chirurgie réglée est la plus importante en nombre et comporte des pathologies coronariennes ou valvulaires diverses (pontages aorto-coronaires, remplacements valvulaires aortiques, plastie ou remplacements mitraux, plus rarement, cardiopathies congénitales).
– La chirurgie d'urgence est la deuxième (pontages, pathologie infectieuse aortique ou péricardique, dissections aortiques).
– Le troisième groupe est constitué par la transplantation cardiaque.

Préparation du patient avant la chirurgie cardiaque

La décision d'intervenir fait le plus souvent suite à un consensus entre les équipes médicochirurgicales, en concertation avec le patient ou sa famille en dehors des cas d'urgence. Le plus souvent, les patients arrivant en chirurgie ont vu leurs examens réalisés par le service d'origine :

– coronarographie ;
– échocardiographie ;

– EFR ;
– Doppler des troncs supra aortiques ;
– bilan biologique :
  • hémostase, souvent perturbée par les traitements anticoagulants ou une éventuelle insuffisance hépatocellulaire ;
  • ionogramme ;
  • NFS, groupe Rhésus et RAI ;
  • recherche d'agglutinines froides.

Une consultation d'anesthésie est réalisée avant l'intervention.

AVANT L'ENTRÉE AU BLOC

La veille de l'intervention, une douche doit être prise avec badigeonnage d'une solution antiseptique (*Bétadine*). Un somnifère ou un anxiolytique peut être prescrit (benzodiazépine) la nuit précédente. L'équipe soignante doit expliquer au patient le déroulement de l'intervention et des suites postopératoires, la nécessité d'intubation privant de l'usage de la parole, le recours fréquent à la kinésithérapie respiratoire. Avant l'intervention, le personnel soignant doit bien sûr débarrasser les patients de leurs objets personnels (montres, lunettes, dentiers, bijoux…). Le matin de l'intervention, un médicament contre le stress est également prescrit ; le rasage du thorax et celui de la jambe en cas de réalisation de pontage aorto-coronaire sont réalisés.

INSTALLATION AU BLOC

Une fois que le malade est installé sur la table, sur un matelas chauffant, une perfusion périphérique est mise en place. Cette voie veineuse va permettre d'administrer des produits anesthésiques d'action rapide. La saturation en O_2 est surveillée par la mise en place d'un oxymètre de pouls placé sur un doigt ou l'oreille. Une fois le patient endormi, l'anesthésiste l'intube et met le patient en ventilation assistée puisque les anesthésiants inhibent totalement les mouvements respiratoires.

Une fois le patient anesthésié, l'anesthésiste procède à l'installation de matériel de mesure des paramètres vitaux et d'une voie veineuse centrale. Un cathéter est placé dans l'artère radiale, puis relié à un moniteur contrôlant la TA en continue. Un cathéter est placé dans une veine sous-clavière, jugulaire interne ou fémorale. La voie jugulaire interne a souvent la préférence des anesthésistes. Une sonde gastrique aspire toutes les sécrétions durant l'intervention. Une sonde urinaire recueille et mesure la diurèse. Une sonde rectale mesure la température centrale. Assez souvent, une sonde de Swan-Ganz permettant de mesurer les pressions pulmonaires et le débit cardiaque est introduite par voie veineuse centrale. Après mise en place de ces différents matériels, le malade est badigeonné d'une solution antiseptique, *Bétadine* par exemple, sur le sternum, l'abdomen et les membres inférieurs en cas de pontage. Puis, les champs opératoires sont positionnés et les instruments nécessaires à l'intervention installés. Le temps nécessaire entre l'entrée au bloc opératoire et la première incision est d'une heure environ.

Principales étapes de la chirurgie cardiaque

Ouverture du thorax et approche du cœur.

Circulation extracorporelle.

Arrêt du cœur : la cardioplégie.

Intervention chirurgicale.

Arrêt de la circulation extracorporelle et reprise de l'activité cardiaque.

Réanimation postopératoire.

Séjour en chirurgie cardiaque.

Ouverture du thorax et approche du cœur

Elle se fait par une sternotomie médiane durant laquelle le chirurgien coupe le sternum à l'aide d'une scie depuis sa partie basse jusqu'à sa partie haute. Plus rarement, le thorax est ouvert directement. Le chirurgien arrive alors au contact du péricarde. Il l'ouvre alors et évalue l'aspect des cavités cardiaques et des artères coronaires. Cependant, il ne peut opérer le cœur du fait de ses contractions et des mouvements respiratoires et est donc obligé soit de ralentir la fréquence, soit d'arrêter le cœur complètement sans altérer l'oxygénation et la perfusion des organes vitaux. Une solution existe : la circulation extracorporelle.

CIRCULATION EXTRACORPORELLE

La circulation extracorporelle remplace le cœur et les poumons : cet appareil fait circuler le sang et l'oxygène, le cœur et les poumons pouvant s'arrêter de fonctionner sans souffrance viscérale. Pour ce faire, le sang doit être anticoagulé par héparinothérapie. La CEC récupère le sang appauvri en O_2 provenant des veines, l'enrichit en oxygène et l'injecte dans le réseau artériel irriguant les viscères. Ce système est constitué d'une pompe et d'un oxygénateur. En pratique, une canule est placée dans l'aorte ascendante et une autre (ou plusieurs) est (sont) placé(es) dans les veines caves ou dans l'OD. Puis, la CEC est démarrée. Pour qu'il n'y ait plus de mouvements respiratoires, le respirateur est arrêté. Ainsi, le cœur et les poumons sont totalement court-circuités. Le « pompiste » décidera ensuite du moment où il est possible d'arrêter le cœur.

CARDIOPLÉGIE

C'est la technique visant à arrêter l'activité cardiaque, encore largement pratiquée, bien que de nouvelles méthodes reposent sur le seul ralentissement du cœur en opérant à cœur battant. La cardioplégie est réalisée en injectant dans les coronaires un liquide riche en K^+ qui provoque l'arrêt du cœur en diastole. Dans la cardioplégie froide, le liquide est à une température de 4 à 5 °C. Dans la cardioplégie chaude, la température est de 37 °C. Les deux méthodes ont leurs avantages et leurs inconvénients respectifs et le choix dépend des habitudes de chaque équipe chirurgicale.

Après avoir mis en place la CEC, le cœur étant arrêté, le chirurgien peut intervenir. Le temps moyen des différentes interventions de pontage et de remplacement valvulaire varie de 60 à 120 minutes.

ARRÊT DE LA CIRCULATION EXTRACORPORELLE ET REPRISE DE L'ACTIVITÉ CARDIAQUE

Une fois l'intervention achevée, le cœur est à nouveau branché sur l'aorte et perfusé par du sang. Les poumons sont ventilés par le respirateur, ce qui permet l'hématose. Le cœur doit théoriquement repartir, sinon il est défibrillé. Le chirurgien procède alors à la fermeture des plans entre le cœur et la peau. Préalablement, il place des drains dans la cavité péricardique et dans la plèvre qui permettent d'évacuer les épanchements ne manquant pas d'apparaître. Des électrodes sont placées sur le cœur et le stimulent au besoin. Le sternum est refermé à l'aide de fils d'acier. Cette dernière phase opératoire dure moins d'une heure.

RÉANIMATION POSTOPÉRATOIRE

Le séjour en réanimation chirurgicale, période délicate, est fondamental. Le patient sous respirateur, endormi, se réveille progressivement. Lors de son réveil, il ne peut parler du fait de l'intubation. Le sevrage de la ventilation artificielle est réalisé le plus souvent au terme de quelques heures après un pontage. Cette durée est plus longue en cas de remplacement valvulaire ou pour des malades ayant une dysfonction ventriculaire ou une insuffisance respiratoire. Les différents drains sont enlevés dès qu'ils ne donnent quasiment plus, en règle générale dans les 12 à 72 heures postopératoires. Puis le patient est rapidement transféré en unité d'hospitalisation standard. Le plus souvent, les sujets peuvent être mis au fauteuil le deuxième jour. Les drains thoraciques sont ôtés dès que leur débit commence à se tarir, en moyenne deux à trois jours après l'intervention. Les points de suture sont retirés vers le septième jour, les patients pouvant à nouveau se doucher. La reprise de l'alimentation s'effectue vers le deuxième jour. Après une à deux semaines de séjour hospitalier, une convalescence est souvent requise.

SPÉCIFICITÉS OPÉRATOIRES À CONNAÎTRE

Pontages aorto-coronaires

PRINCIPE

Le principe consiste à apporter du sang en aval des coronaires rétrécies ou bouchées, grâce à des conduits veineux ou artériels détournés de leur usage, assurant ainsi un flux sanguin normal en aval de la zone court-circuitée.

INDICATIONS DES PONTAGES

La plupart du temps, le pontage est réalisé chez les patients ayant :

– un angor invalidant ou un risque d'infarctus notable : sténose du tronc commun, atteinte de deux ou trois artères coronaires (dont l'IVA), surtout quand la fonction VG est altérée ;

– échec ou impossibilité d'angioplastie ;
– sténose ayant un haut potentiel de récidive après angioplastie, comme chez les patients diabétiques, indication cependant plus rare avec les *stents* « coatés » ;
– récidives multiples de re-sténose après ATL coronaire, etc.

PONTAGES ARTÉRIEL OU VEINEUX ?

Greffons veineux

Les veines saphènes, bien que moins perméables à long terme que les greffons artériels, sont encore utilisées lorsque les sujets sont âgés ou lors de pontages multiples. Ces saphènes sont prélevées au niveau de la jambe ou de la cuisse sur sa face interne et utilisées en greffon libre entre l'aorte et l'artère coronaire. Il est nécessaire de s'assurer que la veine est en bon état avant l'intervention, ce qui suppose que le patient n'a pas été opéré pour des varices auparavant. Des veines peuvent être prélevées de façon bilatérale en cas de pontages multiples.

Greffons artériels

Le greffon mammaire interne est le greffon de choix en raison de son excellente perméabilité à long terme. L'artère mammaire est une branche de la sous-clavière qui chemine derrière le sternum et vascularise les muscles pectoraux et mammaires. Cette artère peut être aisément disséquée et sectionnée à sa partie distale, pour être anastomosée à l'artère coronaire pathologique. Lors de la dissection de l'artère, la mammaire est détachée de la paroi interne du thorax et son extrémité distale suturée à l'artère coronaire en aval de la zone pathologique. D'autres artères peuvent être utilisées : l'artère radiale, l'artère gastro-épiploïque plus rarement.

INTERVENTION

Après avoir prélevé les greffons, mis en route la CEC et arrêté le cœur par cardioplégie, les extrémités distales des greffons sont suturées sur les artères coronaires après que celles-ci ont été ouvertes en aval des rétrécissements. La suture est réalisée avec un surjet très fin. Une fois ces sutures distales terminées, les sutures proximales sont réalisées pour les greffons libres, après avoir enlevé de l'aorte ascendante une « pastille » de 5 mm de diamètre, l'extrémité proximale du greffon étant suturée avec un fil plus gros.

La mortalité est de 1 à 2 %. Néanmoins, ce chiffre est plus élevé lorsque les pontages sont réalisés en urgence, ou lorsqu'existe une dysfonction VG.

À PART : LES PONTAGES SANS CEC ET LA CHIRURGIE MINI-INVASIVE

Les pontages peuvent s'effectuer sans l'assistance d'une CEC, à cœur battant, et en réalisant une incision minime, sous vidéoscopie. Ce type d'intervention est plutôt réservé à la réalisation d'un pontage avec l'artère mammaire interne. Le principal avantage est d'éviter l'ouverture complète du thorax, la CEC et l'arrêt du cœur. Cette technique est intéressante pour les patients à haut risque chirurgical, car, bien que difficile, elle permet une diminution du saignement postopératoire, une extubation plus rapide et des suites opératoires plus simples.

> **Noter !** A dix ans, un pontage veineux sur deux se bouche alors que quatre pontages mammaires sur cinq restent perméables.

Transplantation

PRINCIPE TECHNIQUE

La réalisation d'une transplantation cardiaque nécessite deux équipes chirurgicales :

– l'une prélève le cœur du donneur ;
– l'autre greffe ce cœur au receveur.

Ces deux équipes travaillant sous la gouverne d'un centre coordinateur logistique.

Lorsqu'un donneur est identifié, le chirurgien préleveur est envoyé sur place. Il ouvre le thorax et examine le cœur. Le cœur est ensuite enlevé, après avoir été arrêté, les veines caves, les veines pulmonaires, l'aorte et l'artère pulmonaire étant sectionnées précautionneusement. Puis, le cœur est immergé dans une solution de sérum froid à 4 °C et transporté rapidement vers l'hôpital du receveur.

Pour un greffon de bonne qualité, on privilégie le sexe masculin, l'âge inférieur à 45 ans et une bonne compatibilité.

Puis, au bloc, le cœur malade du receveur est enlevé après mise en place d'une CEC. Le cœur natif est ensuite explanté en laissant en place, une partie de l'OD dans laquelle s'abouchent les veines caves et une partie de l'OG dans laquelle s'abouchent les veines pulmonaires. Cette technique permet au chirurgien de ne pas avoir à réimplanter ces vaisseaux, ce qui simplifie le geste. Le cœur du donneur peut alors être implanté en quatre points d'ancrage : l'oreillette gauche, l'oreillette droite, l'aorte et l'artère pulmonaire.

L'OG du greffon est anastomosée à la collerette qui reçoit les quatre veines pulmonaires. Puis, l'OD est anastomosée sur la partie complémentaire du receveur, l'artère pulmonaire du receveur étant branchée à son emplacement à la sortie du ventricule droit du donneur, de même que l'aorte. Les cavités cardiaques sont, ensuite, purgées de leur air et la CEC interrompue.

PRINCIPALES INDICATIONS

La transplantation est indiquée chez les insuffisants cardiaques irréversibles, très gênés sur le plan fonctionnel en dépit d'un traitement maximum, lorsque leur espérance de vie est basse (inférieure à un an) du fait de leur état cardiaque.

Toutefois, il est parfois difficile d'estimer le pronostic d'un insuffisant cardiaque ; la mesure de la VO_{2max} est alors utilisée, une valeur inférieure à 14 ml/min./kg traduisant un pronostic grave conduisant à poser l'indication d'une transplantation.

Compte tenu de la pénurie, les transplantations ne sont pas effectuées chez des patients âgés de plus de 60 à 65 ans.

Ce sont, le plus souvent, des patients atteints de CMNO, de cardiopathies ischémiques, plus rarement de maladies des valves ou de cardiopathies congénitales.

La décision de la transplantation est prise après un bilan complet qui vérifie la gravité de la maladie et la gêne occasionnée, l'absence d'autres possibilités thérapeutiques, un examen médical recherchant une contre-indication à la transplantation. Au terme de ce bilan, le patient est inscrit sur une liste d'attente transmise à l'Établissement français des greffes.

PRINCIPALES CONTRE-INDICATIONS

- Hypertension artérielle pulmonaire fixée.
- Cancer évolutif.
- Infection grave.
- Maladie thromboembolique veineuse.

– Toxicomanie.
– Maladie athéromateuse artérielle.
– Diabète insulinodépendant avec atteinte multiviscérale.
– Insuffisance hépatocellulaire.
– Insuffisance rénale grave.
– Troubles psychiques, instabilité psychosociale, ulcère gastroduodénal non contrôlé.
– Diverticulose.
– Séropositivité VIH.
– Ostéoporose ou obésité sévère.
– Maladie immunologique susceptible de détériorer le greffon.

SUIVI DES TRANSPLANTÉS CARDIAQUES

Après une hospitalisation en réanimation d'environ huit jours, le patient reste à l'hôpital plus de trois semaines avant de regagner son domicile ou de partir en rééducation.

Il doit revenir en hôpital de jour toutes les semaines jusqu'au troisième mois, puis tous les quinze jours jusqu'au sixième mois, puis tous les mois. La surveillance est, ensuite, espacée tous les trois mois. Au cours de ces séjours, sont réalisés une échographie cardiaque, un bilan biologique, assez souvent une biopsie cardiaque.

Les transplantés sont mis sous immunosuppresseurs.

Les rejets se produisent, surtout, dès la fin de la première semaine et pendant les premiers mois, les crises diminuant ensuite d'intensité et de fréquence. La détection du rejet se fait par les prélèvements de fragments de myocarde par biopsie.

Malheureusement, les traitements antirejet occasionnent des effets secondaires graves comme l'HTA, l'insuffisance rénale, l'hypercholestérolémie et l'apparition de certains cancers.

COMPLICATIONS

Le greffé est exposé à de nombreuses complications :

– infectieuses, favorisées par les immunosuppresseurs ;
– cancéreuses, notamment pulmonaires et hématologiques ;
– coronariennes, puisque 50 % des transplantés développent à cinq ans une atteinte diffuse de leurs coronaires.

La survie attendue est d'environ 90 % à un mois, 60 % à dix ans.

Remplacements valvulaires

La chirurgie valvulaire concerne, essentiellement, les valves aortique et mitrale et, dans une moindre mesure, la valve tricuspide. Le chirurgien a le choix entre deux alternatives : réparer la valve cardiaque (chirurgie plastique) ou la remplacer par une prothèse.

TYPES DE PROTHÈSE

Prothèses mécaniques

Efficaces, bien tolérées elles durent longtemps. On distingue :

– les prothèses à bille dans lesquelles une bille est placée dans une cage. Ces prothèses ne sont, actuellement, plus utilisées ;
– les prothèses à monodisque basculant ;
– les prothèses à double ailette dans lesquelles deux hémidisques s'articulent autour d'un axe.

Leur principal inconvénient est la nécessité d'un traitement anticoagulant. Elles ont la préférence des chirurgiens lorsque le patient a moins de 75 ans, et n'a pas de contre-indication au traitement anticoagulant.

Bioprothèses

Elles sont fabriquées à partir de valves aortiques de porc ou de péricarde de bovin dénaturés. Leur principal intérêt est de ne pas nécessiter de traitement anticoagulant au long cours ; cependant, ces prothèses se dégradent avec le temps, leur durée de vie étant d'une dizaine d'années environ.
De ce fait, elles sont utilisées chez des sujets dont l'espérance de vie ne dépasse pas dix ans et chez ceux qui présentent une contre-indication aux anticoagulants.
À part : les homogreffes (issues de cadavre humain). Elles sont surtout utilisées en position aortique dans les suites d'endocardite. Elles ne nécessitent qu'un traitement anticoagulant un à deux mois, mais sont plus difficiles à mettre en place. En revanche, elles se détériorent moins vite que les bioprothèses.

CHIRURGIE CONSERVATRICE

L'intérêt est de conserver la valve qui est réparée. De ce fait, un traitement anticoagulant n'est pas nécessaire et la fonction ventriculaire gauche mieux préservée.

Principales complications des prothèses

– Complications thromboemboliques.
– Accidents hémorragiques.
– Désinsertion prothétique.
– Endocardite sur prothèse.
– Anémie hémolytique.

Remplacement valvulaire aortique par voie percutanée

Innovatrice, prometteuse, mais non encore validée, cette technique interventionnelle offre une alternative thérapeutique aux patients à espérance de vie limitée, souffrant d'un rétrécissement aortique calcifié serré. Elle fait appel à une valve, faite de trois feuillets de péricarde de cheval montés sur un *stent* métallique. Cette valve est insérée, après anesthésie locale et dilatation de la valve native, par voie percutanée, en utilisant un ballon de 22 mm de diamètre introduit par un cathéter de 24 F. L'approche de la valve native peut être transseptale ou rétrograde. Les risques essentiels paraissent être l'AVC et la tamponnade, ainsi que le choc cardiogénique. Cette technique, qui améliore notablement la fraction d'éjection, pourrait être une solution thérapeutique chez les patients non opérables.

CHAPITRE 31

Utilisation en urgence de l'insuline chez le diabétique lors des syndromes coronariens aigus

Au décours des syndromes coronariens aigus avec sus-décalage du segment ST, la mortalité à court et à long terme est plus élevée chez les diabétiques que chez les non-diabétiques, en dépit de traitements agressifs comme les thrombolytiques et l'angioplastie. Le diabète est également un facteur prédictif indépendant de mortalité après d'autres syndromes coronariens aigus comme l'angor instable et la nécrose sans onde Q. Même si le diabète n'était pas connu, la présence d'une hyperglycémie au moment d'une hospitalisation pour IDM aigu est associée à un taux de mortalité plus important.

CONTRÔLE DE LA GLYCÉMIE

Les altérations biochimiques associées à une carence en insuline peuvent avoir des effets néfastes durant la phase aiguë d'un infarctus. Les études portant sur l'administration de glucose, d'insuline et de potassium (protocole GIK) chez des patients hospitalisés pour un IDM aigu, sans tenir compte de leur glycémie au moment de leur admission, ont donné des résultats controversés ; l'administration systématique de ce protocole est donc très discutée. En particulier, les résultats d'une étude canadienne réalisée chez plus de 20 000 patients montrent une mortalité à trente jours, un pourcentage d'arrêts cardiaques et de réinfarctus identiques à ceux observés sous placébo, avec simplement une baisse des épisodes ischémiques à sept jours qui se maintient à trente jours. Cette association ne semble donc pas promise à un grand avenir.

En revanche, les bienfaits de l'insulinothérapie chez les diabétiques en phase aiguë de nécrose ne sont plus à démontrer. Dans l'étude DIGAMI I (*Diabetes Mellitus Insulin Glucose Infusion in Acute Myocardial Infarction*) a été comparée l'efficacité d'un traitement classique à celle d'un traitement intensif composé d'une perfusion d'insuline et de glucose ayant pour but de maintenir une glycémie entre 7,0 et 10,0 mmol par litre. L'insuline était administrée à la seringue électrique en période hospitalière pour maintenir un objectif glycémique entre 1,5 et 2 g/l puis relayée par une insulinothérapie sous-cutanée pendant trois mois.
L'insulinothérapie intensive a permis d'obtenir une baisse de la mortalité de près de 30 % à long terme, plus de trois ans plus tard. Pour neufs patients traités, une vie est sauvée. Ce traitement a été particulièrement bénéfique chez les patients ayant peu d'autres facteurs de risque et chez ceux ne recevant pas d'insuline avant la randomisation. Cependant, il est difficile de savoir si la baisse de mortalité à long terme est due à un effet bénéfique de l'insuline sur le myocarde, en particulier via le métabolisme des acides gras, ou à l'amélioration de l'équilibre glycémique en phase aiguë.
Le protocole DIGAMI initialement proposé nécessitait une équipe soignante expérimentée dans l'administration d'insuline, le protocole étant débuté dès que la glycémie constatée était supérieure à 11 mmol/litre, soit 2 g/l.

LE PROTOCOLE « CLASSIQUE »

À l'arrivée

- Pose d'un cathelon pour la mesure des glycémies.
- Interruption de tous les autres traitements antidiabétiques.
- Glycémie à l'arrivée puis toutes les deux heures.
- G5 en perfusion : 1 000 cm^3 par 24 heures avec 4 g de KCl par litre.
- Régime diabétique.

Débuter le protocole si la glycémie est supérieure à 11 mmol/l soit 2 g/l

– Brancher en « Y » sur le G5 80 U d'*Actrapid* diluées dans 50 cm^3 de G5, vitesse 3 ml par heure.
– Faire une glycémie une heure après l'instauration du traitement. Si chute de la glycémie de plus de 30 % une heure après le début de la perfusion, refaire une glycémie 30 minutes plus tard.

– Puis :

- glycémie une heure après chaque changement de posologie,
- glycémie toutes les deux heures en l'absence de changement.

Modifications de la vitesse de la SAP d'insuline selon la glycémie

– Supérieure ou égale à 15 mmol/l (2,7 g/l) : 8 U *Actrapid* et vitesse de la SAP augmentée de 0,6 ml/heure.

– Entre 11 et 14,9 mmol/l (2 et 2,69 g/l) : vitesse de la SAP augmentée de 0,3 ml par heure.

– Entre 7 et 10,9 mmol/l (soit 1,25 et 1,99 g/l) : même vitesse.

– Entre 4 et 6,9 mmol/l (0,75 et 1,24 g/l) : vitesse de la SAP réduite de 0,6 ml par heure.

– Inférieure à 4 mmol/l (0,75 g/l) :

- stopper l'insuline,
- glycémie toutes les 15 minutes jusqu'à ce que la glycémie soit supérieure à 7 mmol/l (1,25 g/l),
- en cas de symptômes d'hypoglycémie, injecter 20 ml de G 30 % IV,
- reprise de la SAP à une vitesse diminuée de 0,6 ml par heure dès que la glycémie est supérieure à 7 mmol/l soit 1,25 g/l.

Surveillance de la kaliémie

– 2e heure.

– 12e heure.

– 24e heure.

– en cas d'arythmie.

Noter !

– Les résultats du DIGAMI I étaient prometteurs avec une réduction de 28 % du risque de décès sous traitement IV intensif.

– DIGAMI II récemment présentée ne semble pas aussi optimiste, aucun bénéfice de l'insulinothérapie intensive à la phase aiguë de l'infarctus n'étant observé.

Ces résultats sont cependant à nuancer par un nombre d'inclusion très inférieur au quota prévu et une mortalité plus faible qu'attendue.

En pratique

– On ne peut pas continuer de préconiser la perfusion d'insuline glucose chez les diabétiques à la phase aiguë de l'IDM.
– Les niveaux glycémiques à l'admission doivent être examinés attentivement.
– Souvent, l'insuline est incontournable pendant quelques jours par SE ou injection SC.
– À la sortie de l'USIC, se discute soit le retour au traitement oral éventuellement modifié, soit la poursuite de l'insuline en sous-cutané en visant un taux d'HbA1c au-dessous de 6,5 % ; le choix du schéma thérapeutique reste ouvert à condition d'obtenir le meilleur contrôle glycémique possible.

CHAPITRE 32

Pacemaker

HISTORIQUE

Le premier pacemaker (PM) fut implanté par Senning en 1958. La décennie soixante-dix vit l'avènement de batteries au lithium et des PM programmables. Dix ans plus tard, les PM doubles chambres commencèrent à être utilisés couramment. La longévité des batteries fut accrue grâce au système automatique de suivi des seuils de stimulation ventriculaire. Puis des perfectionnements informatiques permirent l'élaboration d'algorithmes sophistiqués permettant une adaptation des PM aux activités quotidiennes, par des capteurs d'asservissement très élaborés. En outre, les mémoires extensives conservent des informations très utiles pour le diagnostic et le suivi des arythmies. Depuis quelques années, les pacemakers sont également utilisés dans les cardiomyopathies hypertrophiques, ainsi que dans certains domaines innovateurs : l'insuffisance cardiaque et la prévention de l'arythmie grâce à des algorithmes spécifiques. Enfin, certains systèmes devraient permettre une surveillance des patients à distance, de façon instantanée et automatisée, grâce à une antenne transmettant les données via le réseau SMS vers des centres de contrôle (concept de télécardiologie).

DÉFINITION

Le PM est un système électronique intracorporel destiné à suppléer la défaillance du rythme cardiaque. Ce générateur d'impulsion est, ainsi, capable d'exciter le myocarde auriculaire et ventriculaire en maintenant une activité électrique cardiaque artificielle, incitative.

PRINCIPE

La fréquence cardiaque peut être extrêmement abaissée du fait d'une atteinte du nœud sinusal ou d'une altération de la conduction auriculo-ventriculaire. Dans ces cas, les patients peuvent être victimes de malaises, lipothymies, vertiges, syncopes voire morts subites.

L'implantation d'un PM a donc pour but de provoquer une contraction du muscle cardiaque grâce à une impulsion électrique. Le stimulateur cardiaque qui génère cette impulsion est un petit boîtier contenant des circuits électroniques alimentés par une pile.

Ce PM est capable d'analyser en permanence le rythme cardiaque, de détecter un rythme anormal et d'y remédier par une stimulation non ressentie. Par ailleurs, la plupart des appareils sont capables de stocker des informations relatives au rythme et au fonctionnement de la pile. Ces pacemakers, implantés dans la région pectorale, transmettent leur énergie par l'intermédiaire d'une ou de deux sondes qui permettent de déclencher les contractions mécaniques de la pompe.

Ces systèmes stimulent une cavité cardiaque (oreillette droite ou ventricule droit : système monochambre) ou deux d'entre elles (système doubles chambres), voire même trois d'entre elles (système multisite).

Il existe, en fait, de nombreux types de PM très élaborés dont le codage, à trois ou cinq cases, est aisément compréhensible dès que l'on connaît la signification de quelques lettres :

- la première case correspond à la cavité stimulée ;
- la deuxième case indique la cavité détectée ;
- la troisième case correspond au mode de fonctionnement.

La lettre « A » correspond à l'oreillette, la lettre « V » au ventricule, la lettre « D » aux deux cavités.

Un pacemaker VVI, par exemple, est un PM simple, dit « Sentinelle », qui se met en marche quand le cœur devient trop lent. Il stimule le ventricule, est sensible à l'activité ventriculaire, et fonctionne sur un mode « inhibé » (I) lorsqu'une activité spontanée est détectée d'où la terminologie.

Le mode DDD correspond à un pacemaker double chambre avec une sonde dans l'oreillette et dans le ventricule qui provoque une séquence d'activation auriculo-ventriculaire proche des conditions physiologiques.

Les pacemakers peuvent être, également, asservis pour mieux s'adapter à l'effort et s'accélérer aux bons moments (modes VVIR ou DDDR, par exemple).
Ils sont constitués de deux parties : un boîtier recouvert de titane qui contient une source d'énergie sous forme de batteries au lithium, et un système électronique sophistiqué. Le boîtier mesure approximativement 5 cm de large et 6 mm d'épaisseur, pesant environ 30 g, ainsi que la ou les sondes qui conduisent l'énergie aux cavités cardiaques qu'elles vont stimuler.

IMPLANTATION DU PACEMAKER

Il s'agit d'une intervention chirurgicale faite sous anesthésie locale.

Préparation du patient

Le patient doit être à jeun depuis plus de six heures. Un bilan biologique préalable est indispensable avec, en particulier, une étude de la coagulation. Les anticoagulants oraux doivent être arrêtés depuis plus de quatre jours avec relais par héparinothérapie à interrompre six à douze heures avant l'implantation. Les antiagrégants plaquettaires, type *Plavix* ou aspirine, sont arrêtés dix jours avant. Un rasage large du thorax est nécessaire puisque le boîtier sera implanté au niveau du grand pectoral. Le nettoyage de la peau doit être très soigneux. Un abord veineux controlatéral (500 cm^3 de G5) en garde-veine avec un robinet à trois voies est incontournable. Une sédation légère est parfois nécessaire chez les patients anxieux. Certaines équipes administrent des antibiotiques systématiquement avant la procédure.

Intervention

La mise en place du PM a lieu au bloc opératoire. Après désinfection large à la *Bétadine*, une anesthésie locale à la *Xylocaïne* est réalisée au niveau du grand pectoral, le plus souvent à droite, mais parfois à gauche (par exemple, chez les chasseurs…). Des champs stériles sont disposés après avoir placé le patient sous monitorage ECG. Une incision de la peau, d'environ 7 à 8 cm, est réalisée. L'opérateur insère la ou les électrodes en abordant soit la veine céphalique, soit la sous-clavière, situées sous le grand pectoral.
L'opérateur monte la ou les sondes sous amplificateur de brillance, jusqu'au VD et/ou l'OD, les sondes étant fixées au cœur par des petites

vis, ou barbichettes, qui limitent les risques de mobilisation. Puis, la ou les sondes sont raccordées au boîtier préréglé, lequel est enfoui dans une poche sous-cutanée au niveau du grand pectoral. Ensuite, il referme les plans profonds puis la peau avant de faire un pansement simple.
Cette intervention chirurgicale bénigne dure environ une heure.

Au retour du bloc

Le patient reste allongé pendant 24 à 48 heures pour éviter un déplacement du boîtier. Une radiographie thoracique est réalisée pour vérifier que le boîtier et les sondes sont en place et qu'il n'existe pas de pneumothorax. Un ECG est systématique au retour, la bradycardie éventuelle notée avant devant disparaître.
La région pectorale est surveillée afin de détecter l'apparition d'un hématome. La température est surveillée de façon biquotidienne. Les fils sont ôtés sept à dix jours plus tard, mais le patient peut sortir de l'hôpital ou de la clinique avant ce délai avec l'accord du médecin. Avant la sortie, un test est réalisé pour vérifier le fonctionnement grâce à un programmateur qui communique avec le PM et en modifie au besoin les réglages. Au décours de l'implantation, le patient doit recevoir un carnet de surveillance où sont identifiés le centre et le médecin implanteur, la date d'implantation, le matériel mis en place, les données concernant la programmation et les paramètres de surveillance.

PRINCIPALES INDICATIONS

– Bradycardie par dysfonction sinusale.
– Bloc auriculo-ventriculaire de haut degré chronique ou intermittent, maladie de l'oreillette, etc. (fig. 32.1), et ce d'autant plus que ces anomalies sont responsables de malaises ou de syncopes, survenant chez des patients ayant ou non une maladie cardiaque préexistante.

PRINCIPALES COMPLICATIONS

Complications immédiates

– Échec d'abord veineux sous-clavier ou céphalique.
– Plaie de l'artère sous-clavière pouvant occasionner un hémothorax.

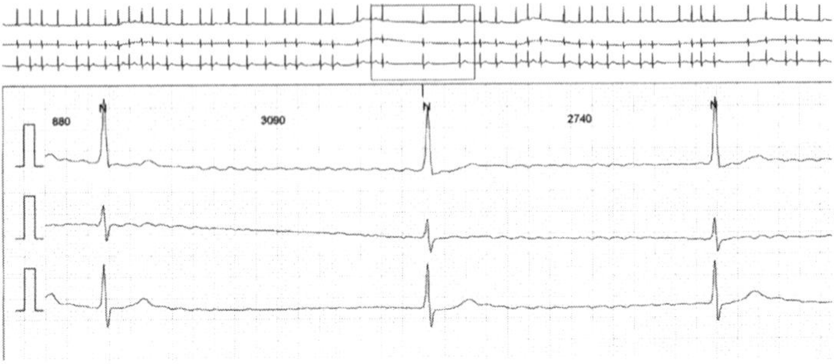

Fig. 32.1 Tracé ECG d'une bradyarythmie symptomatique par fibrillation auriculaire dans le cadre d'une maladie de l'oreillette.

– Pneumothorax, nécessitant parfois un drainage, lésion du plexus brachial, embolie gazeuse, perforation du cœur pouvant générer une tamponnade gravissime.
– Fistule artérioveineuse.
– Arythmie ventriculaire, en particulier durant l'insertion.
– Lésions de la valve tricuspide.
– Traumatisme de la sonde (fig. 32.2).
– Déplacement secondaire des sondes rendant le PM inefficace.
– Hématome.

Complications retardées

– Déplacement des sondes.
– Infection locale, voire endocardite sur sonde, grave, dont le diagnostic repose sur l'ETO et le traitement sur l'extraction des sondes.
– Fracture des sondes.
– Thrombose veineuse sous-clavière.

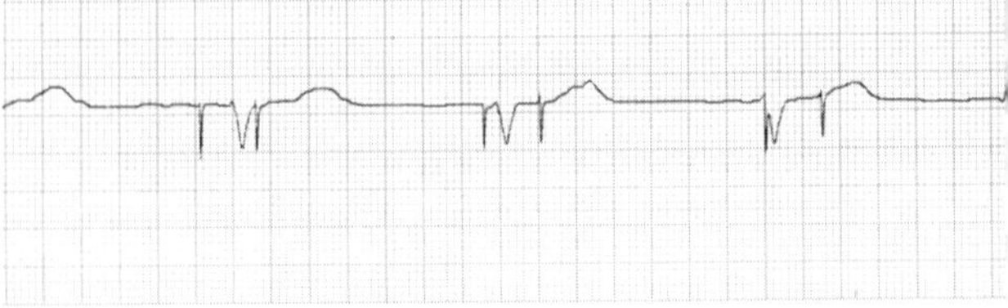

Fig. 32.2 Tracé ECG de fracture de sonde.

– Érosion cutanée.
– Déconnexion entre le boîtier et la sonde.
– Troubles du rythme provoqués par le PM.
– Stimulation extracardiaque, par exemple du muscle diaphragmatique ou du nerf phrénique.
– Beaucoup plus rarement, allergie au pacemaker.

PRÉCAUTIONS

Les porteurs de PM doivent le faire contrôler tous les six mois, voire plus souvent lorsqu'approche la fin de vie théorique de l'appareil, l'interrogation du boîtier requérant un matériel spécifique de chaque marque, la durée de vie des piles étant comprise entre sept et dix ans en moyenne.
Certaines interférences qui peuvent dérégler le boîtier du stimulateur doivent être connues des patients :

– téléphone portable ;
– plaques chauffantes à induction ;
– portiques de sécurité antivol des magasins ou des aéroports ;
– radars ;
– surtout : bistouri électrique et pratique des IRM contre-indiqués.

Cependant, habituellement, l'implantation d'un pacemaker ne modifie aucunement la manière de vivre, la conduite automobile et les sports.
Il convient toutefois, au début, d'éviter les mouvements qui risquent de déplacer le boîtier (secouer la salade avec un panier par exemple, tir à l'arc) et l'exposition au soleil prolongée.
Pour information, les nouveaux modèles de four micro-ondes ne sont, *a priori*, pas dangereux pour les pacemakers. Les sujets doivent néanmoins se méfier des outils électriques, des antennes émettrices, des appareils de physiothérapie.

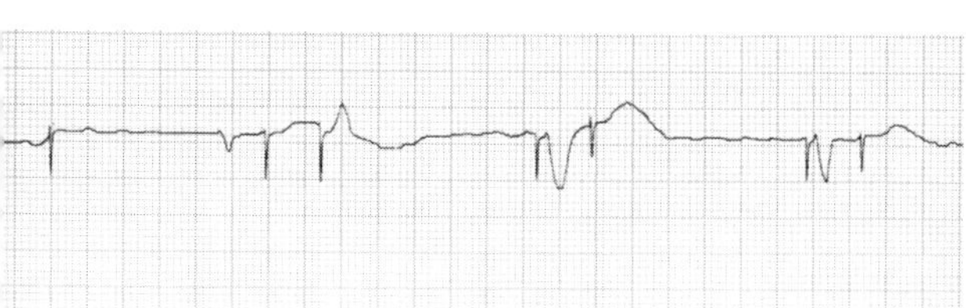

Fig. 32.2 Tracé ECG de fracture de sonde (suite).

Nouvelles perspectives

La stimulation multisite, en trois endroits du cœur, permet d'améliorer considérablement les symptômes d'insuffisance cardiaque en resynchronisant les deux ventricules chez les patients dont la conduction auriculo-ventriculaire est très altérée.

Par ailleurs, l'augmentation de la fréquence cardiaque par PM de plus de 15 battements/min. diminuerait de plus de 50 % les épisodes d'apnée du sommeil chez les patients qui sont atteints de cette pathologie.

PARTIE 3

Thérapeutique

CHAPITRE 33

Diurétiques

MODE D'ACTION

Les diurétiques agissent en augmentant la natriurèse et le volume de la diurèse. Leur site d'action permet de les individualiser en trois classes :

– anse de Henlé : diurétiques de l'anse. Leur chef de file est le furosémide ; ils agissent rapidement et sont souvent utilisés en urgence par voie veineuse. Ils possèdent en outre un effet vasodilatateur utile dans l'insuffisance cardiaque congestive. Efficaces et utilisables dans l'insuffisance rénale, contrairement aux autres diurétiques, leur efficacité est proportionnelle à la dose utilisée ;
– segment cortical de dilution : diurétiques thiazidiques et apparentés ;
– tube distal : diurétiques distaux ou antagonistes de l'aldostérone. Ce sont des épargneurs de potassium, moins natriurétiques que les diurétiques des deux premières classes.

PRÉSENTATION ET POSOLOGIE DES PRINCIPAUX DIURÉTIQUES

Les formes injectables font l'objet du tableau 33.1, celles utilisables *per os* du tableau 33.2.

PRINCIPALES INDICATIONS

– Hypertension artérielle.
– Insuffisance cardiaque.
– Rétention hydrosodée.
– Insuffisance rénale et hypercalcémie (furosémide uniquement).

Tableau 33.1 Présentation et posologie des principaux diurétiques injectables.

Dénomination	***Nom commercial***	***Présentation***	***Posologie usuelle***
Furosémide	*Lasilix*	20 mg 250 mg	OAP : 0,5 à 1 mg/kg IV en une à deux minutes ; en l'absence de réponse, doubler la dose à 2 mg/kg en une à deux minutes (AHA) ins. rénale : 250 mg à 1,5 g/jour
Canrenoate de potassium	*Soludactone*	100 mg 200 mg	400 à 600 mg/jour
Bumétanide	*Burinex*	2 mg	OAP : 2 mg IV à renouveler éventuellement toutes les 20 minutes en fonction de la clinique jusqu'à 30 mg/jour

Tableau 33.2 Présentation et posologie des principaux diurétiques utilisables *per os*.

Classe	***Nom commercial***	***Posologie moyenne***
Thiazidiques et apparentés	*Esidrex* 25 mg *Fludex* 1,5 mg *LP* et 2,5 mg *Lumitens* *Tenstaten*	1 à 2 cp./jour 1 cp./jour

▶

uite ▶

Classe	*Nom commercial*	*Posologie moyenne*
Diurétiques de l'anse	*Lasilix faible* 20 mg *Lasilix* 40 mg *Lasilix retard* 60 mg *Lasilix spécial* 500 mg *Burinex* comprimés à 1 et 5 mg *Eurelix* 6 mg LP	1 cp./jour 40 à 80 mg/jour 1 cp./jour 250 mg à 1 g/jour dans l'insuffisance rénale 1 à 5 mg/jour 1 cp./jour
Diurétiques distaux	*Aldactone* 25, 50 et 75 mg *Spironolactone* 50 et 75 mg *Practon* 50 et 75 mg *Flumach* 50 et 75 mg *Spiroctan* 50 et 75 mg *Modamide* 5 mg	1 cp./jour
	À part : L'éplérénone (*Inspra*) qui diminue la mortalité dans les IDM avec dysfonction VG, mais est contre-indiqué si la kaliémie est supérieure à 5,5 et la clearance de la créatinine < 30 ml/min. Posologie initiale de 25 mg/jour avec posologie d'entretien recommandée de 50 mg/jour.	
Associations de diurétiques	*Moduretic* *Aldactazine* *Prestole* *Practazin* *Aldalix* *Spiroctazine*	1 cp./jour

– Post-IDM avec FE ≤ 40 % pour l'éplérénone, nouvel antagoniste sélectif de l'aldostérone, à débuter 3 à 14 jours après l'IDM.
– Hypokaliémie menaçante et rétention hydrosodée (*Soludactone* et *Aldactone*).

CONTRE-INDICATIONS

Diurétiques de l'anse :

– troubles hydroélectrolytiques non corrigés (en particulier hypokaliémie) ;
– obstacles sur les voies urinaires ;
– hypersensibilité aux sulfamides ;
– hypovolémie, déshydratation.

Diurétiques thiazidiques et apparentés :

– insuffisance rénale, insuffisance hépatique ;
– hypokaliémie.

Diurétiques distaux épargneurs de potassium :

– hyperkaliémie, insuffisance rénale ;
– insuffisance hépatique sévère ;
– grossesse.

EFFETS INDÉSIRABLES ET SURVEILLANCE

La surveillance du traitement doit être :

– clinique : poids, diurèse, hydratation, tension artérielle ;
– biologique : ionogramme, glycémie, bilan rénal, uricémie.

Les effets indésirables sont dominés par les troubles hydroélectrolytiques : déshydratation, hyponatrémie avec hypovolémie, hypotension, hypokaliémie avec par conséquent risque de troubles du rythme cardiaque (thiazidiques et apparentés, diurétiques de l'anse) ou hyperkaliémie (diurétiques distaux). À noter la fréquence des gynécomasties sous *Aldactone*, celles-ci étant plus rares sous éplérénone.
Les autres effets secondaires, lipidiques et sexuels, ne posent de problèmes que lors de l'administration au long cours.

QUELQUES PRÉCAUTIONS D'EMPLOI

Une supplémentation potassique est nécessaire lors de l'emploi de fortes doses de diurétiques type *Lasilix* dans l'insuffisance cardiaque. On

n'hésitera donc pas à y associer soit du *DiffuK* ou du *Kaléorid*, soit du KCl dans le garde-veine posé lors de la prise en charge d'un OAP.
Il faut éviter d'associer :

– diurétiques distaux et potassium ou diurétiques distaux et inhibiteurs de l'enzyme de conversion ; cependant, dans l'insuffisance cardiaque cette association (*Aldactone* + IEC)est possible, son bénéfice ayant été démontré dans l'étude RALE à condition de surveiller la kaliémie (< 5 mmol/l) et de l'éviter dans l'insuffisance rénale (créatinine < 220 mmol/l) ;
– diurétiques thiazidiques ou de l'anse de Henlé et laxatifs, corticoïdes, digitaliques, antiarythmiques sans contrôle étroit de la kaliémie.

Noter ! Un antagonisme partiel de l'*Indocid* peut diminuer l'efficacité du furosémide.

La néphrotoxicité des aminosides est également accrue par le furosémide. L'ototoxicité ne se voit que lorsque de fortes doses de furosémide sont injectées rapidement.

Noter ! Les diurétiques activent le système rénine-angiotensine-aldostérone et peuvent indirectement aggraver les mécanismes régulateurs, pérennisant ainsi involontairement le « cercle vicieux » de l'insuffisance cardiaque. C'est la raison pour laquelle, une fois passée la phase aiguë, les posologies de diurétiques doivent être réduites à la dose minimale efficace.

CHAPITRE 34

Thrombolytiques

MODE D'ACTION

Les thrombolytiques ont pour but de lyser les caillots et de reperméabiliser les vaisseaux. Alors que la streptokinase n'a pas d'activité sélective sur le thrombus et active tant le plasminogène circulant que le plasminogène fixe, les fibrinolytiques de seconde génération sont des protéines humaines produites par génie génétique (donc théoriquement non allergisantes) qui ont pour but théorique la lyse effective du caillot et l'absence de fibrinolyse systémique (fig. 34.1). Leurs principales indications sont la nécrose myocardique en phase aiguë et l'embolie pulmonaire importante mal tolérée.

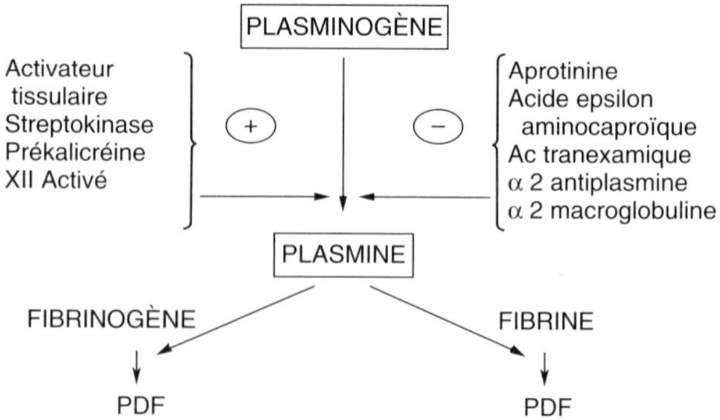

Fig. 34.1 Système fibrinolytique.

PRÉSENTATION ET POSOLOGIES USUELLES DES PRINCIPAUX THROMBOLYTIQUES

Activateur tissulaire du plasminogène recombiné d'origine humaine, ou rtPA (*Actilyse*) : flacons de 10 mg, 20 mg et 50 mg

Dans l'infarctus du myocarde : bolus de 15 mg, puis 0,75 mg/kg (50 mg maximum) en 30 minutes, puis 0,50 mg/kg (35 mg maximum) en 60 minutes, associé d'emblée à une héparinothérapie IV précoce efficace : 5 000 UI en bolus puis 1 000 UI/heure à ajuster afin de maintenir le TCA entre 1,5 et 2,5 fois la valeur initiale. L'aspirine y est systématiquement adjoint (l'adjonction de clopidogel serait également bénéfique). Un autre schéma thérapeutique d'héparinothérapie plus simple d'utilisation est proposé dans l'IDM (étude ASSENT), consistant en l'administration d'héparine sous forme d'énoxaparine avec un bolus IV de 30 mg d'énoxaparine puis 1 mg/kg/12 heures pendant sept jours.
Dans l'embolie pulmonaire : 10 mg en bolus IV en deux minutes, puis 90 mg en perfusion IV sur deux heures, avec héparinothérapie dès la fin de la perfusion d'*Actilyse*. Si le poids est inférieur à 65 kg, il ne faut pas dépasser 1,5 mg/kg d'*Actilyse*. L'héparinothérapie associée au décours doit également viser un TCA entre 1,5 et 2,5 fois la valeur initiale.
Dans les accidents vasculaires cérébraux ischémiques à la phase aiguë : le traitement doit être administré par un neurologue, idéalement dans un *Stroke Center*, et initié dans les trois heures suivant l'apparition des symptômes. La posologie est de 0,9 mg/kg (dose maximale de 90 mg) en IV sur une heure, 10 % de la dose totale devant être administrée initialement sous forme de bolus intraveineux. En revanche, dans cette indication neurologique, l'aspirine et l'héparine doivent être évités dans les 24 premières heures de la thrombolyse.

Streptokinase (*Streptase*) : flacons de 250 000 UI, de 750 000 UI et de 1 500 000 UI

Dans l'infarctus du myocarde : 1 500 000 UI en 60 minutes par voie intraveineuse ; l'aspirine doit lui être associé car il réduit la mortalité à un mois et un an (étude ISIS-II). La surveillance toutes les 6 à 12 heures du TCA permet de juger de la possibilité de débuter l'héparinothérapie uniquement lorsque le TCA redevient inférieur à 100 secondes et le fibrinogène remonte à plus de 1 g/l, les échantillons sanguins devant être techniqués immédiatement pour ne pas retarder le début de l'héparinothérapie.

Dans les ischémies aiguës des membres : 5 000 UI/heure pendant 12 à 48 heures, par voie intra-artérielle au contact du thrombus.

Dans l'embolie pulmonaire aiguë massive avec instabilité hémodynamique : 250 000 UI en 30 minutes IV puis 100 000 UI/heure en perfusion continue pendant 24 heures.

Dans les thromboses de prothèse valvulaire cardiaque : 250 000 UI en 30 minutes IV puis 100 000 UI/heure, la durée du traitement thrombolytique étant conditionnée par les résultats cliniques et échocardiographiques.

Rétéplase *(Rapilysin)* : poudre et solvant pour solution injectable à 10 U

Dans l'infarctus du myocarde : un bolus de 10 U suivi d'un second bolus de 10 U 30 minutes plus tard. Chaque bolus est administré par voie IV lente sur 2 minutes. L'héparine (5 000 UI en bolus avant le traitement par rétéplase, puis 1 000 UI par heure à ajuster selon le TCA) et l'aspirine (250 mg initialement) doivent être associés systématiquement pour réduire le risque de rethrombose.

Ténectéplase *(Métalyse)* : poudre et solvant pour solution injectable de 50 mg (tableau 34.1)

Dans l'infarctus du myocarde : 30 à 50 mg par voie IV sous forme de bolus unique à injecter en 5 à 10 secondes.

Tableau 34.1 Posologie du ténectéplase.

Poids (P) du patient (kg)	***Dose (mg)***
$P < 60$	30
$60 \leq P < 70$	35
$70 \leq P < 80$	40
$80 \leq P < 90$	45
$P \geq 90$	50

Ce fibrinolytique est de plus en plus souvent utilisé, en particulier par les Samu lors des thrombolyses à domicile, de par sa simplicité d'administration. L'héparinothérapie doit être débuté dès que possible :

– chez les patients de 67 kg ou moins, bolus initial de 4 000 UI d'héparine puis 800 UI/heure en ajustant sur un TCA qui se doit d'être à 1,5 à 2,5 fois la valeur du témoin ;
– chez les patients de plus de 67 kg, bolus initial de 5 000 UI d'héparine puis 1 000 UI/heure en ajustant sur un TCA qui se doit d'être à 1,5 à 2,5 fois la valeur du témoin.

CONTRE-INDICATIONS

Principales

– Maladie hémorragique en cours ou hémorragie récente.
– Ulcère digestif dans les trois mois précédents, pancréatite aiguë.
– HTA sévère (systolique > 180 mm Hg, ou diastolique > 110 mm Hg).
– Dissection aortique, péricardite, endocardite.
– Troubles de l'hémostase constitutionnels ou acquis, traitement par AVK avec INR efficace.
– AVC (c'est une contre-indication lorsque la fibrinolyse est indiquée pour un IDM ou une EP), tumeur cérébrale, chirurgie intracrânienne, traumatisme crânien.
– Ponction récente d'un vaisseau non compressible.
– Rétinopathie diabétique.
– Massage cardiaque externe traumatique ou prolongé.
– Cirrhose, insuffisance hépatique, hypertension portale.
– Anévrysme artériel ou malformation artérielle ou veineuse.
– Tumeur pouvant saigner.
– Intervention chirurgicale ou traumatisme important au cours des trois derniers mois, biopsie hépatique ou rénale de moins de quinze jours.

Contre-indications complémentaires dans l'AVC à la phase aiguë

– Symptômes datant de plus de trois heures ou de début inconnu.
– Déficit neurologique mineur ou amélioration rapide des symptômes avant le traitement.
– AVC jugé sévère cliniquement ou par l'imagerie.
– Crise convulsive au début de l'AVC.
– Hémorragie intracrânienne au scanner.
– Symptômes suggérant une hémorragie sous arachnoïdienne.

– Héparinothérapie efficace au cours des 48 heures précédentes.
– Diabétique aux antécédents d'AVC.
– Antécédents d'AVC au cours des trois derniers mois.
– Plaquettes inférieures à 100 000/mm^3.
– HTA systolique supérieure à 185 mm Hg ou HTA diastolique supérieure à 110 mm Hg ou nécessité d'un traitement d'attaque antihypertenseur IV.
– Hypoglycémie ou décompensation diabétique.

La menstruation n'est plus une contre-indication à la thrombolyse.
La grossesse n'est également plus une contre-indication absolue à la thrombolyse mais son utilisation est à haut risque en particulier dans les heures qui encadrent l'accouchement. Il faut donc avant d'utiliser les thrombolytiques dans ce contexte prendre en considération les bénéfices attendus sur une pathologie aiguë mettant en jeu le pronostic vital et les risques potentiels.

Contre-indications propres à la streptokinase

Allergie, traitement identique par SK datant de moins de six mois, infection streptococcique en cours.

EFFETS SECONDAIRES

Complications hémorragiques communes à tous les fibrinolytiques

On distingue :

– les complications bénignes : hémorragies aux points de ponction ne nécessitant qu'une compression locale soigneuse avec des compresses imbibées d'acide epsilon amino-caproïque (*Hémocaprol*). Leur meilleur traitement est préventif et repose sur la limitation des agressions vasculaires et l'immobilisation du patient ;
– les complications hémorragiques graves (hémorragie digestive massive, hémomédiastin, hémopéricarde, hémorragie cérébroméningée, etc.), nécessitant une thérapeutique spécifique :

- tout d'abord, arrêt de la fibrinolyse et parfois dans un premier temps acide tranexamique (*Exacyl* en injection intraveineuse lente de 10 mg/kg, les ampoules étant dosées à 500 mg) ou l'aprotinine (*Trasylol*), tout en sachant que leur emploi fait courir au malade un risque de réocclusion coronaire… ;

- dans un second temps, c'est souvent l'héparinothérapie qui est incriminable. Celle-ci peut alors être neutralisée par du sulfate de protamine (1 000 UAH neutralisent 1 000 UI d'héparine) injecté en IV très lentement. La protamine neutralise également, unité par unité, l'action anticoagulante des HBPM.

Avec l'activateur tissulaire du plasminogène, le traitement fibrinolytique et héparinique doit, bien sûr, être également interrompu en cas d'hémorragie potentiellement dangereuse. Toutefois, en général, il n'est pas nécessaire d'administrer avec ce produit d'inhibiteurs de la thrombolyse en raison de la courte demi-vie de l'*Actilyse* (4 à 5 minutes), ce qui n'est pas le cas avec la streptokinase dont la demi-vie, plus longue, est de l'ordre de 30 à 45 minutes, les demi-vies respectives de la ténectéplase et du rétéplase étant de 24 et 18 minutes.

> **Attention !** Les transfusions de sang, parfois nécessaires, peuvent initialement majorer le saignement car elles contiennent du plasminogène.

Effets secondaires propres à certains fibrinolytiques

– Réactions allergiques voire chocs avec la streptokinase, prévenus par l'administration de 100 mg d'hémisuccinate d'hydrocortisone avant la fibrinolyse.
– Hypotension, bradycardie après injection trop rapide de SK : les phénomènes d'hypotension nécessitent parfois une surélévation des membres inférieurs ainsi qu'un remplissage vasculaire à l'aide de macromolécules.
– Signalons la possibilité, rare, d'embolies de cholestérol décrite avec certains fibrinolytiques.

PRÉCAUTIONS D'EMPLOI

– Respect strict des contre-indications. Indication formellement justifiée.
– Utilisation uniquement en unité de soins intensifs cardiologiques ou dans les unités mobiles de réanimation sous monitoring avec un défibrillateur immédiatement disponible en cas de trouble du rythme ventriculaire (tachycardie ventriculaire ou fibrillation ventriculaire) s'intégrant dans le cadre d'un syndrome de reperfusion.

– Surveillance du taux de prothrombine, du taux de myoglobine et de troponine, toutes les 6 à 12 heures du TCA, en cas d'IDM pour juger de la possibilité de reprise de l'héparinothérapie (débutée avec la streptokinase 6 à 12 heures après la fin de la perfusion lorsque le TCA est inférieur à 100 secondes) *sauf dans le cas d'une fibrinolyse par rtPA ou métalyse où l'héparinothérapie est débutée d'emblée*.
– Le risque hémorragique augmente avec l'âge.
– Le risque hémorragique est également accru chez la femme hypertendue de petit poids.
– Il faut surveiller l'évolution de la pathologie traitée et recourir au traitement interventionnel en cas d'échec.

La thrombolyse IV diminue la mortalité des patients traités pendant les douze premières heures de l'IDM.

Le gain en matière de pronostic dans l'IDM est d'autant plus important que la thrombolyse est débutée précocement par rapport aux symptômes.

Il faut garder à l'esprit qu'en cas de lésions coronariennes, il existe le plus souvent, après fibrinolyse, une sténose résiduelle significative nécessitant un traitement spécifique. En effet, bien que plus efficace que la streptokinase, l'altéplase n'assure qu'une repermeation optimale précoce chez un patient sur deux.

Le bénéfice de la thrombolyse est d'autant plus important qu'elle s'adresse à des patients à haut risque.

Noter ! L'adjonction de clopidogrel avec une dose de charge de 300 mg puis une dose quotidienne de 75 mg, au traitement de base de l'IDM diminue de façon importante la probabilité d'avoir une artère responsable de la nécrose occluse au décours de l'IDM.

CHAPITRE 35

Médicaments sympathomimétiques

MODE D'ACTION, PRÉSENTATION ET POSOLOGIES USUELLES

Les médicaments sympathomimétiques sont capables de reproduire les effets des catécholamines naturelles du système nerveux sympathique. Ils sont souvent utilisés dans les situations extrêmes en cardiologie où le pronostic vital est mis en jeu (tableaux 35.1 et 35.2).

PRINCIPALES INDICATIONS

Adrénaline

Choc anaphylactique (en association avec un remplissage massif, des corticostéroïdes, des antihistaminiques), arrêt cardiaque (asystolie, activité électrique sans pouls, FV, TV sans pouls après chocs électriques externes), hypotension sévère.

Noradrénaline

Hypotension et choc cardiogénique quand la TA systolique est inférieure à 70 mm Hg.

Isuprel

Torsade de pointe réfractaire au magnésium, troubles conductifs de haut degré (après échec de l'atropine, de la dopamine, de l'entraînement électrosystolique externe).

Tableau 35.1 Les médicaments sympathomimétiques. Mode d'action, présentation et posologie usuelles.

Nom clinique	Nom commercial	Propriétés principales	Présentation	Posologie
Épinephrine	*Adrénaline*	Stimulation α++ et β avec prédominance β+++ Stimulation cardiaque ++++ Vasoconstriction ++++ Potentiel arythmogène : +++	Ampoules de 0,25 mg, 0,50 mg 1 ml = 1 mg, 5 mg =5 ml	1 mg IV toutes les 3 à 5 minutes lors de l'arrêt, suivi d'un rinçage de 20 ml de sérum. En cas d'échec : 5 mg. Ces posologies doivent être multipliées par 2 à 2,5 lors de l'utilisation de la voie endotrachéale. Dans l'insuffisance circulatoire la posologie est de 0,01 à 0,5 µg/kg/min. Dans les bradycardies, uniquement si échec de l'atropine, de la dopamine et de l'entraînement externe à la dose de 2 à 10 µg/min.
Norépinéphrine	*Noradrénaline Tartrate Renaudin*	Activité vasoconstrictrice prédominante α+++ Action inotrope plus modérée β++ Vasoconstriction ++++ Stimulation cardiaque ++ Potentiel arythmogène : ++	Ampoules de 8 mg/4 ml	2,5 à 15 µg/kg/min

▶

suite ▶

Nom clinique	Nom commercial	Propriétés principales	Présentation	Posologie
Isoprénaline	*Isuprel*	– Stimulation β_1 Cardiaque ++++ – Effet β_2 : vasodilatation ++++ Pas d'effet α Potentiel arythmogène : +++	Ampoules de 0,2 mg	5 ampoules dans 250 cm^3 de G5 ; 1 à 4 µg/min., c'est-à-dire 5 à 20 gouttes/min. ou en perfusion IV continue de 0,2 à 10 mg/ 24 heures
Dopamine	*Dopamine*	Stimulation α et β et dopaminergique Stimulation cardiaque ++ > 10 µg/kg/min. = stimulation α+++ et vasoconstriction avec potentiel arythmogène +++ pour cette dose avec un effet β++	Ampoules de 50 mg et 200 mg	2 à 20 µg/kg/min. à la seringue électrique
Dobutamine	*Dobutrex*	Agonisme β+++ : stimulation cardiaque Vasodilatation ++ avec effet favorable sur l'impédance aortique Diminution des IM dans l'insuffisance cardiaque. Potentiel arythmogène : ++	Ampoules de 250 mg	2,5 à 20 µg/kg/min. à la seringue électrique
Dopexamine	*Dopacard*	Analogue à la dopamine avec effet β_2-adrénergique et DA_1 et DA_2 dopaminergique	Ampoules de 5 ml = 50 mg	0,5 à 6 µg/kg/min

Tableau 35.2 Comparaison des effets hémodynamiques de la dopamine et de la dobutamine chez l'insuffisant cardiaque.

		Dopamine	***Dobutamine***
Débit cardiaque	FAP	Augmentation	Augmentation
	FOP	Augmentation	Augmentation
Pression artérielle	FAP	*Idem*	*Idem*
	FOP	Augmentation	Baisse
Fréquence cardiaque	FAP	*Idem*	*Idem*
	FOP	Augmentation	Augmentation
Pression télédiastolique du ventricule gauche	FAP	*Idem*	*Idem* ou baisse
	FOP	Augmentation	Baisse
Résistances pulmonaires totales	FAP	*Idem* ou baisse	*Idem* ou baisse
	FOP	Augmentation	Baisse

FAP, faible posologie ; FOP, forte posologie.

Dobutrex, Dopacard

Insuffisance cardiaque, état de choc ; la dobutamine ne doit être utilisée en fait que si la TA est supérieure à 70 mm Hg sans signes de choc et doit être évitée si la TA est inférieure à 100 avec choc (AHA). Elle ne doit pas être mélangée au bicarbonate. Elle peut occasionner tachyarythmie, labilité TA, céphalées et nausées. Les doses doivent être ajustées de telle sorte que la FC ne s'élève pas de plus de 10 % par rapport à la valeur basale. En exploration fonctionnelle cardiovasculaire, le test de viabilité et de déclenchement d'ischémie myocardique au *Dobutrex* utilise des doses suprathérapeutiques atteintes par paliers ne pouvant dépasser 40 µg/kg/min. avec ou sans atropine, sous surveillance du rythme cardiaque, de la pression artérielle, de l'ECG « toutes dérivations » et de l'échocardiographe avec un appareillage adapté. Il doit être pratiqué dans une salle disposant d'un matériel de réanimation incluant un défibrillateur.

Dopamine

Insuffisance cardiaque, état de choc, bradycardies symptomatiques en seconde intention après l'atropine, hypotension (TA entre 70 et 100 mm Hg) avec symptômes de choc.

CONTRE-INDICATIONS SPÉCIFIQUES

Adrénaline et noradrénaline

HTA, insuffisance coronaire aiguë, troubles du rythme ventriculaire ; association avec les IMAO et anesthésiques. Mais aucune de ces contre-indications n'est à retenir dans le choc anaphylactique ou le pronostic vital est immédiatement engagé.

Isuprel

Tachycardie, hyperexcitabilité ventriculaire et auriculaire, cardiomyopathie obstructive, insuffisance coronarienne aiguë, traitement par digitaliques et IMAO.

Dopamine

Hyperexcitabilité ventriculaire, phéochromocytome.

Dobutrex

HTA, cardiomyopathie obstructive.

PRINCIPAUX EFFETS SECONDAIRES INDÉSIRABLES

Adrénaline

Arythmies ventriculaires, HTA brutale, insuffisance coronarienne aiguë, troubles psychiques.

Noradrénaline

Tachycardie, HTA, anxiété et céphalées, nécrose cutanée si extravasation, vasoconstriction viscérale et tissulaire.

Isoprotérénol

Palpitations, tachycardie, douleurs angineuses, hyperexcitabilité ventriculaire, infarctus, hypotension, bouffées vasomotrices.

Dobutamine

Palpitations, angor, nausées, céphalées, tachycardie, arythmie, insuffisance coronarienne, HTA.

Dopamine

Nausées, vomissements, HTA, tachycardie, douleurs angineuses, céphalées, nécrose cutanée si extravasation.

PRÉCAUTIONS D'EMPLOI

L'emploi de toutes ces molécules, en dehors de l'arrêt cardiaque ne se conçoit qu'en réanimation médicale ou en unité de soins intensifs cardiologique ou dans les véhicules du Samu et du Smur.

Les effets de la dopamine et de la dobutamine varient selon les doses employées. Il est important de surveiller en permanence TA, ECG, diurèse, hémodynamique. La dobutamine peut être employée quand, dans l'insuffisance cardiaque, la TA est comprise entre 70 et 100 mm Hg en l'absence de signes de choc, mais doit être évitée quand la TA est inférieure à 100 mm Hg en présence de signes de choc (recommandations AHA 2004).

Les solutés alcalins inactivent l'*Isuprel*, l'adrénaline, la noradrénaline, la dopamine, la dobutamine.

L'*Isuprel* doit être protégé de la lumière.

La diminution des doses de dobutamine et de dopamine doit être progressive.

Il faut ralentir, voire arrêter, dobutamine et dopamine quand la fréquence cardiaque devient supérieure à 120-140/min. ou quand apparaissent des troubles du rythme.

La demi-vie très courte de ces produits impose leur administration par voie intraveineuse continue à la seringue électrique. La surveillance clinique doit être intensive avec défibrillateur et chariot d'urgence à proximité.

ALTERNATIVE

La *vasopressine*, alternative vasopressive au traitement du choc réfractaire secondaire à une TV ou FV ou à une asystolie, peut également être utilisée comme support hémodynamique dans le choc avec vasodilatation prédominante (type septique). Ce vasoconstricteur périphérique potentiel, en augmentant les résistances vasculaires périphériques, peut accroître angor et ischémie myocardique et doit être évité chez le coronarien. Dans les recommandations ACC/AHA 2004, 40 UI en bolus sont recommandées comme alternative à l'adrénaline dans l'arrêt cardiaque. Une étude récente démontre, semble-t-il, que la vasopressine est plus efficace que l'adrénaline dans le traitement de l'asystolie, contrairement à la FV et l'AESP où les effets des deux molécules sont similaires, et que l'association vasopressine et adrénaline semble plus efficace que l'adrénaline seule dans le traitement de l'arrêt cardiaque. Malheureusement, ceci ne s'accompagne pas d'une amélioration des performances cérébrales des malades à la sortie de l'hôpital.

CHAPITRE 36

Tonicardiaques

GLUCOSIDES DIGITALIQUES

Mode d'action

Utilisés pour la première fois en 1785, les digitaliques d'origine végétale inhibent la Na^+/K^+-ATPase et augmentent la concentration de calcium libre intracellulaire, d'où un effet inotrope positif. Leur action chronotrope négative est due à un mécanisme indirect parasympathomimétique. Au niveau du nœud auriculo-ventriculaire, les digitaliques ralentissent la conduction et allongent les périodes réfractaires effectives ; cet effet dromotrope négatif est à l'origine du ralentissement des tachycardies supraventriculaires par réduction du nombre d'influx qui traversent le nœud. En revanche, à l'étage ventriculaire, les périodes réfractaires sont raccourcies : cet effet bathmotrope positif est à l'origine d'une augmentation de l'excitabilité de la fibre myocardique aux doses suprathérapeutiques.

Présentation

Présentation et posologie sont résumées au tableau 36.1.

Indications

Ralentissement de la fréquence cardiaque dans la fibrillation auriculaire, le flutter auriculaire plus rarement dans l'insuffisance cardiaque congestive.
La forme IV des digitaliques doit être réservée aux pathologies mal tolérées ou lorsque la prise *per os* est impossible.

Tableau 36.1 Glucosides digitaliques.

Nom chimique	Nom commercial	Présentation	Pharmaco-cinétique	Dose d'attaque	Dose d'entretien
Digoxine	*Hémigoxine* *Digoxine* *Digoxine IV adulte*	Cp. 0,125 mg Cp. 0,25 mg Amp. 0,5 mg/2 ml	$t_{1/2}$ = 36 h 90 % élimination rénale	Dose d'attaque à éviter *per os* 1 à 2 ampoules par jour en dose d'attaque à injecter très lentement	1 cp. par jour 1 cp. par jour

Principales contre-indications

Contre-indications absolues

– BAV de haut degré (deuxième ou troisième) non appareillé.
– Hyperexcitabilité ventriculaire (ESV, FV, TV) ; néanmoins, les ESV chez un insuffisant cardiaque non digitalisé ne sont pas une contre indication.
– Troubles du rythme dus à un surdosage en glucosides.
– Syndrome de Wolff-Parkinson-White, hypercalcémie, hypokaliémie.
– Cardiomyopathies hypertrophiques et restrictives, sauf en cas de fibrillation auriculaire associée.
– Sels de calcium par voie IV.

Contre-indications relatives

– Dysfonction sinusale, association à d'autres substances chronotropes (–) sauf aux bêtabloquants pour ralentir les ACFA.
– BAV du premier degré et blocs de branche.
– CEE (si les digitaliques ne peuvent être arrêtés plusieurs jours auparavant, la cardioversion sera réalisée sous faible énergie et sous perfusion de *Xylocaïne*).
– Traitement par midodrine.
– Hypoxie, insuffisance rénale sévère.

Effets secondaires indésirables

(*Cf.* Intoxication aux glucosides cardiotoniques, p. 463.)

EXTRACARDIAQUES

Asthénie, dyschromatopsie, anorexie, nausées, vomissements, diarrhée, troubles neuropsychiques, céphalées, gynécomastie, thrombopénie.

CARDIAQUES (PAR ORDRE DÉCROISSANT)

ESV polymorphes, bigéminisme, bloc auriculo-ventriculaire, tachycardies et extrasystoles jonctionnelles, tachysystolie auriculaire, tachycardie ventriculaire, bloc sino-auriculaire, arrêt sinusal.

Principales associations médicamenteuses nécessitant des précautions d'emploi

– Les antiacides, la cholestyramine, la néomycine diminuent l'absorption intestinale.

– Les hypokaliémiants risquent d'en augmenter la toxicité : diurétiques, insuline, corticoïdes.

– Attention à l'amphotéricine B.

– Certains antibiotiques comme la clarithromycine et l'érythromycine augmentent la digoxinémie en accroissant son absorption, ce qui doit conduire à surveiller plus fréquemment la digoxinémie.

– Les pansements gastriques diminuent l'absorption intestinale de la digoxine et doivent donc être pris à distance.

– Les quinidiniques, le vérapamil, la *Flécaïne* augmentent les concentrations sériques.

– Le calcium IV, la *Striadyne* et les sympathomimétiques sont également contre-indiqués, de même que le *Barnetil* (risque de torsade de pointe).

– La midodrine peut occasionner des troubles de l'automatisme et de la conduction auriculoventriculaire.

– L'amiodarone diminue la clairance de la digoxine et accroît la digoxinémie.

Quelques précautions supplémentaires d'emploi

– Ne pas hésiter à vérifier le taux sérique de la molécule : digoxine 0,65 à 2,6 nmol par litre.

– Réduire la posologie chez les sujets âgés, hypothyroïdiens, hypoxiques.

– Réduire les doses de digoxine en cas d'insuffisance rénale.

– Se méfier du risque de dégradation de la fonction ventriculaire gauche et de décompensation clinique consécutive lors des arrêts de traitement par glucoside cardiotonique +++.

La digoxine est le moins agressif des inotropes positifs et le plus utile dans l'insuffisance cardiaque en arythmie complète par fibrillation auriculaire en raison de ses effets neuro-hormonaux et bradycardisants.

Noter ! En fait, les études récentes ont montré que, contrairement à ce qui avait été préconisé pendant fort longtemps, la digoxine doit être prescrite à faible posologie, en visant une digoxinémie entre **0,5 et 0,9 ng/ml**, l'effet neuro-humoral à ces basses concentrations primant sur ses effets hémodynamiques.

« NOUVEAUX » INOTROPES ET AUTRES NOUVEAUX PRODUITS UTILISÉS DANS L'INSUFFISANCE CARDIAQUE CONGESTIVE

Bien que les « nouveaux » inotropes positifs aient des propriétés hémodynamiques bénéfiques, les essais contrôlés ont apporté la preuve de leur limite et de leur risque, en particulier arythmogène. En effet, de nombreuses molécules testées semblent entraîner, lors de leur prescription prolongée, une surmortalité, de telle sorte qu'une seule est encore utilisée (non pas *per os* mais en perfusion en réanimation) et commercialisée.

Milrinone (*Corotrope*)

De la même famille que son précurseur abandonné, l'amrinone, mais dix fois plus puissant et ayant moins d'effets indésirables, cet inotrope positif vasodilatateur est parfois utilisé en milieu hospitalier dans le traitement à court terme de l'insuffisance cardiaque congestive.

POSOLOGIE USUELLE

Ampoules de 10 mg = 10 ml ; bolus de 50 µg/kg en dix minutes puis perfusion de 0,375 µg/kg/min. à 0,750 µg/kg/min.

PRINCIPAUX EFFETS INDÉSIRABLES

Effet proarythmogène, céphalées, hypotension, possible échappement thérapeutique, très rares hypokaliémies, céphalées.

PRINCIPALE CONTRE INDICATION

Cardiopathie ou valvulopathie obstructive sévère.

INTERACTIONS MÉDICAMENTEUSES

Elles ne sont pas bien connues, et son emploi ne doit se faire que sous contrôle hémodynamique. En cas d'insuffisance rénale sévère, la demi-vie d'élimination est augmentée ; de ce fait, les posologies doivent être diminuées.

EFFICACITÉ

La milrinone diminue plus les pressions de remplissage et les résistances vasculaires que la dobutamine en ayant un effet analogue sur le débit cardiaque. La milrinone augmente peu la consommation d'oxygène myocardique et a une action vasodilatatrice coronarienne modérée. Dans l'insuffisance cardiaque chronique de classe III ou IV, elle améliore rapidement de façon significative le débit, la pression capillaire pulmonaire et les résistances sans augmentation significative de la fréquence cardiaque ou de la consommation d'oxygène myocardique. Après administration intraveineuse, l'efficacité thérapeutique se manifeste en 5 à 15 minutes et se maintient tout au long de la perfusion continue. Mais aucun bénéfice sur la morbi-mortalité cardiovasculaire n'a été clairement démontré. En outre, les effets de la milrinone IV pendant 48 à 72 heures n'ont pas été différents de ceux du placébo dans l'étude OPTIME-CHF en termes de symptômes, de qualité de vie, avec de plus une tendance à la surmortalité.

Lévosimendan (*Simdax*)

Ce nouveau composé est destiné au traitement de l'insuffisance cardiaque décompensée ; il augmente la contractilité du myocarde en le sensibilisant au calcium (après s'être lié à la troponine C), accroît le débit cardiaque, fait baisser la Pcap et les résistances (en ouvrant les canaux potassiques des fibres musculaires vasculaires) et pourrait être une alternative efficace au *Dobutrex*. Ce produit accroît donc la contractilité, n'altère pas la relaxation et est vasodilatateur. Dans l'étude LIDO, il semble réduire la mortalité en comparaison du produit habituellement utilisé et améliore la performance hémodynamique plus efficacement que la dobutamine. En outre, l'utilisation conjointe de bêtabloquants ne semble pas diminuer l'efficacité hémodynamique du levosimendan.

La posologie est de 0,05 à 0,1 µg/kg/min précédés d'une dose de charge de 12 à 24 µg/kg.

Nésiritide (*Natrecor*)

Analogue du BNP utilisé aux États-Unis dans l'insuffisance cardiaque, il fait baisser rapidement la Pcap en moins de 15 minutes, améliore rapidement la dyspnée sans phénomène de tachyphylaxie rapportée. Il peut être utilisé sans monitorage hémodynamique. Il ne semble pas avoir d'effet sur la fréquence cardiaque et ne favorise pas l'apparition ou la survenue d'une hyperexcitabilité ventriculaire. L'incidence des hypotensions est de 4 %. Il ne doit pas être utilisé lorsque la systolique est inférieure à 90 mm Hg. La posologie usuelle préconisée serait de 2 µg/kg en bolus puis 0,01 µg/kg/min. Cependant, cette molécule, bien que prometteuse, est toujours en cours d'évaluation, en particulier en terme de morbi-mortalité

CHAPITRE **37**

Solutés

SOLUTÉS ALCALINISANTS

Présentations principales

– Bicarbonate de sodium à 1,4 % : solution pour perfusion IV (14 g de $NaHCO_3$/l) ; osmolarité : 333,2 mOsm/l.
– Bicarbonate de sodium à 4,2 % : solution pour perfusion (42 g $NaHCO_3$/l ; 1 mmol = 2 ml) ; osmolarité : 819 mOsm/l.
– Bicarbonate de sodium à 8,4 % : solution pour perfusion (84 g $NaHCO_3$/l ; 1 mmol = 1 ml) ; cette solution étant hypertonique, elle doit être administrée très lentement par voie intraveineuse stricte.

Rappelons que 1 g $NaHCO_3$ = 273 mg Na^+ = 12 mmol Na^+.

Indication

Correction des acidoses métaboliques, des hyperkaliémies, intoxication par les tricycliques et les antiarythmiques de la classe IC, la cocaïne.

Contre-indications

Acidose respiratoire, rétention hydrosodée, insuffisance cardiaque, syndrome œdémato-ascitique, alcalose métabolique.

Posologie

En cas d'hyperkaliémie menaçante : 50 mEq en 5 minutes par voie IV.
En cas d'arrêt cardiaque prolongé avec acidose, les posologies utilisées auparavant étaient de 1 mEq/kg de bicarbonate puis 5 mEq/min. tant

qu'aucune hémodynamique n'était réapparue. Cependant, cette thérapeutique, très controversée, a été retirée des dernières recommandations de l'ACC/AHA !

Précautions d'emploi

Il faut effectuer un contrôle fréquent du ionogramme et de l'équilibre acido-basique sanguin par des dosages répétés des gaz du sang. En effet, l'apport de ces solutions risque d'aggraver ou de démasquer une hypokaliémie.

> **Noter !** Les bicarbonates ne sont plus recommandés dans l'arrêt cardiaque de façon routinière. La restauration d'une ventilation efficace et celle d'une hémodynamique correcte sont les meilleurs garants de l'équilibre acido-basique.

Solutés de remplissage

Les solutés de remplissage sont utilisés pour assurer le remplissage vasculaire. Le but du remplissage vasculaire est la correction d'un déficit volémique absolu ou relatif.
Il existe deux catégories de solutés de remplissage :

– les solutés micromoléculaires, ou cristalloïdes, qui agissent surtout par leur osmolalité ;
– les solutés macromoléculaires, ou colloïdes, qui agissent par leur pouvoir oncotique.

Cristalloïdes

Les solutés isotoniques (sérum physiologique, Ringer-lactate) ont une efficacité volémique faible : en effet, seul un quart à un cinquième du volume perfusé reste en intravasculaire. Le reste passe en effet dans le secteur interstitiel. De ce fait, pour compenser une hypovolémie, il faut apporter quatre à cinq fois le volume à compenser. Leur coût est dérisoire et ils ne donnent pas de choc anaphylactique ; ils sont donc intéressants dans les tableaux d'hypovolémie modérée.

Colloïdes

COLLOÏDES NATURELS

Albumine humaine concentrée à 4 % (*Vialebex* 40 mg/ml, flacons de 100 ml, 250 ml et 500 ml) et 20 % (*Vialebex* 200 mg/ml, flacons de 50 et 100 ml) : à n'utiliser qu'en seconde intention en raison de son prix et de sa disponibilité limitée. L'albumine est obtenue par fractionnement du plasma humain. Le pouvoir d'expansion volémique d'une solution à 4 % est de 0,75 l par litre perfusé. La durée d'efficacité est de 7 heures en moyenne. Des réactions anaphylactoïdes peuvent se voir. La transmission d'agents infectieux est toujours plausible. L'albumine est souvent réservée aux femmes enceintes chez lesquelles les autres colloïdes sont non autorisés, en chirurgie hépatique et chez le brûlé.

COLLOÏDES DE SYNTHÈSE

Les colloïdes de synthèse appartiennent à trois familles : les dextrans, les gélatines et les hydroxyéthylamidons :

– dextrans : ce sont des polysaccharides d'origine bactérienne. Leur pouvoir d'extension est au moins équivalent à 1. Leur durée d'efficacité est de 4 à 8 heures mais leur utilisation est limitée par les risques de réaction anaphylactique sévère, les accidents fœtomaternels, les troubles de l'hémostase qu'ils entraînent et d'insuffisance rénale.

– gélatines : gélatines sans calcium, *Plasmion* (500 ml). Ce sont des polypeptides d'origine animale. Leur pouvoir d'expansion volémique est de 0,8 et leur durée d'action de 4 à 5 heures. Leur emploi est limité par les risques de réaction anaphylactique, les chocs chez la femme enceinte et la perturbation de l'hémostase qu'ils occasionnent en baissant l'agrégation plaquettaire.

– hydroxyéthylamidons (*Hestéril 6 %,* flacon de 500 ml, et *Voluven*, poche de 500 ml) : ce sont des polysaccharides modifiés extraits du maïs. L'expansion volémique initiale est supérieure au volume perfusé (rapport entre 1 et 1,4) et son efficacité égale ou supérieure à celle de l'albumine humaine. Le débit de la perfusion dépend de l'intensité de la déperdition volémique. La posologie maximale est de 33 ml/kg/j. Ils entraînent un allongement du TCA, une diminution du facteur VIII et du facteur Willebrand. Cette classe est contre-indiquée chez la femme enceinte. La durée d'action varie de 3 à 5 heures pour l'*Hestéril* et de 4 à 6 heures pour le *Voluven*.

Plasma humain

PRÉSENTATION

- Plasma frais congelé (PFC), poches de 200 à 250 ml.
- Plasma sec (17,5 g), à reconstituer par addition de 350 cm^3.

INDICATION

Choc hypovolémique.

Principales précautions et recommandations d'emploi lors des hypovolémies

Le PFC ne doit pas être utilisé comme produit de remplissage vasculaire.
Le recours à l'albumine n'est justifié qu'en cas de contre-indication aux colloïdes de synthèse ou en cas d'hypoprotidémie.
Parmi les colloïdes, il est recommandé d'utiliser les HEA d'origine végétale qui ont des effets secondaires inférieurs à ceux des gélatines.
Les voies d'abord se doivent d'être de gros calibre, le remplissage devant être conduit prioritairement sur une ou deux voies périphériques.
La posologie et le débit sont fonction de la TA, de la PVC, de la diurèse et de l'auscultation.
Parmi les cristalloïdes, il est recommandé d'utiliser de préférence le Ringer-lactate.
Selon le contexte :

- En cas d'hémorragie de moins de 20 % de la masse sanguine : cristalloïdes. Si plus de 20 % de la masse sanguine : colloïdes.
- Une transfusion érythrocytaire doit être envisagée si l'hémoglobine est inférieure à 7 g/dl chez le sujet sain ou inférieure à 10 g/dl chez le sujet âgé, insuffisant cardiaque, respiratoire ou coronarien. On rappelle qu'une unité de concentré érythrocytaire fait remonter l'hémoglobine de 1 g/dl.
- En cas de déshydratation, les cristalloïdes sont à privilégier, le recours aux colloïdes n'étant à envisager qu'en cas de choc persistant.
- En cas de choc anaphylactique, il faut avoir recours aux cristalloïdes après l'adrénaline.
- Chez la femme enceinte : cristalloïdes ou albumine.

Effets indésirables

Réactions allergiques, surcharge volémique, OAP, transmission d'affections virales avec le PFC, insuffisance rénale aiguë avec les dextrans. Les gélatines ne sont pas responsables d'effets secondaires rénaux ou de troubles de l'hémostase, mais les réactions allergiques sont plus fréquentes qu'avec les dextrans, de moins en moins utilisés.

SOLUTÉS SALÉS

1 g NaCl = 17 mmol Na^+ = 400 mg Na^+.

Présentation

Chlorure de sodium à 0,9 % : flacons de 125 ml, 250 ml, 500 ml et 1 litre (9 g de NaCl/l). L'osmolarité est de 308 mOsml/l.

Indications

Déshydratation extracellulaire, apport de NaCl, véhicule de substances.

Contre-indications

Rétention hydrosodée, insuffisance cardiaque, syndrome œdémato-ascitique.

Précautions d'emploi

Surveillance de l'hémodynamique et du ionogramme.

SOLUTÉS GLUCOSÉS

Présentation

– Glucosé isotonique Aguettant, Lavoisier, etc., à 5 % (flacons de 250 ml à 1 litre) : 50 g/l de glucose soit 200 kcal/l. L'osmolarité est de 278 mOsm/l.
– Glucosé hypertonique Lavoisier, etc., à 10 % (flacons de 125 ml à 1 litre) : 100 g/l de glucose soit 400 kcal/l. L'osmolarité est de 555 mOsm/l.
– Glucosé hypertonique Lavoisier, etc., à 30 % (solution injectable avec ampoules de 10 ou 20 ml et flacons de 250 ml ou 500 ml) : 300 g/l de glucose soit 1 200 kcal/l. L'osmolarité est de 1 665 mOsm/l.

Indications

Déshydratation lorsqu'il existe une perte d'eau supérieure à la perte en chlorure de sodium, hypoglycémie, nutrition parentérale. Cependant, dans l'arrêt cardiaque, le sérum physiologique doit être préféré au glucosé.

Contre-indication

Inflation hydrique.

Précautions d'emploi

– Administrer les solutés hypertoniques par cathéter central.
– Rajouter 2 à 3 g/de KCl par litre.
– L'apport glucidique doit être constant durant le nycthémère pour éviter les « à-coups » insuliniques.
– Ne pas ajouter de médicament dans le récipient sans avoir préalablement vérifié la compatibilité avec la solution et le contenant.
– Surveiller l'état clinique et biologique, notamment la kaliémie, la glycémie, la glycosurie, l'acétonémie.

PRINCIPAUX SOLUTÉS UTILISÉS EN NUTRITION PARENTÉRALE

Présentation

SOLUTIONS COMPLÈTES D'ACIDES AMINÉS

– *Totamine concentré :* flacon de 500 ml, 700 mOsm/l, 12,4 g d'azote/l, 320 kcal/l.
– *Vintène* : flacon de 250 ml, 500 ml, 1 000 ml, 1 140 mOsm/l, 20 g d'azote/l,
– *Valinor* : flacon de 500 ml, 660 mOsm/l, 12 g d'azote/l.
– *Vamine glucose* : flacons de 500 et 1 000 ml, 1 135 mOsm/l, 9,4 g d'azote/l, 100 g de glucides pour 1 000 ml avec un apport calorique total de 650 kcal pour 1 000 ml.
– *Clinimix*, poches bicompartimentées de solutions pour perfusion de 1 000, 1 500 et 2 000 ml :

- N9G15E : osmolarité de 845 mOsml avec 4,55 g d'azote par litre, 75 g de glucose par litre générant un apport calorique total de 410 kcal par litre.
- N12G20E : osmolarité de 1 060 mOsml avec 5,8 g d'azote par litre, 100 g de glucose par litre générant un apport calorique total de 540 kcal par litre.
- N12G20 : osmolarité de 920 mOsml avec 5,8 g d'azote par litre, 100 g de glucose par litre générant un apport calorique total de 540 kcal par litre.

• N14G30 : osmolarité de 1 270 mOsml avec 7 g d'azote par litre, 150 g de glucose par litre générant un apport calorique total de 770 kcal par litre.

ÉMULSIONS LIPIDIQUES

– *Intralipide 10 %* : poches de 500 ml ; 250 mOsm/l ; 1 100 kcal/l ; 100 g/l de lipides ;
– *Intralipide 20 %* : flacons de 250 et 500 ml, poches de 100 ml, 250 ml et de 500 ml ; 260 mOsm/l ; 2 000 kcal/l ; 200 g/l de lipides.
– *Intralipide 30 %* : poches de 333 ml ; 200 mOsm/l ; 3 000 kcal/l ; 300 g/l de lipides ;
– *Ivélip à 20 %* : flacons et poches de 100 ml, 250 ml, 500 ml, 1 000 ml ; 270 mOsm/l ; 2 000 kcal/l ; 200 g/l de lipides.

ÉMULSION LIPIDO-PROTÉO-GLUCIDIQUE

– *Périkabiven* :

• 900 kcal pour un volume de 1 440 ml : 830 mOsm/l, 1 000 kcal (AA : 34 g, glucides : 97 g, lipides 51 g).
• 1 200 kcal pour un volume de 1920 ml : 830 mOsm/l, 1 400 kcal (AA : 45 g, glucides : 130 g, lipides 68 g).
• 1 500 kcal pour un volume de 2 400 ml : 830 mOsm/l, 1 700 kcal (AA : 57 g, glucides : 162, lipides 85 g).

– *Nutriflex lipide* :

• G64/N4,6/E : poches tricompartimentées de 1 250 ml et de 1 875 ml. Ces poches contiennent pour 1 000 ml : 4,6 g d'azote, 64 g de glucose, avec une osmolarité de 920, pour un apport calorique de 3 200 kcal/l.
• G120/N5,4/E : poches tricompartimentées de 1 250 ml et de 1 875 ml et de 2 500 ml. Ces poches contiennent pour 1 000 ml : 5,4 g d'azote, 120 g de glucose, avec une osmolarité de 1540, pour un apport calorique de 4240 kcal/l.
• G144/N8/E : poches tricompartimentées de 1 250 ml et de 1 875 ml et de 2 500 ml. Ces poches contiennent pour 1 000 ml : 8 g d'azote, 144 g de glucose, avec une osmolarité de 2090, pour un apport calorique de 4 940 kcal/l.

– *Kabiven* (1 026 ml, 1 540 ml, 2 053 ml, 2 566 ml) :

• 800 kcal : 900 kcal avec 5,4 g d'azote, 40 g de lipides, 100 g de glucose pour une osmolarité de 1 060 mOsm/l.

- 1 200 kcal : 1 400 kcal avec 8,1 g d'azote, 60 g de lipides, 150 g de glucose pour une osmolarité de 1 060 mOsm/l.
- 1 600 kcal : 1 900 kcal avec 10,8 g d'azote, 80 g de lipides, 200 g de glucose pour une osmolarité de 1 060 mOsm/l.
- 2 000 kcal : 2 300 kcal avec 13,5 g d'azote, 100 g de lipides, 250 g de glucose pour une osmolarité de 1 060 mOsm/l.

Indication : nutrition parentérale

VOIE D'ABORD

La tolérance veineuse périphérique est satisfaisante (avec un changement de site perfusé toutes les 48 heures) pour les produits dont l'osmolarité ne dépasse pas 800 à 900 mOsm/l. Dans le cas contraire où le mélange est concentré, une voie centrale avec asepsie rigoureuse doit être utilisée pour la nutrition parentérale.

BESOINS

Apports énergétiques

– 30-40 kcal/kg/24 heures.
– Glucose : 3 à 5 g/kg/jour soit à 200 à 300 g/jour pour un adulte de 60 kg.
– 1 à 2 g/kg/jour de lipides sous forme de triglycérides à chaînes longues.
– Apports azotés (N) : 0,2 à 0,35 g/kg/jour d'azote soit 1,2 g de protéines/kg/jour.
– Eau : 25 à 35 ml/kg/jour.

Apports vitaminiques

– Solution standard équilibrée avec vitamine K, vitamine B1-B6, vitamine A, C, E (*Soluvit, Hydrosol, Cernevit*).
– Apports hydroélectrolytiques et en oligo-éléments (par exemple, *Nonan* ou *Decan*, un flacon par jour).

Valeur calorique des aliments

1 g de protides = 4 kcal = 17 kJ.

1 g de lipides = 9 kcal = 38 kJ.

1 g de glucides = 4 kcal = 17 kJ.

Quelques remarques fondamentales

En nutrition parentérale, par convention, les valeurs caloriques représentent pour la plupart la somme kcal lipidiques et kcal glucidiques. Les kcal protéiques ne sont pas comptées, car elles sont destinées à la réparation ou la construction des tissus.

En pratique, l'apport de glucose par voie veineuse ne doit pas dépasser, sauf exception, 350 à 400 g/jour, soit 1 500 (1 400-1 600) kcal ; l'apport de lipides, quel que soit leur type, ne doit pas dépasser 30-35 % de l'apport calorique non protéique total, soit au maximum 500 kcal.

CHAPITRE 38

Anticoagulants et antiagrégants plaquettaires

Anticoagulants

HÉPARINES

Mode d'action

L'action anticoagulante de l'héparine, découverte en 1916 par Mac Lean, est due essentiellement à l'activation de l'antithrombine III qui inactive la thrombine, les facteurs Xa, IXa, XIa et la plasmine. Sa demi-vie est de 90 minutes et son action est globale, rapide et donc brève, ce qui l'oppose à celle des AVK. L'héparine disparaît en 3 à 4 heures après injection IV et en 8 à 14 heures après injection sous-cutanée. Ce mucopolysaccharide est extrait de la muqueuse intestinale du porc ou du poumon de bœuf.

Noter ! L'héparine ne traverse pas la barrière fœtoplacentaire chez la femme enceinte.

Quant aux héparines de bas poids moléculaire, ou HBPM, obtenues par fabrication enzymatique ou chimique, elles inhibent le facteur X et donc la formation de thrombine. Bien que leur pouvoir anticoagulant soit théoriquement beaucoup plus faible que celui de l'héparine standard, leurs propriétés antithrombotiques équivalent celles de l'héparine standard même en l'absence d'allongement significatif du TCA.

Présentations et posologies usuelles

Cf. tableaux 38.1 et 38.2.

Tableau 38.1 Héparine. Présentation et posologies usuelles.

Dénomination	*Nom commercial*	*Voie*	*Dosage*	*Délai action*	*Posologie usuelle*
Héparinate de sodium	*Héparine Choay*	IV	Ampoules 1 ml/5 000 unités ou 5 ml/25 000 unités	Action immédiate	Traitement curatif : par perfusion IV continue (SE), injection initiale de 60 à 100 UI/kg puis 400 à 600 UI/kg/jour
Héparinate de calcium	*Calciparine sous-cutanée*	SC	Seringues 0,2 ml (5 000 UI) Seringues 0,3 ml (7 500 UI) Ampoules 0,5 ml (12 500 UI) Ampoules 0,8 ml (20 000 UI) Ampoules 1 ml (25 000 UI)	Action en 1 heure pendant 6 à 8 heures	Traitement préventif : 5 000 UI deux à trois fois par jour, en sous-cutané, de moins en moins souvent utilisées Traitement curatif : 500 unités I/kg/24 heures par voie sous-cutanée, réparties en deux ou trois injections par jour

Tableau 38.2 HBPM.

Dénomination	Nom commercial	Voie	Dosage	Posologie usuelle
Énoxaparine sodique	*Lovenox*	SC	Solution injectable sous-cutanée 20 mg/0,2 ml : 2 000 UI 40 mg/0,4 ml : 4 000 UI 60 mg/0,6 ml : 6 000 UI 80 mg/0,8 ml : 8 000 UI 100 mg/1 ml : 10 000 UI	En préventif : 4 000 UI/jour En curatif : 100 UI/kg toutes les 12 heures en sous-cutané
Nadroparine calcique	*Fraxiparine*	SC	Solution injectable 0,2 ml/1 900 UI 0,3 ml/2 850 UI 0,4 ml/3 800 UI 0,6 ml/5 700 UI 0,8 ml/7 600 UI 1 ml/9 500 UI	Traitement prophylactique : 2 850 unités (0,3 ml) en injection sous-cutanée quotidienne, Traitement curatif : 85 unités/kg en SC deux fois par jour.
Nadroparine calcique	*Fraxodi*	SC	Soluté injectable 11 400 unités/0,6 ml 15 200 unités/0,8 ml 19 000 unités/1 ml	0,1 ml/10 kg une fois par jour en sous-cutané

Dénomination	***Nom commercial***	***Voie***	***Dosage***	***Posologie usuelle***
Daltéparine sodique	*Fragmine*	SC	Soluté injectable 2 500 UI/0,2 ml 5 000 UI/0,2 ml 7 500 UI/0,75 ml 10 000 UI/1 ml	Traitement prophylactique : 5 000 unités/jour en sous-cutané en une prise Traitement curatif : entre 100 et 120 unités/kg deux fois par jour en SC
Tinzaparine sodique	*Innohep*	SC	Seringues 0,25 ml/2 500 UI 0,35 ml/3 500 UI 0,45 ml/4 500 UI 0,5 ml/10 000 UI 0,7 ml/14 000 UI 0,9 ml/18 000 UI	Traitement prophylactique : 2 500 à 4 500 UI anti-Xa en sous-cutané en une prise Traitement curatif : 175 unités/kg/jour en une seule injection
Clivarine	*Reviparin*, en cours de commercialisation	SC	< 50 kg : 3 436 UI 2 fois par jour 50 à 75 kg : 5 153 UI deux fois par jour > 75 kg : 6 871 UI 2 fois par jour Réduirait de 13 % la morbi-mortalité des IDM aigus ST+ par rapport au placebo	

Indications

– Traitement curatif : thromboses artérielles ou veineuses, embolie pulmonaire, infarctus du myocarde.
– Hémodialyse, chirurgie cardiaque.
– Troubles du rythme potentiellement emboligène, en particulier l'AC/FA.
– Traitement préventif : prévention des accidents thromboemboliques chez les opérés, les insuffisants cardiaques, les patients alités, etc.

Les héparines de bas poids moléculaire sont indiquées tant dans la prophylaxie de la maladie thromboembolique que dans le traitement des thromboses veineuses profondes constituées. Certaines études ont par ailleurs montré leur efficacité dans le traitement des embolies pulmonaires de moyenne importance bien tolérée (*Innohep*) et dans l'angor instable (en association dans cette indication avec l'aspirine). L'utilisation dans l'arythmie complète par fibrillation auriculaire et transitoirement chez les porteurs de prothèse valvulaire, en particulier en position aortique, n'est pas encore validée par une quelconque AMM.
Seul le *Lovenox* a l'AMM pour la prévention des thromboses veineuses profondes en milieu hospitalier, en contexte médical, à la dose de 40 mg par jour en SC. Cependant, la *Fragmine* a récemment fait l'objet d'une publication qui la validera prochainement dans cette même indication.

Contre-indications

Les contre-indications absolues de l'héparine sont rares : troubles de l'hémostase (hémophilie, thrombopénie, cirrhose), hypersensibilité à l'héparine, antécédent de thrombopénie sous héparine, HTA majeure, lésions hémorragiques évolutives (ulcères, etc.), allergie, accident vasculaire cérébral récent d'origine hémorragique, insuffisance rénale sévère pour les HBPM. Les autres contre-indications sont relatives : endocardites bactériennes aiguës, épanchement péricardique.

Effets indésirables

Outre l'ostéoporose, l'alopécie, les thrombopénies immuno-allergiques à l'héparine, à l'origine d'accidents ischémiques et hémorragiques, doivent être recherchées par la surveillance systématique de la numération plaquettaire deux fois par semaine en début de traitement.

Les *thrombopénies à l'héparine* (TIH) sont des deux types :

– les thrombopénies de type I, fréquentes (10 à 20 %) des cas, bénignes, sont de survenue précoce (survenant de J1 à J4) et non profondes, avec un taux de plaquettes qui reste au-dessus de 100 000/ml ;
– les thrombopénies de type II, brutales, plus rares et graves, surviennent classiquement plus tardivement vers le septième jour. Le taux de plaquettes chute plus bas à moins de 30 000 plaquettes/ml. La complication à redouter en dépit de la thrombopénie est la thrombose ; ces thromboses sont beaucoup plus volontiers veineuses qu'artérielles. Quatre fois sur cinq, il s'agit de thrombose veineuse profonde et/ou d'embolie pulmonaire. L'arrêt de l'héparinothérapie est impératif. Le diagnostic repose sur la recherche d'agrégation des plaquettes en présence du plasma du malade et d'héparine, ainsi que sur le dosage des AC anti-F4P et l'étude du relargage de la sérotonine radiomarquée. Deux produits ont l'AMM dans les TIH de type II : l'*Orgaran* (surveillé par l'activité anti-Xa) et l'hirudine recombinante (*Revasc* et *Refludan*, surveillée par le TCA). Les AVK ne devront être introduits que lorsque le taux de plaquettes sera revenu au-dessus de 100 000/ml.

Les accidents hémorragiques graves peuvent être traités par l'arrêt de l'héparinothérapie en première intention puis par le sulfate de protamine en injection IV lente : 1 000 UAH (unités anti-héparine) neutralisent quasiment instantanément 1 000 UI d'héparine. En effet, la protamine se combine à l'héparine pour former un complexe inactif stable. Cependant, cet « antidote » n'est pas non plus lui-même exempt d'effets indésirables : hypotension, bradycardie, hypertension artérielle pulmonaire, choc anaphylactique.

Précautions d'emploi

L'héparinothérapie doit être permanente, prolongée, personnalisée.
Le traitement est efficace lorsque les tests de coagulabilité globale (TCK) sont compris entre deux à trois fois la valeur du témoin pour le traitement d'une phlébite, et trois à quatre fois le témoin pour le traitement d'une embolie pulmonaire. L'activité anti-Xa (héparinémie), si elle est utilisée pour la surveillance, doit se situer entre 0,4 et 0,6 UI/ml.
Les contrôles biologiques doivent être quotidiens au début : par voie veineuse continue, le premier prélèvement est réalisé au bout de 4 à 6 heures. Par voie sous-cutanée, le prélèvement doit se faire à égal intervalle entre deux injections. Ultérieurement, un contrôle tous les jours ou tous les deux jours suffit.

En raison de l'effet thrombopéniant parfois observé et imprévisible, il est nécessaire de surveiller la NFS plaquettes deux fois par semaine.
Le passage de la voie IV à la voie SC nécessite un chevauchement de 4 heures. Les contrôles biologiques peuvent se faire à tout moment lors de l'héparinothérapie continue, de 4 à 6 heures après les injections de calciparine.
L'adaptation de la posologie de départ pour les héparines de bas poids moléculaire se fait dans le cadre des traitements curatifs à l'aide d'une surveillance biologique, de l'activité anti-Xa déterminée 3 à 4 heures après une injection sous-cutanée. Cette surveillance, optionnelle, devient en revanche impérative chez les sujets à risque élevé de saignement comme les sujets âgés ou insuffisants rénaux chez qui les HBPM sont théoriquement contre-indiquées (cependant, il est possible que la tinzaparine puisse être privilégiée sur ce terrain en augmentant moins l'anti-Xa). Néanmoins, une surveillance biologique aussi rapprochée qu'avec l'héparine n'apparaît pas indispensable. La fourchette thérapeutique doit être, habituellement, comprise entre 0,5 et 1,2 UI anti-Xa/ml. Bien que les thrombopénies à l'héparine soient exceptionnelles avec les héparines de bas poids moléculaire, il est conseillé de surveiller, au début, la numération-formule sanguine/plaquettes deux fois par semaine.
Les HBPM provoquent moins d'hémorragies et de thrombopénies graves que l'héparine standard. À l'heure actuelle, les HBPM sont plus coûteuses que l'héparine standard mais l'adaptation de leur posologie est plus simple et nécessite moins de contrôles biologiques, ce qui réduit partiellement la différence de prix de revient du traitement.

AUTRES ANTICOAGULANTS INJECTABLES

Arixtra : le fondaparinux

Cette molécule est la première d'une nouvelle classe thérapeutique d'antithrombotiques, les inhibiteurs sélectifs du facteur X activé. En se liant sélectivement à l'ATIII, le fondaparinux potentialise l'inhibition naturelle du facteur Xa par l'ATIII. L'inhibition du facteur Xa interrompt alors la cascade de la coagulation en inhibant aussi bien la formation de la thrombine que le développement du thrombus.
Elle semble très efficace en prévention de la maladie thromboembolique veineuse après chirurgie orthopédique majeure (fracture de hanche, prothèse de hanche ou chirurgie majeure du genou) et est prometteuse dans la maladie veineuse thromboembolique et les pathologies coronariennes.

Habituellement, en chirurgie, la dose initiale est administrée six heures après la fin de l'intervention chirurgicale, en l'absence de saignement actif, le traitement étant poursuivi cinq à neuf jours.
Elle se présente sous forme de solution injectable (2,5 mg/0,5 ml) ; la dose habituelle est de 2,5 mg/jour en sous-cutané.
À la dose de 2,5 mg par jour, le fondaparinux ne modifie ni le TCA, ni l'INR ni le temps de saignement. Cette molécule est proscrite en cas d'insuffisance rénale sévère.

Orgaran

Cet antithrombotique, mélange de dérivés héparinoïdes de bas poids moléculaire, peut être utilisé comme :

– traitement prophylactique de la maladie thromboembolique en chirurgie ;
– traitement prophylactique des manifestations thromboemboliques chez des patients atteints de thrombopénie induite par l'héparine sans complications thromboemboliques ou ayant des antécédents documentés de TIH nécessitant un traitement antithrombotique par voie parentérale ;
– traitement curatif des manifestations thromboemboliques chez les patients ayant une thrombopénie induite par l'héparine ou des antécédents documentés de TIH et nécessitant un traitement par voie parentérale.

Il se présente sous forme de solution injectable à 750 U anti-Xa/0,6 ml.
La posologie usuelle est de :

– traitement prophylactique de la maladie thromboembolique : 750 UI deux fois par jour SC ;
– traitement prophylactique des manifestations thromboemboliques chez les patients atteints de TIH aiguë, sans thrombose ou ayant des antécédents de TIH : 750 à 1 250 UI SC trois fois par jour ;
– traitement curatif des manifestations thromboemboliques chez des patients atteints de TIH ou ayant des antécédents de TIH : 1 250 à 3 750 UI en bolus intraveineux puis 400 UI/h en IV pendant 4 heures puis 300 UI/heure pendant les 4 heures suivantes puis perfusion d'entretien de 150 à 200 UI/heure pendant cinq à sept jours.

La surveillance fait appel, de façon inconstante et non systématisée, au dosage de l'Anti-Xa.

Dérivés de l'hirudine

Découverte en 1884 et issue de la salive de sangsue médicinale, l'hirudine est le plus puissant anticoagulant, utilisé intensivement au XIXe siècle. Cette substance polypeptidique de bas poids moléculaire, présente dans les glandes salivaires de la sangsue, a fait, cependant, de nombreuses victimes par hémorragie avant d'être à nouveau en vogue à la fin du XXe siècle.
Deux molécules (et bientôt trois) dérivées de l'hirudine et obtenues par génie génétique sont actuellement utilisées en cardiologie.

REFLUDAN (LÉPIRUDINE)

Il inhibe la coagulation des patients atteints de thrombopénie induite par l'héparine quand celle-ci ne peut plus être utilisée. Sa voie d'administration est intraveineuse.

Présentation

Flacons de 1 ml, 50 mg.

Indication classique

Inhibition de la coagulation chez les patients atteints de thrombopénie induite par l'héparine de type II et de maladie thromboembolique nécessitant un traitement antithrombotique par voie parentérale.

Posologie

La posologie initiale est de 0,4 mg/kg en bolus IV suivi de 0,15 mg/kg/heure en perfusion IV continue pendant deux à dix jours. La posologie devant être ajustée en fonction du TCA.

Principales contre-indications

Hypersensibilité connue à la lépirudine, femme enceinte ou qui allaite, hémorragie en cours ou risque hémorragique.

Mise en garde

Refludan peut occasionner des réactions allergiques de type anaphylaxie ou choc. En cas d'insuffisance rénale, un surdosage peut survenir.

REVASC (DÉSIRUDINE)

Principale indication

Prévention de la maladie thromboembolique veineuse après chirurgie orthopédique programmée (prothèses de hanche ou de genou).

Présentation

Poudre et solvant pour solution injectable (SC) à 15 mg.

Posologie usuelle

15 mg deux fois par jour en sous-cutané.

Surveillance

Pas de nécessité de surveillance biologique particulière (en dehors d'un TCA chez les patients à risque hémorragique accru ou insuffisants rénaux modérés).

Principales contre-indications

Antécédent d'hypersensibilité aux hirudines, hémorragie et troubles de la coagulation, insuffisance rénale ou hépatique sévère, grossesse, HTA non contrôlée.

Efficacité

Elle semble supérieure à celle de l'héparine dans cette indication prophylactique.
Cependant, la supériorité des dérivés de l'hirudine sur l'héparine n'a pas été démontrée dans l'insuffisance coronarienne aiguë en raison d'un risque hémorragique notable et donc d'une marge thérapeutique faible. De plus, ils font encore l'objet d'évaluation dans l'angor instable, l'angioplastie et le post-infarctus ; l'hirudine paraît efficace dans la prévention des thromboses veineuses comme alternative à l'héparine, ou dans les thrombopénies induites par cette dernière.

Angiox (bivalirudine)

Cet anticoagulant sera utilisable prochainement chez les patients subissant une intervention coronaire percutanée à la dose initiale de 0,75 mg/kg suivie d'une perfusion IV de 1,75 mg/kg/heure pendant au moins la durée de l'intervention, en surveillant le TCA.

Autres anticoagulants injectables encore en cours d'évaluation

Nous ne ferons que les citer : l'*Argatroban*, analogue de l'arginine, ne comportant que douze acides aminés, se fixe sélectivement à la thrombine qu'il inhibe. Il a une courte durée d'action et s'administre par voie intraveineuse. L'*Efegatran* est de la même famille que l'*Argatroban*.

ANTIVITAMINES K

Mode d'action

Leur mode d'action est commun : dépression du complexe prothrombinique (facteur II, VII, IX, X) et du facteur antihémophile B. Cette action est retardée, prolongée, indirecte et préventive. Ils sont le plus souvent utilisés en relais de l'héparine, dès le premier jour de traitement pour réduire la durée de l'héparinothérapie et le risque de TIH. Les AVK à demi-vie longue sont souvent privilégiés en cardiologie car ils semblent prodiguer une plus grande stabilité de l'INR.

Présentation et posologies usuelles *(tableau 38.3)*

Il est préférable d'administrer les anticoagulants à demi-vie courte en deux prises quotidiennes. La posologie conseillée dépend des molécules utilisées et de la sensibilité du malade au médicament. Cependant, cette sensibilité est imprévisible. Avec une molécule comme le Préviscan, il est le plus souvent recommandé d'administrer 1 cp. par jour le soir et de faire un premier contrôle biologique le matin du deuxième ou du troisième jour. En fonction des résultats, la dose du soir peut être diminuée ou augmentée d'un quart ou un demi-comprimé. Toute modification de posologie doit être contrôlée 48 à 72 heures après. L'équilibration du traitement par AVK demande au minimum huit jours.

Tableau 38.3 Antivitamines K. Présentation et posologies usuelles.

Molécule	***Nom commercial***	***Famille***	***Délai d'action***	***Demi-vie en heure***	***Durée d'action***	***Posologie usuelle***
Acénocoumarol	*Sintrom* 4 mg *Minisintrom* 1 mg	Coumarinique	1-2 j	8-9 h	2-4 j	Adaptée aux chiffres d'INR en débutant par 3/4 ou 1 cp./j
Fluindione	*Préviscan*	Indanedione	1-2 j	30 h	2 j	
Warfarine	*Coumadine* 2 mg et 5 mg	Coumarinique	2-3 j	35-45 h	2-4 j	

Indications *(tableau 38.4)*

Prévention de la maladie thromboembolique ; relais de l'héparinothérapie.

Tableau 38.4 Zones thérapeutiques exprimées en INR selon l'indication du traitement par AVK.

Indications	***INR***
Prévention primaire des thromboses veineuses (chirurgie à risque thrombotique) Traitement des thromboses veineuses et embolies pulmonaires et prévention de leur récidive en relais de l'héparinothérapie Prévention des embolies systémiques en cas de : – prothèse valvulaire tissulaire (dans les 2-3 premiers mois) – prothèse mécanique en position aortique sans autre FDR ou de seconde génération – AC/FA • < 65 ans avec FDR (antécédent AVC, HTA, IC, diabète, RM) • 65 à 75 ans • > 75 ans (après évaluation soigneuse du rapport bénéfice risque) – parfois, prévention des thromboses veineuses et de l'EP en post-chirurgie de hanche et genou – IDM • prévention des complications thromboemboliques des IDM compliqués (dysfonction VG sévère, dyskinésie potentiellement emboligène, thrombus mural) • prévention des récidives d'IDM en cas d'intolérance à l'aspirine ou au *Plavix* – valvulopathies surtout RM si facteurs favorisants (dilatation de l'OG, contraste spontané, thrombus…)	2-3
Prothèses valvulaires mécaniques – mitrale – en position aortique avec FDR embolique (IVG, antécédents thromboembolique, FA) ou de première génération Embolies systémiques récidivantes	3-4, 5

Contre-indications

Troubles de l'hémostase, insuffisance hépatique ou rénale sévère, grossesse au premier ou au troisième trimestre, allaitement, lésions hémorragiques susceptibles de saigner, HTA maligne, angiomes, anévrisme intracérébral, ulcère gastroduodénal récent ou évolutif, sujets âgés ou incapables de suivre un traitement au long cours du fait, par exemple, d'une démence ou d'une pathologie psychiatrique, accident vasculaire cérébral récent (excepté en cas d'embolie systémique), allergies.

Effets indésirables

– Risques hémorragiques (la fréquence des hémorragies graves varie de 1,1 à 4,9 pour 100 patients-années) surtout en cas de surdosage : on peut alors recourir à la vitamine K *per os* (5 à 10 mg) ou à l'injection IV lente de 10 mg de vitamine K pour corriger rapidement l'effet anticoagulant ou, au besoin, aux transfusions de PFC ou de PPSB (*Kaskadil* : 20 à 30 UI/kg) en cas d'hémorragie grave.
– Avec les coumariniques : troubles digestifs, alopécie, urticaire.
– Avec les dérivés de l'indanedione : rash, diarrhée, réactions fébriles, leucopénie-aplasie, hépatites, néphrites tubulo-interstitielles, hypersensibilité.
– Le traitement, même parfaitement équilibré, peut révéler en la faisant saigner une lésion méconnue de type anévrysme cérébral ou ulcère gastroduodénal.

Principales interactions médicamenteuses

Elles sont multiples, nous n'en citerons que quelques-unes :

– Médicaments ulcérigènes à éviter : aspirine, anti-inflammatoires.
– Médicaments réduisant l'absorption intestinale des AVK et leur efficacité : antiacides, *Questran*.
– Médicaments potentialisant les AVK :

- analgésiques, anti-inflammatoires non stéroïdiens (*Nifluril*, *Indocid*, etc.) ;
- antibiotiques et antiparasitaires, *per os* ;
- sulfamides, métronidazole, miconazole ;
- hypolipidémiants du groupe des fibrates, *Lipavlon, Lipanthyl*, mais également du groupe des statines ;

- sulfamides hypoglycémiants ;
- *Ticlid* ;
- amiodarone, certains antidépresseurs ;
- *Tagamet* ;
- *Atarax*, etc.

– Médicaments diminuant l'action des AVK (inducteurs enzymatiques) : barbituriques, *Tégrétol*, rifampicine, griséofulvine.

Précautions d'emploi

Il ne faut interrompre le traitement par héparine que lorsque l'INR est au moins égal à 2 pendant deux jours de suite. Pendant cette période, il faut à la fois effectuer un INR et un TCK pour juger de l'efficacité et adapter les deux thérapeutiques.

Il faut enseigner le patient et lui faire tenir un carnet de traitement à jour où il doit noter ses résultats, l'indication du traitement, les coordonnées de ses médecins traitants. Les patients doivent reconnaître les signes d'alerte (hématurie, gingivorragies, tendance aux hématomes).

Contrôle de l'INR après deux à trois jours de traitement, puis deux fois par semaine pendant quinze jours puis contrôle hebdomadaire, puis tous les quinze jours et, enfin, tous les mois.

Un bilan d'hémostase préthérapeutique est nécessaire pour dépister un trouble de la coagulation qui pourrait compliquer ou contre-indiquer le traitement.

Il faut proscrire les injections intramusculaires, les infiltrations articulaires. En revanche, l'arrêt des anticoagulants n'est pas impératif avant un cathétérisme cardiaque ou une coronarographie, en particulier lorsque l'examen est pratiqué en urgence, en particulier par voie radiale.

Devant le moindre signe clinique hémorragique, devant tout épisode susceptible de modifier l'hémostase, les malades correctement informés doivent demander un contrôle anticipé de leur INR.

> **Noter !** Pour les bilans étiologiques de phlébothrombose inexpliquée : l'héparine diminue le taux d'antithrombine III ; les AVK font baisser les taux de protéines C et S.

NOUVEAUX ANTITHROMBINIQUES : XIMÉLAGATRAN

Le ximélagatran est un inhibiteur direct de la thrombine agissant *per os*, d'utilisation beaucoup plus facile que les AVK puisqu'il ne nécessite aucun ajustement de dose et aucune surveillance biologique particulière. Le ximélagatran administré de façon biquotidienne oralement est métabolisé en mélagatran. Sa biodisponibilité est indépendante de l'alimentation et des associations médicamenteuses ; son élimination est principalement rénale.
Ce médicament (*Exanta*, 36 mg deux fois par jour), non encore commercialisé, risque de changer la prise en charge de certaines affections cardiaques comme, en particulier, l'arythmie complète par fibrillation auriculaire. Il a montré son efficacité dans la prévention et le traitement de la maladie thromboembolique veineuse (en particulier en prévention des événements thromboemboliques après chirurgie majeure, type prothèse de genou ou de hanche) et dans les syndromes coronariens aigus. Dans les études SPORTIF comparant l'efficacité du ximélagatran à celle des AVK dans la prévention des accidents thromboemboliques de la fibrillation atriale, le ximélagatran a montré sa non-infériorité par rapport à la warfarine, sans majoration du risque hémorragique ; des données complémentaires sont néanmoins en cours d'attente avant commercialisation, en ce qui concerne en particulier la tolérance hépatique de cette molécule séduisante qui nécessite deux prises quotidiennes.

Antiagrégants plaquettaires

ANTIAGRÉGANTS PLAQUETTAIRES ORAUX

Aspirine

C'est l'antiagrégant plaquettaire le plus utilisé en cardiologie. Il inhibe la cyclo-oxygénase plaquettaire et endothéliale : la posologie usuelle est de 75 à 325 mg/jour.

PRINCIPALES PRÉSENTATIONS

Aspegic (100 à 250 mg), *Kardegic* (75 mg, 160 et 300 mg), *Solupsan* (100 mg), *Aspirine Upsa* (325 mg), *Asasantine* (aspirine et dypiridamole).

PRINCIPALES INDICATIONS

– Réduction du risque de mortalité et de complications à la suite immédiate d'un infarctus du myocarde en phase aiguë (160 mg le premier jour puis 325 mg/jour les jours suivants) ou subaiguë. Son adjonction au traitement fibrinolytique par streptokinase à la phase aiguë de l'IDM est bénéfique car elle diminue la fréquence des réocclusions secondaires précoces.
– Réduction de la mortalité et de la morbidité cardiovasculaire dans le cadre d'un syndrome coronarien aigu (en association avec le clopidogrel).
– Avant angioplastie coronaire transluminale.
– Réduction de l'occlusion des greffons après pontage aorto-coronarien.
– Artériopathie oblitérante des membres inférieurs.
– Prévention de l'occlusion des endoprothèses coronaires.
– Suites d'endartériectomie.
– Prévention des récidives d'accidents ischémiques transitoires et diminution du risque vasculaire dans les AC/FA (en particulier en alternative au traitement par AVK lorsqu'il est impossible).
– Bioprothèses cardiaques après deux à trois mois d'anticoagulation en l'absence de menace telle qu'une aythmie complète par fibrillation auriculaire.

Fait nouveau : la résistance à l'aspirine

La résistance à l'aspirine multiplie le risque d'événement thrombotique sévère par un facteur 2 à 3.

Une résistance à l'aspirine est définie par l'absence d'effet antiagrégant plaquettaire sur des tests *in vitro* chez des patients traités par aspirine pour la prévention d'événements thrombotiques artériels.

Au moins 20 % des coronariens stables sous aspirine ne présentent pas de baisse significative de leur agrégation plaquettaire, cette proportion s'accroît dans l'angor instable.

Le diagnostic biologique en est difficile (agrégométrie, dosages urinaires des dérivés du thromboxane).

L'utilisation du clopidogrel est alors à privilégier.

Actuellement, la recherche systématique d'une telle résistance n'a aucune justification scientifique, sauf en cas d'accident sévère en dépit d'un traitement par aspirine.

Plavix (clopidogrel)

Le *Plavix* est dérivé de la ticlopidine ; il a une efficacité antiagrégante supérieure (dose sept fois plus faible), une toxicité moindre, un délai d'action plus rapide qu'avec la ticlopidine, une tolérance digestive meilleure. Cet agent antiagrégant plaquettaire à la dose de 75 mg/jour serait plus efficace que l'aspirine chez les patients à risque d'événement ischémique, les rashs cutanés étant rares (0,26 %) et la tolérance hématologique bonne ; la dose d'attaque préconisée avant angioplastie — qui, idéalement, doit être administrée plus de six heures avant celle-ci — est de 300 mg, tout en sachant que certaines équipes nord-américaines ont testé avec succès des doses d'attaque plus importantes de 600 mg.
Il doit être utilisé dès que possible dans tous les syndromes coronariens aigus sans sus-décalage du ST quand une approche conservatrice est décidée, ou même lorsqu'une coronarographie avec angioplastie est envisageable en l'absence de risque hémorragique élevé, ainsi que les patients programmés pour une ATL.

> **Noter !** Dans l'étude Clarity-TIMI 28, l'addition de clopidogrel au fibrinolytique, à l'aspirine et à l'héparine améliore la perméabilité artérielle et l'évolution des infarctus aigus avec sus-décalage du ST, datant de moins de 12 heures.

Son usage doit être précautionneux dans l'insuffisance rénale et hépatique. Il doit être évité si possible dans les sept jours précédant un pontage.
La durée du traitement, variable selon les indications, est le plus souvent de 9 à 12 mois dans l'insuffisance coronaire.

Cebutid

Le *Cebutid*, à la dose de 100 mg/jour en deux prises, est parfois utilisé dans les post-infarctus, en particulier lorsque l'aspirine est contre-indiquée. Le *Cebutid* en raison de sa brièveté d'action peut être utilisé en remplacement de l'aspirine ou du *Plavix* avant une intervention chirurgicale programmée afin d'éviter l'effet rémanent de ces produits.

Ticlopidine (*Ticlid*)

Inhibiteur de l'agrégation à l'ADP à la dose de 250 à 500 mg par jour, la ticlopidine est un antiagrégant plaquettaire puissant, responsable d'allongement important du temps de saignement, moins utilisé depuis la commercialisation de son « successeur », le *Plavix*, en particulier au décours de la mise en place des endoprothèses coronaires. La ticlopidine peut entraîner des signes d'intolérance intestinale sous forme de diarrhée au début du traitement et surtout des neutropénies ainsi que des aplasies médullaires réversibles, ce qui nécessite de surveiller l'hémogramme tous les quinze jours pendant les trois premiers mois du traitement.

AGENTS ANTIPLAQUETTAIRES IV, TYPE ANTI-GPIIB/IIIA

Mode d'action

Ils inhibent des récepteurs de glycoprotéines (GPIIb/IIIa) à la surface des plaquettes et empêchent la formation de ponts de fibrinogènes accolant les plaquettes entre elles. L'abciximab est un anticorps monoclonal qui bloque irréversiblement la fixation du fibrinogène sur son récepteur ; l'effet antiagrégant plaquettaire persiste 24 à 48 heures après arrêt. L'eptifibatide et le tirofiban sont des anti-GPIIb/IIIa de synthèse, peut-être un peu moins puissants que le précédent, et dont l'effet est immédiatement réversible après arrêt de la perfusion en raison de leur demi-vie courte.

Principales indications

Les anti-GpIIb/IIIa (tableau 38.1) sont utilisés en cardiologie dans les syndromes coronariens aigus sans sus-décalage du segment ST, avant ou pendant les procédures d'angioplastie pour éviter la thrombose, en association avec l'aspirine et l'héparine.

Principales contre-indications

Hypersensibilité à l'un des composants, hémorragie interne, antécédents d'AVC, chirurgie ou traumatisme intracrânien récent, chirurgie majeure récente, troubles de la coagulation. Hypertension sévère non contrôlée. Thrombopénie. Insuffisance hépatique ou rénale.

Principaux effets indésirables

Saignements mineurs ou majeurs nécessitant, parfois, des transfusions sanguines, thrombopénie, réaction allergique, nausées, vomissements, fièvre, etc.

Principales précautions d'emploi

Ces médicaments ne doivent être administrés qu'en soins intensifs ou en salle de coronarographie, en complément d'un traitement par aspirine et héparine. Avant administration, une numération plaquettaire, un TP, un TCA doivent être pratiqués et surveillés toutes les douze heures. Un ECG « douze dérivations » doit être effectué au sortir du laboratoire de cathétérisme. Les signes vitaux doivent être notés toutes les heures durant les quatre premières heures, puis toutes les quatre à six heures.

Chaque fois qu'ils ne sont pas indispensables, les ponctions artérielles, veineuses, les sondes urinaires, les sondes naso-gastriques et les brassards automatiques de pression artérielle doivent être évités.

Les sites de ponction vasculaire doivent être étroitement surveillés, de même que tous les sites de saignement potentiel (points de ponction, site d'insertion des cathéters). Les pansements doivent être ôtés avec précautions.

Tableau 38.1 Anti-GPIIb/IIIa.

Nom commercial (DCI)	***Présentation***	***Posologies usuelles***
Agrastat (tirofiban)	Flacons de 50 ml, poches de 250 ml	0,4 µg/kg/min. pendant 30 minutes puis 0,1 µg/kg/min., pendant 48 à 96 heures.
Intégrilin (éptifibatide)	Solution injectable à 2 mg/ml (flacon de 10 ml). Solution de perfusion à 0,75 mg/ml : flacon de 100 ml	Bolus de 180 µg/kg puis perfusion de 2 µg/kg/min. pendant 72 à 96 heures
Réopro (abciximab)	Solution injectable à 2 mg/ml dans un flacon de 5 ml	Bolus intraveineux de 0,25 mg/kg puis perfusion IV de 0,125 µg/kg/min. pendant 12 à 24 heures.

Toute hémorragie (qui doit faire interrompre le traitement) doit être immédiatement signalée. La surveillance régulière du TCA permet d'ajuster les doses d'héparine. La surveillance de la NFS/plaquettes quatre à huit heures après arrêt du traitement est nécessaire du fait du risque de thrombopénie.
Les doses de tirofiban et d'eptifibatibe doivent être ajustées lorsque la clairance de la créatinine est abaissée.

CHAPITRE **39**

Thérapeutiques antiarythmiques médicamenteuses

Les antiarythmiques sont des substances qui modifient les propriétés électrophysiologiques des cellules myocardiques en agissant sur la cinétique transmembranaire des ions. En effet, l'activité cardiaque électrique puis secondairement mécanique est dépendante des variations ioniques de part et d'autre de la membrane cellulaire. Les antiarythmiques agissent en déprimant l'automatisme, la conduction des cellules myocardiques et nodales, ainsi que l'excitabilité.

MODE D'ACTION

Les mouvements ioniques des cellules nodales sont à l'origine de trois propriétés fondamentales : l'automatisme, l'excitabilité, la conductibilité. Ces échanges de Na^+, Ca^{++}, K^+ engendrent des variations du potentiel d'action décomposables en cinq phases (fig. 39.1) :

– phase 0, ou dépolarisation rapide : entrée rapide et massive de Na^+ dans la cellule, suivie d'une entrée plus lente d'un courant calcico-sodique ;
– phase 1, ou repolarisation initiale : inactivation du courant sodique rapide ; apparition d'un courant Cl^- entrant ;
– phase 2, ou plateau du potentiel d'action : courant entrant lent calcico-sodique ; diminution de la conductance potassique limitant les sorties de potassium ;
– phase 3, ou repolarisation rapide : courant sortant de potassium ;
– phase 4, ou dépolarisation lente : rétablissement des concentrations initiales de Na^+ et K^+ de chaque côté de la membrane grâce à la pompe à sodium.

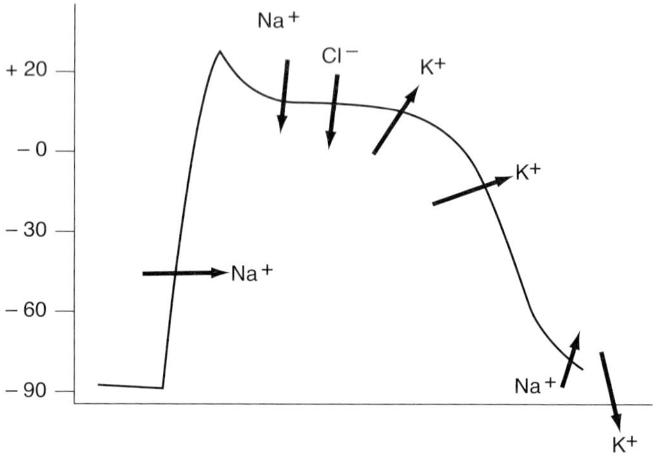

Fig. 39.1 Potentiels d'action.

Cette phase est influencée par les catécholamines. Lorsque sa pente est forte, ou le potentiel d'action très négatif, les décharges automatiques sont plus fréquentes.

Par leur automatisme sur ces transferts ioniques et sur le système sympathique et parasympathique, les antiarythmiques peuvent diminuer l'automatisme des foyers ectopiques et interrompre les circuits de réentrée.

CLASSIFICATIONS

Classification à l'échelon cellulaire de Vaughan-Williams

C'est la plus utilisée ; elle est constituée de quatre classes selon leur action sur la cinétique transmembranaire des ions (Na^+, Ca^{++}, K^+) ou sur le système nerveux autonome (tableau 39.1). Elle a cependant l'inconvénient de ne pas tenir compte des effets des molécules en situation pathologique, en particulier ischémique :

– groupe I : dépression du courant sodique rapide entrant :
  - Ia : ↗ durée PA[1], ↗ durée PR ;

1. PA, potentiel d'action ; PR, période réfractaire.

Tableau 39.1 Effet des antiarythmiques sur l'ECG.

Groupe	*PR*	*QRS*	*QT*
Ia	↗	↗	↗ ↗
Ib	→	→	→ ↘
Ic	↗ ↗	↗ ↗	↗
II	↗	→	→
III	↗	↗	↗
IV	↗	→	→

- Ib : ↘ durée PA, ↘ durée PR ;
- Ic : ↗ durée PR, pas d'action sur la durée PA ;

– groupe II : antagonisme β-adrénergique ;
– groupe III : prolongation de la durée du PA et de la PR par inhibition de la sortie de K^+ ;
– groupe IV : inhibition de la pénétration de Ca^{++}, diminution de la durée du plateau du potentiel d'action.

Classification de Touboul (cœur entier)

– Classe I : produits agissant sur le nœud auriculo-ventriculaire.
– Classe II : produits agissant à l'étage ventriculaire.
– Classe III : produits à effets combinés.

PRÉSENTATIONS ET POSOLOGIES DES PRINCIPAUX ANTIARYTHMIQUES

On distingue les antiarythmiques utilisables par voie IV ou IM (tableau 39.2) et les antiarythmiques utilisables *per os* (tableau 39.3). Trois nouveaux antiarythmiques sont en phase terminale de développement (tableau 39.4).

INDICATIONS

Traitement des troubles du rythme supraventriculaire et ventriculaire (*cf.* chapitre 53).

Tableau 39.2 Présentation et posologie des principaux antiarythmiques utilisables par voie IV.

Dénomination	***Groupe***	***Présentation***	***Dose d'attaque***	***Entretien/24 heures***
Disopyramide (*Rythmodan*)	Ia	5 ml = 50 mg	1,5 mg/kg en 10 minutes	Environ 25 mg/heure
Lidocaïne (*Xylocard*)	Ib	5 ml = 100 mg IV 20 ml = 1 g perf.	Bolus 1 à 1,5 mg/kg IV	1 à 4 mg/min. (30 à 50 µg/kg/min.) par voie trachéale : 2 à 4 mg/kg
Phénytoïne (*Dilantin*)	Ib	Flacon 5 ml/250 mg	200 à 1 000 mg dilués dans du sérum salé isotonique en IV lent sans dépasser 50 mg par minute dans les troubles du rythme ventriculaire lors des intoxications digitaliques	
Flécaïnide (*Flécaïne*)	Ic	150 mg = 15 ml	1,5 mg/kg en 10 minutes	100 à 200 mg par jour *per os*
Cibenzoline (*Cipralan*)	Ic	10 ml = 100 mg	1 mg/kg en 10 minutes	8 mg/kg/jour
Propranolol (*Avlocardyl*)	II	5 ml = 5 mg	5 mg en 5 minutes	
Esmolol (*Brevibloc*)	II	10 ml = 100 mg	0,5 mg/kg en une minute puis 0,05 mg/kg/min (maximum : 0,3 mg/kg/min).	
Metoprolol (*Lopressor*)	II	5 ml = 5 mg	5 mg en 5 minutes renouvelable 3 fois à quelques minutes d'intervalle	50 mg *per os* 2 fois par 24 heures puis 100 mg deux fois par jour

suite ▶

Dénomination	**Groupe**	**Présentation**	**Dose d'attaque**	**Entretien/24 heures**
Aténolol (*Ténormine*)	II	10 ml=5 mg	5 mg en IV lent, puis 2e dose au bout de 10 minutes	50 mg *per os* puis 50 mg 2 fois par jour
Sotalol (*Sotalex*)	II/III	2 ml = 20 mg	1 à 1,5 mg/kg	
Amiodarone (*Cordarone, Corbionax*)	III	3 ml = 150 mg	5 mg/kg en 20 à 30 minutes Dans l'arrêt cardiaque : 300 mg IV en bolus selon les recommandations AHA.	600 à 1 200 mg/jour sur KT
Verapamil (*Isoptine*)	IV	2 ml = 5 mg	5 mg en 5 minutes à répéter éventuellement au bout de 15 minutes	3 ampoules dans 250 ml de G 5 % en 8 heures puis relais *per os*
Diltiazem (*Tildiem*)	IV	Ampoules de 25 mg	0,25 mg/kg en IV lent (2 minutes) Ou bien : 15 à 20 mg en 2 minutes	5 à 15 mg/heure
Sulfate de magnésium		10 ml de sol. à 20 % = 16 mEq	2 g IV dans 100 ml de sérum glucosé à 5 % en bolus de 1 à 2 minutes	1 à 2 g/heure pendant 6 heures
Triphosadénine (*Striadyne*)		2 ml = 20 mg	1/2 à 1 ampoule en bolus à répéter si besoin après quelques minutes	

▶

suite ▶

Dénomination	**Groupe**	**Présentation**	**Dose d'attaque**	**Entretien/24 heures**
Adénosine (*Krenosin*)		2 ml = 6 mg	6 mg en bolus IV en 1 à 3 s avec rinçage/sérum au décours Si persistance du trouble du rythme après 1 à 2 minutes : 6 mg en bolus Si persistance, le 3e bolus sera de 12 mg. ECG en permanence+++	Pas de dose d'entretien
Ibutilide (*Corvert*)	III	10 ml = 1 mg	1 mg en 10 minutes à renouveler éventuellement au bout de 10 minutes pour la réduction des AC/FA et surtout du flutter	Le délai moyen d'efficacité est de 30 minutes à partir du début de l'injection. L'administration d'ibutilide avant CEE augmente le taux de succès de la procédure. Les torsades de pointes, rares, surviennent dans 3,5 % des cas, surtout chez les femmes, dans les insuffisances cardiaques en moyenne dans les 40 minutes suivant le début de l'injection.

Tableau 39.3 Principaux antiarythmiques utilisables *per os*.

Groupe	Dénomination	Nom commercial	Présentation	Posologie usuelle
Ia	Hydroquinidine	*Sérécor*	300 mg	2 gel./jour en 2 prises
Ia	Disopyramide	*Rythmodan*	100 mg	3 à 4/jour en 3 prises
			250 mg	2/jour en 2 prises
Ib	Mexilitine	*Mexitil*	200 mg	3-4 gel/jour en 3 à 4 prises
Ic	Propafénone	*Rythmol*	300 mg	3/jour en 3 prises
Ic	Flécaïnide	*Flécaïne*	100 mg	100 à 200 mg par jour
		Flécaïne LP	50, 100, 150, 200 mg	
Ic	Cibenzoline	*Cipralan*	130 mg	260 mg/jour en 2 prises
II	Bêtabloquants : *cf.* chapitre 46			
II + III	Sotalol	*Sotalex*	80, 160 mg	80 mg : 2 à 4 cp./jour en 2 prises 160 mg : 1 à 2 cp./jour en 2 prises
III	Amiodarone	*Cordarone* *Corbionax*	200 mg	Attaque : charge de 6 à 12 cp./jour Entretien : 1 à 2 cp./jour
IV	Vérapamil	*Isoptine*	40, 120, 240 LP mg	240 à 360 mg/jour
	Diltiazem	*Tildiem*	60 mg	4 à 6 cp./jour
		Bitildiem 90	90 mg	2 cp./jour
		Bitildiem 120	120 mg	2 cp./jour
		Monotildiem LP 200	200 mg	1 cp./jour
		Monotildiem LP 300	300 mg	1 cp./jour

Tableau 39.4 Nouveaux antiarythmiques prometteurs.

Azimilide	*Posologie usuelle* : 75 à 125 mg par jour. *Mode d'action* : ce produit bloque les canaux potassiques, prolonge la durée du potentiel d'action et des périodes réfractaires, réduit l'incidence des TV et TF chez les patients ayant un défibrillateur implantable. L'augmentation du QT est dose dépendante. *Pharmacocinétique* : complètement absorbé par l'intestin, sa demi-vie est de 4 à 5 jours. *Tolérance* : la tolérance du produit est excellente avec un taux de torsades de pointes de 0,55 %. Ce produit peut être utilisé dans les cardiopathies ischémiques et chez les patients ayant une FE basse. À noter un risque de neutropénie, cependant bas (0,9 %)
Dofétilide	*Posologies* : les doses usuelles semblent être de 500 µg en deux prises par jour. *Mode d'action* : ce nouvel antiarythmique de classe III inhibe la composante rapide du courant potassique retardé. La prolongation du potentiel d'action a comme corollaire ECG celle du QT. *Tolérance* : ce produit n'a pas d'effet inotrope négatif. *Pharmacologie* : son absorption intestinale est excellente avec une biodisponibilité de 90 % et une demi-vie de 9 heures. *Indications* : il peut être utilisé dans les cardiopathies ischémiques à fonction VG altérée. C'est cependant dans le traitement des FA et des flutters que le dofétilide est le plus efficace. La FDA a donné son accord pour l'utilisation orale dans la fibrillation atriale. *Précautions* : compte tenu du risque pro-arythmique (risque de torsades de pointes de 0,7 %), l'instauration de la thérapeutique doit se faire en milieu hospitalier.
Dronédarone	*Posologie* : la dose de 800 mg est associée à un allongement significatif du temps de première rechute. *Propriétés* : c'est un benzofurane dont la structure est similaire à celle de l'amiodarone à une exception près : l'absence d'iode. La dronédarone combine des propriétés relevant des quatre classes d'action antiarythmiques. Ce produit bloque les courants sodiques rapides et calciques avec, en outre, une action anti-adrénergique. *Cinétique* : la biodisponibilité n'est que de 15 % avec une demi-vie d'élimination de l'ordre de 24 heures. *Tolérance et efficacité* : ce produit n'entraîne pas de complications proarythmiques ni thyroïdiennes, oculaire ou pulmonaire. Mais son efficacité à un an paraît un peu décevante.

EFFETS SECONDAIRES PRINCIPAUX ET CONTRE-INDICATIONS

Extracardiaques

– Troubles digestifs (gastralgies, nausées, constipation ou diarrhée avec risque d'hypokaliémie et donc torsade de pointe) et allergies possibles avec toutes les classes.

– Effets atropiniques avec le *Rythmodan* : sécheresse de la bouche, rétention d'urine, troubles visuels, contre-indication en cas de glaucome ou d'adénome prostatique.

– Troubles neuro-sensoriels (vertiges, tremblements, convulsions, troubles visuels syndrome extrapyramidal, anomalies du goût), surtout avec les « lidocaïne-*like* » et les médicaments de la classe IC.

– Dysthyroïdie, photosensibilisation, fibrose pulmonaire, dépôts cornéens fréquents, polynévrites, hépatites plus rares avec l'amiodarone ; risques de veinites et de thrombophlébites pour la forme IV.

– Idiosyncrasie avec les quinidiniques (1 à 2 %) qui ne sont cependant quasiment plus prescrits : fièvre, rash, asthme, purpura, hypotension, allongement de QT, d'où l'intérêt du comprimé test pour démasquer le moindre symptôme d'alarme.

Cardiaques

– Effet inotrope négatif avec tous les antiarythmiques (moins marqué avec les médicaments de la classe Ib), important avec le disopyramide, les médicaments des classes Ic, II et le vérapamil, les faisant contre-indiquer en cas d'insuffisance cardiaque sauf lors des introductions parfaitement codifiées de bisoprolol, carvédilol et métoprolol.

– Effet proarythmogène, surtout avec les antiarythmiques de la classe Ia et Ic pouvant être responsables de troubles du rythme ventriculaire graves (torsade de pointe, TV, etc.) ; ces effets expliquent que dans les essais contrôlés, il a été observé une surmortalité par rapport au placébo en particulier chez les insuffisants coronariens et cardiaques.

– Dépression de la conduction ou dysfonction sinusale (surtout les classes Ia, Ic), les faisant contre-indiquer en cas de BAV, bloc de branche complet, bloc bifasciculaire, bloc sino-auriculaire non appareillé ou arrêter en cas d'allongement du PR au-delà de 0,24 s, QRS > 25 %, QT > 0,45 s, ou en cas d'ESV polymorphes ;

– En cas de chute préoccupante de la tension artérielle sous vérapamil, du chlorure de calcium peut être administré lentement à la dose de 0,5 à 1 g par voie IV en 5 minutes ;
– Sous adénosine, s'observent des effets secondaires fréquents parfois cliniquement impressionnants mais transitoires : bouffées de chaleur, dyspnée, douleurs thoraciques, bradycardies sinusales, ectopie ventriculaire, brève période d'asystolie.
– La cordarone peut occasionner également vasodilatation et hypotension, les effets inotropes négatifs étant rares mais plausibles.

PRÉCAUTIONS ET PARTICULARITÉS D'EMPLOI

Compte tenu du risque proarythmogène létal, on ne prescrit les antiarythmiques que la main forcée en cas de troubles du rythme symptomatique ou potentiellement dangereux. Le trouble du rythme doit donc être prouvé par l'ECG ou le Holter, et le risque de ce trouble du rythme doit être supérieur au risque du traitement envisagé.
Il faut toujours choisir les produits ayant le moins d'effets secondaires en première intention. Il n'existe pas d'antiarythmique mineur dénué de risques et ceux-ci sont d'autant plus élevés que le myocarde est altéré et les sujets âgés.
Il faut surveiller attentivement l'ECG et dépister précocement les allongements de PR, QRS, QT, les troubles du rythme ventriculaire.
Il faut dépister les contre-indications telles que l'insuffisance cardiaque latente ou les troubles conductifs.
La monothérapie antiarythmique est la règle. Cependant, en cas d'échec d'une monothérapie, les associations sont possibles : en particulier, l'association *Cordarone*-bêtabloquant ou *Cordarone-Flécaïne*, en évitant, bien sûr, toujours d'associer deux molécules d'une même classe. On peut également associer : digoxine et bêtabloquants ainsi que digoxine et amiodarone.
L'ibutilide utilisée pour la réduction des AC/FA (dans un tiers des cas) et flutters (réduction des deux tiers) peut être responsable de troubles du rythme ventriculaire nécessitant une cardioversion par choc électrique…, d'où l'intérêt de la surveillance du rythme cardiaque et du QT six heures après injection.
Il faut contrôler régulièrement l'ionogramme et ne pas hésiter à « charger » les patients en K^+ et Mg^{++}.

Rappelons également la potentialisation des AVK par la *Cordarone*. La *Cordarone* peut également servir à contrôler le rythme dans les AC/FA et les flutters lorsque les autres thérapeutiques sont inefficaces.
Chez les personnes de plus de 70 ans, en insuffisance cardiaque congestive, ou insuffisantes hépatiques, la posologie du bolus de *Xylocaïne* reste la même mais les posologies de la perfusion continue sont à diviser par deux.
Le vérapamil est une alternative à l'adénosine pour la terminaison des TSV à complexes fins chez les patients ayant une hémodynamique et une fonction VG conservée. Elle peut contrôler la réponse ventriculaire chez les patients ayant une FA, un flutter ou une tachycardie atriale multifocale. Elle doit être évitée dans les tachycardies à complexes larges ou d'origine inconnue, le syndrome de Wolf-Parkinson-White avec AC/FA, les maladies du sinus, les BAV II ou III sans PM. Elle peut occasionner une dépression myocardique, une vasodilatation hypotensive sensible au calcium IV.
L'adénosine est moins efficace chez les patients sous théophylline et doit être évitée chez les sujets traités par persantine. Dans les TV, l'adénosine peut contribuer à détériorer l'hémodynamique.

Un arythmique très « à part »

L'**omacor** (concentré d'acides gras oméga 3 polyinsaturés) diminue le risque de mort subite de 45 % chez les patients ayant fait un IDM dans les 3 mois précédents. La posologie est d'une capsule d'1 g par jour.

CHAPITRE 40

Parasympatholytique : l'atropine

Mode d'action

Cette molécule s'oppose aux effets de l'acétylcholine, réduisant le tonus vagal, augmentant la fréquence du nœud sinusal et accroissant la conduction auriculo-ventriculaire.

Présentation et posologie usuelle

Ampoules de 0,25 et 0,50 mg ; 0,50 mg par voie IV lente ou sous-cutanée, renouvelable en cas de besoin cinq minutes plus tard.
Bien absorbée par voie endotrachéale, elle peut également être utilisée par cette voie.

Pic d'action

Le pic d'action d'atropine IV est observé en moins de trois minutes.

Indications cardiologiques

– Prémédication.
– Bradycardie sinusale, bloc sino-auriculaire, bloc auriculo-ventriculaire, malaise vagal.
– Asystolie ventriculaire (1 mg IV).

Contre-indications

L'atropine est contre-indiquée en cas de glaucome par fermeture de l'angle, d'adénome prostatique et d'iléus paralytique.

EFFETS INDÉSIRABLES

On observe parfois une sécheresse de la bouche, une mydriase, une rétention d'urine, de l'agitation, des hallucinations, de la fièvre, voire un coma (régressif sous prostigmine).

Noter ! À une posologie inférieure à 0,5 mg, ou lorsque l'atropine est administrée à faible dose en SC, un effet paradoxal peut être observé : bradycardie, dépression de la conduction auriculo-ventriculaire.

CHAPITRE 41

Vasodilatateurs d'action périphérique ou centrale

Ce chapitre englobe des molécules très diverses dont le dénominateur commun est l'effet vasodilatateur mis à profit dans le traitement de l'hypertension artérielle et, parfois, de l'insuffisance cardiaque. On envisagera successivement les vasodilatateurs artériels, les alphabloquants, le nitroprussiate et les antihypertenseurs centraux. Les vasodilatateurs purement veineux, tels que les dérivés nitrés ou apparentés (*cf.* chapitre 44), ne seront pas envisagés ici. De même, ne seront pas traités dans cet ouvrage les vasodilatateurs utilisés en pathologie vasculaire.

Mode d'action

Vasodilatateurs artériels (dihydralazine, minoxidil)

Ils diminuent les résistances artérielles systémiques et donc la post-charge. Ils facilitent ainsi l'éjection ventriculaire gauche, augmentent le débit cardiaque et diminuent secondairement les éventuelles régurgitations orificielles.

Nitroprussiate de sodium

Vasodilatateur mixte artériolaire et veineux, il agit directement sur la paroi des vaisseaux périphériques, sans intervention du système neuro-végétatif.

Alphabloquants

Ce sont des vasodilatateurs artériels directs qui agissent par blocage sélectif des récepteurs α_1-adrénergiques post-synaptiques. Supprimant l'effet α_1-constricteur de l'adrénaline, ils laissent toutefois persister la stimulation des récepteurs β_2-adrénergiques dont l'effet est vasodilatateur. La conséquence est une baisse de la pression artérielle et, pour la prazosine, une baisse de la précharge et de la post-charge mise à profit dans le traitement de l'insuffisance cardiaque.

Antihypertenseurs centraux

Ils agissent sur le système nerveux central de plusieurs manières :

– en diminuant le tonus sympathique soit par stimulation des récepteurs α_2-adrénergiques, soit en agissant au niveau des récepteurs aux imidazolines ;
– en augmentant le tonus vagal par potentialisation centrale et périphérique des influx issus des récepteurs sino-carotidiens. Ainsi, la méthyl-dopa est sympatholytique, la clonidine est α-sympathomimétique, la rilménidine est α_2-agoniste avec une sélectivité préférentielle pour les récepteurs aux imidazolines.

PRÉSENTATIONS ET POSOLOGIES

Se reporter au tableau 41.1.

INDICATIONS

Alphabloquants

– HTA, indication commune à tous les alphabloquants, le plus souvent en deuxième intention en particulier chez les diabétiques et les hyperlipidémiques, en association avec les autres classes d'antihypertenseurs.
– Urgence hypertensive (urapidil injectable).
– Insuffisance ventriculaire gauche congestive (prazosine).
– Maladie de Raynaud (prazosine).

Vasodilatateurs artériels

– Minoxidil : HTA sévère résistant au traitement comportant au minimum deux antihypertenseurs dont un diurétique.
– Hydralazine : urgence hypertensive, en particulier pré-éclampsie grave mettant en jeu le pronostic vital de la mère.

Tableau 41.1 Vasodilatateurs directs et antihypertenseurs centraux.

Dénomination	*Nom commercial*	*Présentation*	*Posologie usuelle*
Dihydralazine	*Népressol*	Ampoules 25 mg	50 à 100 mg/jour
Minoxidil	*Lonoten*	Cp. 5 et 10 mg	20 à 40 mg/jour
Nitroprussiate de sodium	*Nitriate*	Flacons de 50 mg	Dose initiale de 0,5 µg/kg/min. à augmenter progressivement. Dose moyenne : 3 µg/kg/min.
Prazosine	*Alpress LP* *Minipress*	Cp. 2,5 et 5 mg Cp. 1 et 5 mg	1,25 à 20 mg/jour 0,5 à 20 mg/jour
Urapidil	*Eupressil* *Médiatensyl*	Cp. 30 et 60 mg Ampoules 25 et 50 mg Cp. 30 et 60 mg	Cp. : 60 à 180 mg/j IV direct : 25 mg/20 s à renouveler SAP : 2 mg/min. 60 à 180 mg/jour
Clonidine Guanfacine Methyl-dopa Moxonidine Rilménidine	*Clonidine* *Catapressan* *Estulic* *Methyl-dopa* *Aldomet* *Physiotens* *Hypérium*	Cp. 0,15 mg Cp. 2 mg Cp. 250 et 500 mg Cp. 0,2 et 0,4 mg Cp. 1 mg	0,15 à 0,30 mg/jour 1 à 2 mg/jour 250 à 750 mg/jour 0,2 à 0,4 mg/jour 1 à 2 mg/jour

Nitroprussiate

– Urgence hypertensive avec atteinte viscérale (encéphalopathie hypertensive ou OAP sur HTA maligne, dissection aortique).

– Insuffisance cardiaque gauche aiguë avec résistances périphériques élevées lors de valvulopathies aortiques ou mitrales, de cardiomyopathies ou d'IDM réfractaires aux traitements habituels.

Antihypertenseurs centraux

Traitement de deuxième intention de l'hypertension artérielle.

EFFETS INDÉSIRABLES

Alphabloquants

Prazosine : hypotension, rétention hydrosodée, aggravation de l'angor.
Urapidil : céphalées, vertiges, hypersudation palpitations, bradycardie.

Dihydralazine

Tachycardie, aggravation de l'angor, rétention hydrosodée, syndrome auto-immun.

Minoxidil

Rétention hydrosodée, épanchement péricardique, hirsutisme, modification de T de l'ECG.

Nitroprussiate

Hypotension brutale, intoxication cyanhydrique (à corriger par 2,5 g d'hydroxocobalamine en perfusion de 15 min. associé à une oxygénothérapie avec FIO_2 à 100 %), céphalées, nausées, crampes abdominales.

Antihypertenseurs centraux

Avec tous : asthénie, somnolence, baisse des facultés intellectuelles, baisse de la libido, impuissance, hypotension orthostatique, nausées vomissements, constipation, anémie hémolytique.
Méthyl-dopa : hépatite.

PRINCIPALES CONTRE-INDICATIONS

Alphabloquants

Prazosine : insuffisance cardiaque à débit élevé.
Urapidil : rétrécissement aortique.

Dihydralazine et minoxidil

Insuffisance coronarienne et insuffisance cardiaque à débit élevé.

Nitroprussiate de sodium

Hypotension artérielle, hypovolémie, insuffisance thyroïdienne, femme enceinte.

Antihypertenseurs centraux

Méthyl-dopa : accident vasculaire cérébral ou coronarien récent ; insuffisance hépatique ; syndrome dépressif ; anémie hémolytique.
Autres antihypertenseurs centraux : syndrome dépressif.

PRÉCAUTIONS D'EMPLOI

Antagonistes α-adrénergiques

Les doses de prazosine doivent être augmentées très progressivement (paliers de 1 à 2 mg/semaine).

Vasodilatateurs artériels

Dihydralazine : corriger une éventuelle hypovolémie avant injection.
Minoxidil : une rétention hydrosodée peut limiter son efficacité si l'observance du traitement diurétique concomitant n'est pas scrupuleusement suivie.

Nitroprussiate

Surveiller le taux de thiocyanate chez l'insuffisant hépatique ou rénal et l'insuffisant thyroïdien.

Antihypertenseurs centraux

Éviter la prise d'alcool pendant le traitement ; surveiller la fonction rénale chez l'insuffisant rénal.

> **Noter !** Pas d'interruption brutale du traitement avec les antihypertenseurs centraux en raison du risque important de rebond hypertensif. Pas d'association antihypertenseurs centraux et diltiazem ou vérapamil en raison du risque de trouble conductif.

CHAPITRE 42

Inhibiteurs de l'enzyme de conversion

MODE D'ACTION

Les inhibiteurs de l'enzyme de conversion (IEC) (fig. 42.1 et 42.2), en empêchant la synthèse de l'angiotensine II vasoconstrictrice, ont un effet vasculaire direct, provoquant une vasodilatation artériolaire et une baisse des résistances systémiques.

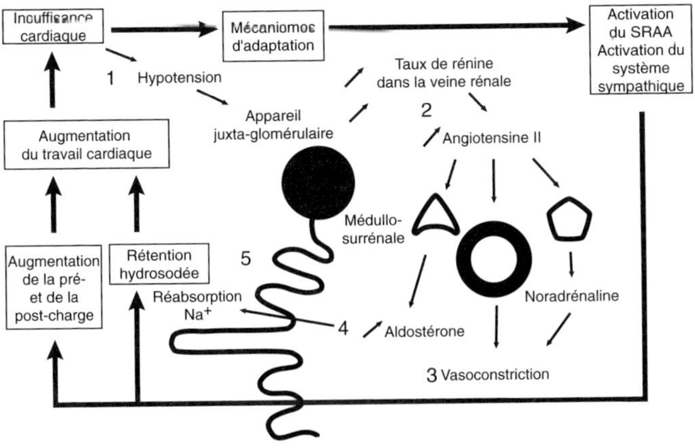

Fig. 42.1 Le cercle vicieux de l'insuffisance cardiaque.

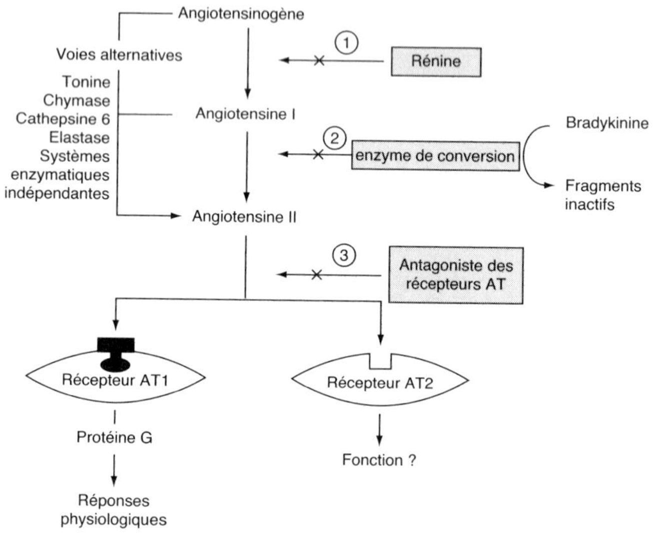

Fig. 42.2 Points d'impact potentiels du blocage du système rénine-angiotensine.

> **Noter !** L'effet vasodilatateur des IEC est renforcé par le blocage de la dégradation de la bradykinine, vasodilatatrice, par l'enzyme de conversion de l'angiotensine.

Les IEC s'opposent également à l'effet antinatriurétique de l'aldostérone, dont la sécrétion par le cortex surrénalien est stimulée par l'angiotensine II.

Présentations et posologies usuelles

Se reporter au tableau 42.1.

Trois indications largement confirmées

Ce sont l'HTA, l'insuffisance cardiaque congestive et le post-infarctus. En effet, dans cette indication, le traitement par IEC améliore la survie,

Tableau 42.1 Principaux inhibiteurs de l'enzyme de conversion.

Dénomination	***Nom commercial***	***Présentation***	***Posologie initiale***	***Posologie optimale***
Captopril	*Lopril* *Captolane* *Captopril*	Cp. 25-50 mg 25-50 mg 12,5-25-50 mg	12,5 × 3	150 mg/jour
Maléate d'énalapril	*Rénitec* *Enalapril*	5 et 20 mg 5 et 20 mg	5 mg	40 mg/jour
Lisinopril	*Zestril* *Prinivil*	5 et 20 mg 5 et 20 mg	5 mg	40 mg/jour
Captopril + Hydrochlorothiazide (HC)	*Captea* *Ecazide*	50 mg (C) 25 mg (HC)	1 cp./jour	2 cp./jour
Énalapril + Hydrochlorothiazide (HC)	*Corénitec*	20 mg (E) 12,5 mg (HC)	1 cp./jour	2 cp./jour
Benazepril + Hydrochlorothiazide (HC)	*Briazide* *Cibadrex*	10 mg (B) 12,5 mg (HC)	1 cp./jour	
Lisinopril + Hydrochlorothiazide (HC)	*Zestoretic* *Prinzide*	20 mg (L) 12,5 mg (HC)	1 cp./jour	
Périndopril	*Coversyl*	2 et 4 mg	1 cp./jour	8 mg/jour

suite

Dénomination	**Nom commercial**	**Présentation**	**Posologie initiale**	**Posologie optimale**
Ramipril	*Triatec*	Cp. 1,25-2,5-5 mg et 10 mg	1,25 mg/jour	10 mg/jour
Cilazapril	*Justor*	0,5-1-2,5 mg	1 mg	5 mg
Quinapril	*Acuitel* *Korec*	5 et 20 mg 5 et 20 mg	5 mg/jour	40 mg/jour
Trandolapril	*Gopten* *Odrik*	gel à 0,5 mg 2 mg 4 mg	0,5 mg/jour	4 mg/jour
Bénazepril	*Briem* *Cibacene*	5 et 10 mg 5 et 10 mg	5 mg/jour	20 mg/jour
Fosinopril	*Fozitec*	10 et 20 mg	10 mg/jour	20 mg/jour
Moexipril	*Moex*	7,5 et 15 mg	7,5 mg/jour	30 mg/jour
Zofenopril	*Zofenil*	15 et 30 mg	15 mg/jour	60 mg/jour
Imidapril	*Tanatril*	5 et 10 mg	5 mg/jour	20 mg/jour

réduit le risque de récidive d'infarctus et de développement d'une insuffisance cardiaque.

Noter ! Il a été montré que les IEC ralentissent de manière spectaculaire l'évolution des néphropathies, en particulier chez le diabétique de type 2. L'hypertension du diabétique, accompagnée d'insuffisance rénale, représente par conséquent une indication privilégiée des IEC, sous réserve d'une surveillance renforcée de la créatininémie et du ionogramme sanguin.

En outre, chez les patients coronariens, la prise quotidienne d'IEC réduit la morbi-mortalité cardiaque (étude Europa avec prise quotidienne de périndopril)

CONTRE-INDICATIONS

Allergies connues aux inhibiteurs de l'enzyme de conversion, lupus érythémateux, insuffisance rénale grave, désordres immunologiques sévères, sténose de l'artère rénale sur rein unique, traitements immunosuppresseurs, neutropénies, femme enceinte ou allaitant, association aux diurétiques hyperkaliémiants et au potassium.

Noter ! Cependant, dans le post-infarctus et dans l'insuffisance cardiaque, l'asociation IEC-eplerenone ou IEC-aldactone s'est avérée bénéfique sous réserve d'une surveillance attentive de la kaliémie et de la créatinine.

EFFETS INDÉSIRABLES

Certains sont liés à l'action sur le système rénine-angiotensine-aldostérone :

– hyperkaliémie, exceptionnelle si la fonction rénale est normale et si certains médicaments (épargneurs de potassium, AINS) sont évités ;
– hypotension, surtout en cas de déplétion sodée préexistante ;
– insuffisance rénale aiguë en cas d'hypertension réno-vasculaire ou de déplétion sodée.

La toux et la gêne pharyngée, relativement fréquentes (environ 6 % des cas), seraient en rapport avec l'effet protecteur des IEC sur la bradykinine dont ils empêchent la dégradation.
D'autres inconvénients rares sont liés aux analogies structurales avec la pénicillamine : rash, dysgueusie.
Exceptionnellement : pemphygoïde, maladie sérique, néphropathie, protéinurie, neutropénie (surtout en cas de maladie systémique).

CHAPITRE 43

Antagonistes des récepteurs de l'angiotensine II

MODE D'ACTION

Les antagonistes des récepteurs de l'angiotensine II (ARA II) s'opposent à l'action de l'angiotensine II, puissant vasoconstricteur favorisant en outre la rétention hydrosodée et la sécrétion d'aldostérone. L'effet antagoniste des « sartans » s'exerce en aval de celui des IEC. Contrairement à l'action des IEC, le blocage de l'angiotensine s'exerce sans élévation des concentrations de bradykinine. Par conséquent, les ARA II ne provoquent pas de toux, effet indésirable fréquemment observé avec les IEC.

PRÉSENTATIONS ET POSOLOGIES

Cf. tableau 43.1.

INDICATIONS

– HTA essentielle. Substitution aux IEC en cas d'intolérance de ces derniers (toux, en particulier).
– Hypertension s'accompagnant d'hypertrophie ventriculaire gauche, en association avec un diurétique thiazidique.
– Insuffisance rénale des hypertendus diabétiques de type II avec protéinurie (losartan, irbésartan).
– Insuffisance cardiaque systolique en cas d'intolérance aux IEC (valsartan ou candésartan).

– L'association IEC-ARA II est validée dans le traitement de l'insuffisance cardiaque avec dysfonction systolique ventriculaire gauche (FE < 40 %) chez les patients restant symptomatiques sous IEC.

CONTRE-INDICATIONS

– Grossesse, allaitement.
– Insuffisance rénale sévère.
– Sténose bilatérale des artères rénales, sténose de l'artère rénale sur rein unique.
– Association aux sels de lithium.

PRÉCAUTIONS D'EMPLOI

En cas de suspicion d'hypovolémie, débuter la posologie de moitié étant donné le risque d'hypotension.
Doser régulièrement kaliémie et créatininémie chez l'insuffisant rénal.
L'association à un diurétique épargneur de potassium est déconseillée mais non contre-indiquée.
En pratique, cette classe thérapeutique est remarquable par sa maniabilité et sa bonne tolérance habituelle.

Tableau 43.1 ARA II. Présentation et posologie.

DCI	***Spécialité***	***Présentation***	***Posologie***
Candésartan	*Atacand* *Kenzen*	Cp. 4-8-16 mg	4-16 mg/j (voire 32 mg/j)
Eprosartan	*Teveten*	Cp. 300 mg	600 mg/j
Irbésartan	*Aprovel*	Cp. 75, 150, 300 mg	75 à 300 mg/j
Losartan	*Cozaar*	Cp. 50 mg	25 à 100 mg/j
Olmésartan	*Alteis* *Olmetec*	Cp. 10, 20, 40 mg	10 à 40 mg
Telmisartan	*Micardis* *Pritor*	Cp. 40, 80 mg	20 à 80 mg/j
Valsartan	*Nisis* *Tareg*	Cp. 40, 80,160 mg	40 à 160 mg/j (voir 320 mg/j)

CHAPITRE 44

Dérivés nitrés et apparentés

MODE D'ACTION

Les dérivés nitrés provoquent la relaxation de la fibre musculaire lisse. Leur tropisme artériel ou veineux dépendant de la posologie utilisée, ce sont des vasodilatateurs principalement veineux. Ils réduisent donc le retour veineux, la précharge et la tension pariétale. La consommation d'oxygène du myocarde est ainsi diminuée. Par ailleurs, les nitrés possèdent une action coronaro-dilatatrice, « endothélium-dépendante », faisant intervenir le groupement NO identifié à l'EDRF (*Endothelium-derived Relaxing Factor*). Il en résulte une augmentation du débit sanguin coronaire au niveau des zones ischémiques de l'endocarde.

Un phénomène d'échappement thérapeutique faisant intervenir la déplétion en groupements SH s'observe avec les dérivés nitrés au bout de quelques jours à quelques semaines.

La molsidomine appartient à la famille des sydnonimines. Ses propriétés sont très proches de celles des dérivés nitrés. Elle provoque une relaxation des fibres musculaires lisses des vaisseaux, propriété s'exerçant par le biais d'une élévation de l'AMP cyclique sans transformation métabolique préalable, par l'intermédiaire de la cystéine, et, par conséquent, sans phénomène d'échappement, à l'inverse des dérivés nitrés. Elle possède un effet analogue à celui du radical NO (EDRF à effet relaxant) sur l'endothélium vasculaire.

PRÉSENTATIONS ET POSOLOGIES USUELLES

Formes injectables à utiliser exclusivement en réanimation sous surveillance monitorée : se reporter au tableau 44.1.

Dérivés nitrés à action rapide pour le soulagement de la crise : tableau 44.2.

Dérivés nitrés oraux à action prolongée pour la prévention continue : tableau 44.3.

Dérivés nitrés en pommade ou en patch : tableau 44.4.

Tableau 44.1 Dérivés nitrés et apparentés. Formes injectables à utiliser exclusivement en réanimation sous surveillance monitorée.

Dénomination	***Nom commercial***	***Présentation***	***Posologie***
Isosorbide dinitrate	*Risordan injectable*	Ampoules 10 mg	1 à 12 mg/heure
Chlorhydrate de linsidomine	*Corvasal IV*	Ampoules 10 mg	1 à 1,6 mg/heure

Tableau 44.2 Dérivés nitrés à action rapide. Voie perlinguale.

Dénomination	***Nom commercial***	***Forme***	***Posologie***
TNT	*Trinitrine simple*	Dragées 0,15 mg	1 dragée à croquer et à laisser fondre sous la langue, renouvelable
TNT	*Lénitral spray* *Natispray*	0,40 mg 0,15-0,30 mg pour chaque pulvérisation sublinguale	1 pulvérisation renouvelable
Isosorbide dinitrate	*Isocard*	1,25 mg par pulvérisation	1 pulvérisation renouvelable

Tableau 44.3 Dérivés nitrés et apparentés oraux à action prolongée pour la prévention continue.

Dénomination	Nom commercial	Présentation	Posologie usuelle
Isosorbide 5 mononitrate	*Monicor LP*	20, 40 mg LP 60 mg LP	40 à 60 mg/jour
Isosorbide dinitrate	*Risordan* *Langoran LP* *Dinitrate d'isosorbide*	20 mg 20, 40, 80 mg 20, 40, 60, 80 mg	40 à 120 mg/jour
Molsidomine	*Corvasal*	2 et 4 mg	6 à 12 mg/jour

Tableau 44.4 Dérivés nitrés délivrés par voie transcutanée (patch).

Dénomination	Nom commercial	Présentation	Posologie usuelle
TNT	*Nitriderm TTS* *Diafusor* *Trinipatch* *Cordipatch* *Discotrine*	5, 10, 15 mg 5, 10, 15 mg 5, 10, 15 mg 5, 10 mg 5, 10, 15 mg	1 patch 12 h/jour

INDICATIONS

Voie orale ou percutanée

Traitement prophylactique de la crise d'angine de poitrine ; traitement prophylactique de l'angor vasospastique de Prinzmetal ; traitement adjuvant de l'insuffisance cardiaque gauche sévère en association aux diurétiques et aux IEC.

Voie sublinguale

Traitement curatif de la crise angineuse ; traitement de l'œdème aigu du poumon en complément des autres thérapeutiques.

Voie intraveineuse

Syndrome coronaire aigu avec ou sans sus-décalage de ST ; OAP en complément du traitement diurétique.

CONTRE-INDICATIONS

– Hypotension orthostatique, collapsus.
– Infarctus du ventricule droit à la phase aiguë.
– Cardiomyopathie obstructive.

EFFETS INDÉSIRABLES

– Hypotension orthostatique, tachycardie, céphalées, bouffées vasomotrices, érythème, constipation.
– En cas d'intoxication massive : risque de méthémoglobinémie (traitement : 1 à 2 mg/kg IV de bleu de méthylène et 3 g de vitamine C).
– Risque de syncope et d'accident coronaire aigu en cas d'association au sildénafil (*Viagra*).

PRÉCAUTIONS D'EMPLOI

Éviter chez les migraineux et les sujets porteurs de glaucome à angle fermé.
Avec les dérivés nitrés, la durée de l'intervalle libre doit être d'au moins huit heures pour éviter tout phénomène d'échappement thérapeutique. L'hydralazine pourrait prévenir cette « accoutumance ».
Dérivés nitrés et molsidomine ne doivent jamais être associés au sildénafil.

CHAPITRE **45**

Antagonistes calciques

Cette classe hétérogène de substances a en commun un effet vasodilatateur artériel.

MODE D'ACTION

Les antagonistes calciques réduisent les processus d'excitation cellulaire en bloquant le passage de Ca^{++} au travers des canaux situés dans la membrane plasmique des cellules myocardiques et des fibres musculaires lisses des vaisseaux. Leur action est également marquée au niveau des cellules calcium-dépendantes du tissu nodal. Globalement, il en résulte :

– une vasodilatation des artères coronaires et des artères systémiques ;
– une diminution de la post-charge par baisse des résistances artérielles périphériques ;
– un abaissement des chiffres tensionnels ;
– une diminution de la contractilité myocardique ;
– un effet dépresseur sur le nœud sinusal.

Il existe à l'intérieur de cette classe pharmacologique très hétérogène de grandes différences entre les divers groupes de molécules.

PRÉSENTATION ET POSOLOGIE USUELLE

Cf. tableau 45.1.

INDICATIONS THÉRAPEUTIQUES

– HTA : l'effet bénéfique est lié à une vasodilatation artériolaire sans intervention sur le système rénine-angiotensine-aldostérone.

Tableau 45.1 Les antagonistes calciques. Présentation et posologie usuelle.

DCI	*Nom commercial*	*Vasodilatation*	*Effet chronotrope négatif*	*Effet inotrope négatif*	*Présentation*	*Posologie*
Nifédipine	*Adalate* *Adalate LP* *Chronadalate LP*	+++	Non	Oui	Gel. 10 mg Cp. 20 mg Cp. 30 mg	30 à 60 mg/jour 1 cp./jour
Nicardipine	*Loxen* *Loxen LP* *Loxen IV*	+++	Non	Oui	Cp. 20, Cp. 50 mg Amp. 10 mg/10 ml	Per os : 60 à 100 mg/jour IV : 2 à 6 mg/h
Nitrendipine	*Nidrel et Baypress*	+++	Non	Oui	Cp. 10 et 20 mg	20 mg/jour
Diltiazem	*Tildiem* *Tildiem IV*	++	Oui +	Oui +	Cp. 60 mg Amp. 25 mg Amp. 100 mg	Per os : 180 à 360 mg/jour Dose d'attaque : 15 à 20 mg (0,25 mg/kg) en 2 minutes Dose d'entretien : 5 à 15 mg/h

suite ▶

DCI	Nom commercial	Vasodilatation	Effet chronotrope négatif	Effet inotrope négatif	Présentation	Posologie
	Bitildiem *Monotildiem LP*				90 et 120 200 et 300	2 cp./jour 1 cp./jour
Vérapamil	*Isoptine* *Isoptine LP* *Isoptine injectable*	++	Oui ++	Oui ++	Cp. 40 mg Gel. 120 mg Cp. 240 mg Amp. 5 mg	Per os : 120 à 360 mg/jour IV : 5 mg
Bépridil	*Unicordium*	+	Oui ++	Oui +	Cp. 100 mg, 200 mg, 300 mg	200 à 300 mg/jour
Isradipine	*Icaz LP*	+++	Non	Non	2,5 et 5 mg	2,5 à 5 mg/jour
Félodipine	*Flodil LP*	++	Non	Non	Gel. de 5 mg	5 à 10 mg/jour
Amlodipine	*Amlor*	++	Non	Non	Gel. de 5 et 10 mg	5 à 10 mg/jour
Lacidipine	*Caldine*	++	Non	Non	2 et 4 mg	2 à 6 mg/jour
Lercanidipine	*Lercan, Zanidip*	++	Non	Non	cp. 10 mg	5 à 20 mg/jour
Manidipine	*Ipertan*	++	Non	Non	cp. 10 et 20 mg	10 à 20 mg/jour

– Insuffisance coronarienne : prévention de l'angor stable de repos et de l'angor spastique. Dihydropyridines, diltiazem et verapamil ont une efficacité sensiblement identique. L'angor d'effort n'est pas une indication privilégiée des anticalciques. Cependant, les inhibiteurs calciques à effet bradycardisant (verapamil, diltiazem, bepridil) peuvent être utilisés dans cette indication.

Noter ! La felodipine (*Flodil LP*) et l'amlodipine *(Amlor)* ont obtenu l'AMM dans le traitement préventif des crises d'angor stable. Cette dernière molécule semble réduire la mortalité des insuffisants cardiaques souffrant de myocardiopathie dilatée non ischémique et, contrairement aux dihydropyridines de première génération, peut être administrée sans inquiétude aux patients qui en sont atteints.

En dehors de ces principales indications, il faut également retenir :

– le phénomène de Raynaud (dihydropyridines) ;
– les troubles du rythme supraventriculaire. Les tachycardies jonctionnelles peuvent être réduites (voie intraveineuse) ou prévenues par certains calcium-bloqueurs (verapamil, diltiazem) qui bloquent la ré-entrée intranodale ou d'éventuelles voies accessoires ;
– le post-infarctus. L'*Isoptine* à la dose de 120 mg trois fois par jour a obtenu l'AMM dans l'indication suivante : prévention secondaire de l'infarctus du myocarde en l'absence d'insuffisance cardiaque et en cas de contre-indications ou d'intolérance à un traitement par bêtabloquant ;
– les poussées hypertensives : indication du *Loxen injectable* (nicardipine) qui se présente sous forme d'ampoules à 10 mg et que l'on emploie à la posologie de 1 mg/min. en dose d'attaque (max. : 10 mg) suivie d'une perfusion continue de 2 à 6 mg/heure.

PRINCIPALES CONTRE-INDICATIONS

Vérapamil

Insuffisance cardiaque, troubles sévères de la conduction non appareillés, dysfonction sinusale, bradycardie.

Dihydropyridines de première génération

Insuffisance cardiaque secondaire à une cardiomyopathie dilatée, hypotension.

Dihydropyridines de nouvelle génération (amlodipine, nicardipine, nitrendipine, par exemple)

Hypotension artérielle.

Diltiazem et bépridil

BAV du deuxième et du troisième degré ; dysfonction sinusale, insuffisance cardiaque non compensée, hypotension, hypokaliémie.

> **Noter !** L'allongement de l'espace QT contre-indique l'utilisation du bépridil du fait du risque de torsade de pointe, par effet voisin de celui des antiarythmiques de classe Ia, favorisé en outre par l'hypokaliémie et contre-indiquant l'association à l'amiodarone, le sotalol, les diurétiques, les laxatifs.

EFFETS INDÉSIRABLES

Effets indésirables cardiovasculaires

– Vertiges, bouffées vasomotrices, céphalées, nausées, hypotension avec tous les calcium-bloqueurs, classiquement plus fréquents avec les dihydropyridines.
– Œdèmes périphériques dans 10 à 20 % des cas surtout avec la nifédipine ; ils sont secondaires à une altération microcirculatoire.
– Insuffisance cardiaque, surtout avec le vérapamil, en cas de cardiopathie préexistante.
– Accélération du rythme ventriculaire au cours des AC/FA (avec les dérivés de la dihydropyridine) et des syndromes de préexcitation ventriculaire.
– Torsades de pointes avec le bépridil.
– « Vol coronarien » et tachycardie sous nifédipine néfaste dans l'insuffisance coronaire à la phase aiguë.
– Phénomène de rebond angineux à l'arrêt des inhibiteurs calciques.

Effets extracardiaques

Constipation avec le vérapamil ; aggravation d'un diabète avec les anticalciques, en particulier la nifédipine ; hyperplasie gingivale, éruption cutanée, élévation des transaminases.

PRÉCAUTIONS D'EMPLOI

Les bêtabloquants, digitaliques, quinidiniques ne doivent pas être associés au bépridil.

Lors de l'emploi simultané de vérapamil, les doses de digoxine doivent être réduites de moitié.

L'association bêtabloquants-dihydropyridine permet de diminuer la tachycardie réflexe observée avec les seules dihydropyridines.

L'association bêtabloquants et vérapamil ou diltiazem ne doit être réalisée qu'exceptionnellement si la fonction VG est bonne, et sous surveillance ECG+++ en raison du risque de troubles conductifs.

Par ailleurs, l'association dérivés nitrés-dihydropyridine expose à des hypotensions néfastes chez le coronarien.

Avant tout début d'administration de bépridil, l'enregistrement d'un ECG est indispensable pour évaluer la durée de QT, et la kaliémie doit être normale.

CHAPITRE 46

Bêtabloquants

MODE D'ACTION

Les bêtabloquants sont des antagonistes spécifiques des effets β-adrénergiques des catécholamines au niveau des récepteurs du cœur et des vaisseaux. Ils ont une action bathmotrope, dromotrope, inotrope et chronotrope négative. Ils diminuent également la sécrétion de rénine et d'angiotensine, ont une action sur le système nerveux central (barorécepteurs) et inhibent le système sympathique cérébral (pour les bêtabloquants lipophiles pénétrant le SNC), ce qui entraîne une diminution des résistances vasculaires périphériques. Leur emploi réduit la mortalité au décours de l'infarctus. Certains bêtabloquants sont dits cardiosélectifs, doués d'une cardiosélectivité exclusive. Leurs effets sont essentiellement cardiaques. D'autres possèdent une activité sympathomimétique intrinsèque, exerçant au repos une activité β-agoniste partielle permettant une discrète stimulation β-adrénergique. À l'effort, en revanche, le blocage β-adrénergique réapparaît. Le labétalol (*Trandate*) agit tant au niveau des récepteurs β-adrénergiques qu'au niveau des récepteurs α qu'il bloque. Ce bêtabloquant a donc un double impact et peut également être classé parmi les vasodilatateurs.

> **Noter !** Le sotalol *(Sotalex)* possède des propriétés qui le rapprochent des antiarythmiques de classe III comme l'amiodarone (*cf.* chapitre 39, Antiarythmiques), en dehors des effets propres aux bêtabloquants.

PRÉSENTATIONS ET POSOLOGIES USUELLES

Se reporter au tableau 46.1.

Tableau 46.1 Principaux bêtabloquants.

Dénomination	Nom commercial	Cardiosélectif	ASI	Alpha- et bêtabloquant	Voie IV	Présentation	Posologie usuelle
Acébutolol	*Sectral 200* *Sectral 400* *Sectral 500 LP*	+	+			Cp. 200 mg Cp. 400 mg Cp. 500 mg	1 à 2 cp./jour 1/jour
Aténolol	*Ténormine* *Betatop 50, 100 mg*	+				Cp. 100 mg	1/jour
	Ténormine IV				+	ampoules de 10 ml/5 mg	2 ml/min. à renouveler éventuellement 15 minutes plus tard puis 50 mg *per os* toutes les 12 heures
Bétaxolol	*Kerlone*	+				Cp. 20 mg	1/jour
Bisoprolol	*Soprol* *Détensiel* *Cardensiel*	+				Cp. 10 mg	1/jour
						Cp. 1,25 mg Cp. 2,5 mg Cp. 3,75 mg Cp. 5 mg Cp. 7,5 mg Cp. 10 mg	dans l'insuffisance cardiaque : 1,25 mg/jour pendant 1 semaine puis 2,5 mg/jour pendant 1 semaine puis 3,75 mg/jour pendant 1 semaine puis 5 mg/jour pendant 4 semaines puis 7,5 mg/jour pendant 4 semaines puis 10 mg/jour
Cartéolol	*Mikelan*		+			Cp. 20 mg	1/jour

Dénomination	Nom commercial	Cardiosélectif	ASI	Alpha- et bêtabloquant	Voie IV	Présentation	Posologie usuelle
Carvedilol	*Kredex*			+		Cp. 6,25 ; 12,5 ; 25 mg	6,25 à 25 mg 2 fois/jour avec augmentation très progressive des posologies par paliers de 15 jours
Céliprolol	*Celectol*	+				Cp. 200 mg	1/jour
Esmolol	*Brevibloc*	+			+	Amp. de 2,5 g/10 ml et flacon de 100 mg/10 ml	0,5 mg/kg en une minute puis 0,05 mg/kg/min. (maximum : 0,3 mg/kg/min.)
Labétalol	*Trandate*			+	+	Cp. 200 mg Amp. 100 mg	3/jour 1 mg/kg en 1 minute puis 0,1 mg/kg/h
Métoprolol	*Séloken* *Séloken 200 LP* *Lopressor* *Selozok*	+ +			 +	Cp. 100 mg Cp. 200 mg Cp. 200 mg Amp. 5 mg Cp. 23,75 mg Cp. 95 mg Cp. 190 mg	1 à 2/jour 1/jour 1/jour 5 mg IV en 5 minutes 3 fois puis 50 mg *per os* toutes les 6 heures de 23,75 mg à 190 mg très progressivement dans l'insuffisance cardiaque
Nadolol	*Corgard*					Cp. 80 mg	2/jour

Dénomination	Nom commercial	Cardiosélectif	ASI	Alpha- et bêtabloquant	Voie IV	Présentation	Posologie usuelle
Nébivolol	*Temerit* *Nébilox*	+				Cp. 5 mg	5 mg/jour
Oxprénolol	*Trasicor* *Trasicor retard*		+			Cp. 80 mg Cp. 160 mg	3/jour 1/jour
Pindolol	*Visken* *Visken 15*		+			Cp. 5 mg Cp. 15 mg	3/jour 1/jour
Propranolol	*Avlocardyl retard* *Avlocardyl*				+	Cp. 40 mg Gel. 160 mg Amp. 5 mg	2 à 3/jour 1/jour 1 mg/min. jusqu'à 5 à 10 mg
Sotalol	*Sotalex 80* *Sotalex 160*				+	Cp. 80 mg Cp. 160 mg Amp. 20 mg	3/jour 1 à 2/jour 1 à 1,5 mg/kg en 10 minutes éventuellement répétés 6 heures plus tard
Tertatolol	*Artex 5 mg*					Cp. 5 mg	1/jour
Timolol	*Timacor*					Cp. 10 mg	2/jour

INDICATIONS

Pour les formes orales :

– angor d'effort : indication privilégiée des bêtabloquants cardiosélectifs ;
– HTA, en particulier chez le sujet jeune porteur d'une HTA systolo-diastolique de stress ou d'effort ;
– insuffisance cardiaque après stabilisation par IEC et diurétiques (*cf.* encadré) ;
– prévention des troubles du rythme ;
– prévention secondaire de l'infarctus du myocarde ;
– cardiomyopathie obstructive ;
– migraine.

Les bêtabloquants dans l'insuffisance cardiaque

Apparaissant comme une hérésie physiopathologique il y a quelques années, le traitement bêtabloquant apparaît désormais comme une thérapeutique essentielle de l'insuffisance cardiaque : il améliore la qualité de vie et les symptômes, et réduit la mortalité sous réserve d'une introduction après rééquilibrations par IEC et diurétiques et d'une augmentation très progressive des posologies. Le mécanisme d'action est plurifactoriel faisant intervenir :

– un antagonisme du rôle toxique des catécholamines ;
– un effet antiarythmique ;
– une augmentation de la densité des β-récepteurs myocytaires et de leur sensibilité aux β-stimulants.

Les molécules utilisées dans cette indication sont : le métoprolol (*Sélozok*), le bisoprolol (*Cardensiel*) et le carvedilol (*Kredex*) aux propriétés alphabloquantes et antioxydantes. Quelle que soit la molécule utilisée, les règles d'utilisation sont particulièrement strictes. À titre d'exemple, les posologies retenues avec le *Kredex* sont initialement très faibles (cp. 6,25 mg, 1/2 cp. le premier jour) pour pouvoir être augmentées très progressivement, en surveillant la tolérance (dyspnée, pression artérielle et fréquence cardiaque) : 3,125 mg deux fois par jour pendant les deux premières semaines, progression par paliers de 6,25 mg par quinzaine, pour atteindre si nécessaire la dose maximale de 25 mg deux fois par jour. Par ailleurs, chez les sujets âgés insuffisants cardiaques, le nébivolol réduit le risque de décès et de réhospitalisation pour motif cardiovasculaire (posologies très progressivement croissantes de 1,25 à 10 mg/jour).

Pour les formes IV :

– phase aiguë de l'infarctus du myocarde, traitement d'urgence des tachycardies supraventriculaires sympathico-dépendantes ;
– urgence hypertensive et HTA maligne (*Trandate injectable* en particulier).

Principales contre-indications

Insuffisance cardiaque décompensée, choc cardiogénique, BAV du deuxième ou du troisième degrés non appareillé, angor de Prinzmétal, bronchopneumopathie obstructive et asthme, syndrome de Raynaud, artérite, syndrome dépressif grave, diabète (CI relative), bradycardie sinusale < 50/min.

Effets indésirables et précautions d'emploi

Les bêtabloquants cardiosélectifs sont plus bradycardisants que les bêtabloquants à activité sympathomimétique intrinsèque.
Ces derniers auraient moins d'effets secondaires à petites doses (bronchospasme, aggravation d'une artériopathie des membres inférieurs).
Les bêtabloquants ne doivent jamais être arrêtés brutalement, surtout chez le coronarien, car il y a risque d'IDM ou de mort subite.
L'insuffisance cardiaque induite par les bêtabloquants est exceptionnelle sur un cœur sain.
Les troubles de la fonction sinusale ou de la conduction auriculo-ventriculaire ne nécessitent qu'exceptionnellement de l'atropine, voire un entraînement électrosystolique. Le BAV du premier degré ne nécessite qu'une surveillance électrocardiographique.
Les bêtabloquants peuvent aggraver ou favoriser l'apparition d'un psoriasis.
Les cauchemars et insomnies sont l'apanage des bêtabloquants liposolubles (propranolol).
Les associations avec les médicaments suivants doivent être prudentes : *Cordarone,* anticalciques bradycardisants, *Tagamet* (potentialisation), *Catapressan* (risque de bradycardie), digoxine, hypoglycémiants, IMAO.
Leur efficacité peut être diminuée par l'emploi simultané de l'*Indocid.*
En cas d'effets indésirables sous esmolol, ceux-ci régressent en moins de 30 minutes après l'arrêt de ce bêtabloquant cardiosélectif dont la demi-vie est de quelques minutes.

CHAPITRE 47

Activateur des canaux potassiques

Mode d'action

Le nicorandil, unique molécule commercialisée possédant cette propriété, active l'ouverture des canaux potassiques, ce qui entraîne une vasodilatation artérielle diminuant la post-charge ventriculaire. L'augmentation du GMP cyclique intracellulaire est également à l'origine d'une veino-dilatation. Le nicorandil exerce une action vasodilatatrice directe sur les artères coronaires saines et pathologiques.

Présentation et posologie usuelle

Comprimés de 10 et 20 mg de nicorandil (*Adancor* ou *Ikorel*) :
2 comprimés par jour en 2 prises.

Indications

Traitement prophylactique de la crise d'angor en seconde ou troisième intention, ou en cas de contre-indications aux bêtabloquants.

Contre-indications

Allergies, choc, insuffisance cardiaque, hypotension, hypovolémie.

Effets indésirables

Céphalées, essentiellement.

CHAPITRE 48

Trimétazidine (*Vastarel*)

Utilisée depuis de nombreuses années dans le traitement prophylactique de la crise d'angor, la trimétazidine agit en régulant les flux transmembranaires Na^+/K^+, améliore le métabolisme énergétique de la cellule myocardique et augmente la réserve coronaire.

Présentation

Vastarel : 20 mg et 35 mg.

Posologie

- 20 mg : 3 fois par jour ;
- 35 mg : 2 fois par jour.

Indication

Traitement prophylactique de la crise d'angine de poitrine.

Effets indésirables

Rares troubles gastro-intestinaux (nausées, vomissements).

CHAPITRE 49

Antagonistes du récepteur If

L'ivabradine *(Procoralan)* est le premier inhibiteur sélectif et spécifique du canal If. Ces canaux If ne sont présents que dans le nœud sino-auriculaire et la rétine. *In vivo*, l'ivabradine réduit sélectivement la fréquence cardiaque, tant au repos qu'à l'effort, sans modifier la contractilité myocardique, la conduction auriculo-ventriculaire ou la durée de repolarisation ventriculaire. Il limite de façon aussi efficace qu'un bêtabloquant l'ischémie myocardique induite par l'effort, sans avoir tous les effets secondaires des bêtabloquants en particulier sur l'inotropisme. Outre la réduction de la consommation d'O_2, cet agent bradycardisant n'a pas d'effets périphériques, respecte la fonction diastolique et l'adaptation inotrope et vasodilatatrice coronaire à l'effort.

L'ivabradine, tant en mono- qu'en bithérapie, réduit la fréquence des crises d'angor ainsi que la consommation de dérivés nitrés. Les posologies usuelles seraient de 7,5 mg deux fois par jour.

Les effets secondaires sont des troubles visuels à type de phosphènes, déclenchés par les changements de luminosité et limités à une partie du champ visuel. Ces phosphènes n'imposent l'arrêt du traitement que dans moins de 1 % des cas, et régressent alors.

Il n'y a pas de modification du PR, du QRS ni du QT corrigé. Les bradycardies sinusales < 40/min. notées dans 2 à 4 % des cas, n'imposent l'arrêt du traitement que dans moins de 1 % des cas.

L'ivabradine est en revanche bien tolérée dans l'asthme ou lorsque la FE est altérée.

Cet antiangineux efficace (non encore commercialisé) serait utilisable dans l'angor stable en alternative ou en complément des thérapeutiques classiques non bradycardisantes.

CHAPITRE 50

Association d'antihypertenseurs

Des associations de molécules aux propriétés antihypertensives sont utilisées pour leurs effets additifs, à des posologies habituellement inférieures à ceux des molécules utilisées individuellement, dans le but d'en limiter les effets indésirables tout en facilitant les prises, permettant ainsi une meilleure compliance au traitement. Citons :

– l'association de diurétiques de l'anse ou de diurétiques thiazidiques et de diurétiques épargneurs de potassium, permettant d'éviter de déséquilibrer le bilan potassique ;
– d'autres associations synergiques :
  - IEC + dérivés thiazidiques ou apparentés ;
  - antagonistes AT II + diurétiques thiazidiques ou apparentés ;
  - bêtabloquants + diurétiques ;
  - bêtabloquants + inhibiteurs calciques ;
  - IEC + inhibiteurs calciques…

Ces associations sont présentées sous forme uniquement orale.
Les indications concernent essentiellement l'hypertension artérielle mais également l'insuffisance cardiaque pour les associations comportant un diurétique.
Les posologies sont de l'ordre d'une prise quotidienne, habituellement.
Les contre-indications sont celles de chacune des molécules considérées individuellement, beaucoup de présentations minidosées autorisant une large facilité d'emploi en réduisant le risque d'effets indésirables.
À titre d'exemple (liste non exhaustive) :

– diurétique de l'anse + diurétique épargneur de potassium : furosémide + spironolactone (*Aldalix*) ;

– diurétique thiazidique + diurétique épargneur de potassium : altizide + spironolactone (*Aldactazine*) ; hydrochlorothiazide + amiloride (*Modurétic*) ;
– IEC + diurétique thiazidique : périndopril + indapamide (*Prétérax, Biprétérax*) ;
– énalapril + hydrochlorothiazide (*Corénitec*) ;
– antagoniste ATII + diurétique : irbésartan + hydrochlorothiazide (*Coaprovel*) ;
– bêtabloquant + diurétique thiazidique : aténolol + chlortadilone (*Ténorétic*) ;
– bêtabloquant + inhibiteur calcique : aténolol + nifédipine (*Ténordate*), etc.

PARTIE 4

Pathologie

CHAPITRE **51**

Œdème aigu du poumon d'origine cardiogénique

C'est un état pathologique caractérisé par l'accumulation brutale et anormale de liquide dans le secteur extravasculaire du poumon. Il survient lorsque la pression capillaire est supérieure à 30 mm Hg au-delà de 30 minutes et résulte soit d'une augmentation de la pression télédiastolique du VG, soit d'un obstacle à la vidange des veines pulmonaires.

Il peut être la conséquence d'une dysfonction systolique ou diastolique :

- dysfonction systolique : ischémique ou non ischémique ;
- dysfonction diastolique :
  - cardiopathie hypertensive ;
  - cardiopathie restrictive ;
  - cardiopathie hypertrophique ;
  - valvulopathie ;
  - cardiopathie congénitale ;
  - insuffisance cardiaque à haut débit (anémie, béribéri, fistule artérioveineuse).

DIAGNOSTIC

Le diagnostic au domicile du patient ou aux urgences repose sur :

- les données de l'examen clinique :
  - tachycardie, galop, râles crépitants, expectoration saumonée inconstante ;
  - dyspnée aiguë, orthopnée, grésillement laryngé ;
  - le terrain : HTA, cardiopathie, rupture du traitement en cours ;

- parfois la symptomatologie est trompeuse : asthme cardiaque ;
- des signes droits peuvent traduire la présence d'une insuffisance cardiaque devenue globale : OMI, TJ, RHJ, ascite, etc. ;

– la radiographie thoracique, dont on n'attend pas le résultat pour débuter le traitement, montre des opacités floconneuses, périhilaires confluentes, des lignes de Kerley, un épanchement pleural. La cardiomégalie peut manquer dans certaines étiologies : nécrose récente avec complication mécanique, troubles du rythme.

BILAN

Le premier bilan de « débrouillage » ECG, oxymètre de pouls et GdS, dosages enzymatiques, BNP, échocardiographie a pour but de :

– *préciser la gravité :* l'existence éventuelle d'une chute tensionnelle, voire d'un collapsus, avec sueurs, extrémités froides, altération de la conscience, cyanose, hypoxémie et hypercapnie à la gazométrie sanguine sont des signes de mauvais pronostic qui peuvent nécessiter dès ce stade l'intubation (fig. 51.1). Le dosage du BNP (*Brain Natiuretic Peptide*) a une valeur diagnostique ainsi que pronostique ;

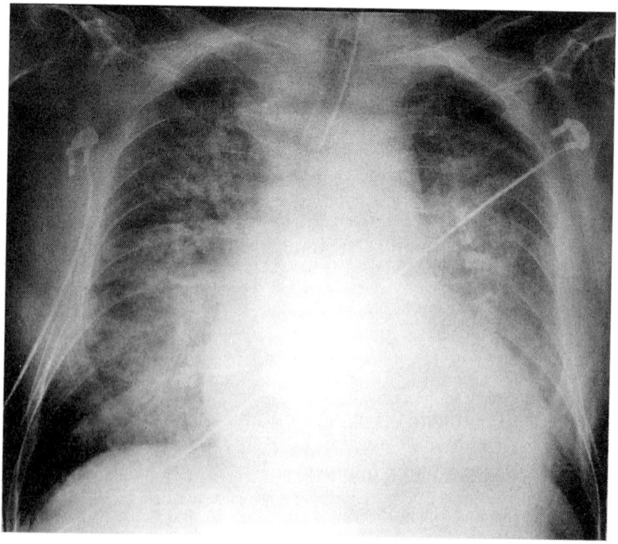

Fig. 51.1 Radiographie thoracique de face réalisée au lit d'un patient intubé à la suite d'un œdème aigu du poumon.

Le taux de BNP permet de différencier une dyspnée d'origine cardiaque d'autres étiologies. Les valeurs discriminatoires retenues sont :
- BNP > 400 pg/ml : la dyspnée est d'origine cardiaque ;
- BNP < 100 pg/ml : la dyspnée n'est pas d'origine cardiaque ;
- BNP entre 100 et 400 pg/ml : le taux n'est pas discriminatoire.

– *rechercher une cause déclenchante :* écart de régime, arrêt du traitement, prise d'AINS, troubles du rythme, embolie pulmonaire, infarctus (ECG +++), anémie, grossesse, hyperthyroïdie, apport liquidien parentéral excessif ;
– *déterminer la cardiopathie causale sous-jacente :* cardiopathie ischémique, hypertensive, valvulaire ou myocardiopathie non obstructive ;
– *moduler la thérapeutique* selon la fonction rénale et, surtout, la kaliémie qui peut être anormale du fait d'un traitement antérieur, ce qui augmente les risques d'une thérapeutique par furosémide plus que glucosides.

L'*échocardiographie* pratiquée après le début du traitement (une fois l'état clinique amélioré) est d'un grand intérêt car elle peut mettre en évidence une valvulopathie méconnue, un trouble de la cinétique segmentaire témoignant d'une insuffisance coronarienne, une ectasie myocardique, un aspect de bas débit mitro-aortique (fig. 51.2 à 51.4) avec dilatation des cavités signant une probable CMNO, une hypertrophie des parois du VG secondaires à une HTA ou un RAC. L'échocardiographie peut contribuer à une évaluation de l'état hémodynamique en fournissant l'estimation de la pression artérielle pulmonaire. Les signes de mauvais pronostic sont :

- FEVG < 20 % ;
- diamètre télédiastolique supérieur à 65 mm ;
- flux mitral restrictif (temps de décélération < 140 ms).

TRAITEMENT

La thérapeutique entreprise dépend de la gravité du tableau.

Dans les OAP non dramatiques

Au domicile ou à l'arrivée du malade aux urgences ou en réanimation, si la TA est conservée, la thérapeutique suivante doit être appliquée :

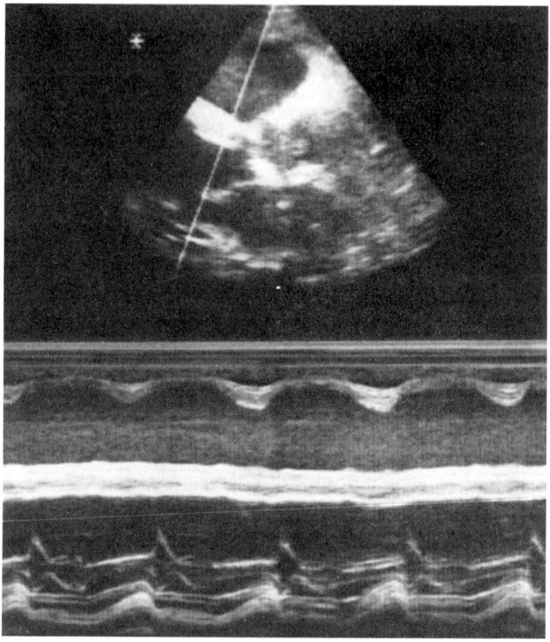

Fig. 51.2 Échographie d'un bas débit mitral d'origine ischémique. BD (en haut) ; TM (en bas).

Les ventricules gauches et droits sont dilatés et le septum interventriculaire dense ne présente pratiquement aucun mouvement. La distance point E mitral-septum est augmentée. La petite valve tend à devenir symétrique de la grande valve.

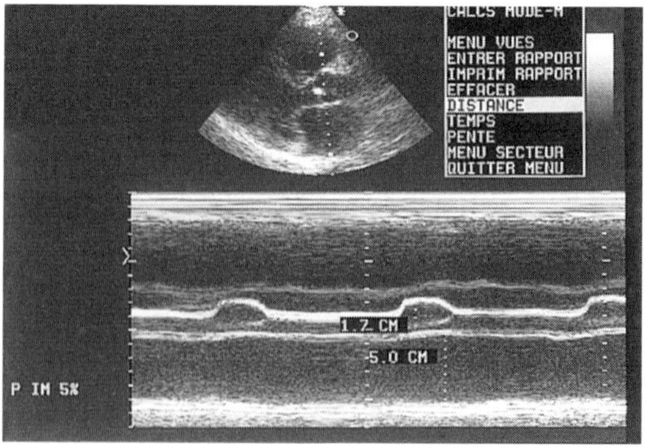

Fig. 51.3 Échocardiographie TM d'un bas débit aortique, avec un faible déplacement antéro-postérieur aortique et une diminution de l'amplitude d'ouverture des sigmoïdes.

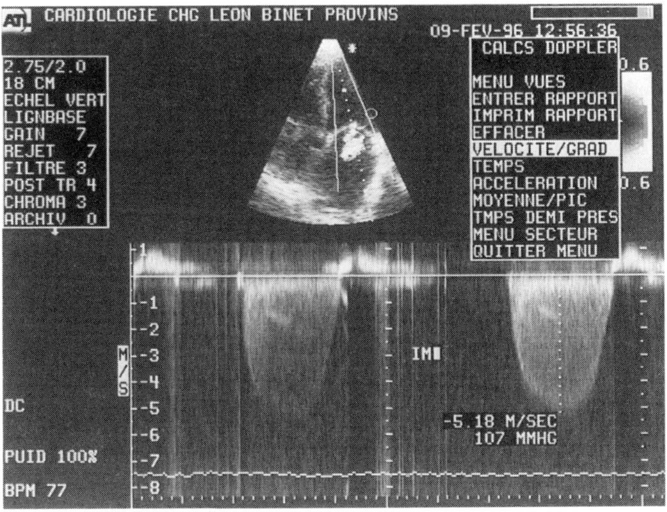

Fig. 51.4 Insuffisance mitrale visible en échocardiographie BD (en haut) : le jet d'insuffisance mitrale régurgité est visible dans l'oreillette gauche dilatée. En Doppler continu (en bas), la vélocité maximale de la régurgitation est de 5,18 m/s.

– position assise, jambes pendantes ;
– O_2 nasal : 6 à 8 l/min. pour maintenir une SaO_2 entre 95 et 98 % ;
– 0,5 à 1 mg/kg de *Lasilix* IV ;
– une à deux bouffées de spray oral d'isosorbide dinitrate pendant que l'on prépare la seringue de nitrés et que l'on complète le bilan (les dérivés nitrés sublinguaux ont un délai rapide d'action de 3 à 6 minutes. Les dérivés nitrés doivent être instaurés rapidement dès que la congestion pulmonaire est évidente et qu'une réduction urgente de la précharge est souhaitée. Les dérivés nitrés sublinguaux peuvent au besoin être administrés à la dose de 0,4 mg [une bouffée de *Lenital Spray*] toutes les cinq à dix minutes pour réduire la dyspnée sévère et l'élévation des pressions de remplissage dans l'insuffisance cardiaque. Une équipe américaine a montré que l'administration de dose de 0,4 mg en sublingual toutes les quatre à cinq minutes équivalait à une perfusion continue de 1,5 µg/kg/min.) ;

– en l'absence d'amélioration rapide et si la TA le permet : *Risordan* à la seringue électrique (2 à 4 mg par heure pour débuter) ;
– la morphine (2 à 4 mg IV) qui a également un effet hémodynamique immédiat en réduisant la précharge peut également être utilisée, mais le risque de dépression respiratoire ne doit pas la faire employer en première intention ;
– un oxymètre de pouls est particulièrement utile pour surveiller l'évolution clinique ;
– la CPAP est d'un appoint utile si les conditions cliniques le permettent (*cf.* chapitre 19) et elle réduit le recours à l'intubation ;
– le plus souvent, l'évolution est rapidement favorable, marquée par la régression de la dyspnée et de la cyanose, des sueurs et des râles crépitants, la normalisation tensionnelle, l'amélioration des gaz du sang ou de la saturation en oxygène, la réponse aux diurétiques (nécessitant souvent une supplémentation potassique).

Puis, dans les 24 à 48 heures qui suivent :

– traitement anticoagulant préventif ;
– furosémide 20 à 40 mg 3 fois par jour + KCl ;
– l'un des vasodilatateurs suivants :
  • captopril : 100 à 150 mg/jour,
  • énalapril : 10 à 20 mg/jour,
  • lisinopril : 10 à 20 mg/jour,
  • ramipril : 2,5 à 5 mg/jour,
  • isosorbide dinitrate : 80 à 240 mg/jour,
  • hydralazine (surtout utilisée par les Anglo-Saxons ; en particulier dans l'étude A-HeFT, l'association de 225 mg par jour en trois prises d'hydralazine et de 120 mg d'isosorbide dinitrate également en trois prises améliore significativement, en adjonction au traitement standard, le pronostic de l'insuffisant cardiaque afro-américain) ;
– régime sans sel strict ;
– les digitaliques ne doivent être utilisés qu'en cas d'AC/FA, en l'absence d'hypokaliémie et d'hypoxie.

Si malgré l'administration de 100 % d'oxygène, la saturation ne dépasse pas 90 % et la PaO_2 60 mm Hg, l'intubation est nécessaire.

Formes dramatiques, états de choc

Dans les formes dramatiques d'emblée ou lorsque, secondairement, surviennent un état de choc, des troubles de la conscience, cyanose et sueurs, il faut, en raison du risque d'arrêt respiratoire, intuber et ventiler le patient sans attendre les résultats des gaz du sang qui montrent souvent une hypoxie (PAO_2 < 50 mm Hg), une hypercapnie (PCO_2 > 50 mm Hg) et une acidose métabolique.

Le plus souvent, l'évolution est favorable, rendant l'extubation possible dans la première journée.

Parfois, la ventilation assistée n'apporte pas l'amélioration escomptée, avec persistance d'un état de choc, hypoxémie sévère (PO_2 < 60 mm Hg sous FIO_2 60 %).

Une *exploration hémodynamique* souvent précédée d'une échocardiographie s'impose pour pouvoir débuter les inotropes +, les vasodilatateurs et la PEEP (dont l'emploi doit être prudent car elle diminue le retour veineux et le débit cardiaque).

Cette étude hémodynamique guidera au mieux la thérapeutique.

Indications de l'exploration hémodynamique dans l'insuffisance cardiaque aiguë :

– OAP :
  - avec réponse médiocre et insuffisante au traitement initial,
  - ou pour exclure un OAP non cardiogénique ;

– choc cardiogénique ou préchoc ne répondant pas à la déplétion volémique ;

– interrogations sur le statut volémique.

Les 4 buts hémodynamiques du traitement par vasodilatateurs et inotropes :

↗ l'index à plus de 2,5 l/min/m².

↘ la PCap à moins de 15 mm Hg.

↘ la POD à moins de 7 mm Hg.

↗ la systolique à plus de 90 mm Hg pour maintenir une perfusion viscérale, en particulier cérébrale et rénale, minimale.

Plusieurs profils sont individualisables

Choc hypovolémique (favorisé par les nitrés et les diurétiques) : tachycardie, index cardiaque bas, Pcap < 10 mm Hg. Le traitement spécifique consiste en un remplissage prudent : 250 à 500 cm^3 de macromolécules en une demi-heure à une heure jusqu'à la remontée de la Pcap entre 15 et 18 mm Hg pour que le remplissage du VG puisse se faire dans de bonnes conditions.

Choc cardiogénique (*cf.* p. 345) : index cardiaque < 2 $l/min/m^2$, Pcap > 20 mm Hg, TA abaissée :

– Si TA < 70 mm Hg : norépinéphrine (0,5 à 30 µg/min. IV) ± dopamine 5 à 20 µg/kg/min. si réponse insuffisante. En cas d'échec, envisager une assistance circulatoire.

– Si la PAP systolique est comprise entre 70 et 100 mm Hg :
  - la dopamine est privilégiée (5 à 20 µg/kg/min.),
  - la dobutamine ne doit être utilisée que lorsque la PAP systolique est supérieure à 70 mm Hg et qu'il n'existe pas de signe de choc,
  - si plus de 20 µg/kg/min. sont nécessaires : norépinéphrine à rajouter.

PAP systolique > 100 mm Hg : si signes de choc cardiogénique, il faut privilégier les nitrés. En effet, les vasodilatateurs ne doivent être employés que lorsque la TA systolique est > 100 mm Hg et la Pcap > 20 mm Hg. La Pcap devra être maintenue entre 15 et 18 mm Hg et la TA moyenne au-dessus de 70 mm Hg. La fréquence cardiaque ne devra pas s'accélérer de plus de 10/min. ; c'est pourquoi l'augmentation des doses d'inotropes devra être très progressive, la dobutamine pouvant être employée lorsque la systole est > 100 mm Hg sans signe ou symptôme de choc.

Pcap < 15 mm Hg, index cardiaque > 2,5 l/min. : le traitement entrepris avant l'exploration hémodynamique devra être maintenu. L'extubation sera rapide et le relais par les vasodilatateurs *per os* rapidement réalisable.

Index cardiaque dans les limites de la normale, TA conservée, Pcap > 20 mm Hg : il faut renforcer le traitement par les dérivés nitrés qui agissent sur le secteur veineux.

Thérapeutique spécifique

Une thérapeutique spécifique peut s'imposer :

– en cas de troubles du rythme ou de la conduction :
  - le BAV de haut degré exige l'EES dans les plus brefs délais, parfois précédé d'une stimulation externe électrosystolique,

• l'ACFA mal tolérée sera traitée par digoxine IV ou CEE après bolus d'héparine ; en effet, le passage en arythmie réduit le débit cardiaque de 20 à 30 %,

• la TV exige le choc électrique externe immédiat ;

– en cas d'infarctus du myocarde ou d'embolie pulmonaire (*cf.* p. 373 et 413) : soulignons néanmoins qu'en cas d'infarctus avec défaillance cardiaque, surtout dans les 12 à 24 premières heures, le patient doit être transféré dans une unité où l'on dispose de la possibilité de cathétérisme, d'ATL, et de chirurgie cardiaque ;

– en cas de valvulopathie compliquée ou non de maladie d'Osler :

• le RM en ACFA est traité par digoxine IV,

• le rétrécissement aortique contre-indique classiquement les digitaliques et les vasodilatateurs artériels, mais non les dérivés nitrés,

• l'IA ou l'IM bénéficieront des vasodilatateurs mixtes et des diurétiques.

C'est volontairement que nous n'avons pas envisagé le traitement des autres causes d'œdème pulmonaire dont la spécificité relève de la réanimation médicale (tableau 51.1).

Tableau 51.1 Causes non cardiogéniques d'œdème pulmonaire.

Altération de la perméabilité capillaire	OAP d'origine infectieuse Toxines inhalées ou circulantes CIVD Réactions immunologiques Irradiations Urémie Pneumopathie de déglutition Détresse respiratoire aiguë
Baisse de la pression oncotique	Hypoalbuminémie
Mécanisme mixte ou inconnu	Haute altitude Overdose d'héroïne Accident vasculaire cérébral Traumatisme crânien Éclampsie Cardioversion Période post-anesthésique Intoxication par les gaz industriels (CO), hydrocarbures volatiles, herbicides, ammoniac…

Noter ! Le nombre d'insuffisants cardiaques est passé de 500 000 en 1991 à 1 000 000 en 2001, dont les deux tiers sont âgés de plus de 75 ans.

CHAPITRE **52**

Choc cardiogénique

C'est une incapacité de la pompe cardiaque qui, défaillante, ne peut assurer aux organes et aux tissus périphériques un débit sanguin suffisant.

SIGNES CLINIQUES

Ils ont pu apparaître plus ou moins brutalement.

Le patient est prostré ou agité, couvert de sueurs et de marbrures, polypnéique. Les téguments sont froids et moites. La TA systolique est inférieure à 90 mm Hg et la diurèse horaire inférieure à 20 ml/heure. Le pouls est rapide et filant. Il existe des signes de congestion francs en amont du ou des ventricules défaillants.

L'interrogatoire, souvent difficile, précise rapidement : antécédents cardiaques, douleurs, dyspnée, palpitations, prise éventuelle de médicaments.

L'examen clinique recherche plus particulièrement des signes d'insuffisance cardiaque, un souffle (absent dans 50 % des insuffisances mitrales par rupture de pilier), une hémorragie digestive (patient sous AVK ?) par le toucher rectal systématique.

EXAMENS COMPLÉMENTAIRES À VISÉE ÉTIOLOGIQUE

Ces examens sont initialement réduits au strict minimum pour ne pas différer la mise en place de la surveillance hémodynamique et le début du traitement :

– l'ECG recherche surtout des signes d'insuffisance coronarienne ou un trouble rythmique aggravant ;

– le cliché thoracique peut montrer un cœur de volume normal ou une cardiomégalie, un aspect d'OAP, un épanchement pleural ; il confirmera surtout la bonne position du cathéter et de l'éventuelle sonde d'intubation ;
– la biologie recherche principalement un désordre hydroélectrolytique, des arguments biologiques de nécrose myocardique, de choc ou d'insuffisance rénale. L'hyponatrémie est de mauvais pronostic ; le BNP est élevé.
– les gaz du sang montreront le plus souvent une PaO_2 vers 55-60 mm Hg.

PREMIERS GESTES

Ils sont effectués simultanément au bilan précédent :

– abord veineux périphérique de qualité ;
– O_2 nasal (l'intubation et la ventilation assistée peuvent être cependant rendues d'emblée nécessaires par l'état précaire du patient) ;
– patient allongé, tête déclive ;
– mise en place d'un cathéter artériel radial (pour mesure de la TA fiable et prélèvements répétés) ;
– sonde urinaire pour diurèse horaire, saturomètre ;
– sonde de Swan-Ganz pour mesurer et surveiller les pressions auriculaire droite et ventriculaire droite, la PAP, la Pcap, l'index cardiaque, les résistances pulmonaires et systémiques ;
– échocardiographie-Doppler pour éliminer une tamponnade péricardique, rechercher une complication mécanique, une autre cause de choc, apprécier la fonction du VG.

AU TERME DE CE BILAN

On a éliminé un choc non cardiogénique ou précisé l'étiologie du choc cardiogénique (*cf.* chapitre 5). La thérapeutique spécifique peut donc être entreprise.

Choc cardiogénique d'origine ischémique

Il survient dans 15 % des infarctus et doit être différencié du choc vagal, du choc hypovolémique, du choc dû à un trouble de l'excitabilité ou de la conduction qui requièrent un traitement particulier et sont de meilleur pronostic. Il faut distinguer de plus le *choc cardiogénique primaire* lié à une destruction de 40 % du ventricule, du *choc cardiogénique secondaire* lié à une complication mécanique.

Choc cardiogénique primaire

Il survient le plus souvent dans les 24 premières heures. L'exploration hémodynamique, confirme le diagnostic en montrant : une Pcap supérieure à 18 mm Hg, un index cardiaque souvent inférieur à 1,8 l/min./m^2, des résistances vasculaires périphériques supérieures à 2 000 dynes.s.cm^{-5}.

Les deux objectifs principaux sont la restauration d'une hémodynamique correcte et le traitement de l'insuffisance coronarienne.

Traitement médical

Le traitement médical classique est décevant (80 % de mortalité). Son but est d'accroître la pression artérielle et de maintenir la pression artérielle sans accroître le travail du cœur, d'améliorer la congestion pulmonaire sans provoquer d'hypovolémie, de diminuer la post-charge et d'améliorer la contractilité. Il fait appel à la dobutamine (5 à 20 µg/kg/min.) moins arythmogène et moins tachycardisante que la dopamine. Mais cette dernière doit être utilisée voire privilégiée (5 à 15 µg/kg/min.) ainsi que la noradrénaline (0,5 à 30 µg/min. si la systolique est inférieure à 70 mm Hg) si l'hypotension est au premier plan, même si elle augmente alors la post-charge par son effet vasoconstricteur. La milrinone est plus rarement utilisée.

Grâce à cette association, le débit cardiaque augmente, de même que la TA ; si celle-ci est supérieure à 90 mm Hg, on peut introduire le nitroprussiate de sodium (0,1 à 5 µg/kg/min.) pour diminuer les résistances périphériques (Pcap supérieure à 20-22 mm Hg). Le furosémide est également bénéfique de par son action vasodilatatrice et diurétique quand la Pcap est élevée pour obtenir une diurèse supérieure à 25 ml/heure. En cas de trop grande efficacité des deux thérapeutiques précédentes, un remplissage par macromolécules peut être nécessaire pour maintenir une Pcap entre 16 et 18 mm Hg.

En l'absence d'efficacité suffisante des amines vasoactives, la noradrénaline peut et doit être utilisée. Lorsque la PAP systolique est inférieure à 70 mm Hg, on associe dopamine et noradrénaline. Dès que la tension artérielle remonte, la noradrénaline peut être arrêtée et la dobutamine privilégiée.

Le traitement symptomatique reste toujours de mise :

– ventilation assistée en cas de détresse respiratoire ;

– amiodarone (300 mg en 30 minutes puis 900 mg par 24 heures) ou lidocaïne en cas d'arythmie ventriculaire ;
– héparinothérapie ;
– très exceptionnellement, bicarbonate de sodium en cas d'acidose métabolique.

Traitement de l'insuffisance coronarienne

Il fait appel non pas à la TNT, non utilisable dans le choc cardiogénique, mais de préférence aux différents moyens de revascularisation (en particulier la réouverture de l'artère incriminable par angioplastie transluminale en urgence, avec souvent *stenting*, parfois sous assistance circulatoire).

En cas de choc cardiogénique dû à un infarctus, il faut transférer rapidement le patient vers un centre disposant d'un laboratoire de cardiologie interventionnelle, une thrombolyse préalable étant, probablement, inutile. L'intervention la plus pratiquée et probablement la plus utile est la restauration de la perméabilité du vaisseau responsable du choc par angioplastie (± *stenting*) pratiquée en urgence.

Lorsque la situation hémodynamique n'est pas contrôlée par les amines pressives, il faut mettre en alerte une équipe susceptible de poser, en urgence, un ballon de contre-pulsion ou un autre système d'assistance circulatoire pour passer le cap difficile. La *CPBIA* mise en place par voie fémorale percutanée au bout d'une à deux heures, en cas d'échec du traitement médical, est un moyen d'assistance circulatoire qui permet de passer le cap difficile. On peut alors faire une coronarographie et, suivant le résultat, envisager un geste complémentaire (chirurgie ou angioplastie).

Noter ! Quand le débit est supérieur à 2 l/min. et la Pcap inférieure à 15 mm Hg sans inotropes, une assistance circulatoire n'est vraisemblablement pas nécessaire.

L'approche chirurgicale donne également des résultats encourageants dans le cadre de revascularisation précoce, en particulier chez les pluritronculaires.

Malheureusement, la mortalité due au choc cardiogénique ne semble pas, en fait, avoir diminué de façon significative en dépit de l'introduction de la thrombolyse, de l'usage des amines vasoactives et de l'emploi du ballon de CPBIA, le pronostic restant sombre avec 70 % de décès dans la première semaine.

Choc cardiogénique secondaire (CCS)

L'indication opératoire est formelle dans le choc cardiogénique secondaire à une complication mécanique si l'on veut rétablir une hémodynamique correcte, et lorsque le terrain et l'âge autorisent une intervention après mise en place d'une assistance circulatoire par contre-pulsion.

Communications interventriculaires

Les communications interventriculaires compliquent 1 à 3 % des nécroses myocardiques un à sept jours (le plus souvent le premier jour) après celles-ci. Elles surviennent le plus souvent chez les sujets âgés, les femmes sans antécédent d'IDM. Ces CIV sont le plus souvent uniques, siégeant rarement dans la partie moyenne du septum, plus fréquemment à l'apex ou à la base, antérieures plus souvent que postérieures. Les localisations postérieures, volontiers plus complexes, sont de pronostic sévère. Elles occasionnent une surcharge du VD, une baisse du débit cardiaque, une augmentation de la PTDVG, une majoration de l'ischémie.

Le diagnostic repose sur la constatation d'un souffle holosystolique mésocardiaque, un enrichissement en O_2 du sang veineux à l'étage ventriculaire de plus d'un volume %, l'apparition d'une insuffisance cardiaque mixte, l'échographie de contraste et le Doppler couleur. En effet, le Doppler couleur permet le diagnostic positif avec une sensibilité et une spécificité proches de 100 %, précisant la taille, la localisation, le type anatomique simple ou complexe, éliminant une rupture d'un muscle papillaire occasionnant une IM. La coronarographie, indispensable à la décision thérapeutique, parfois précédée d'une contre-pulsion par ballon intra-aortique, montre des lésions bi- ou tritronculaires dans plus de 50 % des cas. La contre-pulsion permet d'amener les patients à la chirurgie réparatrice en moins grande instabilité.

Le seul traitement en est chirurgical (mortalité opératoire 23 %). En préopératoire, le nitroprussiate de sodium peut être utile pour diminuer le shunt gauche-droit, contrairement aux inotropes positifs qui le majorent, mais peuvent cependant être utilisés dans les situations hémodynamiquement précaires et dans ces chocs cardiogéniques en attendant la CPBIA.

Dans ce cadre, quelques patients peuvent être améliorés par les IEC. Les statistiques actuelles plaident contre le dogme de l'attente des trois semaines et pour une chirurgie précoce, surtout en cas de choc cardiogénique ; en effet, une fois un choc apparu, le pronostic est effroyable puisque la mortalité atteint 87 %.

Insuffisances mitrales ischémiques

Elles relèvent de différents mécanismes de gravité croissante : IM fonctionnelle, IM par dysfonction aiguë du pilier, IM par rupture de cordage, IM par rupture de pilier (75 % de décès dans les 24 premières heures). Le diagnostic évoqué devant la découverte d'un souffle systolique — dont l'importance n'est pas proportionnelle à l'intensité de la régurgitation (en particulier lorsque la fonction ventriculaire gauche est très altérée à la phase aiguë d'un infarctus avec état de choc) — est confirmé par l'écho-Doppler couleur semi-quantitative, l'ETO étant particulièrement contributive chez les patients ventilés, l'exploration hémodynamique montrant une grande onde V capillaire pulmonaire, ainsi que par l'angiographie qui montre un reflux massif du produit de contraste dans l'oreillette gauche et précise les artères revascularisables dans le même temps. Le seul traitement en est chirurgical, parfois précédé de la mise en place d'une CPBIA : remplacement valvulaire ou plastie précédés par du nitroprussiate en association éventuelle avec des vasodilatateurs, dérivés nitrés, IEC et diurétiques qui diminuent la régurgitation. Les patients en état de choc ou en grande insuffisance cardiaque doivent être, bien sûr, opérés en urgence.

Rupture de la paroi libre du VG (10 % des décès par IDM)

Elle est le plus souvent fatale dans un tableau de tamponnade (parfois précédé d'hypotension, de bradycardie, de douleur) ou de dissociation électromécanique, en dépit des tentatives simultanées de ponction évacuatrice et de remplissage. Une intervention d'urgence sous CEC peut exceptionnellement sauver le patient.

Anévrysmes aigus du VG

Ils sont diagnostiqués par l'échographie bidimensionnelle et l'angiographie ventriculaire. Les inotropes positifs et les vasodilatateurs associés à la CPBIA permettent de réaliser la coronarographie avant d'envisager l'anévrysmectomie associée ou non à un pontage aorto-coronarien.

Infarctus du ventricule droit

Grave, il s'observe dans 30 à 40 % des IDM inférieurs. Aux signes d'IVD s'associent une hypotension avec une PVC élevée, des poumons clairs et un sus-décalage de ST en V3R-V4R (associé aux signes ECG d'infarctus en D_2 D_3 VF). L'échocardiographie peut alors montrer un ventricule droit dilaté, hypokinétique, des troubles segmentaires de la cinétique, l'absence de large épanchement péricardique, une insuffisance tricuspidienne.

L'exploration hémodynamique peut objectiver une élévation de la pression auriculaire et ventriculaire droite, égale ou supérieure à la pression artérielle pulmonaire ou à la Pcap. Le défaut de remplissage ventriculaire gauche doit être compensé par l'apport de 50 à 250 cm^3 de macromolécules (ou parfois plus) en 15 minutes pour maintenir une Pcap aux alentours de 18 mm Hg et une POD proche de 14 à 15 mm Hg. Les troubles conductifs très fréquents seront traités selon les moyens usuels, mais un recours transitoire à l'EES est assez souvent nécessaire. Il faut toutefois signaler que le risque de troubles du rythme ventriculaire lors du positionnement de la sonde est accru. Les inotropes positifs peuvent être utilisés lorsque le remplissage est insuffisant à rétablir une bonne hémodynamique.

La thrombolyse ou l'angioplastie peuvent améliorer considérablement la situation clinique de ces malades dans un état souvent précaire, la coronarographie préalable montrant souvent l'occlusion de la coronaire droite ou d'une circonflexe dominante.

La contre-pulsion et l'assistance circulatoire sont parfois requises.

Choc cardiogénique relevant d'autres étiologies

Le choc cardiogénique d'origine embolique ou relevant d'une tamponnade sera envisagé plus loin.

Le choc cardiogénique dû à une myocardiopathie évoluée relève du même traitement que le choc cardiogénique primaire de l'IDM et fait appel aux inotropes +, aux vasodilatateurs et diurétiques et, parfois, à l'assistance circulatoire mécanique dans l'attente d'une transplantation.

Le choc cardiogénique dû à une valvulopathie requiert en cas de RA serré la dobutamine administrée avec prudence, sans vasodilatateurs, et, surtout, le remplacement valvulaire aortique, le traitement percutané étant une nouvelle technique en cours d'évaluation clinique en particulier en France.

En cas d'insuffisance aortique ou mitrale aiguë (maladie d'Osler ou dysfonction de prothèse), dobutamine, dopamine, nitroprussiate de sodium si la TA est supérieure à 90 mm Hg et diurétiques seront prescrits en attendant l'indispensable intervention chirurgicale.

CHAPITRE 53

Principaux troubles du rythme [1]

L'hospitalisation est justifiée lorsque la tolérance est mauvaise (palpitations, lipothymies, syncope, angor, insuffisance cardiaque, insuffisance circulatoire) ou lorsque le diagnostic est incertain, d'autant plus qu'existe une cardiopathie sous-jacente.
Il faut dès la prise en charge au domicile du patient ou lors de son arrivée en milieu hospitalier :

– apprécier la tolérance hémodynamique et faire préciser les antécédents, surtout cardiaques, et les traitements en cours (antiarythmiques, digitaliques, etc.) ;
– réaliser un long tracé d'ECG multipiste ;
– parfois procéder, dès ce stade, à un choc électrique en cas de très mauvaise tolérance ;
– placer une voie d'abord ;
– monitorer le patient en permanence ;
– rechercher un désordre hydroélectrolytique causal (hypokaliémie, hypoxie, acidose) par l'ionogramme et les gaz du sang ;
– rechercher une bronchopathie (insuffisance respiratoire, embolie pulmonaire) révélée par un trouble du rythme supraventriculaire ;
– dépister une cardiopathie sous-jacente (radiographie du thorax, échographie, dosages enzymatiques).

Nous ne détaillerons pas les différents aspects ECG et supposerons que le diagnostic rythmologique a été porté (*cf.* partie 1, « Principales situations d'urgence »).

1. En dehors de l'IDM.

TROUBLES DU RYTHME SUPRAVENTRICULAIRE

Bradycardie sinusale, BSA

Cf. chapitre 3.

Tachycardie jonctionnelle paroxystique par rythme réciproque

Noter ! En dehors des TSV compliquant un syndrome de préexcitation ventriculaire, le trouble du rythme est généralement bien supporté, d'autant plus qu'il survient habituellement chez un sujet indemne de cardiopathie sous-jacente.

RÉDUCTION

La *réduction* sans trop attendre est cependant nécessaire, la fréquence cardiaque élevée étant susceptible d'induire plus ou moins rapidement une défaillance hémodynamique :

– Manœuvres vagales : les petits moyens, souvent connus du patient qui apprend souvent de lui-même les manœuvres efficaces, seront privilégiés, qu'il s'agisse du massage du sinus carotidien, de la manœuvre de Valsalva, de l'ingestion d'eau glacée, de la stimulation du réflexe nauséeux par un abaisse-langue… La compression des globes oculaires, effectuée par le médecin, est douloureuse et à éviter dans la mesure du possible, en particulier s'il existe des antécédents de myopie, de glaucome ou de décollement de la rétine.
– Injection d'anxiolytiques.
– Réduction médicamenteuse : l'injection intraveineuse d'adénosine (*Krenosin*) se justifie lorsque les petits moyens sont inefficaces, sous réserve de certitude diagnostique et de monitorage ECG pendant la procédure (adénosine 6 mg IV rapidement en 1 à 3 secondes ; si persistance au bout d'une à deux minutes, injecter 6 à 12 mg en IV rapidement sur 1 à 3 secondes) ; ce traitement peut s'effectuer en milieu extra-hospitalier si les conditions précédentes sont remplies. À défaut, on pourra utiliser le diltiazem injectable ou le verapamil (*Isoptine* 2,5 à 5 mg IV en deux minutes, efficace en quelques minutes dans 90 % des cas ; deuxième dose possible : 5 à 10 mg après 15 à 30 minutes, si la tachycardie persiste, récidive et si la tension

artérielle est acceptable). Rappelons qu'en cas de chute tensionnelle préoccupante sous *Isoptine*, le chlorure de calcium à la dose de 0,5 à 1 g peut être utilisé en IV lente ; en cas de récidive immédiate, du fait d'un tonus adrénergique élevé, un bêtabloquant injectable est parfois utilisé : *Brévibloc* à la dose d'$^1/_2$ mg/kg en 1 minute, puis 0,05 mg/kg/min. (maximum 0,3 mg/kg/min.).

– Cardioversion par choc électrique externe : si les patients ne répondent ni à l'adénosine, ni au vérapamil ou au diltiazem (ne pas associer plus de deux molécules différentes), une cardioversion sera pratiquée en cas de mauvaise tolérance.

TRAITEMENT PRÉVENTIF

Le traitement préventif ne s'impose ensuite que si les crises sont fréquentes et mal tolérées : sédatifs mineurs ou bêtabloquants, indiqués si un facteur catécholergique est noté. Plus rarement, on peut avoir recours au vérapamil ou aux antiarythmiques de la classe Ic, d'efficacité variable d'un cas à l'autre.

TRAITEMENT ABLATIF

De plus en plus fréquemment, plutôt qu'un traitement antiarythmique au long cours, on proposera, dans les formes récidivantes et handicapantes, une ablation par radiofréquence des circuits de ré-entrée. Le taux de succès dépasse 95 % avec un taux de récidive de 4 % et un risque de BAV dans les centres expérimentés inférieur à 1 %.

Arythmie complète par fibrillation auriculaire *(fig. 53.1)*

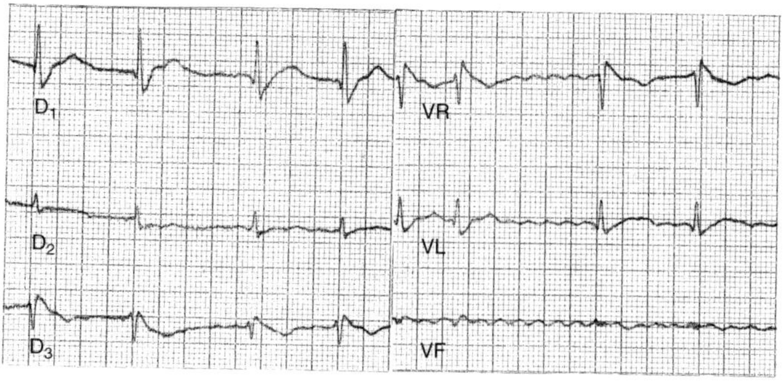

Fig. 53.1 Arythmie complète par fibrillation auriculaire.

FIBRILLATION AURICULAIRE PERMANENTE

Lorsque la fibrillation auriculaire est permanente et mal tolérée (désagréablement perçue ou à fréquence élevée, avec signes éventuels d'insuffisance cardiaque, voire d'OAP), la réduction doit être envisagée dans de brefs délais.

Il faut programmer successivement :

– la prévention des complications thromboemboliques : 5 000 UI d'héparine en bolus IV puis 500 UI/kg/jour à la seringue électrique pendant 48 heures à ajuster selon le TCA ; l'enoxaparine à dose curative peut également être utilisée ;
– le ralentissement éventuel de la fréquence ventriculaire qui pourrait être obtenu, en l'absence de contre-indications, à l'aide de la digoxine IV (1/2 ampoule toutes les 8 h), l'esmolol (*Brevibloc*) ou d'autres bêtabloquants, si la fonction ventriculaire gauche et la tension artérielle l'y autorisent ;
– le recours à l'échographie transœsophagienne (ETO) avant la cardioversion, indispensable pour beaucoup (cf. p. 161), afin de s'assurer de l'absence de thrombus intracavitaire ;

> **Noter !** La présence de thrombus à l'ETO est une contre-indication à la réduction immédiate sauf urgence vitale.

– la réduction proprement dite dont les modalités dépendent de la tolérance du trouble du rythme :
  - CEE de 100 à 360 joules, en cas d'urgence, après anesthésie de courte durée,
  - *Cordarone* administrée par voie IV ou *per os*, en l'absence d'urgence : dose d'attaque 30 mg/kg efficace en 6 à 8 heures, ou *Flécaïne* 1,5 mg/kg en 10 minutes puis 200 à 300 mg *per os* par jour. Certaines équipes ont recours à des doses d'attaque *per os* de propafénone (600 mg) ou de flécaïnide (300 mg) lorsque la fonction VG est conservée.

Lorsque l'AC/FA est permanente mais bien tolérée et le traitement médicamenteux d'attaque inefficace, un CEE sera réalisé après quelques semaines de traitement par antivitamines K à dose efficace et ralentissement de la fréquence cardiaque par digoxine ou *Cordarone*. Le CEE sera effectué après 48 à 72 heures d'arrêt de la digoxine et vérification d'une kaliémie normale.

Le traitement préventif s'impose dans les formes récidivantes. Il comporte deux volets : prévention des récidives et prévention des complications thromboemboliques.

La prévention des récidives fait appel aux traitements au long cours par :

– propafénone, cibenzoline ou flécaïnide en première intention en l'absence de coronaropathie ou de dysfonction VG ;
– bêtabloquants qui doivent être choisis si un facteur catécholergique est retrouvé sur le Holter de 24 heures ;
– amiodarone qui, toutefois, n'est généralement pas utilisée en première intention.

La prévention des complications thromboemboliques, à craindre en cas de récidive, est assurée par les antivitamines K pendant une durée variable, le traitement étant parfois interrompu au bout de six mois en l'absence de récidive et d'hyper-excitabilité menaçante au Holter. Il sera poursuivi indéfiniment chez les patients porteurs d'une cardiopathie sous-jacente, en particulier valvulaire.

Noter ! Certains proposent de remplacer les AVK par un antiagrégant plaquettaire chez les patients à faible risque thrombotique ou à risque hémorragique élevé. Chez les sujets de plus de 80 ans, avec risques thrombotiques et hémorragiques élevés, le choix de la thérapeutique préventive se fait au cas par cas après évaluation soigneuse du rapport bénéfice/risque.

Dans les formes permanentes, en cas d'échec ou de contre-indication au CEE (sujets âgés, AC/FA ancienne à grosse oreillette gauche, FA sur cardiopathie mitrale récemment compliquée d'embolie, FA permanente résistant au traitement médical), on prescrira l'association digoxine-bêtabloquant pour obtenir une fréquence cardiaque au repos comprise entre 70 et 90/min. ou l'association digoxine-amiodarone-AVK.

Il est rare (rythme ventriculaire rapide, avec inefficacité des antiarythmiques) d'avoir recours à la fulguration du faisceau de His puis à l'implantation définitive d'un pacemaker.

Remarque : plusieurs techniques nouvelles de traitement de l'AC/FA existent :

- l'ablation par radiofréquence, en cours d'évaluation ;
- le défibrillateur auriculaire ;
- la chirurgie des AC/FA avec intervention dite du « labyrinthe » de Cox.

FIBRILLATION AURICULAIRE PAROXYSTIQUE

Lorsque la fibrillation auriculaire est paroxystique, le trouble du rythme est caractérisé par sa régularisation spontanée. Il faut si possible différencier la FA vagale (postprandiale ou nocturne) de la FA catécholergique (survenant au décours ou à l'occasion d'un effort). Le premier accès ne sera pas traité si le bilan est normal. En cas de rechute, un traitement médicamenteux préventif doit être envisagé :

- traitement bêtabloquant si la FA paraît de nature adrénergique (sotalol, 160 à 180 mg/jour) ;
- antiarythmiques de classe Ic si la FA semble d'origine vagale (cibenzoline 130 à 260 mg par jour ou flécaïnide 150 à 200 mg par jour).

En cas d'échec, l'association bêtabloquant-classe Ic est recommandée. L'amiodarone est rarement utilisée en première intention, réservée aux formes rebelles, compte tenu de ses effets secondaires.
Le traitement par AVK est justifié chez les patients âgés de plus de soixante ans avec un INR cible recommandé à 2,5. Le risque thromboembolique étant plus faible chez le sujet jeune, le traitement antithrombotique préventif est facultatif.

Noter ! Lors de rechutes à répétition, malgré une prévention théoriquement suffisante, on laissera se pérenniser la FA plutôt que de s'acharner à tenter de la prévenir. Toutefois, si les accès sont mal tolérés, malgré un traitement préventif antiarythmique maximum, des thérapeutiques ablatives peuvent être envisagées, associées ou non à une stimulation auriculaire.

FLUTTER AURICULAIRE (FIG. 53.2) ET TACHYSYSTOLIE AURICULAIRE (EN DEHORS DES INTOXICATIONS DIGITALIQUES)

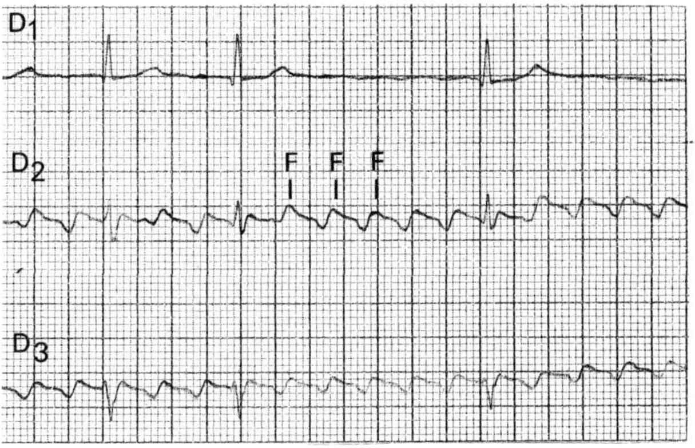

Fig. 53.2 Flutter à conduction variable.

Ils sont presque autant emboligènes que l'AC/FA et peuvent être responsables de la décompensation d'une cardiopathie sous-jacente.
Les trois possibilités de réduction (après mise sous héparine et digitalisation) sont les suivantes :

– réduction médicamenteuse par amiodarone seule, *per os* à la dose de 30 mg/kg/jour ou association *digoxine-amiodarone* si la tolérance est bonne et l'arythmie récente. Dans le flutter, la fréquence ventriculaire peut être ralentie et dégradée par le diltiazem ou le vérapamil, les glucosides étant assez souvent peu efficaces ;

Noter ! Le retour en rythme sinusal se fait souvent après une période transitoire de fibrillation auriculaire.

– CEE si la tolérance est mauvaise ou en cas d'échec des deux méthodes précédentes, sous AG et anticoagulants (HBPM à dose curative) et échographie transœsophagienne éventuelle. De faibles énergies sont alors requises (50 à 100 J le plus souvent) ;

– stimulation électrique endo-auriculaire droite (la sonde bipolaire est placée à la partie moyenne du bord externe de l'OD) ou trans-œsophagienne ; cette technique élégante ne nécessite ni anesthésie générale ni arrêt des antiarythmiques.

Le traitement d'entretien repose sur les antiarythmiques de la classe Ic et/ou l'amiodarone, associés parfois aux bêtabloquants et aux AVK du fait du risque embolique non nul.

En cas de flutter auriculaire ou de tachysystolie chronique ou résistante, on emploie les associations : digoxine-vérapamil, digoxine-amiodarone ou digitaline-bêtabloquants ; une fois passée la période aiguë, l'ablation par radiofréquence, réalisable par voie percutanée, constitue une alternative radicale séduisante en détruisant définitivement les sites myocardiques sièges de la macro-réentrée. Il existe un risque modéré de BAV ou de FA à la suite de ce traitement, dont le taux de succès est voisin de 90 %.

La tachycardie atriale par intoxication digitalique contre-indique le choc électrique externe. Elle nécessite l'arrêt des digitaliques, la correction d'une éventuelle hypokaliémie, l'administration de phenytoïne qui ne déprime pas la conduction auriculo-ventriculaire.

> **Attention !** Cas particulier : l'intoxication digitalique volontaire, urgence médicale, nécessitant l'admission immédiate en USIC. L'usage d'anticorps anti-digoxine (Fab) est réservé aux intoxications massives (voie IV : 400 à 800 mg en 30 minutes).

SYNDROMES DE PRÉEXCITATION VENTRICULAIRE

Cf. Troubles conductifs, p. 366.

TROUBLES DU RYTHME VENTRICULAIRE

Réduction d'une fibrillation ventriculaire

Cf. chapitre 7, Arrêt cardiaque, p 38.

Réduction d'une tachycardie ventriculaire soutenue

Lorsque la tolérance est mauvaise, un CEE rapide s'impose (*cf.* chapitre 7 Arrêt cardiaque, p. 38). Il restaure immédiatement le rythme sinusal mais plusieurs chocs successifs peuvent être nécessaires.

Lorsque la tolérance est bonne, une réduction médicamenteuse (voire une stimulation électrique endoventriculaire droite en salle de cathétérisme) peut être tentée. Il faut cependant éviter l'escalade thérapeutique et la potentialisation des effets indésirables des antiarythmiques qui peut aggraver l'état hémodynamique et transformer la TV en FV :

– on peut utiliser en première intention un antiarythmique injectable de la classe I (lidocaïne, flécaïnide [1,5 mg/kg en IV lente de 10 minutes]), sous réserve d'une tolérance hémodynamique correcte ;
– en cas d'échec ou en première intention de plus en plus souvent, si la tolérance reste bonne, après 20 à 30 minutes, on a recours à un antiarythmique injectable de la classe III (*Cordarone*, 5 mg/kg à la seringue électrique passés en 20 à 30 minutes, suivis d'une perfusion d'entretien à la seringue électrique ;
– lorsque la deuxième drogue est inefficace, le CEE est impératif ;
– lorsque la TV persiste, réfractaire ou récidivante, s'accompagnant de signes de défaillance hémodynamique (TV sans pouls en particulier), le réanimateur doit, constamment, penser aux principes de base :
  • gestes élémentaires de survie : choc prioritaire, efficacité du MCE, libération des voies aériennes et ventilation efficace,
  • recours aux agents pharmacologiques appropriés (*cf.* Arrêt cardiaque p. 41).

Dans certains cas, l'analyse de l'ECG qui suit le choc et précède la récidive, peut fournir de précieuses informations.
Si la tachycardie ventriculaire s'est dégradée en FV récidivante, malgré plusieurs chocs successifs, on peut être amené à renoncer à l'adrénaline et à administrer 5 mg de métoprolol IV du fait de l'imputabilité possible d'un taux élevé de catécholamines.

Prévention des récidives de TV

La prévention des récidives repose sur les antiarythmiques de classe III ou sur les bêtabloquants et sur le traitement de la cardiopathie causale (cardiopathie ischémique, cardiopathie valvulaire, par exemple), voire l'ablation par radiofréquence ou la pose d'un défibrillateur automatique implantable (DAI) lorsque la fonction VG est très altérée. Certaines TV idiopathiques ou relevant de pathologies identifiables (syndrome de Brugada, dysplasie ventriculaire droite arythmogène, fig. 53.3) relèvent de la pose d'un DAI, la prévention par les antiarythmiques s'avérant habituellement inefficace.

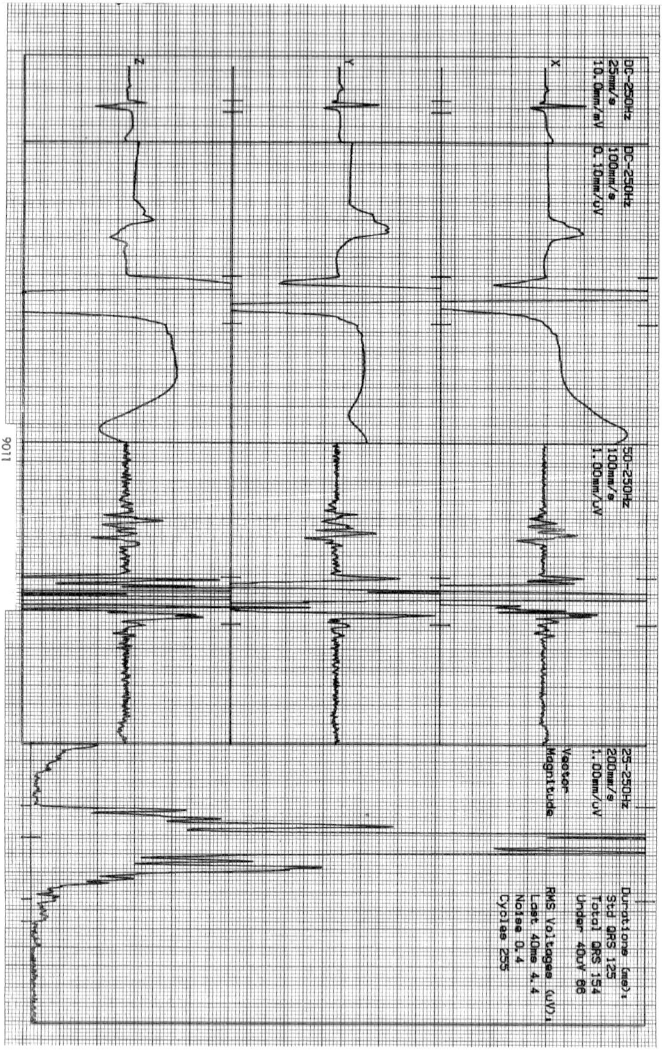

Fig. 53.3 Enregistrement de potentiels tardifs chez un patient de 30 ans ayant fait une tachycardie ventriculaire révélatrice d'une dysplasie arythmogène du ventricule droit.

Les trois critères de positivité sont présents : durée du QRS filtré > 120 ms ; durée de la partie terminale du QRS dont l'amplitude est inférieure à 40 mV > 40 ms ; amplitude moyenne des derniers 40 ms du QRS < 20 mV.

Noter ! La pose d'un DAI après TV ou FV est indiquée dans les situations suivantes : sujets récupérés de mort subite, antécédents familiaux de mort subite, sujets symptomatiques ou asymptomatiques mais inductibles lors d'un test de provocation, etc.(voir chapitre 22, p. 152)

Traitement des ESV complexes

Lorsque le cœur est sain, seules les ESV de classe supérieure à 3 (tableau 53.1) doivent être traitées. En cas de cardiopathie, les indications sont plus larges, mais le traitement plus difficile du fait de l'inotropisme négatif de la plupart des antiarythmiques.

Tableau 53.1 Classification de Lown.

0.	Absence d'ESV
1.	ESV isolées < 30/H
2.	ESV isolées > 30/H
3.	ESV polymorphes
4a.	Doublets
4b.	Salves
5.	ESV précoces (phénomène R/T)

Attention ! Il faut se méfier de l'effet pro-arythmogène observé surtout avec les antiarythmiques de la classe Ic.

La monothérapie est toujours souhaitable :

– en première intention : bêtabloquants si les ESV sont plutôt catécholergiques ;
– en deuxième intention et en l'absence d'insuffisance coronarienne sous-jacente ou de dysfonction VG : antiarythmiques de la classe Ic ;

– en troisième intention : amiodarone ;
– en quatrième intention : amiodarone + *Flécaïne* ou amiodarone + bêtabloquants.

Les extrasystoles iatrogènes : toute hypokaliémie doit être corrigée, toute thérapeutique génératrice d'une hyperexcitabilité myocardique menaçante doit être supprimée.

Le contrôle de l'efficacité du traitement antiarythmique repose sur : l'ECG, le Holter (fig. 53.4), les dosages sanguins, voire les explorations électrophysiologiques avec test de provocation.

En cas d'échec, les thérapeutiques non médicamenteuses peuvent représenter l'alternative (défibrillateur automatique, radiofréquence, chirurgie).

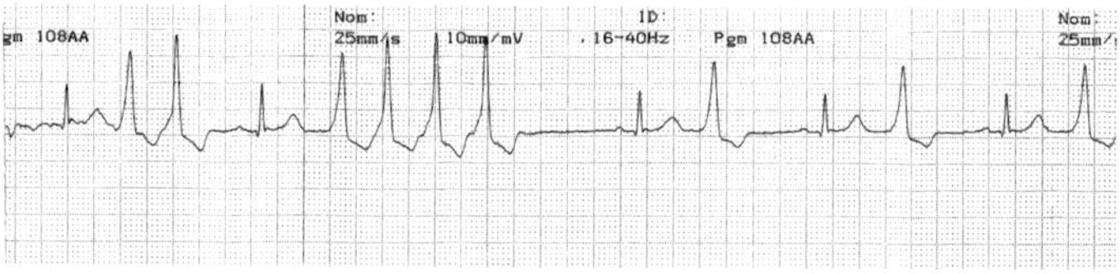

Fig. 53.4 Enregistrement Holter électrocardiographique continu avec doublet, salve d'ESV et bigéminisme.

Torsades de pointe

Les torsades de pointe (favorisées par une désynchronisation de l'activité électrique au niveau des fibres de Purkinje ou des phénomènes de post-dépolarisation précoce), qui débutent après un couplage long avec, sur le tracé de base, un allongement majeur de l'intervalle QT ou QU sont à part et nécessitent :

– l'arrêt des antiarythmiques en cours du fait d'un probable effet pro-arythmogène ;
– la correction de l'hypokaliémie fréquente (induite souvent par les diurétiques qu'il faut interrompre) : perfusion de soluté hypertonique de ClK 4 g/24 heures dilués dans du sérum glucosé isotonique ;
– l'usage d'un bolus IV de 2 g de sulfate de magnésium en 1 à 2 minutes éventuellement renouvelable puis une dose d'entretien de 0,5 à 1 g/h ;
– en cas d'échec, une perfusion d'isopropylnoradrénaline (*Isuprel,* 5 ampoules dans 250 ml de sérum glucosé, à un débit de 5 à 20

gouttes/minute) qui permet souvent, en accélérant la fréquence cardiaque, de réduire le trouble du rythme ;

– en cas d'échec : la stimulation électrique est l'un des traitements de choix de la torsade de pointe. La stimulation transthoracique peut être particulièrement utile (jusqu'à 180/min.) jusqu'à la mise en place de l'EES endocavitaire ;

– la recherche de prise de molécules favorisantes, en dehors des antiarythmiques de classe I ou du bépridil, pouvant être à l'origine de torsades de pointe (par exemple, le *Prepulsid* en association avec le *Nizoral*).

CHAPITRE 54

Troubles conductifs

Ils s'observent à toutes les étapes de la conduction entre oreillettes et ventricules et peuvent même intéresser des voies accessoires. L'attitude thérapeutique dépend :

– de la fréquence cardiaque et de la tolérance (syncope, lipothymie, insuffisance circulatoire) ;
– de l'étiologie et donc du caractère aigu ou chronique de ce trouble conductif.

Le but est toujours la restauration d'une hémodynamique correcte conditionnée par le maintien d'une fréquence cardiaque minimale.

Troubles conductifs responsables de bradycardie (en dehors de l'IDM)

Les principaux troubles conductifs ont été largement évoqués aux chapitres 3 « Bradycardie », et 6 « Lipothymies, syncopes ».
C'est souvent au décours d'une syncope que l'ECG systématique, parfois même au lit du patient à son domicile, met en évidence une anomalie de la conduction (fig. 54.1). Dans tous les cas, on recherchera la prise éventuelle d'un antiarythmique, antidépresseur, antiangineux, digitalique, anti-ulcéreux ou antihypertenseur dont l'arrêt pourra permettre d'éviter l'implantation définitive d'un pacemaker qui est souvent la seule solution (fig. 54.2).

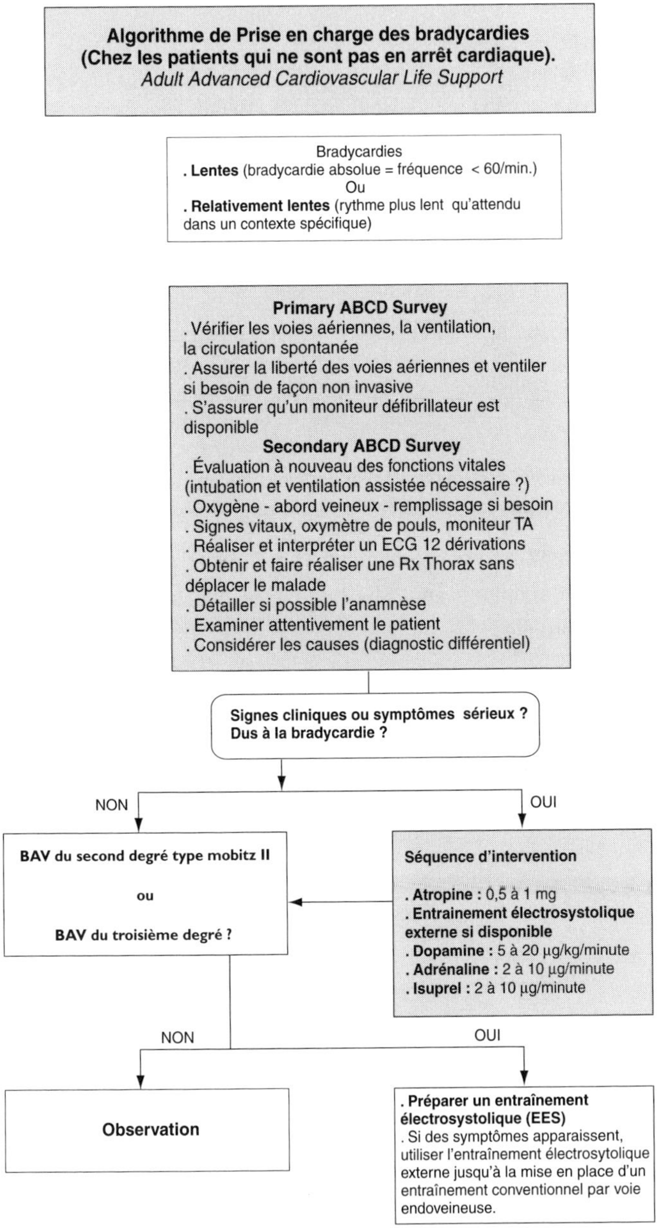

Fig. 54.1 Conduite à tenir chez un patient bradycarde (recommandations ACC, AHA, 2004).

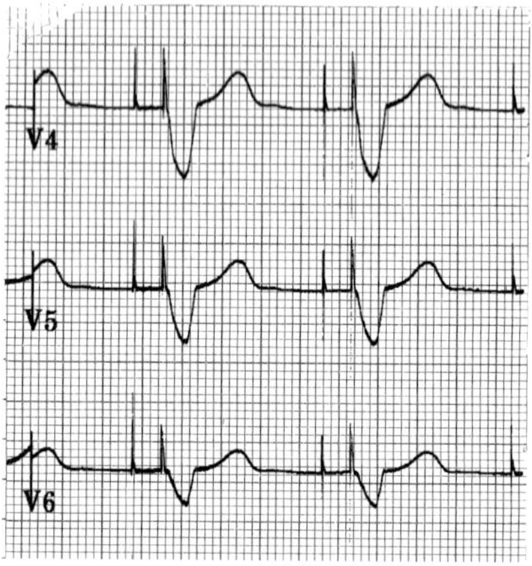

Fig. 54.2 Tracé ECG d'un pacemaker double chambre : activation de l'oreillette et du ventricule par deux stimulations « obligées ».

Lorsque le BAV est asymptomatique (fig. 54.3) et d'évolution aiguë, le patient sera monitoré en USIC jusqu'à ce que la conduction soit à nouveau normale.

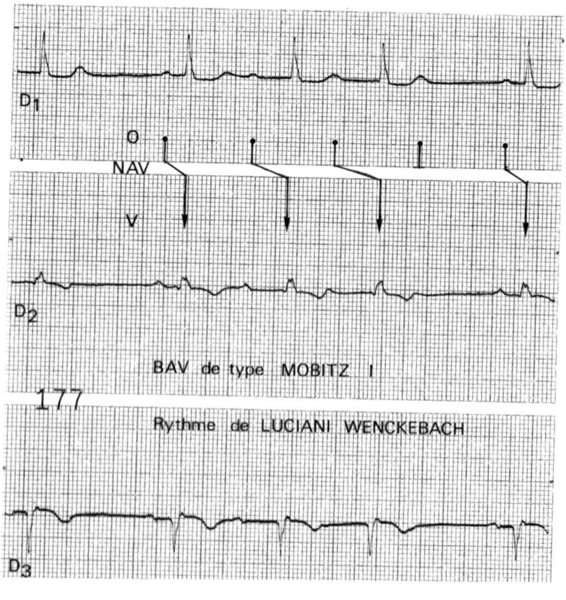

Fig. 54.3 Tracé ECG BAV de type Mobitz I.

TROUBLES CONDUCTIFS DE L'INFARCTUS DU MYOCARDE

L'indication de l'entraînement électrosystolique (EES) dépend du siège et de la tolérance.

Dans les IDM postéro-diaphragmatiques

L'installation du BAV est souvent progressive.

Le foyer d'échappement est rapide et stable.

La régression s'effectue le plus souvent de manière spontanée en quelques heures ou quelques jours.

L'atropine permet le plus souvent d'accélérer suffisamment le rythme ventriculaire. La dopamine et l'adrénaline peuvent être utilisées lorsque le rythme et la tension artérielle sont et restent trop bas.

Une stimulation transthoracique (si disponible) doit être mise en place et testée (vérification de la capture mécanique) en attendant la régression du bloc ou la mise en place d'un EES endocavitaire qui n'est indiqué qu'en cas :

- d'inefficacité relative de l'atropine avec mauvaise tolérance hémodynamique ;
- d'insuffisance cardiaque ;
- de foyer de remplacement jonctionnel instable inférieur à 50/min. sous atropine ;
- de troubles du rythme ventriculaire nécessitant l'administration d'anti-arythmiques ;
- d'extension en V3R, V4R.

Dans les IDM antérieurs

L'installation d'un BAV complet est brutale, souvent précédée d'un bloc de branche ou d'un bloc bifasciculaire, et nécessite un EES car le foyer de suppléance idioventriculaire est lent et instable.

Dans les BAV du troisième degré secondaires à un IDM antérieur aigu avec rythme d'échappement idioventriculaire, l'atropine est contre-indiquée. En revanche, doivent être envisagés rapidement la mise en place d'une stimulation transthoracique et éventuellement le recours à la dopamine ou l'adrénaline en attendant la mise en place impérative de l'EES.

L'EES prophylactique est donc systématique lorsqu'apparaissent :

– un bloc de branche gauche, un BAV de type Mobitz II (fig. 54.4) ;
– un bloc de branche droit, surtout associé à une déviation axiale gauche ou droite ;
– un bi-bloc alternant, un bloc de branche associé à un PR long.

En dépit de l'EES, la mortalité des infarctus antérieurs avec BAV est supérieure à 50 %, du fait de l'étendue des dégâts myocardiques.

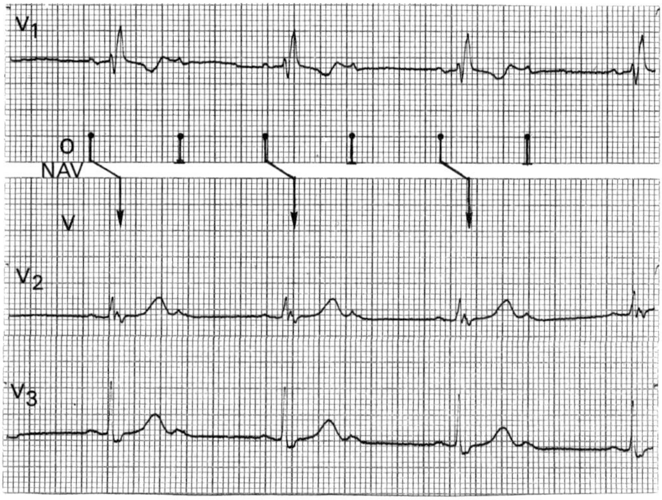

Fig. 54.4 BAV de type Mobitz II et bloc de branche droit complet.

SYNDROMES DE PRÉEXCITATION

Ils sont liés à l'existence d'un faisceau de conduction accessoire branché en parallèle sur les voies de conduction normales.

Syndrome de Wolff-Parkinson-White

Le syndrome de Wolff-Parkinson-White (WPW) est dû à l'existence d'un faisceau de Kent qui relie directement l'oreillette au ventricule. Les crises de tachycardie en sont la complication majeure.
Le diagnostic repose sur l'ECG (fig. 54.5).
Au décours d'une crise de tachycardie de tolérance variable, on peut retrouver sur l'ECG en rythme sinusal un aspect typique avec espace PR court (< 0,12 s), des complexes QRS élargis (> 0,12 s), un début de ven-

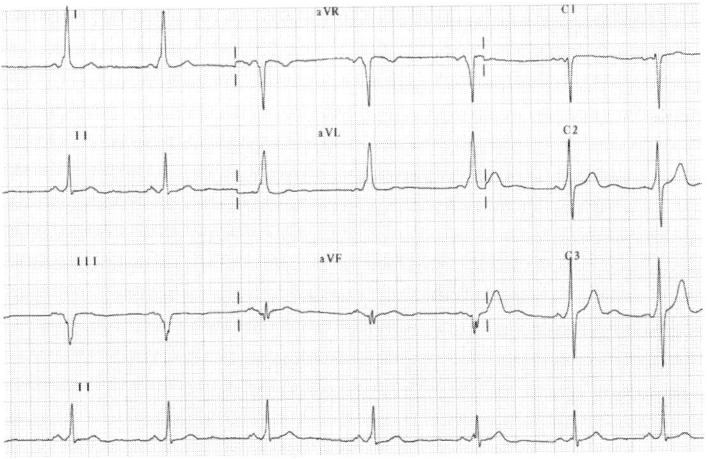

Fig. 54.5 Tracé ECG d'un syndrome de WPW de type A avec onde delta au début du ventriculogramme et espace PR court.

triculogramme empâté (onde delta). L'aspect permet parfois déjà de préjuger de la localisation du faisceau de Kent :

– Kent gauche = WPW de type A : onde delta positive et R prédominant en V1, V2 ;
– Kent droit = WPW de type B : onde delta négative en V1, S prédominant en V1.

Les crises de tachycardie réciproque, à début brusque, cèdent le plus souvent aux manœuvres vagales à la *Striadyne* ou au *Krenosin* en bolus. L'amiodarone, les antiarythmiques de la classe Ic, les bêtabloquants sont également efficaces.

La fibrillation auriculaire et le flutter auriculaire sont rares mais graves lorsque la période réfractaire du faisceau de Kent est brève, car le rythme ventriculaire peut devenir très rapide et occasionner un collapsus et une fibrillation ventriculaire mortelle. Le traitement médical repose sur les antiarythmiques de la classe Ic, mais en cas de mauvaise tolérance hémodynamique, le choc doit être réalisé rapidement.

La prévention des récidives, indiquée lorsque les crises sont fréquentes et potentiellement graves (période réfractaire antérograde du faisceau de Kent courte), repose sur le traitement médical (propafénone, flécaïnide, cibenzoline, etc.) et surtout l'ablation par radiofréquence du faisceau de Kent.

Syndrome de Lown-Ganong-Levine

Le syndrome de Lown-Ganong-Levine (syndrome du PR court), plus rarement observé, est dû à l'existence de fibres directes atrio-hisiennes (fibres de James). La complication essentielle est la survenue de crises de tachycardie réciproque qui dégénèrent souvent en arythmie complète par fibrillation auriculaire. Le traitement est essentiellement médical (amiodarone ou vérapamil), mais peut être interventionnel.

CHAPITRE 55

Syndromes coronaires aigus

Le terme de syndrome coronaire aigu, selon la terminologie aujourd'hui utilisée, englobe toutes les situations d'insuffisance coronarienne aiguë accompagnant une obstruction transitoire ou définitive d'une artère coronaire. C'est ainsi que l'on sera amené à rencontrer des syndromes coronaires aigus sans sus-décalage du segment ST, recouvrant selon la terminologie classique l'angor instable et les infarctus sans onde Q (infarctus sous-endocardiques), et des syndromes coronaires aigus avec sus-décalage permanent du segment ST, aboutissant à la constitution d'un infarctus myocardique aigu avec onde Q.

Syndrome coronaire aigu sans sus-décalage de ST (angor instable ou infarctus sans onde Q)

Il s'agit d'un état intermédiaire entre l'angine de poitrine stable et l'infarctus aigu, regroupant de multiples situations ayant en commun un substratum physiopathologique : l'existence d'un thrombus intra-coronaire partiellement occlusif ou totalement mais très brièvement occlusif, constitué lors de la rupture d'une plaque d'athérome.

Ses conséquences cliniques peuvent être graves (3,9 % de décès et 5,4 % d'infarctus du myocarde non mortels à six semaines). Divers tableaux sont rencontrés : angor *de novo* ou de repos répétitif à court terme, angor aggravé, état de mal angineux, syndrome de menace, infarctus sans onde Q...

DIAGNOSTIC

Le diagnostic repose sur : la clinique, l'absence de signes électriques d'IDM récent, l'absence d'élévation des taux enzymatiques.

Clinique

L'*interrogatoire* précise les facteurs de risques, les traitements antérieurs, l'histoire coronarienne et retrouve inconstamment une douleur typique médiane rétro-sternale irradiant vers les mâchoires, les bras, surtout le gauche, constrictive, plus ou moins calmée par la TNT. Les aspects atypiques sont nombreux.

L'*examen clinique*, *souvent normal*, élimine les autres causes de douleur thoracique, mais peut mettre en évidence une valvulopathie (cause parfois d'angor) ou un facteur susceptible de modifier le cours évolutif d'un angor stable : poussée d'HTA, insuffisance cardiaque, trouble du rythme, anémie, hyperthyroïdie.

Absence de signes électriques d'IDM récent

L'ECG intercritique peut être normal ou montrer des signes d'infarctus ancien, voire des troubles de la repolarisation d'interprétation délicate en l'absence de tracé antérieur. Lors des crises, mais parfois en leur absence (ischémie silencieuse), le signe le plus spécifique (surtout s'il est transitoire) est le « courant de lésion sous-endocardique » (fig. 55.1), traduit par un sous-décalage horizontal ou à pente descendante du segment ST. L'aspect d'« ischémie sous-épicardique » avec inversion de l'onde T est moins spécifique. Les dérivations concernées permettent de préciser la topographie de la souffrance myocardique.

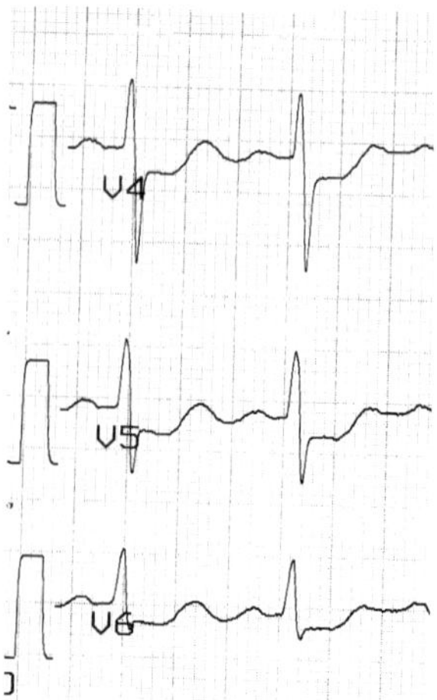

Fig. 55.1 Courant de lésion sous-endocardique lors d'un syndrome de menace dans le territoire latéral.

Noter ! La présence d'un courant de lésion sous-épicardique transitoire, durant quelques minutes, témoigne le plus souvent d'un facteur spastique, forme particulière d'angor de repos (angor de Prinzmetal), n'entrant pas *stricto sensu* dans le cadre des syndromes coronaires aigus, même si l'évolution des angors spastiques se fait parfois vers la constitution d'un infarctus myocardique aigu authentique.

Taux enzymatiques

Il y a le plus souvent classiquement absence d'élévation des taux enzymatiques : troponine avant tout, mais aussi CPK, ASAT, myoglobine, prélevées dès l'arrivée.

Patients à haut risque

D'emblée les patients à haut risque doivent être identifiés (tableau 55.1). L'élévation ultérieure du taux de troponine T constitue un critère de risque majeur influençant les modalités du traitement. La prise en charge sera alors celle de tout infarctus myocardique constitué (*cf.* p. 381, Traitement de l'IDM).

Tableau 55.1 Facteurs de gravité au cours des syndromes coronaires aigus sans sus-décalage du segment ST.

– Douleur récurrente
– Angor précoce post-infarctus
– Instabilité hémodynamique
– Antécédents de pontage aorto-coronarien
– Sous-décalage de ST > 1 mm
– Instabilité rythmique
– Élévation du taux de troponine

Radiographie

La radiographie est le plus souvent normale : elle permet d'éliminer une autre cause de douleur thoracique, de rechercher des calcifications coronariennes d'autant plus spécifiques que le sujet est jeune, de mettre en évidence une cardiomégalie.

HOSPITALISATION EN USIC

L'hospitalisation en USIC est indispensable en raison du risque d'infarctus (fig. 55.2, tableau 55.2).

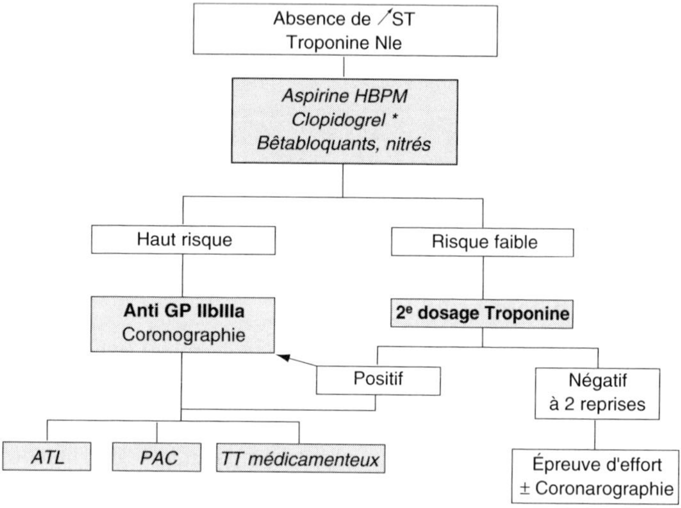

Fig. 55.2 Conduite à tenir en cas de syndrome coronaire aigu sans sus-décalage de ST.

ATL : angioplastie transluminale ; PAC : pontage aorto-coronaire ; * : contre-indiqué en cas de probabilité de pontage aorto-coronaire dans les 5 jours.

Dès la prise en charge du malade, on effectue les gestes suivants : perfusion, surveillance ECG permanente (en particulier du segment ST, l'ischémie myocardique silencieuse dans ce contexte ayant une grande valeur pronostique), oxygénothérapie au masque.

Dès l'admission en USIC :

– bilan biologique, radiographie du thorax, ECG, bilan enzymatique (trois dosages en 24 heures) ;
– échocardiographie transthoracique si disponible, mais non urgente, pour préciser la fonction ventriculaire gauche, rechercher une valvulopathie et des troubles de la cinétique segmentaire.

> **Noter !** Bien que non contributif au diagnostic, le taux de BNP est un marqueur puissant et indépendant de la mortalité du syndrome coronaire aigu.

Tableau 55.2 Risque à court terme d'infarctus ou de décés chez les patients en angor instable selon Braunwald.

Risque élevé (Présence de l'un des éléments suivants)	Angor spontané prolongé en cours (> à 20 min.) OAP Angor avec apparition ou majoration d'une IM Angor de repos avec modifications du segment ST de plus de 1 min. Angor avec galop ou râles crépitants Angor avec hypotension
Risque intermédiaire (Présence de l'un des éléments suivants)	Angor de repos résolutif avec probabilité intermédiaire ou élevée de maladie coronarienne Angor de repos (< 20 min. ou calmé par la TNT ou le repos) Angor avec modifications de l'onde T Angor nocturne Angor récent classe III ou IV Onde Q ou sous-décalage du segment ST > à 1 mm dans plusieurs dérivations Âge > 65 ans
Risque faible (Présence de l'un des éléments suivants)	Majoration de l'angor (fréquence, sévérité, durée) Angor provoqué par un seuil plus faible Angor récent survenu dans les deux derniers mois et avant les deux dernières semaines ECG normal ou inchangé

TRAITEMENT MÉDICAMENTEUX

Le traitement médicamenteux est désormais bien codifié.

Anticoagulants

L'héparinothérapie IV continue d'être employée par certains mais les HBPM ont notre préférence : certaines héparines de bas poids moléculaire (*Lovenox* et *Fragmine*), en deux injections SC par jour, ont été largement validées dans cette indication en remplacement de l'héparine non fractionnée, avec une surveillance biologique simplifiée.

Antiagrégants plaquettaires

Aspirine : 250 à 300 mg/jour *per os* et clopidogrel : *Plavix* 300 mg/jour le premier jour, 75 mg/jour les jours suivants.
Lorsqu'il est décidé (cas le plus fréquent) d'associer aspirine et clopidogrel, la dose d'aspirine est réduite à 100 mg/jour ensuite.

Antiangineux

Dérivés nitrés et apparentés (*Risordan* 2 à 6 mg/heure, *Corvasal* IV) sont utilisés par voie IV à la seringue électrique, en débutant par un faible débit pour éviter tout risque de vasoplégie liée à une posologie excessive.
Les bêtabloquants *per os* (ou par voie veineuse si le patient est très tachycarde ou si ce traitement doit rapidement être interrompu) sont la thérapeutique classique de l'angor instable (quand un facteur spastique n'est pas incriminé), dans le but de ralentir la fréquence cardiaque à un niveau légèrement inférieure à 60/min.
Si le patient reste symptomatique, la triple association (bêtabloquants-anticalciques-trinitrine) est nécessaire dans l'attente de la coronarographie (fig. 55.3) qui devient alors urgente.

> **Noter !** Les antagonistes calciques (verapamil essentiellement) ne sont pas préconisés en première intention, n'ayant pas apporté la preuve de leur efficacité dans cette indication. Mais il est possible d'avoir recours à ces molécules en cas d'échec de l'association bêtabloquant-dérivés nitrés, ou en cas d'HTA mal contrôlée ou de contre-indication aux bêtabloquants.

MESURES HYGIÉNO-DIÉTÉTIQUES

– Repos strict au lit, anxiolytiques, laxatifs.

– Alimentation légère (1 500 calories/jour), environnement calme (éviter les visites fréquentes et le téléphone).

– Éducation du patient qui doit faire appel à la moindre gêne thoracique +++.

– Intérêt d'un traitement intensif hypolipémiant (par exemple 80 mg/jour d'atorvastatine).

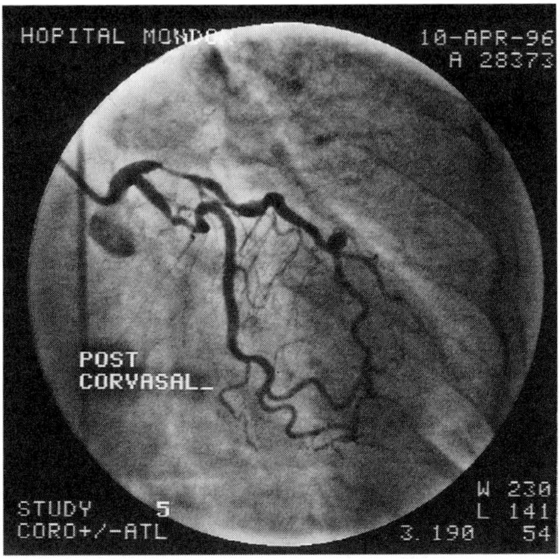

Fig. 55.3 Sténose hyperserrée de l'IVA proximale chez une patiente en angor instable réfractaire à la trithérapie.

CHEZ LES PATIENTS À HAUT RISQUE : STRATÉGIE « AGRESSIVE »

Dans ce cas, le traitement médicamenteux initial comporte en outre l'administration d'anti-GPIIb/IIIa par voie intraveineuse : par exemple, *Réopro* 0,25 mg/kg en bolus puis 0,125 µg/kg/min. en perfusion continue.

La *coronarographie* au cours des 24 premières heures est impérative, permettant en outre une confirmation diagnostique et conduisant à une angioplastie transluminale de l'artère coronaire responsable de l'épisode aigu lorsque la sténose est significative (> 70 %). La mise en place d'une endoprothèse est vivement recommandée mais non systématique. Les stents « actifs » sont utilisés lorsque la procédure est délicate et le risque de re-sténose particulièrement élevé.

On préférera souvent la revascularisation chirurgicale par pontage aorto-coronaire :

– chez les patients ayant une sténose du tronc commun ≥ 50 % ou des lésions tritronculaires (≥ 70 %), avec une fonction ventriculaire gauche altérée (fraction d'éjection ≤ 50 %) ;
– chez les patients bitronculaires ayant une sténose proximale serrée de l'IVA (≥ 95 %) et une altération de la fonction ventriculaire gauche en particulier lorsqu'ils sont diabétiques.

Lorsque la revascularisation est techniquement irréalisable ou contre-indiquée, au vu des lésions identifiées par la coronarographie, le traitement médical maximal est poursuivi.

EN L'ABSENCE DE CRITÈRES DE RISQUE MAJEURS

Sous réserve que le taux de troponine ne s'élève pas lors des dosages ultérieurs, le traitement médical initial est poursuivi. Deux attitudes sont dès lors envisageables :

– coronarographie retardée de 24 à 72 heures avec couverture par anti-GPIIb/IIIa et éventuelle angioplastie transluminale ;
– épreuve d'effort à partir de la 24e heure à condition que l'état soit stabilisé avec disparition de la douleur, normalisation de l'ECG au repos, hémodynamique correcte, absence de montée des chiffres de troponine. Cet examen sera d'autant plus justifié que, parfois, le diagnostic initial n'aura pas été clairement établi. Si l'épreuve d'effort est positive (éventuellement couplée ou suivie d'un test isotopique), la coronarographie sera programmée dans les mêmes conditions que précédemment, avec les trois options possibles :
  - angioplastie,
  - revascularisation chirurgicale,
  - traitement médical seul. Il s'agit là d'un traitement de repli, soit parce que les lésions trop diffuses sont inaccessibles à un geste de revascularisation, soit à l'inverse parce que les lésions anatomiques ne sont pas suffisamment sténosantes (angor spastique, athérome non sténosant, origine non coronarienne de l'ischémie myocardique, pathologie microcirculatoire ou erreur diagnostique).

Syndrome coronaire aigu avec sus-décalage permanent du segment ST (infarctus du myocarde avec onde Q)

C'est la nécrose d'une partie du muscle cardiaque secondaire à l'occlusion d'une branche artérielle coronaire. Son incidence est supérieure à 100 000 cas par an en France. La nécrose myocardique débute, approximativement, 20 minutes après l'occlusion coronarienne et progresse du sous-endocarde à l'épicarde. La thrombose sur plaque ulcérée complétant des lésions d'athérosclérose plus ou moins sténosantes représente le mécanisme habituel. Un spasme prolongé est parfois incriminé. Cinquante pour cent des décès surviennent en moins d'une heure ; c'est dire la nécessité d'hospitaliser immédiatement tout patient suspect d'infarctus.

CONFIRMATION RAPIDE DE LA NÉCROSE, PRISE EN CHARGE

La confirmation rapide de la nécrose doit permettre de ne pas différer l'éventuel geste de revascularisation myocardique.

L'intervention initiale s'effectue soit en milieu hospitalier soit au domicile du patient par un service d'aide médicale urgente (Samu).

Dès la prise en charge du malade, simultanément l'interrogatoire, l'examen clinique et les premiers gestes pratiques sont réalisés :

– prise du pouls et de la TA ;
– surveillance électrocardiographique permanente du rythme cardiaque et de l'aspect du segment ST en vérifiant attentivement le niveau des alarmes minimale et maximale ;
– enregistrement dans les délais les plus brefs d'un électrocardiogramme complet avec notamment V3R, V4R, V7, V8, V9 ;
– abord veineux de bon calibre ;
– mesure continue de la SaO_2.

À l'arrivée en USIC :

– radiographie thoracique au lit ;
– bilan biologique avec NFS, ionogramme sanguin ; urée, créatinine, glycémie, TP et surtout troponine, CK, ASAT, myoglobinémie en urgence.

DIAGNOSTIC

Le diagnostic repose non pas tant sur la clinique que sur l'électrocardiogramme et l'élévation enzymatique.

Clinique

La douleur thoracique typique est inconstante : la crise hyperalgique, prolongée, constrictive, largement répandue dans la poitrine, irradiant aux membres supérieurs, au dos et à la mâchoire, est souvent remplacée par des formes plus frustes. Les complications peuvent également être révélatrices. On fera préciser surtout, dès la prise en charge (au domicile si possible) : l'heure de début de la douleur, les antécédents coronariens et les possibles éléments contre-indiquant un traitement fibrinolytique. Chez un homme jeune sans facteur de risque cardiovasculaire, on recherchera une prise de cocaïne.
À l'examen, l'intensité de la symptomatologie fonctionnelle contraste avec la pauvreté des signes cliniques. La stimulation sympathique se traduit le plus souvent par de l'anxiété, de la nervosité, une tachycardie avec élévation tensionnelle. Néanmoins, la TA peut être abaissée en cas d'insuffisance ventriculaire gauche, laquelle se traduit également par des bruits de galop, des râles crépitants, à rechercher attentivement.

Électrocardiogramme *(fig. 55.4 et 55.5)*

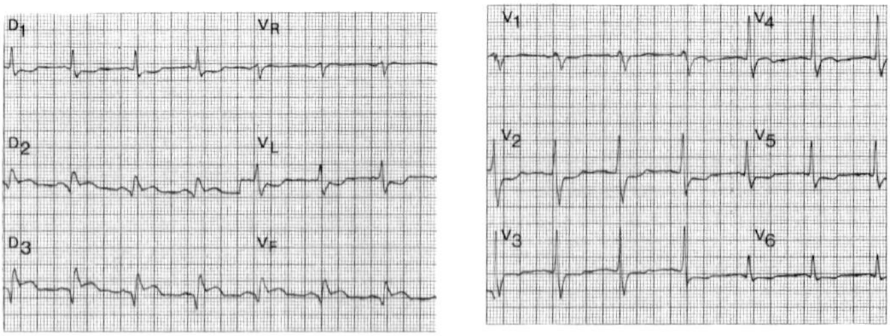

Fig. 55.3 Infarctus du myocarde inférieur en voie de constitution.

Bien qu'il puisse être normal au début, le plus souvent on observe successivement une ischémie sous-endocardique (onde T géante initiale ou aspect de « pierre tombale »), puis l'apparition *durable* d'un courant de lésion sous-épicardique ; l'onde T ensuite s'inverse puis apparaît l'onde Q, coïncidant avec le rabotage ou la disparition de R.

La présence d'un bloc de branche gauche peut masquer l'ensemble des signes électriques d'infarctus.

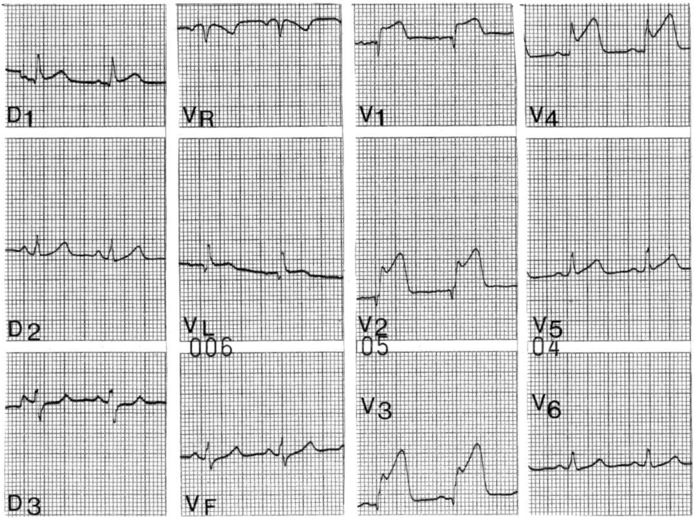

Fig. 55.5 Infarctus du myocarde antéro-septo-apical en voie de constitution.

> **Noter !** Onde Q et sus-décalage du segment ST sont absents dans les nécroses rudimentaires qui peuvent ne se traduire que par un courant de lésion sous-endocardique ou une ischémie sous-épicardique.

Élévation enzymatique

Le résultat ne doit pas en être attendu pour débuter la thérapeutique, parfois même à domicile. L'interprétation de ces chiffres nécessite l'absence de choc cardiogénique, d'injection intramusculaire, de traumatisme, d'hypothyroïdie, d'exercice musculaire causal, de myocardite, de tachyarythmie prolongée, pour être fiable.

Les CPK (surtout leur fraction myocardique Mb) s'élèvent 4 à 6 heures après le début de l'infarctus et atteignent leur pic à la 24e heure en l'absence de traitement thrombolytique. L'importance de l'ascension enzymatique est proportionnelle à la taille de la nécrose. Les SGOT

(ASAT) s'élèvent 8 à 12 heures après le début de la nécrose, atteignent leur pic entre la 18e et la 36e heure puis retournent au taux basal en trois à quatre jours.

Les dosages de créatinine-kinase (fraction MB) et de transaminases sont désormais avantageusement remplacés par les nouveaux marqueurs myocardiques : troponine T et I et myoglobine (tableau 55.3).

La libération rapide de la myoglobine en fait un examen privilégié pour le diagnostic précoce de l'IDM. Cependant, son élévation très précoce ne témoigne pas systématiquement d'une souffrance myocardique.

Noter ! La cardio-spécificité des troponines en fait désormais l'examen enzymatique de référence, d'un apport réel dans un contexte de lyse musculaire périphérique. Les autres avantages de ce dosage sont l'absence de faux positif et la durée de la réponse.

Remarque : le *bilan glucido-lipidique* est de peu d'intérêt en urgence. Néanmoins, peu perturbé et encore interprétable à l'entrée, il aide à la prise en charge ultérieure des facteurs de risque cardiovasculaires.

Tableau 55.3 Principales caractéristiques des marqueurs biochimiques dans l'infarctus.

Marqueurs	***Délais d'apparition (h)***	***Pic (h)***	***Normalisation (jours)***	***Cardio-spécificité***	***Précocité***
Myoglobine	2-3	6-9	1	0	+++
Troponine T et I	4-6	10-24	10-15	+++	+
CKMB (masse)	3-8	10-24	3-4	+	++
Isoformes CK	1-4	4-8	1-2	+ ou –	++

Échocardiographie précoce

Pratiquée au lit du malade, elle peut aider à récuser le diagnostic de péricardite ou de dissection aortique, préciser l'étendue de l'hypokinésie ou de l'akinésie segmentaire myocardique, en rapport avec la sidération du myocarde. Cet examen présente en outre un intérêt dans les infarctus avec BBG. Enfin, il permet de rechercher une complication (IM, IVG, épanchement péricardique, CIV, extension au VD, thrombus intra-cavitaire).

Radiographie thoracique

La radiographie thoracique est le plus souvent normale, mais peut mettre en évidence un œdème interstitiel passé cliniquement inaperçu. Une insuffisance ventriculaire gauche d'installation brutale non accompagnée de cardiomégalie suggère une insuffisance mitrale aiguë ou une rupture septale.

> **Attention !** La réalisation de la radiographie thoracique et de l'échographie cardiaque ne doit en aucun cas faire différer le début du traitement.

L'ÉQUATION « TEMPS = MYOCARDE » GUIDE LA THÉRAPEUTIQUE

Dès la prise en charge du patient

L'enregistrement de l'ECG, la mise en place d'électrodes pour la surveillance ECG continue, un prélèvement sanguin pour dosages enzymatiques, une voie d'abord veineuse superficielle (facilement compressible) sont les premiers gestes effectués, la prise en charge initiale s'effectuant désormais le plus souvent en dehors d'une structure hospitalière. Quoi qu'il en soit, l'hospitalisation immédiate en USIC (si possible) est impérative.

Traitement conventionnel initial

Les principaux éléments du traitement conventionnel initial sont les suivants :

– repos strict au lit, 48 heures ;

– analgésiques : l'analgésique de choix reste la morphine de par son action bénéfique sur la diminution du retour veineux et la vasodilatation artérielle particulièrement utile dans l'IDM compliqué d'OAP, son action anxiolytique et la baisse de consommation d'oxygène myocardique. Les doses conseillées sont les suivantes : 3 mg IV puis, si besoin, 2 mg toutes les cinq minutes jusqu'à disparition de la symptomatologie ;
– perfusion de sérum glucosé à 50 pour mille avec électrolytes (potassium et magnésium) ;
– perfusion de *Risordan* (2 à 4 mg/heure) à la seringue électrique, surtout en présence d'ischémie myocardique documentée (ECG) ou d'insuffisance cardiaque contemporaine de la nécrose. Cette molécule, contre-indiquée si la TA systolique est inférieure à 100 mm Hg, réduit la consommation d'oxygène du myocarde, dilate les artères épicardiques et les vaisseaux collatéraux. Les doses sont modulées selon la TA et la fréquence cardiaque ;

> **Attention !** Il est important de noter que les dérivés nitrés sont contre-indiqués en présence d'un infarctus du ventricule droit.

– héparinothérapie : elle doit être utilisée d'emblée lorsque le patient est vu trop tard pour être traité par thrombolyse ou angioplastie. Elle est efficace surtout dans les infarctus antérieurs et de façon formelle lorsqu'il existe un thrombus intraventriculaire gauche. Lorsque le thrombolytique utilisé est le rtPA, l'héparine doit être utilisée d'emblée en bolus puis en perfusion continue. L'héparine doit également être utilisée en l'absence de thrombolyse, ou dès que le TCA le permet (cf. p. 265) après fibrinolyse par streptokinase. Les posologies sont les suivantes : bolus IV immédiat de 60 UI/kg (maximum 4 000 UI) puis perfusion à la seringue électrique de 400 à 600 UI/kg/jour pendant 24 à 48 heures. La coagulation (dosage de l'héparinémie) est surveillée aux 3e, 6e, 12e et 24e heures après le début du traitement. L'enoxaparine peut également être employée dans cette indication conjointement au rtPA (bolus de 30 mg puis 1 mg/kg toutes les 12 heures), en particulier chez les sujets de moins de 75 ans ;
– oxygène par « lunettes » ou au masque en cas d'hypoxie ($SaO_2 < 90$ %) ou d'OAP ;
– traitement anxiolytique, prévention de la constipation ;

– le patient est gardé à jeun dans les premières heures qui suivent son admission ;
– le régime sera, ultérieurement, hypocalorique (1 000 à 1 500 cal/jour) pour ne pas trop augmenter la consommation d'oxygène myocardique ;
– le café et le thé seront évités ;
– les repas seront, si possible, fractionnés pour ne pas trop accroître, en période postprandiale, le débit cardiaque.

OBJECTIFS PRIORITAIRES : DÉSOBSTRUCTION DE L'ARTÈRE, LIMITATION DE LA TAILLE DE L'INFARCTUS

Mais les deux objectifs prioritaires sont la désobstruction de l'artère ainsi que la limitation de la taille de l'infarctus (fig. 55.6). Des thérapeutiques ont fait leurs preuves.

Angioplastie primaire

C'est l'option de choix. Chez les patients présentant un infarctus de moins de 12 heures, l'angioplastie avec reperfusion mécanique lorsqu'elle est réalisée dans les conditions techniques optimales adéquates semble plus efficace que la fibrinolyse.
Le bénéfice de l'angioplastie primaire est d'autant plus important que les patients sont à risque élevé :

– IDM antérieur ;
– IDM avec antécédent de pontage coronarien ;
– récidive d'IDM ;
– sexe féminin ;
– sujets de plus de 70 ans ;
– insuffisance cardiaque avec fréquence cardiaque supérieure à 100/min. à l'entrée, choc cardiogénique ;
– hypotension ;
– et bien sûr, contre-indication à la thrombolyse.

> **Noter !** L'angioplastie primaire semble plus efficace que la thrombolyse sous deux conditions : ce geste hautement technique doit être pratiqué par une équipe expérimentée et dans un délai suffisamment bref pour ne pas retarder la réouverture du vaisseau.

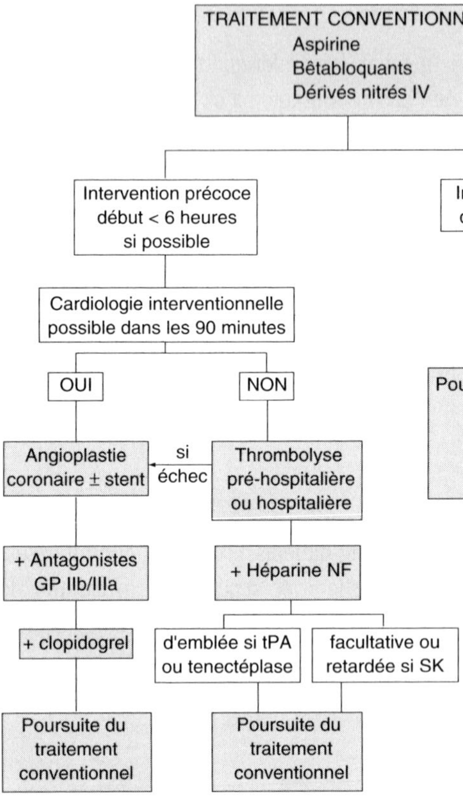

Fig. 55.6 Traitement de l'infarctus du myocarde non compliqué dans les 24 premières heures.

Dans les nouvelles recommandations de la Société européenne de cardiologie, l'angioplastie est le traitement de choix de l'IDM dans les 12 premières heures. Lorsque l'angioplastie n'est pas réalisable en moins de 3 heures, il faut privilégier la fibrinolyse, sauf contre-indication. Au-delà de la 3e heure, le transfert vers une salle d'angioplastie sans thrombolyse est légitime. Après thrombolyse, une coronarographie doit être réalisée dans les 24 heures suivantes, ou en urgence en cas d'échec de la thrombolyse.

Le recours au *stenting* systématique (et parfois aux *stents* « enrobés ») est *crescendo*. Les avantages de l'ATL à la phase aiguë par rapport à la thrombolyse sont les suivants :

- diminution des accidents hémorragiques ;
- reperfusion myocardique plus rapidement obtenue ;
- traitement de la sténose résiduelle dans le même temps.

Lorsque la tolérance hémodynamique est mauvaise, une CPBIA doit être systématiquement associée à l'angioplastie primaire pour permettre une meilleure stabilité hémodynamique post-désobstruction et pour réduire le risque de réocclusion.

Thrombolytiques

Les thrombolytiques, en dissolvant le thrombus responsable, réduisent la taille de l'infarctus et la mortalité. Leur emploi est justifié jusqu'à la sixième heure après le début de la symptomatologie, en l'absence de contre-indications et d'impossibilité technique de pratiquer une angioplastie coronaire. Quand le diagnostic d'IDM est clairement posé avec des signes ECG typiques, en l'absence de contre-indication, il existe encore un bénéfice à pratiquer une thrombolyse avec le rtPA au-delà de la sixième heure et ce, au moins, jusqu'à la douzième heure. La thrombolyse au-delà de la douzième heure ne doit être envisagée que chez les patients pour lesquels le début est incertain, qui gardent un sus-décalage du segment ST sans onde Q constituée et un fond douloureux.
Les différents produits utilisables sont : le rtPA (*Actilyse*), la streptokinase et le ténectéplase (*Métalyse*). En moyenne, la reperfusion est obtenue 45 minutes après l'injection du fibrinolytique.
Les protocoles proposés sont les suivants :

– rtPA (*Actilyse*), injection IV d'un bolus de 15 mg puis 0,75 mg/kg en 30 minutes puis 0,50 mg/kg en 60 minutes. Ne pas dépasser la dose totale de 100 mg ;
– ténectéplase (*Métalyse*), posologie adaptée au poids ; la dose est administrée en un seul bolus IV en 5 à 10 secondes :

- $P < 60$ kg : 30 mg,
- 60 kg $< P <$ 70 kg : 35 mg,
- 70 kg $< P <$ 80 kg : 40 mg,
- 80 kg $< P <$ 90 kg : 45 mg,
- $P \geq 90$ kg : 50 mg ;

– streptokinase (*Streptase*), perfusion IV continue pendant 60 minutes d'une dose de 1 500 000 UI.

Le choix dépend des habitudes des différentes équipes et des disponibilités locales mais la *Métalyse* est utilisée par un grand nombre d'équipes pour ses facilités d'emploi. La combinaison thrombolytique-antithrombotique la plus performante comporte l'alteplase (rtPA) en administration accélérée, l'héparine IV et l'aspirine débutées simultanément. Une nuance, cependant : le rtPA n'apparaît pas supérieur à la SK lorsque l'infarctus est de taille réduite, ou vu après la quatrième heure, ou chez les sujets âgés de plus de 75 ans.

Les arguments en faveur de l'efficacité immédiate de la fibrinolyse sont les suivants : disparition de la douleur, pic précoce de CPK, régression du sus-décalage du ST, arythmie de reperfusion (une normalisation brutale du ST est plus arythmogène qu'une diminution plus graduelle), amélioration de l'état hémodynamique. Pour le diagnostic biochimique de reperfusion après thrombolyse dans les infarctus de moins de trois heures, certains auteurs ont prouvé l'intérêt des augmentations relatives, à la 90e minute, de la thrombolyse, des valeurs de troponine T, des CK MM3/MM1 et, surtout, de la myoglobine (dont l'élévation relative entre le début et la fin de la thrombolyse paraît très spécifique).

> **Noter !** Lors des arythmies de reperfusion, les salves de TV sont le plus souvent brèves, asymptomatiques, bien tolérées hémodynamiquement et non soutenues (ESV, TV et surtout RIVA[1]).

Le syndrome bradycardie-hypotension survient le plus souvent dès le rétablissement du flux coronaire sur une occlusion coronaire droite. Il répond bien à la mise en position de Trendelenburg et, éventuellement, au remplissage et à l'atropine.

> **Attention !** La fibrinolyse laisse en place la sténose coronarienne. C'est une des raisons pour lesquelles des centres équipés d'une salle de coronarographie avec équipe opérationnelle 24 heures/24 réalisent des angioplasties, non seulement en cas d'échecs de thrombolyse ou de contre-indications aux thrombolytiques, mais également en première intention.

Autres traitements

ANTIAGRÉGANTS

L'usage des thrombolytiques doit être associé à celui des antiagrégants plaquettaires (aspirine : 160 mg *per os* ou 250 mg IV ; recommandations de la Société européenne de cardiologie : 150-325 mg/jour) pour réduire

1. *Rythme idioventriculaire accéléré.*

l'incidence des phénomènes de réocclusion dus à la sténose résiduelle. L'aspirine est donc obligatoire à titre de thérapeutique complémentaire, en l'absence de contre-indication formelle. Le clopidogrel, à la dose de 75 mg/jour, n'est utilisé que lorsqu'existe une contre-indication à l'aspirine ou en présence d'un infarctus sans onde Q ; toutefois, une étude récente (CLARITY) suggère l'intérêt de son addition (300 mg en dose d'attaque puis 75 mg/jour) au traitement de base de l'IDM pour améliorer la perméabilité artérielle et l'évolution clinique.

BÊTABLOQUANTS

Les bêtabloquants doivent être employés, en l'absence de bradycardie, hypotension, bloc auriculo-ventriculaire des premier, deuxième ou troisième degrés, BPCO, râles crépitants.

> **Noter !** Les bêtabloquants réduisent la fréquence des récidives d'infarctus, des troubles du rythme et de la mortalité.

Les molécules habituellement utilisées sont : le métoprolol (*Seloken*, 15 mg IV en trois doses équivalentes de 5 mg à 2 minutes d'intervalle, puis 50 mg *per os* toutes les 6 heures pendant 48 heures), l'aténolol (*Tenormine*, 5 mg IV puis 100 mg/jour), l'esmolol (*Brevibloc*, 0,5 mg/kg en 1 minute puis 0,05 mg/kg à 0,3 mg/kg par minute), le carvedilol (*Kredex*).

L'administration précoce d'un bêtabloquant est très bénéfique à la phase aiguë de l'IDM. Cependant, pour certains, l'administration IV précoce pourrait être délétère après thrombolyse du fait des effets brutaux sur la TA, la fréquence cardiaque, la conduction et l'inotropisme.

ANTICALCIQUES

Les anticalciques n'ont pas d'indication à la phase aiguë de l'IDM, à l'exception du diltiazem dont l'action bénéfique n'a été démontrée que dans les IDM sans onde Q et sans insuffisance cardiaque. L'*Isoptine per os* (360 à 480 mg/jour) a prouvé son efficacité au décours de l'IDM, en particulier lorsque les bêtabloquants sont contre-indiqués et en l'absence d'insuffisance cardiaque.

IEC

Les IEC (tableau 55.4) qu'il est habituel de débuter au deuxième ou troisième jour ont fait la preuve de leur bénéfice dans le post-infarctus, surtout chez les patients présentant une insuffisance cardiaque à la phase aiguë ou une dysfonction ventriculaire. Ils ne seront administrés dans les 24 premières heures que chez les patients parfaitement stables au plan hémodynamique.

Tableau 55.4 Posologies usuelles des principaux IEC utilisés dans le post-infarctus.

Type D'IEC	***Début du traitement par rapport à l'infarctus***	***Posologie***
Captopril	1 à 3 jours	Dose test de 6,25 mg puis augmentation progressive des doses jusqu'à 25 à 50 mg trois fois par jour
Ramipril	3 à 10 jours	2,5 à 5 mg deux fois par jour
Lisinopril	Dès les 24 premières heures	5 mg par jour (si PAS > 100 mm Hg) pendant 48 heures puis 10 mg par jour *per os*
Trandolapril	3 à 7 jours	0,5 mg le premier jour, 1 mg les 2 jours suivants, augmenté jusqu'à 4 mg par jour

ANTIARYTHMIQUES

Les antiarythmiques à titre systématique, en particulier la *Xylocaïne*, n'ont pas fait la preuve de leur efficacité préventive.

DIGOXINE

La digoxine ne doit être utilisée qu'en cas de tachycardie supra-ventriculaire.

Dans les centres bénéficiant d'une salle et d'une équipe de cathétérisme 24 heures/24, la coronarographie de première intention, à la phase aiguë de l'infarctus, est actuellement particulièrement indiquée :

– chez les patients pris en charge dans les douze premières heures ;
– chez les patients en état de choc cardiogénique ;
– chez les patients ayant une contre-indication à la fibrinolyse ;
– ou lors d'un tableau évoquant un échec de fibrinolyse : en cas d'occlusion persistante, 90 minutes après le début de la thrombolyse, une angioplastie dite de *sauvetage* sera tentée ; cette ATL est justifiée en particulier en cas d'ischémie persistante chez les patients à haut risque : IDM antérieur étendu, IDM inférieur avec extension au VD, mauvaise tolérance, âge supérieur à 70 ans, arythmie grave récidivante.

CORONAROGRAPHIE « À FROID »

Si l'on a opté pour la thrombolyse en première intention, elle a pour but de planifier l'attitude thérapeutique ultérieure : traitement médical, angioplastie ou pontage aorto-coronarien, en fournissant un bilan anatomique dont découlera la stratification du risque, le choix thérapeutique grâce à l'évaluation de la fonction VG, de la zone infarcie, du nombre d'artères pathologiques et, surtout, selon la perméabilité de l'artère responsable de la nécrose, les marqueurs de reperfusion étant imparfaits. Compte tenu des risques inhérents à une opacification trop précoce (thrombus surestimant la sténose, activation plaquettaire par le produit de contraste), son moment dépend de l'efficacité présumée de la thrombolyse et surtout des possibilités techniques locales et des équipes, cet examen étant assez souvent réalisé dans les 72 heures qui suivent la nécrose ou plus tôt, bien sûr, en cas de récidive ischémique ou de trouble du rythme ventriculaire grave.

INDICATIONS DE LA CHIRURGIE

Les indications de la chirurgie (pontage) en urgence dans la prise en charge des IDM sont désormais très limitées :

– échec d'angioplastie avec douleur persistante ou instabilité hémodynamique ;
– réparation chirurgicale d'une IM aiguë ou d'une CIV ;
– choc cardiogénique sans efficacité de l'angioplastie.

CONDUITE À TENIR VIS-À-VIS DES COMPLICATIONS DE L'INFARCTUS

L'attitude vis-à-vis des troubles conductifs a été envisagée précédemment.

Troubles de l'excitabilité

La *tachycardie sinusale* (30 % des cas) peut être secondaire à l'insuffisance cardiaque, une embolie pulmonaire, une péricardite, la fièvre due à la nécrose ou simplement traduire l'accroissement du tonus sympathique dû à la douleur et à l'anxiété.
Le traitement est celui de la cause sous-jacente. Cependant, les bêtabloquants, analgésiques ou sédatifs sont souvent indiqués chez ces patients au tonus sympathique accru.

La *bradycardie sinusale* (20 % des cas) est le plus souvent observée dans les IDM inférieurs. Le traitement par l'atropine est justifié uniquement en cas d'hypotension ou lorsqu'apparaissent des ESV secondaires à la bradycardie.

Les *extrasystoles auriculaires* (50 % des cas), le plus souvent bénignes, précèdent parfois la survenue d'une AC/FA.

La *tachycardie atriale* (20 % des cas) nécessite un traitement par bêtabloquants, ou vérapamil IV, ou digoxine, voire une cardioversion lorsque la tolérance est mauvaise.

Le *flutter auriculaire* (5 % des cas) doit être impérativement traité en raison de la réponse ventriculaire trop élevée fréquemment observée : digoxine, bêtabloquants, vérapamil, parfois choc électrique externe pourront être utilisés.

Les *arythmies complètes par fibrillation auriculaire* (20 % des cas) précipitent souvent l'insuffisance ventriculaire gauche. Les bêtabloquants permettent de ralentir la réponse ventriculaire et, souvent, d'éviter le recours au choc électrique. Permettant de diminuer la consommation myocardique d'oxygène, ils seront préférés à la digoxine dans cette indication.

La *tachycardie jonctionnelle entre 160 et 200/min.* est plus fréquente dans les nécroses inférieures. Le plus souvent bien tolérée, elle doit cependant être réduite soit par injection intraveineuse d'un bêtabloquant (esmolol, *Brevibloc*, injection IV d'une dose de charge de 500 µg/kg en une minute puis dose d'entretien de 0,05 mg/kg par minute avec un maximum de 0,3 mg/kg/minute), soit par CEE.

Les *extrasystoles ventriculaires* observées dans plus de 80 % des cas doivent être traitées par β-bloquants ou perfusion de *Xylocaïne* en présence de doublets, d'autant plus qu'elles sont polymorphes, proches de T, fréquentes (> 5/min.) ou accompagnées de salves de TV, dans le but d'éviter la survenue d'une tachycardie ou d'une fibrillation ventriculaire.

Le *rythme idioventriculaire accéléré* (RIVA) entre 55 et 120/min. lors de la fibrinolyse annonce la reperfusion myocardique. Transitoire, il est le plus souvent bien toléré et ne requiert pas de thérapeutique spécifique. Cependant, le risque de TV est accru. L'atropine peut parfois être utile pour accélérer le rythme auriculaire et réussit parfois à restaurer le rythme sinusal.

La *tachycardie ventriculaire* (10 à 40 %) s'observe le plus souvent dans les premières heures, souvent précédée de nombreuses ESV. Lorsqu'elle est soutenue, le choc électrique externe d'urgence (*cf.* chapitre 7) est la méthode de choix, bien que les antiarythmiques (*Xylocaïne*, amiodarone) puissent être essayés si l'état hémodynamique est conservé.

La *fibrillation ventriculaire*, observée le plus souvent dans les premières heures (10 % des cas), est la complication rythmique la plus grave (*cf.* Arrêt cardiocirculatoire, p. 41). Après le CEE, un traitement préventif s'impose (*Xylocaïne* ou *Cordarone* ou bêtabloquants) en raison de 20 % de récidives.

> **Attention !** L'identification rapide et la correction des troubles hydroélectrolytiques, en particulier d'une hypokaliémie et d'une hypomagnésémie sous-jacente, doivent toujours être réalisées.

Menace d'extension

Elle se traduit par une récidive douloureuse accompagnée de modifications de l'ECG entre le 2e et le 21e jour.

On distingue la menace d'extension *in situ* due à l'occlusion coronaire intermittente par spasme ou thrombose, et la menace d'extension *dans un autre territoire* de l'infarctus au cours des atteintes pluritronculaires. Cet angor post-infarctus nécessite une intensification du traitement médical (bêtabloquants, héparine, nitrés, anticalciques) et, surtout, une coronarographie en urgence pour diagnostiquer la lésion causale et planifier son traitement définitif.

Insuffisance ventriculaire gauche, choc cardiogénique, complications mécaniques, infarctus du ventricule droit *(fig. 55.7)*

Ils sont envisagés ailleurs (*cf.* chapitres 51 et 52, OAP, Choc cardiogénique).

La rupture myocardique responsable de 10 à 15 % des décès, survenant à la phase aiguë des IDM, est un peu plus fréquente chez la femme hypertendue. Cette complication redoutable entraîne, le plus souvent, une mort subite et, beaucoup plus rarement, une douleur thoracique avec tamponnade permettant une intervention sans délai.

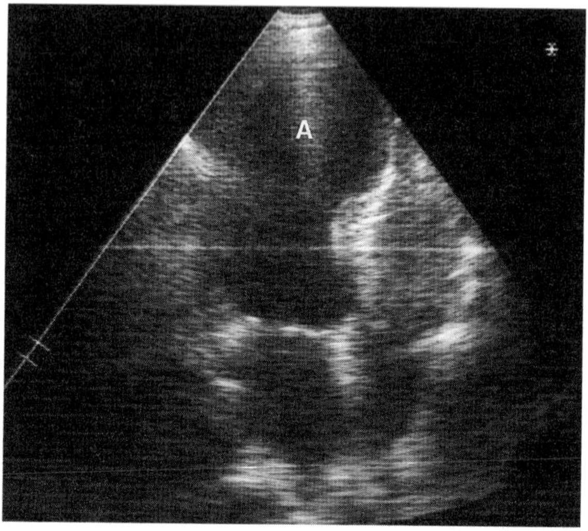

Fig. 55.7 Échocardiographie BD : anévrisme (A) de la pointe du ventricule gauche en coupe apicale, quatre cavités au décours d'un infarctus antéro-septo-apical.

Épanchement péricardique

Généralement modéré, objectivé par l'échocardiographie, il est classiquement observé dans 30 à 50 % des cas et survient soit entre le premier et le cinquième jour, passant souvent inaperçu, soit plus tardivement, pouvant alors donner lieu à un tableau plus bruyant de pleuro-pneumo-péricardite dans un contexte inflammatoire (syndrome de Dressler). La péricardite post-infarctus semble moins fréquente depuis le développement des thérapeutiques de revascularisation précoce.

Le diagnostic repose principalement sur les modifications ECG et l'échocardiographie car le frottement est inconstant et la douleur peu spécifique. Le traitement repose sur les anti-inflammatoires (aspirine, 1 à 2 g/jour ; ou indométacine, 150 mg/jour en moyenne) et la réduction, voire l'arrêt transitoire de l'héparinothérapie.

Noter ! Ce traitement doit être prolongé, en réduisant progressivement la posologie de l'anti-inflammatoire, de crainte de récidives.

Complications thromboemboliques

***VEINEUSES* (5 À 10 %)**

Elles sont favorisées par les antécédents de phlébite, d'embolie pulmonaire, le mauvais état veineux, l'insuffisance ventriculaire gauche, le choc cardiogénique, l'obésité ; leur incidence est réduite par le traitement anticoagulant préventif. Le diagnostic d'embolie pulmonaire est souvent difficile.

ARTÉRIELLES

Elles ont pour point de départ un thrombus intraventriculaire dans un segment akinétique et peuvent être révélatrices. Ces thrombi détectés dans 35 % des IDM antérieurs ou apicaux nécessitent une anticoagulation efficace prolongée.

MORTALITÉ

> **Noter !** Les thérapeutiques modernes de revascularisation myocardique précoce ont contribué à abaisser la mortalité à moins de 10 % la première année puis entre 3 et 5 % par année suivante.

C'est dire la nécessité de revasculariser au plus vite le myocarde ischémique par un traitement approprié : angioplastie primaire si possible, ou thrombolyse intraveineuse à défaut. Chez les patients traités de façon « conventionnelle », on ne saurait trop insister sur l'intérêt de faire bénéficier ces derniers des investigations les plus performantes (ECG d'effort, scintigraphie myocardique, échographie, coronarographie) en vue d'un traitement de revascularisation, avant la sortie de l'hôpital.

POST-INFARCTUS

Dans le post-infarctus seront nécessaires :

– une étude de la fonction VG (échocardiographie, isotopes). L'IRM serait également une technique très fiable pour évaluer la viabilité myocardique ;
– une recherche d'ischémie résiduelle (épreuve d'effort, échocardiographie de stress, scintigraphie) ;

– des examens non invasifs à visée rythmologique (recherche de potentiels tardifs, Holter-ECG), afin de rechercher les patients à risque ;
– la prise en charge énergique des facteurs de risque cardiovasculaires, indispensable bien sûr, au décours de l'accident coronarien. En particulier, chez le coronarien avéré ayant une hypercholestérolémie malgré un régime assidu et adapté, les inhibiteurs de l'HMG-CoA réductase (simvastatine, pravastatine, atorvastatine) ont montré leur effet bénéfique sur la réduction de la mortalité totale coronarienne, l'incidence des événements coronariens majeurs, pontages et angioplasties ;
– la prescription d'IEC est par ailleurs devenue quasi systématique.

Noter ! L'éplérénone à la dose initiale de 25 mg/j., débuté 3 à 14 jours après l'IDM, en complément des traitements standards, réduit la morbi-mortalité des patients ayant une dysfonction ventriculaire gauche.

Noter ! La prise d'acides gras polyinsaturés, les oméga 3 contenus dans l'huile de poisson, réduit significativement les risques de décès dans les suites d'IDM datant de moins de 3 mois. La molécule utilisée dans cette indication de prévention secondaire est l'Omacor à la posologie de 1 gélule/jour.

CHAPITRE 56

Tamponnade péricardique

La tamponnade est une compression aiguë du cœur par un épanchement péricardique abondant ou de constitution rapide.

Clinique

La clinique associe les signes suivants : dyspnée, orthopnée, anxiété, tachycardie, diminution de la pression artérielle systolique, pincement de la différentielle. Les signes droits sont au premier plan : distension veineuse jugulaire, hépatomégalie.
L'assourdissement des bruits du cœur, de même que le frottement péricardique (50 % des cas) sont inconstants. Le pouls paradoxal (dépression inspiratoire du pouls radial ou chute de plus de 10 mm Hg de la pression systolique mesurée au brassard) est présent dans 80 % des cas.

Confirmation du diagnostic

La confirmation rapide du diagnostic, après avoir mis en place une bonne voie veineuse, est impérative :

– l'ECG est enregistré immédiatement, dès la prise en charge du patient, à son domicile, par un service d'aide médicale urgente. Quatre signes doivent être recherchés :

- l'alternance électrique ;
- le microvoltage ;
- le sous-décalage de l'espace PR (ou PQ) ;
- les troubles diffus de la repolarisation ;

– l'hospitalisation en USIC doit être immédiate.

Dès l'arrivée en milieu hospitalier, le bilan est complété en urgence :

– La *radiographie thoracique* (fig. 56.1), au lit, montre inconstamment un cœur augmenté de volume (si l'épanchement dépasse 250 cm^3), un débord droit avec tendance à la symétrie, des poumons clairs ; l'injection de produit de contraste par un éventuel cathéter central permettrait de voir une distance de plus de 5 mm entre l'intérieur des cavités cardiaques et le bord externe du cœur.

– L'*échocardiographie TM et BD* au lit du malade permet de confirmer la tamponnade dès que ce diagnostic est soupçonné (fig. 56.2). On recherche un décollement systolo-diastolique des deux feuillets du péricarde en arrière du VG et en avant du VD, un aspect de cœur flottant ou « *swinging heart* », un collapsus des cavités droites, une dilatation du VD en inspiration avec bombement septal dans le VG à l'origine d'une réduction des dimensions du VG.

– Le *dosage des enzymes cardiaques* et la *gazométrie sanguine* sont de peu d'intérêt. Une cytolyse hépatique modérée ainsi qu'une acidose métabolique peuvent se voir.

En l'absence (rare...)d'échocardiographie, le diagnostic peut être confirmé par l'étude hémodynamique au lit par sonde de Swan-Ganz qui montre une égalisation des pressions entre la pression moyenne auriculaire droite élevée, la pression télédiastolique du VD, la pression diastolique de l'artère pulmonaire et la pression capillaire pulmonaire.

TRAITEMENT : ÉVACUATION DE L'ÉPANCHEMENT

L'évacuation de l'épanchement est la seule possibilité thérapeutique.
Ses modalités dépendent de l'urgence du tableau clinique, de la proximité et de la disponibilité de l'équipe cardiochirurgicale.

– *Lorsque la tolérance est bonne et l'équipe chirurgicale disponible,* on pratique le drainage chirurgical du péricarde sous anesthésie générale avec biopsie péricardique.

– *Lorsque l'épanchement péricardique est très mal toléré et lorsqu'une équipe chirurgicale n'est pas immédiatement disponible*, on procède de la manière suivante :

- oxygène au masque 6 l/min. ;
- sédatifs anxiolytiques ;

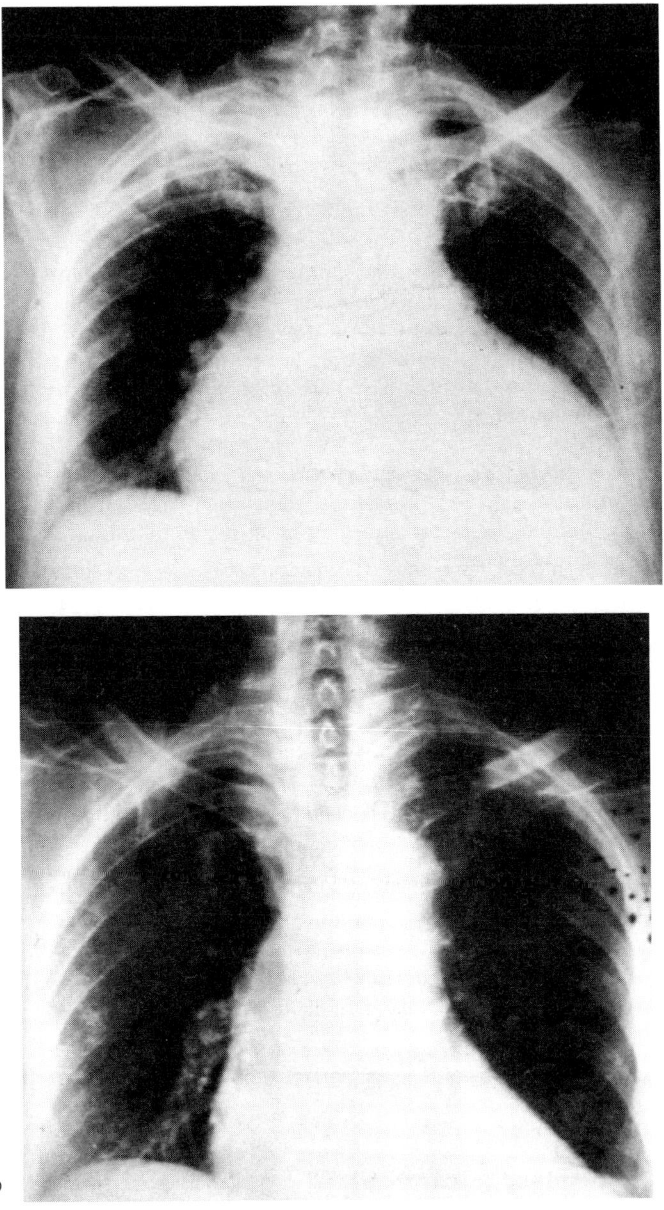

a

b

Fig. 56.1 Épanchement péricardique.
a. Avant drainage. **b.** Après drainage.

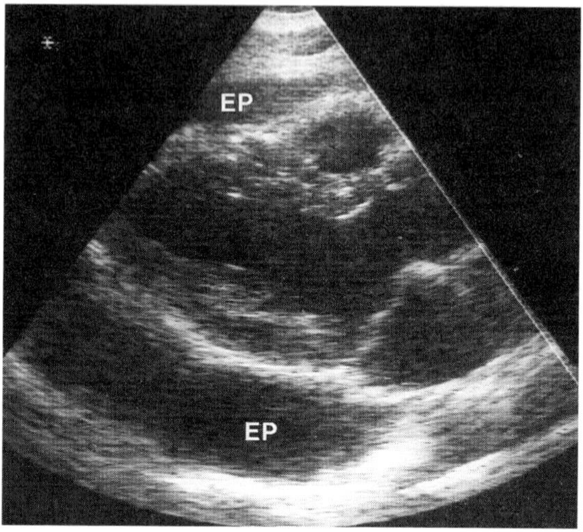

Fig. 56.2 Échocardiographie BD d'un épanchement péricardique (EP) abondant postérieur et antérieur, responsable d'une tamponnade (noter le collapsus du VD).

- mise en place d'un cathéter central veineux ;
- perfusion de 500 à 1 000 cm^3 de macromolécules en 20 minutes ;
- seringue électrique de *Dobutrex* prête à l'emploi en cas de collapsus ;
- puis ponction (cf. p. 162) avec, si possible, drainage percutané sous contrôle échographique. La ponction est souhaitable avant le transport ou le drainage chirurgical car l'anesthésie générale peut occasionner une chute du retour veineux et un arrêt cardiaque irrécupérable.

Noter ! Le massage cardiaque est de peu d'efficacité voire totalement inefficace en cas d'arrêt cardiocirculatoire sur tamponnade.

Attention ! L'évacuation trop brutale et complète du liquide expose au risque d'OAP.

DIAGNOSTIC ÉTIOLOGIQUE

C'est souvent *a posteriori* que sera porté le diagnostic étiologique (résultat de l'examen du liquide et biopsie) :

– causes les plus fréquentes : infection, cancer, traumatisme, collagénose, insuffisance rénale ;
– autres causes :

- hémopéricarde (rupture du cœur après infarctus, dissection aortique, rupture d'anévrisme, traitement anticoagulant) ;
- suites de chirurgie cardiaque ;
- cathéter veineux, entraînement électrosystolique, exploration hémodynamique ou angioplastie, irradiation.

CHAPITRE 57

Dissection aiguë de l'aorte

La dissection de l'aorte est une affection rare (5 à 10 cas par million d'habitants) et grave (70 % de mortalité dans la première semaine en l'absence de traitement). Elle résulte d'une hémorragie intramurale et est en rapport avec la séparation des tuniques dans le sens longitudinal du vaisseau dans le plan de la média.

Dès le diagnostic évoqué, les patients doivent être acheminés en urgence sur un centre hospitalier pouvant réaliser ETO, scanner ou IRM, après avoir posé un bon abord veineux pour normaliser par voie parentérale les chiffres tensionnels.

FACTEURS PRÉDISPOSANTS (tableau 57.1)

Tableau 57.1 Fragilité du tissu conjonctif élastique et ses facteurs prédisposants.

Âge
Sexe masculin (3/1)
HTA
Grossesse
Traumatisme
Athérosclérose
Valvulopathie aortique
Coarctation de l'aorte
Syndrome de Marfan
Aortite inflammatoire ou infectieuse
Iatrogénie : canulation, contre-pulsion, cathétérisme, angioplastie, etc.

La dissection aortique peut donc également être post-traumatique ou iatrogène : après CPBIA, pontage, ATL, cathétérisme, remplacement valvulaire aortique.

CLINIQUE

La clinique est polymorphe du fait de la variabilité du siège initial, de l'étendue, de l'atteinte des branches.

La *douleur initiale* est brutale, thoracique, violente, déchirante, atteignant d'emblée son maximum ; le siège est typiquement postérieur, interscapulo-vertébral, irradiant secondairement vers l'abdomen, les lombes, les membres inférieurs. Parfois, la douleur est antérieure, simulant un infarctus, mais elle peut manquer (20 % des cas).

La *tension artérielle* est élevée dans les deux tiers des cas, ce qui est inhabituel chez un patient pâle, en sueurs ; l'existence d'une hypotension signe le plus souvent une rupture proximale ou un obstacle sous-clavier.

L'*auscultation* peut retrouver une tachycardie, un souffle diastolique d'insuffisance aortique d'apparition récente dans 20 à 25 % des cas (traduisant l'atteinte de l'aorte ascendante), un frottement péricardique de mauvais augure.

La *palpation des pouls* est essentielle : un ou plusieurs pouls peuvent être diminués ou abolis, surtout à gauche (membres supérieurs : 20 % des cas ; membres inférieurs : 10 % des cas).

Le *collapsus*, le plus souvent fatal, peut relever de plusieurs mécanismes : hémothorax gauche, hémopéricarde, hémomédiastin, hémopéritoine.

Plus rarement, on peut observer un infarctus du myocarde (1 à 2 %, plus souvent impliquant la coronaire droite) ou du mésentère, une hématurie, un syndrome de Claude Bernard-Horner, une dysphonie, un syndrome cave supérieur, une hémoptysie, une hématémèse, une fièvre inexpliquée, une asymétrie des pouls, des symptômes neurologiques (paraplégie, AVC, etc.).

EXAMENS DE PREMIÈRE INTENTION

Les examens de première intention en dehors de l'ETO sont peu spécifiques.

ECG

La normalité du tracé dans ce contexte douloureux est en faveur du diagnostic de dissection. Cependant, on peut observer une tachycardie, un aspect fréquent d'hypertrophie ventriculaire gauche, une nécrose myocardique, des troubles du rythme, un aspect de péricardite en cas de rupture.

Biologie

La numération montre fréquemment une anémie ainsi qu'une hyperleucocytose. Les enzymes cardiaques sont le plus souvent normales, en dehors des LDH fréquemment augmentées (hémolyse dans le faux chenal).

Radiographie thoracique

Face + profil + OAG ; elle montre dans 50 % des cas :

– un élargissement du médiastin ;
– une irrégularité du contour externe de l'aorte descendante ;
– un aspect de double contour pathognomonique ;
– le déplacement interne de l'intima, visualisé par les calcifications, qui n'a de valeur que si ces dernières sont distantes de plus de 1 cm du contour externe ;
– des complications parfois déjà visibles : hémothorax gauche, hémopéricarde.

Échocardiographie-Doppler couleur transthoracique

Elle est facile à réaliser mais ne suffit souvent pas à elle seule à affirmer ou infirmer ce diagnostic ; elle peut montrer en cas de dissection proximale dans 70 à 90 % des cas :

– une dilatation de la racine de l'aorte > 4 cm ;
– des oscillations de l'intima désinsérée avec aspect de faux chenal ;
– un *fluttering* de la valve mitrale en cas d'IA et un épanchement péricardique ;
– le Doppler pulsé distingue les flux préférentiels entre les deux chenaux, et le Doppler couleur peut déterminer la porte d'entrée.

Échographie transœsophagienne (ETO) (fig. 57.1)

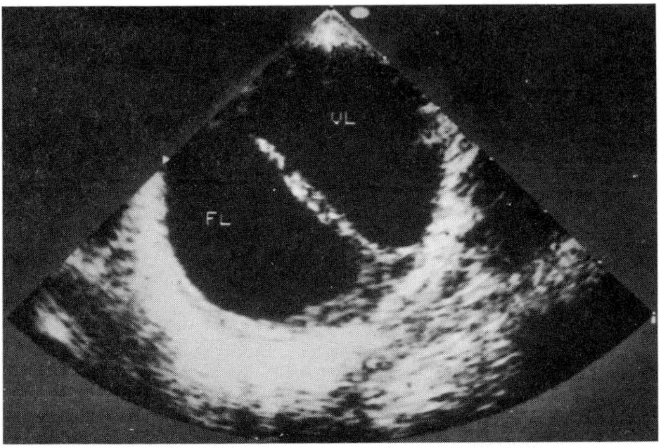

Fig. 57.1 Échographie transœsophagienne d'une dissection de l'aorte ascendante.
FC, faux chenal ; VC, vrai chenal.

Bien qu'opérateur-dépendant, cet examen pratique est de réalisation très rapide sous réserve que les patients soient à jeun. Contrairement aux investigations précédentes, la sensibilité (98 à 99 %) et la spécificité (77 à 97 %) de l'ETO couleur réalisable au lit du patient sont très élevées. Elle permet aussi de détailler la porte d'entrée, le voile intimal, l'extension aux troncs supra-aortiques et coronaires, les thrombi, les plaques d'athérome.

EXAMENS DE DEUXIÈME INTENTION, EN L'ABSENCE D'ETO DISPONIBLE, OU LORSQUE LA SUSPICION DIAGNOSTIQUE EST FORTE

Angioscanner

L'angioscanner peut confirmer le diagnostic en cas de doute à l'échographie car il est fiable dans 90 % des cas et peut exceptionnellement montrer des dissections non visibles en angiographie. Le diagnostic repose sur l'identification des deux cylindres, du septum, de l'hématome. Le déplacement des calcifications de l'intima est un très bon signe. Le diamètre de l'aorte peut être normal. Cependant, les informations concernant l'IA, le siège de la déchirure initiale et les collatérales font défaut. Cet examen est beaucoup plus disponible, facile à réaliser et rapide quant à l'acquisition des images que l'IRM.

Aortographie

L'aortographie (numérisée ou conventionnelle) plus rarement pratiquée depuis le développement de l'ETO, du scanner et de l'IRM, confirme le diagnostic dans 95 à 99 % des cas (fig. 57.2).

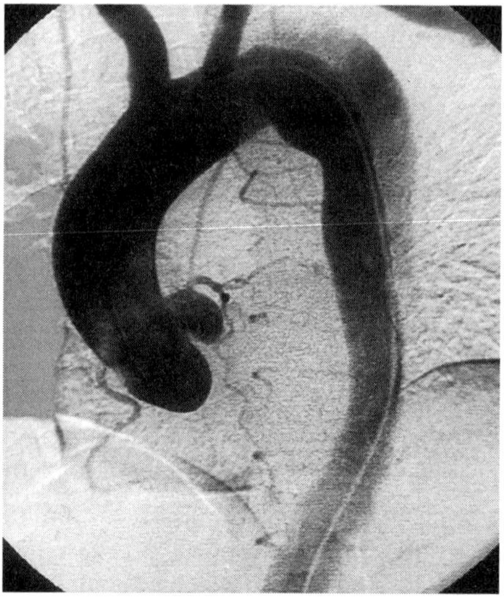

Fig. 57.2 Aortographie sus-sigmoïdienne numérisée. Dissection aortique de type III avec aspect typique de faux chenal.

Bien tolérée par voie fémorale rétrograde percutanée, elle nécessite néanmoins la proximité et la disponibilité immédiate d'une équipe chirurgicale.

Elle fournit de multiples renseignements :

– siège de la déchirure ;
– extension de la dissection ;
– communication entre lumière et faux chenal ;
– existence d'une insuffisance aortique ;
– collatérales intéressées ;
– et type de dissection.

La classification de De Bakey tient compte du siège de la lésion proximale et de l'étendue de la dissection (tableau 57.2).
La classification de Stanford, plus simple, n'individualise que deux types de dissection de pronostic et de traitement opposé (tableau 57.3).

Tableau 57.2 Classification de De Bakey.

Types I et II	*Orifice d'entrée dans l'aorte ascendante (AA)*	
	Type I :	Extension en aval de l'AA
	Type II :	Limité à l'AA
Type III	*Orifice d'entrée dans l'aorte thoracique descendante en aval de la sous-clavière gauche*	
	Type IIIa :	Pas d'extension sous-diaphragmatique
	Type IIIb :	Extension sous-diaphragmatique

Tableau 57.3 Classification de Stanford.

Type A	La dissection touche l'aorte ascendante quel que soit le mécanisme initial
Type B	La dissection épargne l'aorte ascendante quel que soit le mécanisme initial

Imagerie par résonance magnétique nucléaire

L'IRM, devenue le *gold standard*, nécessite un temps d'acquisition prolongé. Elle précise la présence, le siège, l'extension de la dissection et donne des renseignements sur les collatérales impliquées. Sa sensibilité et sa spécificité avoisinent 98 %, en particulier également pour le diagnostic de thrombus pariétal (98 %) et les épanchements péricardiques (100 %). Un écueil cependant : le matériel de réanimation ne peut être soumis au champ magnétique.

TRAITEMENT

Le pronostic conditionne l'attitude thérapeutique :

- pronostic spontané des types I et II : 95 % de décès à un mois ;
- pronostic spontané du type III : 35 % de mortalité à un mois.

Traitement hypotenseur

Dans tous les cas, le traitement hypotenseur s'impose dès la *suspicion diagnostique* pour éviter l'extension de la dissection et sa rupture.

Le but est d'abaisser la TA le plus possible (TA systolique entre 100 et 110 mm Hg) tout en maintenant un débit cardiaque, cérébral et rénal suffisant : la surveillance de la TA doit donc être constante. On prescrit : *Trandate* (1 mg/kg IV en une minute puis 0,1 mg/kg/heure) ou *Brevibloc* (0,5 mg/kg en une minute puis 0,05 à 0,3 mg/kg par minute), ou *Avlocardyl* IV ou *Loxen* IV (1 mg par minute IV jusqu'à une dose cumulée de 10 mg puis 2 à 4 mg/heure) plus souvent que le *Nitriale* (*cf.* pour la posologie le chapitre 41).

Transfert vers un centre chirurgical

Il doit être rapide par Samu ; en attendant, l'abaissement des chiffres tensionnels calme la douleur ; on en profite pour réaliser et obtenir rapidement un bilan biologique préopératoire, pour poser de bonnes voies d'abord et commander le sang nécessaire.

Traitement définitif

Les dissections aiguës proximales doivent être opérées dans la grande majorité des cas, même lorsqu'existe déjà une complication (mortalité opératoire : 15 à 20 %).

Le traitement chirurgical fait appel à la résection de l'aorte, à l'utilisation de tubes valvés (intervention de Bentall), de colle GRF, de feutres en Téflon selon les équipes.

La thérapeutique définitive des dissections aiguës distales est plus controversée (mortalité 50 à 60 %, favorisée souvent par un mauvais terrain). La chirurgie n'est indiquée qu'en cas de rupture, d'extension à une artère à destinée viscérale importante, de douleur prolongée ou d'extension de la dissection en dépit d'un traitement médical adéquat (échec du traitement hypotenseur).

Pour mémoire, certaines équipes ont recours à la radiologie interventionnelle et positionnent parfois des endoprothèses aortiques par voie fémorale pour obturer la porte d'entrée de la dissection, en particulier lorsque la dissection est très localisée, ou en cas de contre-indication à la chirurgie cardiaque du fait de comorbidités majeures…

1 % de mortalité par heure durant les deux premiers jours dans la dissection aortique aiguë.

UNE ENTITÉ À PART : L'HÉMATOME INTRAMURAL DE L'AORTE THORACIQUE

D'après certains auteurs, ce serait le premier stade précurseur de la dissection aortique. Son tableau clinique se rapporte fortement de la dissection par la symptomatologie douloureuse, le terrain (HTA surtout, Marfan), les signes radiologiques (élargissement du médiastin supérieur et épanchement pleural parfois), l'ECG non spécifique, les complications et la gravité.
En revanche, l'angiographie et l'ETT sont souvent mises en défaut contrairement au scanner (fig. 57.3), à l'IRM ou à l'ETO, très sensibles, qui révèlent souvent un aspect d'hématome de la paroi avec épaississement pariétal de plus de 7 mm, ou accumulation sanguine intramurale, circulaire ou en croissant, sans porte d'entrée ou voile intimal. Outre une équilibration tensionnelle rigoureuse, le traitement est proche de celui de la dissection constituée :

– chirurgical urgent dans les formes touchant l'aorte ascendante ;
– médical lorsque l'hématome ne concerne que l'aorte thoracique descendante.

Certaines équipes proposent également la mise en place de stents couverts.

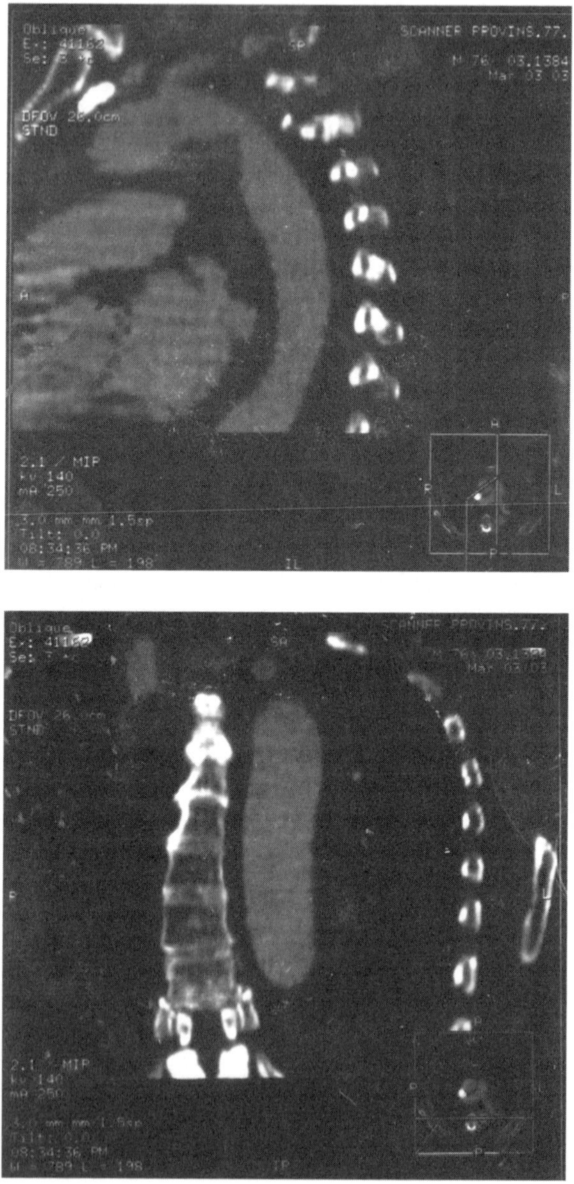

Fig. 57.3 Angioscanner montrant un hématome intramural disséquant aortique avec suffusion intramédiastinale.

CHAPITRE **58**

Embolie pulmonaire

L'embolie pulmonaire (EP) est l'obstruction partielle ou totale de l'artère pulmonaire ou d'une de ses branches, le plus souvent par un caillot sanguin.
Il s'agit d'une affection fréquente (100 000 cas par an) dont le diagnostic reste difficile en raison du polymorphisme et de la non-spécificité des signes cliniques et paracliniques. Compte tenu des risques liés au traitement, deux préoccupations sont constantes :

– prouver le diagnostic ;
– quantifier l'EP et évaluer sa gravité.

Toute suspicion clinique d'EP impose, en fait, une confirmation diagnostique : en l'absence de traitement, la mortalité atteint 40 %. Par ailleurs, le traitement anticoagulant occasionne, par lui-même, une morbidité de 10 % et une mortalité comprise entre 0,5 et 2 % des cas.

SIGNES CLINIQUES

Symptômes

Bien que la douleur thoracique typique et la dyspnée soient rencontrées dans plus de 80 % des cas, la triade associant les deux signes précédents et l'hémoptysie n'est retrouvée que dans 15 % des observations. L'angoisse est fréquente (60 %). Une lipothymie voire une syncope peuvent être inaugurales.
Ces signes sont d'autant plus évocateurs qu'il existe :

– des antécédents de phlébo-thrombose (membres inférieurs, pelvis…) ;
– un contexte évocateur : chirurgical, gynéco-obstétrical, médical (cardiopathie, cancer, alitement, collagénose, infection, contraception orale, etc.).

Chez les sujets jeunes aux antécédents personnels ou familiaux d'accidents thromboemboliques récidivants, sans facteur favorisant évident, on effectuera un prélèvement sanguin avant tout traitement, pour doser l'antithrombine III, cofacteur de l'héparine, les protéines C et S vitamine K-dépendantes. Il sera recherché en outre un syndrome de résistance à la protéine C activée (PCA).

Certains contextes familiaux plus rares sont, également, évocateurs : syndrome des anti-phospholipides, voire homocystéinurie, hyperhomocystéinémie, mutation du gène codant le facteur V de Leiden.

Noter ! Les signes cliniques de l'embolie pulmonaire sont inconstants et trompeurs.

Examen

La phlébite des membres inférieurs, responsable de 90 % des EP, n'est retrouvée qu'une fois sur trois. Les autres signes dépendent de la gravité et du terrain.

FORMES DE FAIBLE IMPORTANCE

Une tachycardie, une polypnée, une élévation thermique différée ainsi qu'une discrète cyanose sont fréquentes et contrastent avec un examen pleuro-pulmonaire normal.

FORMES MASSIVES

La symptomatologie peut être dramatique. Détresse respiratoire et insuffisance circulatoire aiguë coexistent :

– polypnée, cyanose, battement des ailes du nez ;
– pouls faible et rapide, chute tensionnelle, refroidissement des extrémités, marbrures périphériques, sueurs, oligo-anurie, troubles de la conscience ;
– signes de cœur pulmonaire aigu, tachycardie, éclat du B2 pulmonaire, galop, hépatomégalie douloureuse, reflux hépato-jugulaire.

Les *formes atypiques* pseudocoronariennes ou pseudopéricardiques et les *formes frustes*, notamment chez le cardiaque ou l'insuffisant respiratoire, sont également fréquentes.

PRISE EN CHARGE

Domicile du patient

La prise en charge débute au domicile du patient mais se limite à des gestes simples : ECG, complet si possible, oxymétrie de pouls, oxygénothérapie au masque. Un traitement antalgique est rendu nécessaire dans les formes hyperalgiques, et une injection intraveineuse immédiate d'un bolus d'héparine n'est justifiée qu'en présence d'une quasi-certitude diagnostique. Le transfert s'effectue en ambulance spécialisée.

Unité de soins intensifs

Dès l'arrivée du malade en unité de soins intensifs doivent être réalisés les actions suivantes.

ENREGISTREMENT COMPLET PUIS MONITORING CONTINU DE L'ÉLECTROCARDIOGRAMME ET DE LA SaO_2

L'électrocardiogramme est anormal dans 85 % des cas, mais la plupart des modifications ECG sont transitoires et non spécifiques ; l'aspect classique S1-Q3 n'est retrouvé que dans 10 % des cas. Les modifications suivantes sont les plus fréquentes : tachycardie, bloc de branche droit, troubles de la repolarisation ventriculaire dans les dérivations précordiales droites, grandes ondes P « pulmonaires » en D2, D3, VF. L'ischémie sous-épicardique antérieure est étroitement corrélée à la gravité de l'EP. Sa présence témoigne, le plus souvent, d'un index de Miller de plus de 50 % et d'une PAP moyenne supérieure à 30 mm Hg.

ABORD VEINEUX

Il doit être le moins traumatisant possible et accessible à la compression si besoin.

RADIOGRAPHIE THORACIQUE

Elle est normale initialement dans 20 à 30 % des cas, mais souvent de qualité médiocre car réalisée au lit chez un patient polypnéique. Dans le cas contraire, l'EP se traduit par :

– des signes directs vasculaires : dilatation proximale d'une artère pulmonaire, mieux visible à droite ou image d'amputation dans les EP importantes ;

– des signes diaphragmatiques : ascension de l'hémicoupole homolatérale (60 %) ;
– des signes pleuraux : épanchement scissural ou comblement d'un cul-de-sac ;
– des signes parenchymateux : hyperclarté pulmonaire unilatérale, opacité arrondie ou triangulaire, micro-atélectasies ;
– des signes cardiaques : distension des cavités droites qui ne se voient que dans les EP massives.

GAZOMÉTRIE SANGUINE

Les gaz du sang en air ambiant sont prélevés au niveau de l'artère radiale. Leur analyse montre typiquement un « effet shunt » avec hypoxie, hypocapnie et alcalose, car l'EP provoque une hyperventilation réflexe. Une gazométrie artérielle normale ne permet pas d'éliminer une EP, mais une hypoxie avec PaO_2 inférieure à 50 mm Hg indique une obstruction vasculaire sévère. Une PaO_2 peu abaissée supérieure à 80 mm Hg est retrouvée dans plus de 10 % des cas…

ENZYMES CARDIAQUES

Normales, elles contrastent avec l'élévation aspécifique des LDH : leur seul intérêt est donc d'éliminer une autre affection (coronarienne en pratique) parfois simulée par les anomalies ECG.

DOSAGE DES D-DIMÈRES

La technique ELISA, seule utilisée, est très sensible mais très peu spécifique. Seul un test négatif possède une valeur d'orientation. L'intérêt du dosage des D-dimères réside donc dans leur excellente valeur prédictive négative, un résultat négatif (< 500 µg/l) étant un bon argument en faveur de l'absence de maladie thromboembolique veineuse.

ÉCHOCARDIOGRAPHIE

Elle élimine une tamponnade parfois suspectée mais retrouve très inconstamment une dilatation des cavités droites comprimant la cavité ventriculaire gauche et un aspect de « septum paradoxal ». La dilatation aiguë du VD ne s'observe que lorsque l'obstruction du lit vasculaire dépasse 40 %. Une échographie normale n'élimine pas le diagnostic. L'échocardiographie oriente fortement vers le diagnostic d'embolie pulmonaire grave, en montrant des signes de mauvaise tolérance (rapport VD/VG > 0,6), le Doppler permettant d'estimer la PAP et le débit cardiaque lorsqu'existe une insuffisance tricuspidienne.

DIAGNOSTIC DE CERTITUDE

Il nécessite la pratique d'examens plus spécifiques après avoir débuté l'héparine lorsque les arguments de présomption sont suffisamment convaincants.

Scintigraphie pulmonaire

La scintigraphie pulmonaire de perfusion, rarement disponible en urgence, ou mieux de ventilation-perfusion, doit être pratiquée en première intention en cas de doute diagnostique dans les formes bien tolérées du fait de son innocuité. C'est une technique très sensible mais peu spécifique (sa normalité permet d'éliminer le diagnostic). Anormale, elle n'a de valeur que si le cliché radiographique est normal et le défaut de fixation isotopique bien systématisé, en l'absence de pneumopathie ou de cardiopathie.

Angioscanographie spiralée volumique

C'est un examen très peu agressif et très performant pour le diagnostic de l'embolie pulmonaire aiguë récente jusqu'au niveau segmentaire. Le volume lésionnel est acquis le plus souvent par une seule injection veineuse périphérique (environ 80 ml de produit de contraste dans une veine du pli du coude). L'acquisition est volumique sans superposition, les signes angioscanographiques étant directs, les thrombi muraux étant plus facilement identifiables sur des artères vues en coupe. Cependant, le scanner spiralé ne permet pas le calcul de l'index de Miller. La rapidité de l'acquisition (5 minutes sur la table d'examen) et l'absence de cathétérisme rendent cette technique peu agressive et attractive. Un examen normal rend improbable une EP centrale massive. Cette acquisition hélicoïdale prend une place croissante dans les algorithmes décisionnels de l'EP dans les suspicions d'EP graves en remplaçant progressivement l'angiographie pulmonaire plus onéreuse et, surtout, affectée d'une morbi-mortalité non négligeable.

Échographie transœsophagienne

Bien tolérée en général (avec surveillance continue de l'ECG, de la pression artérielle et de la SaO_2), elle peut parfois visualiser directement les thrombi proximaux, autorisant ainsi un traitement thrombolytique en cas d'EP grave, sans confirmation angiographique préalable.

Cathétérisme

Le cathétérisme droit au lit du malade ne doit être réalisé que dans les insuffisances circulatoires aiguës, et en passant par voie basilique de préférence aux autres voies. Il objective typiquement une HTAP précapillaire ; l'élévation de la pression auriculaire droite de même que la baisse du débit cardiaque sont inconstantes. Ces mesures peuvent parfois mettre en évidence paradoxalement une Pcap supérieure ou égale à 20 mm qui témoignerait d'une insuffisance ventriculaire gauche associée, ou une PAP moyenne supérieure à 45 mm en rapport avec un cœur pulmonaire chronique qui peut contre-indiquer l'angiographie pulmonaire alors dangereuse.

Angiographie pulmonaire numérisée et/ou conventionnelle *(fig. 58.1)*

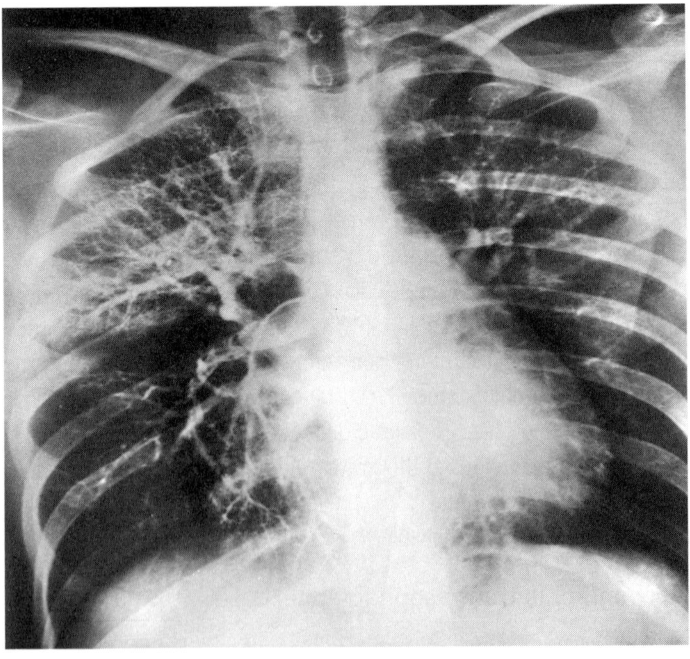

Fig. 58.1 Angiographie pulmonaire conventionnelle sélective droite : embolie pulmonaire avec thrombus et hypovascularisation du lobe inférieur droit.

Si possible réalisée par voie basilique, elle est la meilleure méthode de diagnostic : elle permet en outre de quantifier l'EP, ce qui est essentiel pour la thérapeutique.
L'angiographie (de plus en plus rarement réalisée en raison des progrès de l'angioscanner dans ce domaine) peut être indiquée lors des cinq situations suivantes :

– quand la clinique est évocatrice d'EP, la scintigraphie non contributive et l'angioscanner non disponible ;
– quand on suspecte une EP grave sur un terrain de BPCO ou de cardiopathie gauche ;
– quand on envisage la pose d'un filtre veineux cave inférieur, le risque d'un traitement anticoagulant étant trop important ;
– quand il existe une suspicion d'EP récidivante sous anticoagulants avec scintigraphie ou angioscanner non contributifs ;
– quand le tableau clinique est grave et doit faire proposer une désobstruction par thrombolyse (ou embolectomie en cas d'échec de la thrombolyse), en l'absence d'angioscanner, d'ETO ou de scintigraphie.

Noter ! De nombreux algorithmes décisionnels sont utilisés qui dépendent en fait, pour une grande part, des possibilités techniques locales, sachant qu'il est impératif de privilégier dans un premier temps les investigations à la fois les plus performantes, les plus rapides à obtenir et les moins agressives (fig. 58.2).

La mortalité associée à cette technique est de 0,5 %, des complications majeures non mortelles étant observées dans 1 % des cas, des complications mineures dans 5 %. Ces chiffres soulignent l'intérêt de bien poser l'indication, mais ne doivent pas faire oublier les risques inhérents au traitement prolongé par AVK :

- lorsque la voie fémorale est utilisée, une cavographie préalable est indispensable ;
- les signes suivants sont très spécifiques : amputation vasculaire brutale ou lacune intravasculaire ; hypovascularisation périphérique ; prolongation du temps d'opacification dans un territoire ;
- le calcul de l'index de Miller permet de quantifier l'embolie pulmonaire (fig. 58.3) ;
- la sonde peut être laissée en place dans le tronc de l'artère pulmonaire ou dans l'OD pour monitoring des pressions lors d'une fibrinolyse *in situ*.

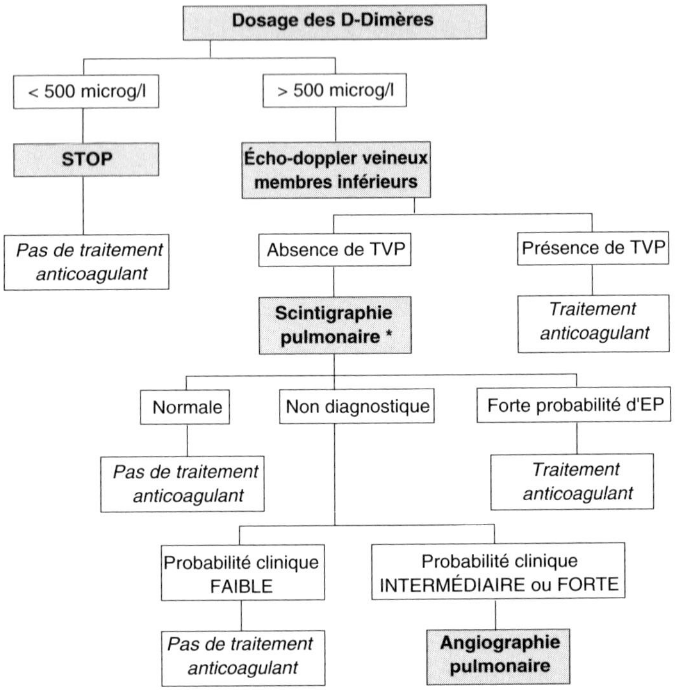

Fig. 58.2 Conduite à tenir en cas de suspicion d'embolie pulmonaire.

* : selon les possiblités locales, la scintigraphie peut être remplacée par l'angioscanner.

Des précautions simples limitent le risque de complications de l'angiographie :
- ECG continu ;
- proscription de la voie fémorale ;
- utilisation des cathéters « queue-de-cochon » ;
- prise des pressions pulmonaires avant injection ;
- utilisation de produits de contraste peu osmolaires.

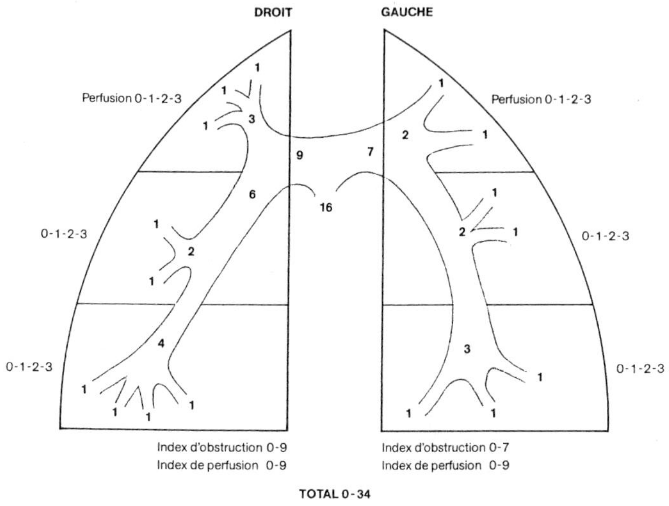

Fig. 58.3 Index de Miller.

L'index de Miller évalue l'importance de l'embolie pulmonaire. Il se calcule en affectant : **1.** Un coefficient de perfusion pulmonaire périphérique à chacun des six territoires pulmonaires (0 = normal).**2.** Un coefficient d'obstruction artérielle pulmonaire d'autant plus élevé que le thrombus siège dans une artère importante. Exemples : tronc de l'AP : 16 ; artère pulmonaire droite : 9 ; artère pulmonaire gauche 7.

L'index de Miller permet de calculer un pourcentage d'obstruction vasculaire pulmonaire. Index de Miller en % = [Coef. de perf. + Coef. d'obst.] : 34.

Phlébocavographie, écho-Doppler veineux

La phlébocavographie et surtout l'écho-Doppler veineux (selon les possibilités locales, en privilégiant les examens non invasifs) chercheront à objectiver la thrombose causale et préciseront la topographie et l'étendue éventuelle aux veines iliaques et à la veine cave inférieure (risque embolique majeur) (fig. 58.4). La sensibilité et la spécificité de l'ultrasonographie « par compression » avoisinent 95 % dans le cadre des thromboses veineuses symptomatiques proximales, la sensibilité chutant à 60 % chez les patients asymptomatiques ou porteurs de thromboses distales. Normale, elle n'élimine pas le diagnostic.

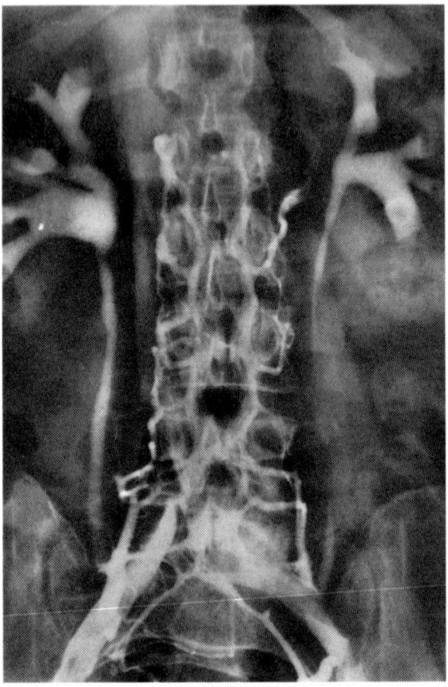

Fig. 58.4 Thrombose de la veine cave inférieure avec circulation collatérale paravertébrale, chez une jeune femme porteuse d'un lupus.

Orientations stratégiques actuelles

Devant une embolie pulmonaire grave accompagnée de signes de défaillance hémodynamique, le pronostic vital est engagé à court terme, justifiant l'emploi d'un traitement thrombolytique en dépit du risque hémorragique. Ce risque est majoré par les explorations invasives, ce qui rend préférable l'utilisation, en première intention, d'examens non agressifs (échocardiographie, scanner à balayage spiralé, scintigraphie pulmonaire en fonction des possibilités locales, voire angio-IRM à l'avenir).

En l'absence de signe de gravité (clinique, gazométrie, échographie cardiaque), l'acquisition hélicoïdale est rarement indiquée en première intention. On lui préférera dans un premier temps le dosage des D-dimères, la scintigraphie de ventilation-perfusion couplée à l'écho-Doppler des membres inférieurs. Si l'examen scintigraphique est non contributif, l'angioscanner voire l'angiographie peuvent être proposés (*cf.* algorithme décisionnel, fig. 58.2).

THÉRAPEUTIQUE

Traitement symptomatique

Le traitement symptomatique s'impose dans tous les cas :

– oxygénothérapie à débit élevé (6 à 10 l/min.) ; si besoin, ventilation assistée ;
– sédation de la douleur pouvant nécessiter un antalgique du tableau B ;
– en cas d'état de choc et après mise en place d'une voie veineuse : remplissage éventuel associé à dobutamine ou isoprénaline qui sont inotropes +, et vasodilatateurs pulmonaires.

Traitement de l'obstruction pulmonaire *(fig. 58.5)*

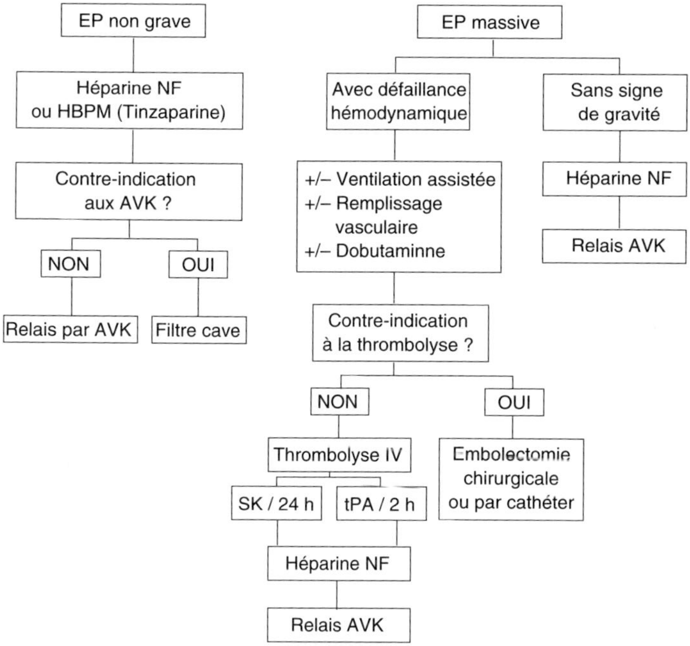

Fig. 58.5 traitement de l'embolie pulmonaire.

HBPM : héparine de bas poids moléculaire ; AVK : antivitamine K ; SK : streptokinase ; tPA : activateur tissulaire de plasminogène.

Ses modalités dépendent de l'âge, des tares associées, du retentissement cardiocirculatoire, de l'index de Miller, de la répétition des emboles, de l'existence d'une thrombose veineuse ou d'un caillot flottant.

Dans les embolies pulmonaires récentes, l'attitude suivante peut être proposée.

AMPUTATION VASCULAIRE < 40 % (EMBOLIE PULMONAIRE NON GRAVE)

L'héparine reste le traitement de base. Deux options possibles, au choix :

– *héparine non fractionnée* par voie intraveineuse (5 000 UI en bolus suivies de 1 000 UI/heure en perfusion continue) avec contrôle de la coagulation par TCK proche de 3 fois celui du témoin ;
– *HBPM* : la tinzaparine (*Innohep* est la seule HBPM à avoir obtenu l'AMM dans cette indication, EP non grave). La posologie est de 175 UI A-Xa/kg/jour *en une seule injection*. Le *Lovenox* est néanmoins utilisé par nombre d'équipes dans les EP sans signe de gravité clinique.

AMPUTATION VASCULAIRE ≥ 60 % (EMBOLIE PULMONAIRE MASSIVE)

En fonction du tableau clinique :

En présence de signes de défaillance hémodynamique

Le traitement thrombolytique par voie veineuse est impératif améliorant de manière significative un pronostic particulièrement péjoratif. En l'absence de contre-indication, les thrombolytiques sont administrés lorsqu'il existe des signes cliniques de choc ou de bas débit. Contrairement à l'héparine qui n'a aucun effet hémodynamique dans les premières heures, les thrombolytiques abaissent d'environ 30 % les résistances pulmonaires en trois heures, la désobstruction étant de 40 à 50 % 12 heures après le début du traitement. Pour certains, le traitement par thrombolytiques se décide sur des résistances pulmonaires élevées au-delà de 10 unités associées à une élévation de la pression pulmonaire et une diminution du débit cardiaque. Le rtPA semble réduire plus rapidement les résistances pulmonaires, permettant de faire passer plus aisément le « cap difficile » ; plusieurs protocoles de thrombolyse sont proposés :

– protocole long : streptokinase (Streptase) IV 250 000 UI/30 minutes puis 100 000 UI/heure pendant 24 heures ;
– protocole court : n'excédant pas deux heures, il semble recueillir un maximum de suffrages du fait d'un risque hémorragique moindre, l'efficacité hémodynamique étant par ailleurs spectaculaire : altéplase (*Actilyse*) 10 mg en bolus IV en 2 minutes puis 90 mg en perfusion IV sur 2 heures.

L'héparine est administrée secondairement en fonction du protocole de fibrinolyse utilisé.

> **Noter !** La preuve de la supériorité de la thrombolyse sur l'héparine n'a pas été formellement démontrée dans l'embolie pulmonaire massive cliniquement bien tolérée, en l'absence de signes de défaillance hémodynamique.

Une embolectomie chirurgicale sous CEC, d'indication exceptionnelle, est proposée à titre de sauvetage dans les cas suivants, en l'absence d'efficacité de la fibrinolyse au bout d'une à deux heures :

– état de choc persistant avec hypotension, oligurie ;
– $PO_2 < 60$ mm Hg, amputation vasculaire > 75 % ;
– arrêt cardiaque ;
– absence d'amélioration en dépit du traitement (ou de contre-indication de la fibrinolyse).

> Au cours de ces dernières années, différentes techniques d'embolectomie non chirurgicale ont été expérimentées :
> – ablation de l'embole au moyen d'un cathéter de Greenfield ;
> – fragmentation à l'aide d'une sonde angiographique ;
> – thrombectomie par sonde d'Amplatz ou lyse du caillot par sonde à dispositif rotatif.
>
> Cependant, pour la plupart de ces techniques expérimentales, l'expérience reste encore très limitée.

En l'absence de signes de défaillance hémodynamique

L'embolie pulmonaire massive sera traitée en première intention par une héparinothérapie standard conventionnelle, en perfusion continue à la seringue électrique.

Traitement de la thrombose veineuse responsable

Le traitement de la thrombose veineuse responsable se confond le plus souvent avec celui de l'EP, l'héparinothérapie étant habituellement suffisante.

RELAIS PAR LES AVK

Dans les embolies pulmonaires de faible importance, il est devenu habituel de débuter dès le premier jour des AVK à demi-vie longue en visant un INR entre 2 et 3. Les récidives ne sont pas significativement réduites si l'INR est maintenu à un niveau plus élevé, alors que le risque hémorragique est considérablement accru. La durée du traitement par AVK est encore mal codifiée, n'excédant pas six mois dans la majorité des cas. Il a été montré que le maintien prolongé d'un traitement par AVK à doses faibles produisant une anticoagulation modeste réduisait néanmoins très significativement le risque de récidive thromboembolique.

OBLITÉRATION DE LA VCI

L'oblitération de la VCI, par clip péricave sous-rénal sous anesthésie générale ou par filtre (fig. 58.6) ou ombrelle mis en place par voie jugulaire interne sous anesthésie locale, est potentiellement indiquée dans les situations suivantes :

- récidive sous traitement anticoagulant bien conduit ;
- accident hémorragique sévère sous anticoagulants ;
- contre-indication au traitement anticoagulant ;
- thrombose veineuse progressant malgré le traitement anticoagulant ;
- embolectomie chirurgicale ;
- EP massive > 70 % (risque important si nouvelle EP) ;
- thrombus flottant dans la veine cave inférieure.

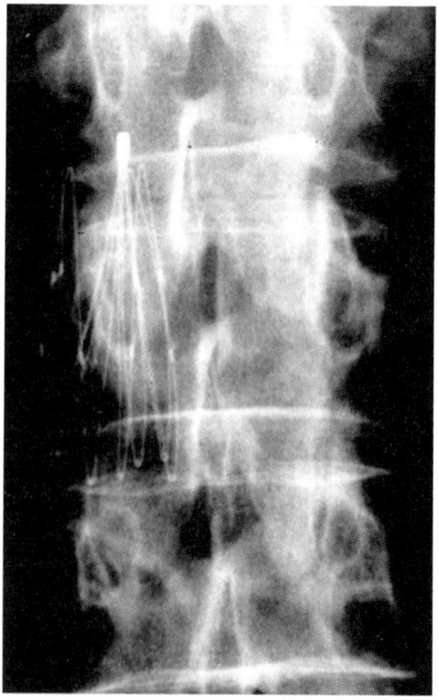

Fig. 58.6 Filtre cave.
a. Sur l'ASP dans la veine cave inférieure.
a

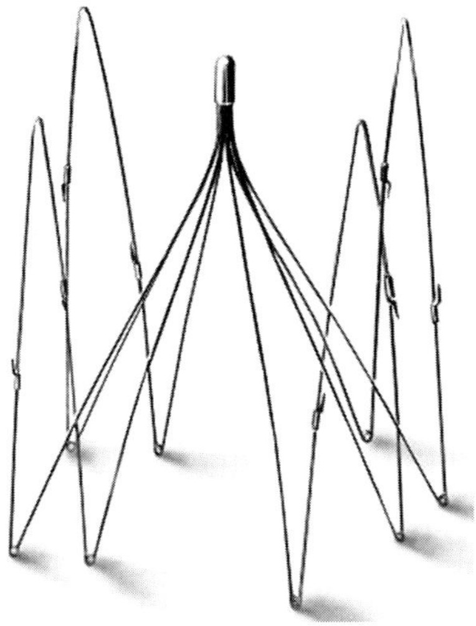

b

Fig. 58.7 Filtre cave. *(suite)*
b. Filtre LP (Braun).

À part : le thrombus mobile

Issu d'une thrombose veineuse, il est habituellement diagnostiqué lors du bilan échocardiographique d'une embolie pulmonaire. Il se présente sous forme de caillot allongé en serpentin, flottant librement dans les cavités droites, associé à un tableau clinique de cœur pulmonaire aigu. Le risque embolique imminent, complétant une EP préexistante, est important avec une mortalité supérieure à 40 %. Cet aspect contre indique l'angiographie pulmonaire et fait discuter soit la thrombolyse, soit l'embolectomie chirurgicale.

CHAPITRE 59

Valvulopathies graves

Valvulopathies natives

RÉTRÉCISSEMENT MITRAL

Étiopathogénie

La surface de l'orifice mitral est de 4 à 6 cm^2. L'orifice est sténosé lorsque la surface est inférieure à 2,5 cm^2. La sténose est serrée lorsque la surface est inférieure à 1,5 cm^2. Les femmes sont trois à quatre fois plus souvent affectées que les hommes. La rapidité de constitution d'un rétrécissement mitral (RM) après un rhumatisme articulaire est très variable (il peut s'écouler des années, voire des décennies, avant qu'un obstacle significatif ne se constitue). Les sténoses serrées s'observent, le plus souvent, vers l'âge de 30 à 40 ans.

Le RM est presque toujours post-rhumatismal. Les autres causes sont plus rares : RM dégénératif, lupus érythémateux, syndrome des anticorps antiphospholipides, fibrose, cardiopathie carcinoïde, etc.

Physiopathologie

L'orifice sténosé offre en diastole un obstacle à l'écoulement sanguin entre l'OG et le VG. La pression dans l'OG est augmentée et l'OG dilatée. Sa paroi s'amincit. Les capillaires pulmonaires et les veines pulmonaires sont distendus. La dilatation de l'OG favorise la formation de thrombose intra-auriculaire gauche et la survenue d'AC/FA. Le VG est de taille normale. Progressivement, les cavités droites se dilatent du fait d'une hypertension artérielle pulmonaire post-capillaire. Les poumons deviennent progressivement lourds, rigides, congestionnés. Lorsque la pression capillaire qui suit passivement celle de l'OG s'élève à plus de 25 mm Hg, apparaît un œdème pulmonaire. Quand le retentissement ventriculaire droit se majore, l'HTAP devient fixée et entraîne une défaillance droite.

Circonstances de découverte

Le RM est longtemps latent. Souvent, le patient est examiné à l'occasion d'un accident évolutif. La dyspnée d'effort de degré variable, la toux d'effort, le grésillement laryngé, le sub-œdème pulmonaire sont les principaux signes fonctionnels.
Parfois, une embolie artérielle et une AC/FA sont révélatrices de la maladie.

Examen clinique

Dans les formes tardives, le faciès des patients peut être érythémateux et cyanosé. L'auscultation est l'étape fondamentale du diagnostic lorsqu'elle retrouve trois éléments : l'éclat du premier bruit, le claquement d'ouverture de la mitrale et, surtout, le roulement diastolique grave, grondant, sourd.

Radiographie thoracique

Cet examen objective typiquement une dilatation de l'OG, des cavités droites, du tronc de l'artère pulmonaire. En cas de sténose serrée, les artères pulmonaires sont dilatées avec redistribution vasculaire pulmonaire témoignant d'une élévation de la pression capillaire pulmonaire au-delà de 20 mm Hg. Des calcifications mitrales peuvent être visibles.

ECG

Un aspect électrique d'hypertrophie auriculaire gauche est très fréquemment observé. À un stade plus avancé, apparaissent des signes d'hypertrophie ventriculaire droite. Le passage en AC/FA est inéluctable dans les formes évoluées.

Échocardiographie

Elle conditionne la stratégie thérapeutique et permet le diagnostic positif de RM en quantifiant la sténose par planimétrie. La surface mitrale peut également être évaluée par équation de continuité. L'échographie permet une analyse précise des valves et de l'appareil sous-valvulaire, particuliè-

rement importante pour évaluer la faisabilité d'une valvuloplastie percutanée.
Elle recherche une IM concomitante, d'autres atteintes valvulaires, dans le cadre d'une cardiopathie rhumatismale. Elle apprécie également le retentissement de la sténose mitrale sur les pressions pulmonaires. La mobilité des valves est diminuée, les cordages et piliers peuvent être atteints. Le gradient diastolique trans-mitral évalué par le Doppler est d'autant plus important que le RM est serré. L'ETO confirme souvent le diagnostic et recherche une thrombose de l'OG ou de l'auricule qui peut contre-indiquer la dilatation mitrale.

Cathétérisme cardiaque

Il n'est pas indispensable compte tenu de l'apport de l'échographie. Quand il est réalisé, il montre une élévation de la pression capillaire pulmonaire, supérieure à 15 mm Hg, une élévation de la pression artérielle pulmonaire. La surface mitrale peut être calculée en l'absence d'insuffisance mitrale, selon la formule de Gorlin. Le cathétérisme peut être complété par une coronarographie, en particulier si une intervention chirurgicale est envisagée et si le sujet a plus de 45 ans.

Histoire naturelle du RM et complications

Le RM reste longtemps bien toléré et asymptomatique.
Cependant, ses complications graves peuvent survenir à tout moment et être révélatrices :

– troubles du rythme : la survenue d'une AC/FA marque un tournant évolutif. Elle est d'autant plus fréquente que l'OG est distendue. Elle entraîne une dyspnée, une mauvaise adaptation cardiovasculaire à l'effort, augmente considérablement le risque de thrombus auriculaire et d'embolie systémique, justifie d'un traitement anticoagulant ;
– complications pulmonaires :
  - dyspnée paroxystique ou permanente ;
  - œdème aigu du poumon ;
  - hémoptysie ;
  - épanchements pleuraux ;
  - bronchites ;

– insuffisance cardiaque : elle s'installe après plusieurs années, et est précédée d'arythmie complète. Il s'agit, le plus souvent, d'une insuffisance droite avec hépatomégalie, turgescence jugulaire, œdème des membres inférieurs, parfois ascite, sub-ictère, état cachectique, parfois favorisé par une hypertension cave inférieure ;

– accidents thromboemboliques : le point de départ est souvent une thrombose de l'OG. Les embolies sont volontiers multiples, favorisées par l'arythmie. Les embolies, souvent cérébrales, peuvent toucher également les artères des membres inférieurs et les viscères (foie, rate, reins), voire les artères coronaires. Leur incidence a toutefois largement diminué grâce au traitement anticoagulant ;

– autres complications plus rares : nous ne ferons que citer l'angor fonctionnel sans lésion obstructive des artères coronaires, et les endocardites infectieuses.

Traitement

TRAITEMENT MÉDICAL

Les complications comme l'OAP, l'AC/FA, les embolies, l'insuffisance cardiaque, font appel aux diurétiques, digitaliques, antiarythmique, bêtabloquants et anticoagulants. La prévention de l'endocardite infectieuse, bien que rare, est nécessaire.

COMMISSUROTOMIE MITRALE PERCUTANÉE

Cette technique interventionnelle destinée à ouvrir les commissures mitrales symphysées est réalisée en salle de cathétérisme cardiaque sous anesthésie locale. Elle est indiquée dans les RM serrés symptomatiques dont l'anatomie est compatible avec une conservation de la valve, lorsqu'il n'existe pas de thrombus dans l'OG ou d'IM importante. Son taux de réussite est élevé (85 %). Ses complications peuvent être les suivantes :

– mortalité ;
– perforation du cœur avec hémopéricarde ;
– aggravation d'une insuffisance mitrale ;
– communication interauriculaire ;
– accident embolique, etc.

REMPLACEMENT VALVULAIRE MITRAL PAR PROTHÈSE

Il est réalisé sous CEC lorsqu'un geste conservateur par commissurotomie n'est pas réalisable. Lorsqu'une prothèse mécanique à double ailette est utilisée, le traitement anticoagulant au décours doit être rigoureux, en visant un INR entre 3 et 4,5. Ce sont essentiellement les RM calcifiés avec valves et appareil sous-valvulaire très remaniés ou associés à une IM notable qui en sont les principales indications.

Dans les RM sévères avec insuffisance cardiaque

La valvuloplastie doit être réalisée en urgence.

La fréquence cardiaque peut être ralentie prudemment avec de l'esmolol.

En présence d'une hyperexcitabilité supraventriculaire, chez un patient instable chez qui le passage en AC/FA peut être mal toléré, l'amiodarone et la digoxine peuvent être utilisées.

Le recours à l'héparinothérapie, en présence d'une fibrillation auriculaire ou d'une OG très dilatée, est nécessaire, en se méfiant du risque d'hémoptysie.

INSUFFISANCE MITRALE

L'insuffisance mitrale (IM) est définie par le reflux systolique du sang du VG vers l'OG, par perte d'étanchéité de la valve mitrale.

Étiologie des insuffisances mitrales

Du fait du vieillissement de la population, de la raréfaction du RAA, les lésions dégénératives de la valve représentent la première cause d'IM. Cette valvulopathie fréquente concerne plus de 5 % de la population de plus de 70 ans. Les principales étiologies sont les suivantes :

– IM dégénératives ;
– IM rhumatismale où la fuite s'associe, le plus souvent à un RM, séquelle du RAA. Les valves sont, alors, calcifiées et l'appareil valvulaire et sous-valvulaire très remanié ;
– IM secondaire à une cardiopathie ischémique par rupture de pilier, dysfonction de pilier, et surtout dysfonction ventriculaire gauche globale ou segmentaire ;
– IM par endocardite aiguë ;
– IM des cardiomyopathies favorisées par la dysfonction et la déformation du VG, responsables d'un défaut de coaptation des valves.

Les autres causes d'IM sont plus rares :

– maladie de système ;
– syndrome de Marfan ;

– lupus érythémateux ;
– syndrome des anticorps anti-phospholipides ;
– cardiopathie congénitale ;
– prise d'anorexigènes ;
– IM traumatique, etc.

Physiopathologie

EN AMONT

Au niveau de l'OG, l'IM augmente les volumes et les pressions. Quand la pression auriculaire gauche s'élève, la pression capillaire augmente également, ainsi que la pression artérielle pulmonaire. Dans un deuxième temps, l'élévation des résistances artérielles pulmonaires entraîne une dilatation et une hypertrophie du VD qui conduit à un tableau d'insuffisance ventriculaire droite.

EN AVAL

Le VG se dilate pour compenser, dans un premier temps, l'IM, mais cette dilatation accroît la taille de l'anneau et la fuite avec, secondairement, apparition d'une IVG.
Néanmoins dans les IM aiguës, les cavités gauches ne sont pas dilatées et la pression de l'OG s'élève brutalement, à l'origine d'un OAP.

Signes fonctionnels

Dans les IM volumineuses chroniques, les symptômes apparaissent souvent à l'occasion d'un passage en AC/FA et sont dominés par l'asthénie et la dyspnée d'effort, qui limitent l'activité. Les autres symptômes, tels que l'orthopnée, la dyspnée nocturne paroxystique ou l'hémoptysie, sont plus rares.
Dans les IM aiguës, un tableau d'OAP est au premier plan avec, parfois, état de choc.
Enfin, la survenue d'une mort subite est possible.

Examen clinique

La pression artérielle est, le plus souvent, normale. Le signe essentiel d'auscultation est un souffle de régurgitation holosystolique parfois faible lorsque le débit est effondré. Le pouls est initialement régulier, puis peut être arythmique. Les signes d'insuffisance cardiaque peuvent être précoces en cas d'IM aiguë, ou tardifs si l'IM est chronique.

Radiographie thoracique

Dans les fuites mitrales volumineuses apparaît une cardiomégalie avec un cœur triangulaire du fait de la dilatation du VG et, surtout, de l'OG. Des signes d'œdème pulmonaire sont à rechercher.

ECG

Il peut objectiver une hypertrophie auriculaire gauche, une AC/FA, dont la fréquence augmente avec l'âge et la sévérité de la fuite. La surcharge ventriculaire gauche est plus tardive.

Échocardiographie *(fig. 59.1)*

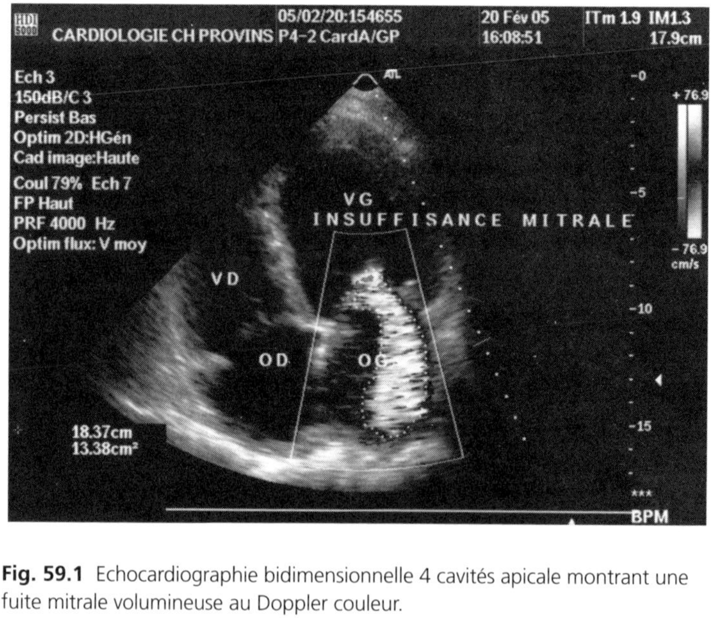

Fig. 59.1 Echocardiographie bidimensionnelle 4 cavités apicale montrant une fuite mitrale volumineuse au Doppler couleur.

L'échocardiographie-Doppler transthoracique et, éventuellement, transœsophagienne est actuellement l'examen de référence, permettant le diagnostic de la fuite (jet mosaïque couleur naissant au point de coaptation des valves et se dispersant dans l'OG), de son mécanisme et de sa sévérité. Le diagnostic est évoqué surtout sur les signes indirects que sont la surcharge volumétrique des cavités gauches, la dilatation de l'OG et, plus rarement, sur des signes directs comme un capotage valvulaire par rupture de cordage. L'échocardiographie permet, en outre, de détecter les atteintes des valves associées, d'assurer le suivi non invasif et de porter l'indication chirurgicale. En effet, grâce au Doppler couleur, il est possible de détecter la fuite, son origine, la direction du jet régurgitant, le rapport de sa surface (IM sévère si extension spatiale supérieure à 8 cm^2 en ETT) avec celle de l'OG. On peut, également, calculer la surface de l'orifice de régurgitation grâce à la mesure du rayon de la PISA et au recueil du flux d'IM en Doppler continu (flux négatif holosystolique de haute vélocité en incidence quatre cavités apicales).

L'ETO offre des images d'une qualité supérieure, mais n'est indispensable que lorsqu'il persiste un doute concernant le mécanisme de la fuite ou la sévérité de la régurgitation.

L'ETO confirme l'IM sévère si :
– la surface de l'orifice régurgitant est supérieure à 0,4 cm^2 ;
– le diamètre du jet à l'origine est de plus de 6 mm ;
– en Doppler pulsé, le flux veineux pulmonaire présente un aspect d'inversion de l'onde S dû à un reflux dans les veines pulmonaires.

Les données échocardiographiques indispensables pour la décision opératoire sont les suivantes :

– quantification de la fuite : surface de l'orifice régurgitant et/ou volume régurgité (≥ 60 ml dans les IM volumineuses) ;
– mécanisme ;
– dimension du VG et FEVG (< 60 % : argument en faveur d'une IM grave) ;
– état des autres valves ;
– PAP, cavités droites, retentissement sur l'OG.

Cathétérisme cardiaque

Il n'est pratiqué que lorsque les signes fonctionnels conduisent à discuter une sanction chirurgicale. L'élévation de la pression auriculaire et capillaire pulmonaire est bien corrélée avec le débit de régurgitation mitrale. La sévérité est déterminée par la densité de contraste refluant dans l'OG, lors de l'angiographie VG. La gradation quantitative est la suivante :

– grade I : régurgitation minime ;
– grade II : régurgitation modérée ;

– grade III : régurgitation volumineuse ;
– grade IV : régurgitation massive.

Toutefois, cette gradation angiographique, subjective et sans fondement pronostique, est progressivement abandonnée au profit de la gradation quantitative échocardiographique de l'IM en trois stades pronostiques (minime, modérée, sévère).

La coronarographie est systématiquement réalisée lorsque l'indication opératoire est portée à partir de 40 ou 50 ans. La FEVG est le plus puissant prédicteur de survie tardive.

Histoire naturelle

L'IM longtemps bien tolérée a, cependant, un risque de mort subite de 1,8 % par an environ. Le pronostic est nettement plus mauvais dès qu'apparaissent des symptômes tels qu'une arythmie, une dyspnée significative, une insuffisance cardiaque.

Traitement

TRAITEMENT MÉDICAL

La prévention de l'endocardite doit être systématique. En cas d'AC/FA, la fréquence cardiaque doit être ralentie par des digitaliques et/ou des bêtabloquants, les patients étant anticoagulés.

Dans les insuffisances mitrales graves en préopératoire

L'exploration hémodynamique peut montrer une onde V trois fois plus ample que la Pcap.

Le nitroprussiate de sodium (à la dose de 3 à 5 µg/kg/min.) doit viser à obtenir une Pcap entre 15 et 18 et une systolique à 100 mm Hg.

Il ne faut pas tarder à intuber le patient si l'hématose est précaire et que le patient s'épuise.

L'insuffisance cardiaque congestive est traitée de façon usuelle par les diurétiques.

La dobutamine et la milrinone sont préférables à la dopamine.

Les dérivés nitrés et l'héparine sont employés en cas de cardiopathie ischémique.

Le recours à la CPBIA est possible.

TRAITEMENT CHIRURGICAL PAR RECONSTRUCTION OU PROTHÈSE

Une chirurgie réparatrice est possible dans la grande majorité des cas, sans changer la valve. En termes de mortalité opératoire et de survie, la réparation valvulaire est meilleure que le remplacement valvulaire. À l'avenir, le dosage de la BNP pourrait aider à poser l'indication opératoire. Grâce à ces progrès, la correction chirurgicale des IM est proposée :

– chez les patients symptomatiques ;
– chez les patients présentant des signes de dysfonction VG, dont la fraction d'éjection s'abaisse à moins de 60 % et dont le VG se dilate avec un diamètre télésystolique à plus de 45 mm ;
– chez les patients ayant une IM asymptomatique mais une HTAP ;
– ainsi que chez des patients peu ou pas symptomatiques, lorsque l'IM est sévère.

Le remplacement valvulaire mitral n'est indiqué qu'en cas d'échec de la valvuloplastie ou lorsqu'elle n'est pas techniquement réalisable.
Chez les sujets en AC/FA, nécessitant une anticoagulation, une prothèse mécanique est, le plus souvent, choisie.

RÉTRÉCISSEMENT AORTIQUE

La surface normale de l'orifice aortique est de 3 à 4 cm^2. Un RA modéré a une surface entre 0,75 et 1,5 cm^2. Lorsque la surface aortique est inférieure à 0,75 cm^2, le RA est serré. On peut également retenir le chiffre pondéré de 0,4 à 0,5 cm^2/m^2 de surface corporelle. Toutefois, il existe des discordances dans la littérature internationale, puisque pour les cardiologues américains (ACC/AHA), le RA est considéré comme serré lorsque la surface est inférieure à 1 cm^2 ou inférieure à 0,6 cm^2/m^2 de surface corporelle.

Causes

Le rétrécissement aortique dégénératif, ou maladie de Monckeberg, est la cause la plus fréquente de sténose aortique, touchant électivement les sujets âgés dans les pays industrialisés.
La bicuspidie congénitale est responsable d'un tiers environ des RA.
Le RA d'origine rhumatismale est plus rare.
Nous ne ferons que citer d'autres étiologies moins fréquentes : la maladie de Paget et l'insuffisance rénale chronique.

Physiopathologie

La réduction de la surface aortique entraîne une gêne à l'éjection du VG qui s'adapte à cette surcharge de pression par une hypertrophie ventriculaire gauche. Le débit cardiaque est initialement conservé, puis, la surcharge barométrique du VG et son défaut de perfusion altèrent la fonction tout d'abord diastolique puis systolique du VG. La restriction de la cavité ventriculaire secondaire à l'HVG intervient dans les modifications hémodynamiques responsables des symptômes d'effort, aux premiers rangs desquels les syncopes, l'angor et la dyspnée. À un stade plus tardif, le VG défaille avec diminution du débit cardiaque, augmentation des pressions en amont, puis, tardivement, insuffisance ventriculaire droite.

Manifestations cliniques

Dans les formes les plus fréquentes dégénératives, le RA est découvert tardivement à partir de la sixième décennie. Angor, syncopes, dyspnée d'effort sont les symptômes les plus fréquents qui précèdent de quelques années l'insuffisance cardiaque gauche.

Examen clinique

Le pouls artériel est petit et retardé. La pression artérielle est habituellement abaissée avec pincement de la différentielle. À l'auscultation, le souffle systolique est typiquement intense, rude, râpeux avec un deuxième bruit très diminué ou aboli du fait du remaniement important de l'appareil valvulaire.

Examens complémentaires

RADIOGRAPHIE THORACIQUE

À un stade évolué succédant à l'hypertrophie concentrique du VG, la dilatation du VG augmente le rapport cardiothoracique. Des calcifications valvulaires aortiques doivent être recherchées. Dans les formes graves, existent des signes de surcharge pulmonaire.

ECG

L'anomalie la plus fréquente est l'HVG. Du fait de l'altération possible des voies de conduction par des lésions fibrocalcaires, il existe souvent des troubles conductifs : bloc de branche gauche, bloc auriculo-ventriculaire.

ÉCHOCARDIOGRAPHIE

Elle montre des valves aortiques épaissies, dont l'ouverture est réduite en systole. Le ventricule gauche est hypertrophié. Grâce au Doppler, il est possible d'évaluer de façon précise le gradient trans-valvulaire entre le VG et l'aorte, ce qui permet une mesure fiable de la surface aortique.
L'écho-Dobu évalue la réserve contractile et recherche des modifications de la surface sous dobutamine avec trois profils possibles :

– réserve contractile stable, surface aortique inchangée ⇒ remplacement valvulaire aortique ;
– réserve contractile stable, : surface sous Dobu ↗ : RA non serré ⇒ traitement médical) ;
– pas de réserve contractile sous Dobu : risque opératoire majeur ⇒ abstention.

CATHÉTÉRISME CARDIAQUE

Il n'est plus pratiqué en dehors de la coronarographie qui a pour principale indication la vérification de l'état coronarien avant chirurgie. La seule indication de l'hémodynamique est l'incertitude sur le degré de la sténose aortique avec mesure précise du gradient de pression systolique entre le ventricule gauche et l'aorte, supérieur à 60 mm dans les RA serrés.

SI UN REMPLACEMENT VALVULAIRE EST ENVISAGÉ

Il faut faire un bilan ORL et stomatologique à la recherche d'un foyer infectieux potentiel, vérifier l'état des artères cervicales et des membres inférieurs par un Doppler, et la fonction respiratoire par des EFR.

Évolution

Les patients atteints de RA peuvent rester asymptomatiques pendant de nombreuses années. Une fois les symptômes apparus, l'espérance de vie est réduite : les durées moyennes de survie après angor ou syncope sont de trois ans, et après dyspnée ou OAP d'un à deux ans.
L'évolution peut être modifiée par d'autres complications : endocardite bactérienne, embolie calcaire, mort subite.

Thérapeutique

RECOMMANDATIONS

Il n'y a pas de traitement médical du RA. Lors de l'insuffisance cardiaque, les diurétiques, doivent être utilisés avec prudence car ils peuvent être mal tolérés. Le dosage du BNP aide à stratifier le risque. En fait, le remplacement valvulaire par prothèse est le seul traitement.

Recommandations européennes dans les cas litigieux

Elles sont en faveur de la chirurgie en présence de trois critères :

• Calcifications aortiques valvulaires sévères avec un pic de vitesse transaortique supérieur à 4 m/s au Doppler.

• Progression annuelle du pic de vitesse aortique supérieure à 0,3 m/s.

• Positivité de l'ECG d'effort (par le passé contre-indiqué dans les RA serrés…) avec l'un des critères d'interruption suivant :

– survenue d'une dyspnée, d'un angor, d'une lipothymie ou syncope ;
– élévation insuffisante (< 20 mm Hg) voire chute de la pression artérielle à l'effort ;
– niveau d'effort médiocre ;
– sous-décalage du ST significatif sans sténose coronaire significative… ;
– arythmie ventriculaire sévère à l'effort.

QUAND OPÉRER UN RA ?

La survenue d'un accident évolutif est rarissime chez les patients asymptomatiques porteurs d'un RAC serré. En revanche, l'apparition de symptômes doit conduire à la chirurgie.

Indications chirurgicales

Formelles :

– RA serré symptomatique ;
– RA serré même asymptomatique, mais patient devant bénéficier d'un pontage, d'une autre chirurgie valvulaire ou d'une chirurgie de l'aorte.

Raisonnables mais discutées :

– RA serré asymptomatique, mais dysfonction systolique, hypotension d'effort, etc. ;
– RA modéré mais patient devant être opéré d'un pontage, d'une valve, ou devant bénéficier d'une chirurgie de l'aorte.

L'intervention se déroule sous CEC. Les résultats sont excellents lorsqu'il n'existe pas encore de dysfonction VG, mais moins bons dans le cas contraire.
Selon l'âge du sujet, l'équipe médico-chirurgicale opte entre valve biologique, en particulier pour les sujets de plus de 75 ans (avec poursuite, au décours, d'un traitement antiagrégant plaquettaire) et valve mécanique, en particulier chez les sujets de moins de 70 ans (avec, au décours, AVK en visant un INR entre 2 et 3,5). Il n'existe pas de consensus pour le type de valve entre 70 et 75 ans. La mortalité opératoire est d'environ 5 %.

Noter ! Le remplacement valvulaire percutané par valve aortique en péricarde de cheval, inséré par voie artérielle rétrograde, bien que séduisant, est en cours d'évaluation chez les sujets en mauvais état général.

Faits importants dans le RA grave en préopératoire

Il faut déterminer si le patient est déplété ; si c'est le cas, il faut optimiser la précharge (macromolécules) à l'aide d'une sonde de Swan-Ganz.

En cas d'hypoperfusion : dopamine + dobutamine.

Si AC/FA : cardioversion (après ETO).

Si le patient a de l'angor, utiliser les dérivés nitrés avec grande prudence et réduire les inotropes.

Pas de vasodilatateurs.

La CPBIA est en général non recommandée.

INSUFFISANCE AORTIQUE

L'insuffisance aortique, défaut d'étanchéité des valves sigmoïdes aortiques, entraîne un reflux diastolique de sang de l'aorte vers le VG.

Étiologie

ANOMALIES DES VALVES

– Rhumatisme articulaire aigu.
– Endocardite infectieuse.

– Dysplasie valvulaire isolée ou associée à une dilatation de l'anneau aortique.
– Insuffisance aortique congénitale, secondaire à une bicuspidie.
– Traumatisme fermé du thorax par rupture d'une sigmoïde.

Atteintes de l'aorte ascendante

– Dystrophie isolée ou secondaire à un syndrome de Marfan ou d'Ehlers-Danlos.
– Dissection aortique de type A.
– Aortites infectieuses ou inflammatoires : syphilis exceptionnelle, maladie de Takayasu, spondylarthrite ankylosante, polyarthrite rhumatoïde, lupus érythémateux, maladie de Horton, syndrome de Behçet.
– IA secondaire à la prise d'anorexigènes.

Physiopathologie

La quantité de sang régurgité dépend de trois paramètres :

– la surface de l'orifice régurgitant en diastole ;
– le gradient de pression entre aorte et ventricule gauche ;
– la durée de la diastole.

Au stade de compensation, le VG est dilaté et hypertrophié, normo-cinétique, capable d'éjecter plus de sang pour compenser la fuite. À un stade plus tardif, le VG continue de se dilater et sa masse augmente, sa compliance diminuant. Les pressions de remplissage dans le VG, l'oreillette et en amont augmentent. L'importance de la dysfonction ventriculaire dépend du degré d'altération de la contractilité et des altérations ultrastructurelles et biochimiques des myocytes et de la fibrose. À un certain degré, les dégâts sont irréversibles.

En aval du VG, du fait de l'augmentation du volume d'éjection systolique, la pression artérielle systolique est souvent accrue. En revanche, la chute de la pression diastolique est d'autant plus importante que la fuite est sévère.

La circulation coronarienne est altérée par la baisse de la pression diastolique et l'ischémie myocardique touche alors les couches sous-endocardiques et dégrade la fonction VG.

Signes fonctionnels

L'IA chronique est, en fait, longtemps asymptomatique. Puis, peuvent apparaître :

- dyspnée de décubitus ;
- dyspnée paroxystique nocturne ;
- œdème aigu du poumon ;
- palpitations ;
- lipothymies ;
- syncopes.

Dans l'insuffisance aortique aiguë, les symptômes sont d'emblée sévères : OAP, angor.

Examen clinique

Les signes périphériques sont corrélés à l'importance de la fuite.
La pression artérielle diastolique est abaissée, parfois inférieure à 50 mm Hg en cas de fuite massive, et la pression systolique est élevée. Les pouls artériels sont amples et bondissants. L'hyperpulsabilité artérielle peut être visible sur les carotides, les mouvements de la tête.
À l'auscultation, le signe majeur est un souffle diastolique de régurgitation, doux, d'intensité souvent faible.

Examens complémentaires

RADIOGRAPHIE THORACIQUE

Le rapport cardiothoracique est augmenté du fait de l'allongement de l'arc inférieur gauche. La pointe du cœur plonge sous le diaphragme. L'aorte initiale est souvent dilatée, en particulier dans les anévrysmes dystrophiques. Dans les formes graves ou aiguës, peuvent apparaître des signes de surcharge pulmonaire.

ECG

L'ECG peut rester longtemps normal avant qu'apparaisse une HVG de type diastolique. Dans un second temps, peuvent survenir des anomalies évocatrices d'ischémie, ainsi que des troubles conductifs, des troubles du rythme auriculaire ou ventriculaire liés à l'atteinte myocardique.

ÉCHOGRAPHIE TT ET TO

Elle permet le diagnostic positif d'IA (fig. 59.2) et la quantifie, précisant également l'étiologie, le mécanisme de la régurgitation et le retentisse-

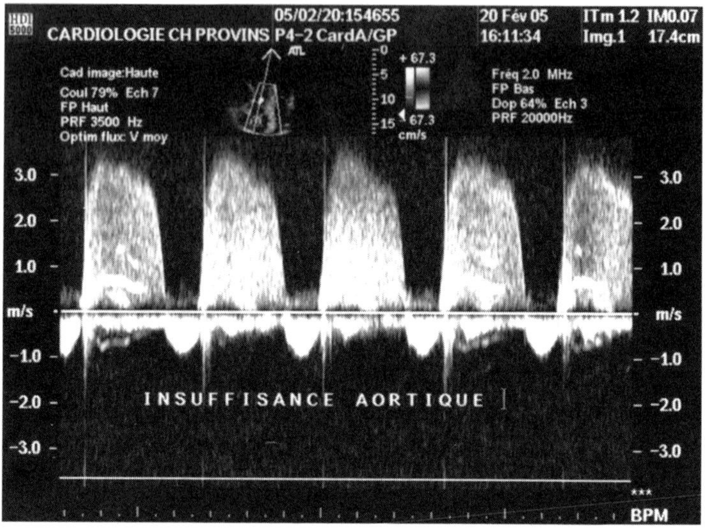

Fig. 59.2 Fuite aortique au Doppler continu.

ment ventriculaire gauche. En Doppler couleur, un flux anormal naît des sigmoïdes aortiques et se dirige vers la chambre de chasse en diastole. La quantification de la fuite repose sur la largeur du jet de la fuite à son origine, la planimétrie de la surface du jet régurgitant, l'extension du jet dans le VG, la mesure du flux dans l'aorte. L'échographie a, également, une valeur prédictive puisqu'elle permet de définir des patients à haut risque opératoire lorsque, par exemple, le diamètre télésystolique du VG est supérieur à 55 mm et la fraction de raccourcissement inférieure à 25 %.

L'IA est sévère si :

– le diamètre du jet à l'origine est supérieur à 13 mm ;
– le temps de demi-pression de l'IA au Doppler continu est inférieur à 350 ms ;
– la vitesse télé diastolique du flux pulsé dans la crosse aortique est supérieure à 20 cm/s ;
– la surface de l'orifice régurgitant est supérieure à 30 mm^2 ;
– le volume régurgitant est supérieur à 60 ml.

L'ETO n'a pas d'intérêt supplémentaire pour quantifier la fuite. En revanche, elle est fondamentale pour préciser certains mécanismes (endocardite, dissection, etc.).

CATHÉTÉRISME ET ANGIOGRAPHIE

Le cathétérisme cardiaque gauche, rétrograde, permet de quantifier la fuite aortique, la taille de l'anneau, la morphologie de l'aorte ascendante. Il est souvent couplé à une coronarographie lorsqu'une intervention est envisagée.

L'IA est légère si la fraction de régurgitation est inférieure à 20 %, modérée entre 20 et 40 %, moyenne entre 40 et 60 %, sévère au-delà de 60 %.

IRM ET SCANNER THORACIQUE

Ces techniques permettent de rechercher certaines causes d'insuffisance aortique comme la dissection, les dilatations anévrysmales.

Évolution

À partir de l'apparition des symptômes, le pronostic devient sévère à court terme avec une survie moyenne de trois à cinq ans après l'apparition de l'angor, et d'un à trois ans après les premiers signes d'insuffisance cardiaque.

D'autres complications peuvent survenir :

- endocardites bactériennes ;
- rupture de l'aorte ;
- mort subite.

Dans les insuffisances aortiques aiguës, si la fuite est volumineuse, le tableau clinique peut se compliquer très rapidement d'insuffisance cardiaque avec tachycardie, hypotension, troubles du rythme, choc cardiogénique, constituant, alors, une véritable urgence chirurgicale.

Noter !

- En cas d'IA asymptomatique à VG normal, le risque de mort subite est inférieur à 0,2 % par an.
- En cas d'IA symptomatique, la mortalité excède alors 10 % par an.

Traitement

TRAITEMENT MÉDICAL

La prophylaxie de l'endocardite doit être systématique.

Certains médicaments empêcheraient la détérioration du VG et retarderaient l'heure de la chirurgie : *Adalate* et inhibiteurs de l'enzyme de conversion (*Rénitec*, *Triatec*, etc.).

Les formes évoluées avec insuffisance cardiaque peuvent bénéficier des thérapeutiques habituelles (mesures hygiéno-diététiques, diurétiques, IEC, digitaliques, vasodilatateurs) en attendant l'intervention.

TRAITEMENT CHIRURGICAL

Il repose sur un remplacement valvulaire aortique isolé ou associé à un remplacement de l'aorte ascendante et/ou à un pontage coronarien. Cette intervention est réalisée sous CEC et peut faire appel soit à une bioprothèse, soit à une prothèse mécanique. Elle doit être réalisée dans toutes les fuites symptomatiques. En revanche, en l'absence de symptômes, l'indication doit être portée avant que le VG ne se détériore trop.

Points thérapeutiques importants dans L'IA sévère

Elle se manifeste donc souvent par un OAP.

La sonde de Swan-Ganz, si elle est utilisée, peut fournir une Pcap qui sous-estime les pressions de remplissage du fait de la fermeture prématurée de la valve mitrale.

Dans les décompensations aiguës, le nitroprussiate de sodium est intéressant pour accroître l'index à plus de 2 litres/min./m^2, en ne baissant pas la systolique à moins de 90 mm Hg. Puis la dobutamine peut être utilisée.

La dopamine est globalement à éviter, de même que la noradrénaline.

La tachycardie doit être traitée en augmentant la précharge et en n'utilisant, prudemment, la digoxine qu'au besoin.

Les bêtabloquants et les calcium-bloquants ne peuvent être utilisés.

La bradycardie peut nécessiter un EES et, éventuellement, de la dobutamine.

Les arythmies ventriculaires sont fréquentes ; quand la fonction VG est dégradée, seule la *Cordarone* peut être utilisée.

Facteurs prédictifs de mauvais résultat chirurgical dans les IA

Âge > 50 ans.

FEVG < 50 %.

DTD > 75 mm.

DTS > 55 mm.

NYHA 3 ou 4.

INSUFFISANCE TRICUSPIDIENNE

L'insuffisance tricuspidienne (IT) se définit par un reflux anormal de sang du VD vers l'OD durant la systole.

Étiologie

IT FONCTIONNELLE

Dans l'IT fonctionnelle, l'appareil valvulaire est normal mais l'anneau est dilaté : lésions mitrales ou mitro-aortiques, insuffisance ventriculaire gauche, cardiomyopathie, cœur pulmonaire aigu ou chronique, embolique ou par insuffisance respiratoire, hypertension artérielle primitive pulmonaire.

IT ORGANIQUE

– Endocardite infectieuse, en particulier chez l'héroïnomane.
– RAA.
– Dystrophie avec prolapsus tricuspidien.
– Traumatisme thoracique.
– Tumeur, lupus érythémateux aigu, prise d'antimigraineux ou anorexigènes.
– Radiothérapie sur le médiastin.
– Infarctus du ventricule droit.

Physiopathologie

L'IT augmente la précharge du VD. La pression auriculaire droite s'élève et l'OD se dilate. L'hyperpression auriculaire se transmet en amont dans le système veineux.

Signes cliniques

– Dyspnée puis insuffisance cardiaque droite avec hépatalgies, OMI, hépatomégalie.
– Expansion systolique du foie.
– Pouls veineux jugulaire systolique, parfois ascite, splénomégalie, cyanose, etc., l'auscultation retrouvant un souffle systolique de régurgitation xiphoïdien augmenté à l'inspiration.

Examens complémentaires

ECG

Il est, le plus souvent, anormal et montre des signes d'hypertrophie auriculaire et ventriculaire droite, coexistant fréquemment avec une fibrillation auriculaire.

Radiographie

La dilatation des cavités droites est inconstamment visible. L'existence d'une grosse OD est, en revanche, évocatrice.

Échocardiographie

C'est l'examen de choix pour le diagnostic de l'IT, l'évaluation de sa sévérité et la recherche de sa cause. Une très forte dilatation des cavités droites suggère une IT fonctionnelle. Le Doppler visualise la régurgitation et permet d'évaluer la pression artérielle pulmonaire.

Évolution

Le pronostic de l'IT est largement conditionné par son étiologie.
Cependant, l'évolution spontanée se fait le plus souvent vers l'aggravation des signes droits.

Traitement

Traitement médical

Le traitement médical palliatif, reposant sur les diurétiques, fait régresser de façon spectaculaire les signes d'IVD.

Traitement chirurgical

Seules les IT importantes nécessitent un geste, qui est le plus souvent une plastie de la valve tricuspidienne. Dans le cas particulier des endocardites tricuspides, des équipes chirurgicales ôtent parfois l'appareil valvulaire tricuspidien sans le remplacer.

Dysfonction aiguë de prothèse valvulaire

Les prothèses valvulaires sont rentrées dans la pratique courante depuis le premier remplacement valvulaire aortique effectué par Harken en 1953 et le premier remplacement valvulaire mitral réalisé par Starr en 1960. Aux Starr-Edwards ont succédé les Bjork-Shiley, les Saint-Jude Medical, toutes ces valves étant exposées au risque de dysfonction. Ces dysfonctions, fort heureusement rares, sont souvent néanmoins catastrophiques.

SIGNES D'APPEL

Chez un porteur de prothèse valvulaire, les signes d'appel peuvent être :

- un œdème aigu du poumon ;
- un état de choc brutal ;
- une syncope de type orthostatique ;
- des troubles du rythme sévères, des douleurs angineuses ou des troubles neurologiques systématisés ;
- de la fièvre ;
- une anémie ;
- une embolie périphérique.

Ces signes imposent la recherche d'une dysfonction.

EXAMEN

Auscultation

L'auscultation des prothèses mitrales peut révéler une anomalie en faveur d'une thrombose :

- diminution ou disparition des bruits d'ouverture et de fermeture ;
- apparition d'un souffle holosystolique de régurgitation ;
- apparition d'un roulement diastolique d'obstruction.

L'auscultation des prothèses aortiques révèle :

- en cas de thrombose :
  - diminution ou disparition du click d'ouverture,

- intensification du souffle systolique,
- allongement du temps de demi-ascension ;

– en cas de désinsertion *(plus fréquente dans cette position)* : souffle diastolique et syndrome périphérique.

L'auscultation des poumons recherchera également des signes d'insuffisance ventriculaire gauche.

ECG et cliché thoracique

Ils sont d'un appoint diagnostique faible, à la recherche d'un trouble du rythme, d'une cardiomégalie et de signes d'insuffisance ventriculaire.
L'examen radiocinématographique trouve là une de ses rares indications actuelles. Il met alors en évidence un mouvement anormal de l'armature en cas de désinsertion (angle de bascule > 8° pour la mitrale, > 10° pour l'aorte) ou une limitation du mouvement de l'élément mobile de la valve artificielle en cas de thrombose.

Échocardiographie

L'échocardiographie-Doppler et, surtout, l'échographie transœsophagienne sont les examens clés. On recherche des modifications de l'élément mobile dans sa course ou sa vitesse :

– en cas de thrombose : ressaut avant ouverture complète ; diminution de l'amplitude de déplacement de l'élément mobile ;
– en cas de désinsertion : bascule anormale de l'anneau d'insertion.

L'échocardiographie bidimensionnelle précise au mieux le retentissement sur le VG : par exemple, dilatation du VG par surcharge diastolique en cas de désinsertion aortique. Un thrombus peut être visible surtout en échographie transœsophagienne.
Le Doppler couleur est également très intéressant car il peut localiser au mieux une éventuelle fuite et quantifier une sténose grâce au calcul du gradient transprothétique.

Autres

Deux autres investigations ne sont quasiment plus réalisées depuis le développement de l'écho-Doppler :

– la recherche du thrombus par le test des plaquettes marquées à l'indium, qui nécessitait plusieurs jours pour sa réalisation ;
– le cathétérisme et l'angiographie.

TRAITEMENT

La thérapeutique varie selon les équipes.

Thrombose de valve

Héparinothérapie efficace ; parfois chirurgie des complications thromboemboliques périphériques.
La thrombolyse n'est pas systématique, bien que souvent efficace (83 % des cas), en raison du risque élevé d'accidents emboliques (15 à 18 %). Le traitement thrombolytique doit être envisagé s'il n'y a pas nécessité absolue d'une réintervention chirurgicale immédiate, en particulier lorsque le thrombus est de petite taille (≤ 5 mm) ou sur prothèse du cœur droit. Par contre, s'il n'y a pas d'amélioration au bout de 12 heures, la thrombolyse doit être considérée comme inefficace. On propose soit la streptokinase : 250 000 UI en 30 minutes puis 100 000 UI/heure, cette dose d'entretien étant poursuivie en fonction des résultats, ou le rtPA (10 mg en bolus puis 40 mg en 2 heures en association avec une héparinothérapie intraveineuse).
La chirurgie est indiquée (de plus en plus souvent en première intention) en cas d'échec, de choc cardiogénique ou d'œdème pulmonaire non contrôlé, ou de contre-indication de la thrombolyse ou lorsque les accidents emboliques récidivent sous traitement bien conduit chez un sujet jeune ayant une fonction VG satisfaisante ou lorsque le thrombus est volumineux. La prothèse défectueuse est le plus souvent remplacée par une hétérogreffe, mais les risques opératoires sont très élevés (31 % de mortalité).

Noter ! Thrombose obstructive massive mal tolérée de prothèse du cœur gauche = indication opératoire formelle

Désinsertion

La réintervention est presque toujours nécessaire après traitement médical conventionnel de l'insuffisance cardiaque.

Endocardites infectieuses

DÉFINITION

L'endocardite infectieuse, maladie rare, est une infection fréquemment bactérienne, à l'origine de lésions ulcéro-végétantes touchant, le plus souvent, l'endocarde.
L'*endocardite aiguë*, mortelle en quelques semaines en l'absence de traitement, survient sur une valve normale et entraîne des destructions rapides et des foyers infectieux à distance.
En revanche, l'*endocardite subaiguë* survient sur des valves pathologiques, son évolution étant beaucoup plus lente.

ÉPIDÉMIOLOGIE

Environ 1 500 cas sont diagnostiqués chaque année en France, l'incidence de l'endocardite étant de 25 à 30 cas par million d'habitants et par an. Les endocardites touchent deux fois plus les hommes. En dépit des progrès réalisés en antibiothérapie et chirurgie cardiaque, la mortalité de l'endocardite reste élevée entre 15 et 25 %.

PORTES D'ENTRÉE POTENTIELLES

– Infection stomatologique, gingivale, parodontale.
– Porte d'entrée digestive (tumeurs coliques).
– Portes d'entrée cutanée, urogénitale, ORL.
– Origine iatrogène : intervention bucco-dentaire, intervention sur un tégument infecté, manœuvres de réanimation, intubation, cathéter, chambre implantable, manœuvre endoscopique, dilatation œsophagienne, sclérose de varices, exploration endoscopique, fibroscopie bronchique, amygdalectomie, chirurgie cardiaque, PM, intervention chirurgicale et biopsie sur les voies urinaires et la prostate.
– Toxicomanie.

CARDIOPATHIES ET RISQUES D'ENDOCARDITE INFECTIEUSE

Cardiopathies à haut risque

- Prothèse valvulaire.
- Coarctation aortique.
- Valvulopathie aortique d'origine rhumatismale.
- Cardiopathie congénitale cyanogène.
- Antécédent d'endocardite infectieuse.

Cardiopathies à risque moyen

- Insuffisance aortique et/ou mitrale.
- CIV.
- Cardiomyopathie obstructive.
- Lésion congénitale aortique.

Cardiopathies à faible risque

- Patients ayant un PM ou un défibrillateur.
- Prolapsus valvulaire mitral sans fuite.
- Rétrécissement mitral pur.

Cardiopathies sans risque d'endocardite

- Communication interauriculaire.
- Cardiopathie congénitale opérée sans shunt résiduel.
- Hypertension.
- Insuffisance coronarienne.
- Cardiomyopathie dilatée.

PRINCIPAUX AGENTS PATHOGÈNES

Les streptocoques (55 % des endocardites) sont le plus souvent incriminés sur valves natives.

Les staphylocoques (15 à 20 % des endocardites) ont une évolution qui peut être fulminante, émaillée d'abcès fréquents et multiples (cerveau, poumons, reins).

Toutes les autres bactéries peuvent être incriminées : *Hemophilus, Streptococcus pneumoniae*, bacilles Gram-négatifs, brucellose, légionellose, etc.

Les champignons sont le plus souvent responsables d'endocardite chez les toxicomanes, mais peuvent toucher des patients immunodéprimés, sous antibiothérapie à large spectre ou au décours d'une chirurgie cardiaque (endocardites à *Candida* et à *Aspergillus*). L'évolution de ces endocardites à champignons est sévère avec des végétations larges à l'origine d'embolies.
Enfin, dans 10 % environ des cas, aucun germe n'est retrouvé du fait d'une antibiothérapie préalable ou de micro-organismes rares en cause comme les Spirochètes, les Rickettsies et les Chlamydias. La biologie moléculaire par l'étude en PCR (*Polymerase Chain Reaction*) peut alors identifier l'agent infectieux.

CLINIQUE

Les signes cliniques de l'endocardite apparaissent, habituellement, dans les deux semaines qui suivent l'événement déclenchant :

– le *syndrome infectieux* est l'élément fondamental. La fièvre habituellement modérée est présente dans presque toutes les endocardites, sauf quand le patient a été traité de façon intempestive par des antibiotiques à l'aveugle. Une asthénie avec perte de poids et sueurs, des arthralgies, des myalgies, des lombalgies sont souvent présentes ;
– l'apparition d'un *souffle* ou la modification d'un souffle préexistant est fortement évocatrice. D'autres signes doivent être recherchés avec attention : splénomégalie, taches cutanées purpuriques, pétéchies, faux panaris d'Osler, érythème palmaire ou plantaire ;
– les *complications infectieuses*, favorisées par l'embolisation de végétations, peuvent être révélatrices : hémiplégie, coma, hémorragie méningée, atteinte osseuse avec spondylodiscite douleurs abdominales aiguës fébriles, embolies dans les gros vaisseaux, atteinte rénale voire insuffisance cardiaque qui peut être secondaire à une destruction valvulaire, une embolie coronaire, un abcès du myocarde, etc.

ÉLÉMENTS DU DIAGNOSTIC

Biologie

La biologie retrouve souvent :

– une anémie ;

– une hyperleucocytose ;
– une accélération de la vitesse de sédimentation, une élévation de la CRP et de la procalcitonine ;
– une thrombocytose (inflammation) ou une thrombocytémie (CIVD) ;
– une hématurie ou une protéinurie ;
– des facteurs rhumatoïdes et complexes immuns circulants.

Hémocultures

La mise en évidence de germes dans le sang est un élément essentiel diagnostique. En l'absence d'antibiothérapie préalable, trois à quatre hémocultures sont prélevées à une heure d'intervalle. Dans le cas contraire, ces trois à quatre hémocultures initiales doivent être suivies d'hémocultures toutes les huit heures pendant 72 heures.
La majorité des micro-organismes sont identifiés dès les premiers jours, leur sensibilité aux antibiotiques testée.

ETT, ETO

L'ETT et surtout l'ETO permet de visualiser l'élément caractéristique : la végétation, masse mobile, finement vibratile, attenante aux valves. L'ETT ne peut être utilisée pour éliminer une endocardite infectieuse que lorsque la probabilité clinique est faible. Sa sensibilité pour la détection de végétations n'est que de 60 à 75 %. L'ETO est nécessaire quand la suspicion clinique est élevée et l'ETT négative. Elle est nettement plus sensible pour la détection de végétations (82 à 94 %). Elle permet d'apprécier l'importance des dégâts, recherche des complications de type abcès, perforation, rupture de cordages, le Doppler pouvant quantifier l'importance des fuites valvulaires.

> **Noter !** Le risque embolique est d'autant plus grand que la végétation est mitrale, volumineuse (> 10 mm dans son grand axe), pédiculée, mobile, qu'elle augmente de taille sous traitement ou qu'elle a déjà embolisé.

ECG

L'ECG peut retrouver un élargissement du QRS, un bloc auriculoventriculaire ou un bloc de branche en faveur d'un abcès.

ÉVOLUTION

Les complications parfois révélatrices de la maladie sont graves, fréquentes, diverses.

Complications cardiaques

– Insuffisance cardiaque liée au délabrement valvulaire, première cause de décès.
– Abcès péri-aortique ou abcès septal.
– Embolie coronaire.
– Péricardite.

Complications emboliques

Une embolie systémique est retrouvée dans 30 % des endocardites et 20 % des embolies sont silencieuses.

– Rate, reins, tube digestif, système nerveux central, embolie pulmonaire.

Complications neurologiques (mortalité de 30 à 40 %)

– Ruptures d'anévrysme mycotique.
– Hémorragie méningée.
– Abcès cérébraux, surtout à staphylocoque.

Complications rénales

– Infarctus rénal.
– Néphropathie glomérulaire.
– Insuffisance rénale.

Autres complications

– Infarctus ou abcès splénique.
– Abcès ostéo-articulaire.

TRAITEMENT

Traitement médical curatif par antibiothérapie

Il nécessite l'éradication de tous les micro-organismes, l'antibiothérapie permettant de stériliser le foyer endocardique et de stopper la septicémie.

L'antibiothérapie doit être *bactéricide* ce qui nécessite l'utilisation de deux antibiotiques synergiques, prescrits à forte posologie, par voie IV.
L'antibiothérapie doit être *précoce*, avant le retour des hémocultures, puis adaptée à la nature du germe.
L'antibiothérapie doit être *prolongée* : quatre semaines de traitement pour les germes sensibles, six semaines pour les germes résistants, voire plus en cas d'endocardite sur prothèse.

STREPTOCOQUE NON GROUPABLE

Pénicilline (30 à 40 millions d'unités par jour) ou *Clamoxyl* (100 mg/kg/jour) + gentamycine (1 mg/kg/8 heures en perfusion IV d'une heure) ou *Nétilmicine*. Après dix à quinze jours de cette association, la pénicilline peut être utilisée seule. En cas d'allergie à la pénicilline, on peut utiliser la vancomycine (2 g/jour IV) associée à un aminoside.

STREPTOCOQUE D

Ampicilline (8 à 12 g/jour IV) associée à un aminoside. En cas d'allergie à la pénicilline, vancomycine (1,5 à 2 g/jour) ou teicoplanine + aminoside. Le traitement est le même lorsque les hémocultures sont négatives.

STAPHYLOCOQUE

Oxacilline (100 mg/kg/jour) et aminosides, parfois rifampicine.

EN CAS D'ENDOCARDITE SUR PROTHÈSE

La triple association vancomycine, aminoside (gentamycine ou *Nétromycine*, par exemple) et rifampicine est recommandée.

ENDOCARDITE À CHAMPIGNONS

Il faut associer l'amphotéricine B (0,5 à 1 mg/kg mais risque allergique +), à doses progressives, à la 5-flucytosine (*Ancotil*, 150 à 200 mg/kg par jour).

BACILLES GRAM-NÉGATIFS

Urcidopénicilline ou céphalosporine de troisième génération + aminoside.
Pour information, les anticoagulants, sauf en cas d'arythmie ou chez les patients porteurs de prothèse valvulaire, sont déconseillés. Le traitement de la porte d'entrée et une prise en charge dentaire s'imposent toujours.

Traitement chirurgical

Le remplacement valvulaire ne doit s'envisager qu'après stérilisation par antibiothérapie. Cependant, une chirurgie en phase aiguë est nécessaire dans certaines circonstances :

– insuffisance cardiaque importante non contrôlée ;
– infection non contrôlée par les antibiotiques ;
– abcès, infection sur prothèse valvulaire, endocardite à champignons ;
– complications emboliques et végétations volumineuses à l'échocardiographie persistantes après embolie systémique ;
– plus de deux événements emboliques pendant ou après l'antibiothérapie ;
– augmentation de la taille des végétations après quatre semaines de traitement ;
– apparition d'un nouveau bloc sur l'ECG ;
– pour certains : chirurgie prophylactique si végétation > 15 mm, très mobile.

Antibiothérapie prophylactique

Les gestes à risque sont parfaitement bien codifiés et les principales modalités d'antibioprophylaxie sont les suivantes :

– prophylaxie lors de soins dentaires ou d'actes portant sur les voies aériennes supérieures, en ambulatoire : prise unique dans l'heure précédant le geste soit de 3 g d'amoxicilline *per os*, soit de clindamycine (600 mg *per os*) ou de pristinamycine (1 g *per os*) ;
– antibioprophylaxie lors de soins dentaires et d'actes portant sur les voies aériennes supérieures et nécessitant une anesthésie générale : amoxicilline (2 g IV en 30 minutes en perfusion une heure avant, et 1 g *per os* 6 heures plus tard). En cas d'allergie aux bêtalactamines : vancomycine ou teicoplanine ;
– antibioprophylaxie lors d'interventions urologiques et digestives : en l'absence d'allergie aux bêtalactamines, on a recours à l'association amoxicilline (2 g IV en perfusion en 30 minutes, et gentamycine 1,5 mg/kg IV en 30 minutes dans l'heure précédant le geste, suivie d'1 g *per os* de *Clamoxyl* 6 heures plus tard). En cas d'allergie aux bêtalactamines, la vancomycine ou la teicoplanine sont associées à de la gentamycine.

CHAPITRE **60**

Urgence hypertensive

DIAGNOSTIC

Le diagnostic repose sur la coexistence de plusieurs des signes suivants :

– pression diastolique supérieure à 120 mm Hg ;
– signes neurologiques : céphalées, nausées, confusion, stupeur, coma, convulsions, troubles visuels, signes de localisation ;
– anomalies du fond d'œil : œdème papillaire, hémorragies en flammèches, exsudats ;
– signes cardiaques : galop, râles crépitants, insuffisance coronarienne ;
– signes rénaux : oligurie, élévation de l'urée et de la créatinine, hématurie, anurie.

TRAITEMENT

La thérapeutique ne doit pas être différée et le but du traitement est triple :

– faire régresser les symptômes ;
– abaisser la diastolique à moins de 100 mm Hg ;
– maintenir un débit urinaire supérieur à 20 ml/heure.

L'abaissement de la TA doit être très rapide dans les crises hypertensives avec OAP ou dissection et en cas de toxémie gravidique. La pression artérielle doit être diminuée plus progressivement, en plusieurs heures, en cas d'insuffisance coronarienne ou d'accident vasculaire cérébral.
Pour abaisser la TA rapidement dans les cas graves, on dispose principalement de :

– nicardipine (*Loxen* injectable) 5 à 10 mg en 10 minutes puis 2 à 6 mg/heure ;
– *Médiatensyl* ou *Eupressyl* (une ampoule de 25 mg en 20 secondes éventuellement renouvelable au bout de 5 minutes puis 9 à 30 mg par heure à la seringue électrique) ;
– esmolol (*Brevibloc*) : 0,5 mg/kg en une minute puis perfusion d'entretien de 0,05 mg/kg/min. (max. : 0,3 mg/kg/min.) ;
– nitroprussiate de sodium. Ce produit agit immédiatement et son action cesse rapidement après la fin de son administration. La réduction de la post-charge est particulièrement intéressante dans les insuffisances cardiaques congestives (posologie : 0,50 à 3 µg/kg/min.) ;
– hydralazine (*Népressol*) efficace en 15 minutes (50 à 100 mg/jour à la pompe). Cependant, son effet antihypertenseur est imprévisible et elle provoque une tachycardie réflexe néfaste pouvant nécessiter de l'adjonction d'un bêtabloquant.

Dans les formes mieux tolérées, on peut essayer d'abord :

– le labétolol (*Trandate*) à la dose initiale de 1 mg/kg en une minute puis 0,1 mg/kg/heure quand l'absence d'insuffisance cardiaque est certaine ;
– le *Lasilix* : 1 à 2 ampoules de 20 mg toutes les 4 à 6 heures, surtout en cas de rétention hydrosodée et quand la diurèse est inférieure à 50 ml/h ;

Attention ! L'*Adalate* 10 mg par voie sublinguale est désormais formellement contre-indiqué, ayant été jugé responsable de chutes tensionnelles trop brutales suivies d'accidents ischémiques aigus.

– la clonidine (*Catapressan*) : une demi-ampoule IM renouvelable beaucoup plus rarement ;
– les inhibiteurs de l'enzyme de conversion et surtout le captopril : 12,5 mg toutes les 6 heures au début (dose max. : 150 à 200 mg/jour) en l'absence de pathologie rénale (fig. 60.1) ainsi que l'énalapril (2,5 à 5 mg toutes les six heures) et le lisinopril, utiles surtout pour le relais *per os* des vasodilatateurs IV, réalisé le plus tôt possible.

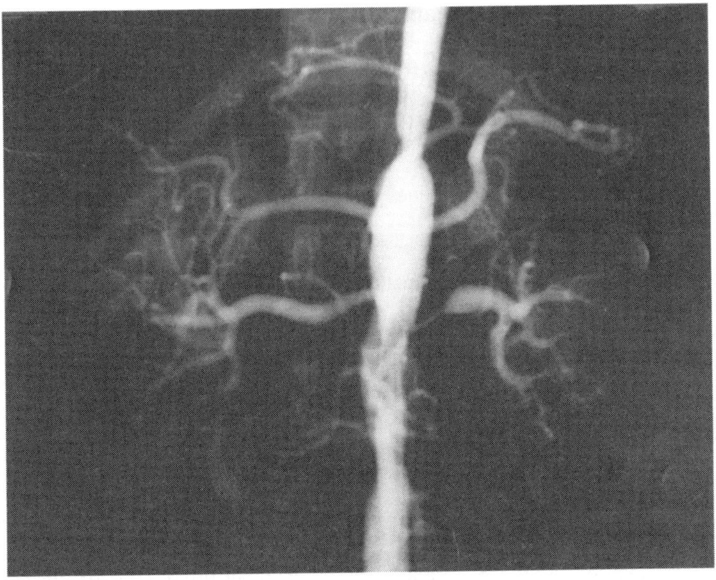

Fig. 60.1 Artériographie rénale. Sténose serrée de l'artère rénale gauche secondaire à une maladie de Takayasu chez une jeune femme de 26 ans.

ÉVOLUTION SOUS TRAITEMENT

La mise en place d'une voie veineuse : la mise en place d'un cathéter pour mesurer la PVC ou d'une sonde de Swan-Ganz ne s'imposera qu'en cas d'HTA réfractaire ou de cardiopathie grave nécessitant des vasodilatateurs de maniement difficile.
La surveillance continue de la TA nécessite :

- soit un moniteur de tension (*Dynamap*) ;
- soit une mesure sanglante par cathéter artériel.

La diurèse horaire sera mesurée.
Les chutes trop importantes de TA peuvent être responsables de nausées, vomissements, céphalées, bourdonnements d'oreille, crampes, myoclonies, tachycardie, sueurs, algies abdominales ; par ailleurs, il peut apparaître une recrudescence de la symptomatologie angineuse chez le coronarien : la survenue de ces symptômes impose le ralentissement ou l'arrêt de la thérapeutique.

Bilan paraclinique systématique

NFS, ionogramme sanguin, glycémie, urée, créatinine.

Urines : ionogramme urinaire, créatinine, urée, HLM, protéinurie.

Radiographie thoracique pour rechercher une cardiomégalie, une surcharge vasculaire, une dissection aortique.

Échographie rénale ou, à défaut, cliché sans préparation de l'abdomen.

Dosages de l'activité rénine plasmatique et de l'aldostérone si un hyperaldostéronisme primaire est suspecté.

Activité rénine plasmatique avant et une heure après 25 mg de captopril si une HTA réno-vasculaire est suspectée.

Métanéphrines urinaires si un phéochromocytome est suspecté.

L'aggravation modérée de la fonction rénale, dépistée par les bilans biologiques pluriquotidiens (ionogramme, urée, créatinine), ne constitue en aucun cas une contre-indication à la poursuite du traitement.
Les hypotenseurs oraux de relais seront débutés dès que l'abaissement tensionnel sera stable.

PRONOSTIC

Le pronostic cardiovasculaire et cérébral dépend de la rapidité du traitement et de la durée de la symptomatologie, tandis que le pronostic à long terme dépend de l'atteinte rénale et, bien sûr, de l'étiologie de l'HTA causale : environ 2 à 7 % des patients hypertendus (surtout s'ils sont mal équilibrés) auront une HTA maligne.

Noter ! Lorsque l'urgence hypertensive n'est pas simplement secondaire à un arrêt intempestif du traitement, le bilan étiologique fera souvent appel, si la fonction rénale est normale, à un angioscanner des reins et des artères rénales.

CHAPITRE 61

Intoxications médicamenteuses relevant de la réanimation cardiaque

INTOXICATIONS AUX GLUCOSIDES CARDIOTONIQUES

Les glucosides cardiotoniques font partie de notre arsenal thérapeutique depuis plusieurs siècles en dépit d'un index thérapeutique étroit. Ils sont en particuliers encore utilisés dans la fibrillation auriculaire avec réponse ventriculaire rapide, dans les tachycardies supraventriculaires et, plus rarement, dans l'insuffisance cardiaque congestive.

La mortalité globale des intoxications digitaliques est de 17 %. La tentative de suicide en est la principale cause. Il peut également s'agir d'une erreur de posologie ou d'une diminution de l'élimination comme dans les insuffisances rénales. La sensibilité du myocarde est accrue chez les sujets âgés, dans l'hypothyroïdie, les maladies cardiovasculaires, l'ischémie myocardique, l'hypoxie, les désordres acido-basiques et électrolytiques (hypercalcémie, hypomagnésémie et hypokaliémie).

Les troubles cardiaques font toute la gravité de l'intoxication. Le traitement utilisé dépend du degré de risque du patient. Dans les situations à faible risque, il se résumera en un arrêt temporaire de la digoxine, avec ECG, suivi, et supplémentation électrolytique. En cas de dysrythmie significative, des thérapeutiques telles que la lidocaïne, l'atropine, la mise en place d'un stimulateur cardiaque pourront être nécessaires. L'administration d'anticorps spécifiques au coût très élevé ne sera réservée que lorsque le pronostic vital est en jeu en dépit des traitements classiques.

Symptomatologie

La symptomatologie associe :

– des troubles digestifs : anorexie, nausée, vomissements, douleurs abdominales, diarrhée ;
– des troubles neurosensoriels : céphalées, asthénie, myalgies ; obnubilation, somnolence ou agitation, parfois état psychotique aigu, dyschromatopsie (vision colorée en jaune), scotome, flou visuel, diplopie ;
– des troubles du rythme cardiaque : ils peuvent se succéder ou s'associer et sont imprévisibles. Ils peuvent survenir tardivement, très brutalement, d'où la nécessité d'un monitoring permanent d'une durée minimale de quatre jours :

- troubles de la conduction : BSA, BAV de degré variable,
- troubles de l'automatisme auriculaire : ESA, tachysystolie auriculaire,
- hyperexcitabilité ventriculaire : ESV polymorphes en salve, bigéminisme, TV et FV responsables d'arrêt cardiaque,
- asystolie.

La confirmation du diagnostic repose sur l'élévation des taux sériques au-dessus du seuil thérapeutique :

Digoxinémie, N = 0,6 à 2,6 nanomoles/l.

Facteurs influençant le pronostic

Les facteurs influençant le pronostic doivent être rapidement recherchés, car ils définissent une catégorie de patients à haut risque vital même si les manifestations initiales ne sont pas inquiétantes : âge (mortalité de 50 % au-delà de 60 ans), sexe masculin, hyperkaliémie, BAV, antécédents cardiaques.

Traitement

Le traitement comporte :

– arrêt des digitaliques, repos strict au lit, surveillance scopique durant quatre à huit jours avec SaO_2, fréquence cardiaque, pression artérielle ;
– correction de l'hypokaliémie éventuelle (intérêt du canrenoate potassique et du sulfate de magnésium).

Le traitement des troubles cardiaques est difficile car la thérapeutique antiarythmique favorise les troubles conductifs et inversement.

Traitements médicaux

La phénytoïne (*Dilantin*) semblerait assez efficace dans les troubles du rythme dus aux digitaliques (200 à 1 000 mg en IV lente sans dépasser 50 mg par minute). On peut également utiliser la *Xylocaïne*.
L'atropine (1 à 3 mg) est le plus souvent efficace en cas de bradycardie sinusale, BSA ou BAV du premier degré.

Traitements électriques

Un CEE doit être pratiqué en cas de TV rebelle soutenue ou de FV (débuter à de plus faibles énergies 100 à 200 V).
L'EES sentinelle, à la fréquence de 70-80/min., est indiqué s'il existe des troubles majeurs de la conduction (BAV du deuxième degré ou plus), des manifestations d'hyperexcitabilité ventriculaire nécessitant un traitement antiarythmique ou s'il existe plusieurs facteurs de gravité. Outre les risques habituels, il peut apparaître une FV irréductible lors de la montée de la sonde qu'il faudra prévenir par l'administration systématique de lidocaïne.

Traitement évacuateur et épurateur

Le traitement évacuateur et épurateur comporte :

- lavage gastrique et charbon si le patient est vu tôt et en cas d'intoxication par des comprimés ;
- métoclopramide (*Primpéran*) pour diminuer l'absorption du médicament.

Anticorps anti-digoxine

Quant à l'utilisation des anticorps anti-digoxine de porc (Fab), ils sont indiqués en cas d'hyperkaliémie, d'arythmie grave, d'inefficacité des thérapeutiques conventionnelles. Ces fragments d'anticorps neutralisent la fraction libre de la digoxine au niveau sérique et extracellulaire. Le rythme cardiaque se normalise habituellement sur une période de 30 minutes à 4 heures (délai moyen de 90 minutes). Le Fab doit être passé par voie IV en 30 minutes en quantité équimolaire à la quantité ingérée connue ou supposée, la dose habituelle étant comprise entre 400 à 800 mg. Cependant, dans les troubles du rythme graves, un bolus IV peut être injecté. En l'absence de précision sur la quantité exacte du glucoside ingéré, une posologie arbitraire de 800 mg peut être administrée. Après ce traitement, il faut surveiller régulièrement la kaliémie pendant plusieurs heures, car une baisse rapide de celle-ci peut survenir. On devra également être vigilant quant à la survenue d'une recrudescence des signes d'insuffisance cardiaque ou à l'accélération de la réponse ventriculaire d'une AC/FA. Si l'on dispose d'une digoxinémie, en particulier dans le cadre des intoxications chroniques, la posologie de ces anticorps sera précisée par les abaques fournis par le fabricant. La survie grâce à ce nouveau traitement est obtenue dans la majorité des cas. L'incidence des réactions allergiques est de moins de 1 %.

INTOXICATIONS AUX ANTIDÉPRESSEURS TRICYCLIQUES

Les antidépresseurs tricycliques, utilisés dans les dépressions en particulier les mélancolies, les TOC, l'énurésie, la douleur, font partie — avec les benzodiazépines, l'alcool, le paracétamol — des toxiques le plus souvent en cause lors des tentatives d'autolyse. Les antidépresseurs tricycliques (*Anafranil*, *Laroxyl*, *Ludiomyl*, *Tofranil*, etc.) sont responsables d'intoxications potentiellement létales, leur tableau clinique comportant des troubles neurologiques et surtout cardiovasculaires. Le mécanisme de toxicité fait essentiellement appel à l'inhibition de la recapture de neurotransmetteurs et à l'effet stabilisant de membrane, ainsi qu'à leurs effets anticholinergiques, antihistaminiques, au blocage α-adrénergique et à l'inhibition des réflexes sympathiques. L'effet stabilisant de membrane correspond au blocage des canaux sodiques ; la conséquence principale en est un effet chronotrope, inotrope et dromotrope négatif à tous les étages, ainsi qu'un effet proarythmogène avec vasodilatation par inhibition de la contractilité des cellules musculaires lisses. *L'augmentation de la durée du QRS en D2 est le meilleur indice pronostic*. La mortalité hospitalière est importante, atteignant jusqu'à 20 %.

Symptomatologie

La symptomatologie associe (dans les intoxications pures) :

– des troubles neurologiques : coma (60 % des cas), syndrome extrapyramidal, clonies, convulsions (15 à 20 % des cas) ;
– un syndrome anticholinergique : parole bredouillante, agitation, tremblement, sécheresse de la bouche, mydriase bilatérale, tachycardie, rétention d'urine ;

– les troubles cardiovasculaires suivants :

• sur l'ECG : tachycardie sinusale, allongement de QT, aplatissement de T, élargissement de QRS (dans les heures qui suivent l'intoxication) recherché en D2, TV, torsades de pointe, asystolie, bradyarythmie réfractaire à complexes larges :

- pour des QRS < 100 ms, le risque de complication est faible,

- pour des QRS entre 100 et 160 ms, 30 % des patients ont des convulsions et 10 % des troubles du rythme ventriculaires,

- pour des QRS > 160 ms, les troubles du rythme ventriculaires sont fréquents (50 % des cas),

• à l'examen clinique : hypovolémie, vasodilatation, dépression myocardique avec collapsus ou arrêt cardiaque brutal. L'état de choc est donc souvent mixte, lié à une défaillance cardiaque et à une vasoplégie, dont les participations respectives sont déterminées par l'échocardiographie et/ou un cathétérisme cardiaque droit ;

– une détresse respiratoire peut accompagner le tableau cardiaque et être secondaire à une inhalation ou un œdème pulmonaire lésionnel ;

– des troubles métaboliques peuvent s'associer au tableau clinique : acidose respiratoire et/ou métabolique, rhabdomyolyse et hypokaliémie de transfert.

Principaux facteurs de gravité

– Dépression respiratoire et coma.
– Convulsions (dose ingérée > 1 g).
– QRS > 0,10 seconde.
– Taux plasmatique > 1 mg/l.

Traitement

SURVEILLANCE SCOPIQUE EN USIC OU EN RÉANIMATION PENDANT AU MOINS 48 HEURES

En particulier lorsqu'il existe un syndrome anticholinergique sévère, des troubles de la vigilance, des convulsions, une détresse respiratoire, des anomalies électriques ou un état de choc ; sortie possible après normalisation de l'ECG et vérification des taux plasmatiques.

TRAITEMENT ÉPURATEUR

Lavage gastrique (en fait souvent inutile) et surtout charbon activé (50 g en dose unique) pour les patients pris en charge dans les deux heures suivant l'ingestion.

TRAITEMENT SYMPTOMATIQUE DU COMA

Équilibration hydroélectrolytique, oxygénothérapie. : intubation et ventilation sont souvent nécessaires en particulier en cas de coma, de collapsus ou de convulsions. En présence de convulsions, les benzodiazépines seront efficaces. Devant un syndrome atropinique, on utilisera la physostigmine 1 à 4 mg IV renouvelables ; cependant, ce produit est susceptible de majorer les troubles cardiaques et de provoquer une asystolie.

TRAITEMENT SYMPTOMATIQUE DES TROUBLES CARDIOVASCULAIRES

En cas de collapsus avec élargissement de QRS : 250 ml de bicarbonate molaire (84 pour mille) + 2 g de KCl en 30 minutes renouvelables jusqu'à l'affinement des complexes et l'amélioration clinique. L'alcalinisation agit synergiquement aux sels de sodium en corrigeant l'acidose métabolique et en améliorant la réponse aux catécholamines.

Lorsque ces mesures ne sont pas efficaces, on peut avoir recours aux inotropes positifs (noradrénaline, adrénaline) sous contrôle hémodynamique en raison de la vasoplégie possible :

– en cas de torsades de pointe : *sulfate de magnésium* + EES + correction de l'hypokaliémie fréquente ;
– en cas de tachycardie à complexes larges et si le bicarbonate molaire est inefficace, l'utilisation d'un bolus de lidocaïne est envisageable ;
– en cas de TV : CEE, bien sûr.

En cas de troubles cardiovasculaires réfractaires au traitement médical, des thérapeutiques d'exception telles que l'assistance circulatoire voire le ballon de contre-pulsion sont parfois envisagées. L'utilisation de Fab spécifiques antitricycliques a été rapportée.

INTOXICATIONS AUX ANTIPALUDÉENS

Elles sont toujours volontaires et de mauvais pronostic avec une mortalité dépassant 9 %. Le meilleur critère prédictif de décès en termes de spécificité est l'ingestion d'une dose de plus de cinq grammes.

Symptômes

– Troubles digestifs : nausées, vomissements.

– Troubles neurosensoriels : agitation, anxiété, obnubilation, convulsions, coma, atteinte des IIe et VIIIe paires crâniennes avec troubles visuels, risque de spasme de l'artère centrale de la rétine, vertiges, bourdonnements d'oreille.

– Troubles cardiovasculaires : risque de collapsus, d'arrêt cardiaque brutal.

→ Sur l'ECG : aplatissement de T, allongement de QT, élargissement de QRS, bradyarythmie à complexes larges, torsades de pointe, asystolie.

Thérapeutique

Surveillance scopique et bon abord veineux.

Lavage gastrique si possible.

Traitement symptomatique :

– en cas de troubles visuels, on administrera du nicamétate ;

– en cas de troubles de la conscience, une ventilation assistée sera le plus souvent nécessaire, associée à du diazépam ;

– devant un collapsus et un élargissement de QRS, on emploiera du bicarbonate molaire et de l'adrénaline en perfusion (0,25 µg/kg/min.) sur 2 voies IV ;

– en cas d'hypovolémie confirmée par la mesure de la PVC, un remplissage vasculaire sera effectué ;

– devant une torsade de pointe, on aura recours au sulfate de magnésium voir à l'EES.

Traitement spécifique dans les intoxications graves (> 5 g) : diazépam (qui se lie aux récepteurs), ventilation assistée, adrénaline.

Facteurs prédictifs d'une mort différée de plus de 12 heures par rapport à l'admission

– Oligurie.

– Élévation de la créatininémie.

– Persistance ou augmentation d'une hyperlactacidémie.

– Augmentation de la cloroquinémie de plus de 20 % dans les 6 heures qui suivent l'admission.

Recommandations communes concernant les traitements symptomatiques et spécifiques des intoxications graves par médicaments avec effet stabilisant de membrane

(antidépresseurs tricycliques, chloroquine, certains bêtabloquants, antiarythmiques de classe 1 et cocaïne)

Ventilation artificielle si coma, convulsions ou défaillance hémodynamique.

Remplissage par cristalloïde ou colloïde si hypotension ou comme traitement initial d'un état de choc.

Bicarbonate ou lactate de sodium molaire en cas de complexe QRS large supérieur à 0,12 s et de collapsus. La dose habituelle est de 250 ml de bicarbonate molaire avec 2 g KCl en 30 minutes éventuellement renouvelée.

Sympathomimétiques si collapsus persistant en dépit du bicarbonate molaire ou si collapsus sans élargissement des complexes QRS : adrénaline ± noradrénaline si vasoplégie.

Apport hydroélectrolytique.

En cas de troubles de la conduction : entraînement électrosystolique.

En cas de trouble du rythme, les antiarythmiques à effet stabilisant de membrane sont à proscrire : en cas de trouble du rythme ventriculaire soutenu mal toléré, choc électrique. Par ailleurs, il faut signaler l'efficacité du sulfate de magnésium pour prévenir les récidives.

Le glucagon est l'antidote des intoxications aux bêtabloquants, en conjonction avec les catécholamines : 1 à 5 mg en intraveineux sur 2 à 5 minutes. Les effets hémodynamiques apparaissent en quelques minutes, sont maxima entre 5 à 15 minutes puis durent 25 minutes en moyenne après une dose unique.

Certains antiarythmiques génèrent un risque d'hypoglycémie requérant du sérum glucosé.

Décontamination gastro-intestinale : une dose initiale de charbon activé (50 à 100 g) est recommandée chez les sujets n'ayant pas de trouble de la conscience, devant une intoxication vue dans les deux heures qui suivent l'ingestion d'une dose potentiellement toxique.

Thérapeutiques d'exception utilisées au cours des défaillances circulatoires d'origine toxique : contre-pulsion par ballon intra-aortique, assistance ventriculaire, CEC conventionnelle, CEC périphérique.

CHAPITRE 62

Molécules potentiellement cardiotoxiques

Signes cardiopulmonaires et thérapeutiques à envisager en cas d'intoxication (ACC/AHA)

Tableau 62.1

Produits potentiellement toxiques classés par famille	***Signes cardiopulmonaires de toxicité***	***Thérapeutiques à envisager***
Stimulants (sympathomimétiques) Amphétamines Méthamphétamines Cocaïne Phencyclidine Éphédrine	Tachycardie Troubles du rythme supra et ventriculaires Troubles de la conduction Urgence hypertensive Syndrome coronarien aigu Choc, arrêt cardiaque	Benzodiazépines Lidocaïne Bicarbonate de sodium Nitroglycérine et nitroprussiate Parfois reperfusion (ATL) Pas de bêtabloquants
Antagonistes calciques Verapamil (l'intoxication au vérapamil a un mauvais pronostic avec une mortalité de 25 %) Nifedipine et autres dihydropyridines Diltiazem	Bradycardie Troubles de la conduction et BAV complet Choc cardiogénique Arrêt cardiaque	Sérum physiologique adrénaline ou autres α- et β-agonistes Pacemaker Calcium IV ? Glucose + insuline ? Assistance circulatoire ? Glucagon ?

suite ▶

Produits potentiellement toxiques classés par famille	***Signes cardiopulmonaires de toxicité***	***Thérapeutiques à envisager***
Bêtabloquants Propanolol Atenolol Sotalol	Le facteur prédictif de survenue de signes cardiovasculaires est une intoxication associée par un médicament cardiotoxique. Les signes d'intoxications apparaissent dans les six heures suivant l'ingestion : Bradycardie, asystolie Troubles de la conduction Choc, arrêt cardiaque	Sérum physiologique Pacemaker Adrénaline ou autre α/β-agoniste Glucagon, Insuline et glucose Parfois assistance circulatoire
Anticholinergiques Diphénhydramine Doxylamine	Tachycardie Troubles du rythme supra- et ventriculaires Troubles de la conduction Choc, arrêt cardiaque	Physostigmine
Agents cholinergiques Pesticides de type carbamates Agents organophosphorés : Insecticides Toxiques de guerres : sarin, tabun, etc. Certaines intoxications aux champignons	Le syndrome clinique résultant de la stimulation excessive des récepteurs de l'acétylcholine est caractérisé par une faiblesse musculaire, des troubles psychiques, une activité sécrétoire excessive avec myosis, sueurs, vision trouble, vomissement, diarrhées, douleurs abdominales Bradycardie Arythmies ventriculaires Troubles conductifs, choc OAP, bronchospasme Arrêt cardiaque	Liberté des voies aériennes Ventilation et oxygénation correcte Voie veineuse et diazépam si convulsions Atropine : c'est l'antidote spécifique des effets muscariniques ; dose initiale de 1 à 2 mg à renouveler toutes les 5 à 10 minutes ; les cas graves peuvent nécessiter des doses très importantes Décontamination appropriée selon le toxique en cause et la voie d'exposition Pralidoxime : 30 mg/kg IV puis perfusion de 8 mg/kg/heure Obidoxime : 4 mg/kg IV puis 0,5 mg/kg/heure

▶

suite ▶

Produits potentiellement toxiques classés par famille	***Signes cardiopulmonaires de toxicité***	***Thérapeutiques à envisager***
Opioïdes (cf. pour détail chapitre suivant) Héroïne Fentanyl Méthadone	Hypoventilation Bradycardie Hypotension Myosis	Naloxone Ventilation assistée Nalmefene
Isoniazide	Acidose lactique avec ou sans convulsions Rhabdomyolyse ± insuffisance rénale Tachycardie ou bradycardie Choc, arrêt cardiaque	Lavage gastrique Si convulsion : intubation, ventilation, alcalinisation, anticomitiaux Pyridoxine (vitamine B6) ++
Antiarythmiques Disopyramide Propafénone Flécaïne	Le délai d'apparition des troubles cardiaques varie de 30 à 120 minutes. La mortalité moyenne est de 22 % Troubles de la conduction Bradycardie Troubles du rythme ventriculaire Convulsions Choc, arrêt cardiaque	Bicarbonate de sodium molaire Pacemaker α/β-agonistes Lidocaïne Sérum hypertonique

CHAPITRE 63

Accidents cardiovasculaires aigus liés aux addictions

Tableau 63.1

Produits potentiellement toxiques	***Signes cardiopulmonaires de toxicité***	***Thérapeutique à envisager***
Ectasy, amphétamines Ces molécules se fixent sur les récepteurs spécifiques à la sérotonine ; leur action sympathomimétique est indirecte	La symptomatologie est assez proche de l'intoxication à la cocaïne Syndrome sérotoninergique : tachycardie, HTA, troubles du rythme ventriculaires, hyperthermie, anxiété, agressivité, agitation, convulsion, coma, diminution des capacités visuelles et auditives, hyperventilation, vomissement, hypertonie musculaire, déshydratation, rhabdomyolyse, arrêt cardiaque, OAP, syndrome de détresse respiratoire aiguë	Hydratation IV, *Hypnovel* ou *Valium* pour leur action sédative Dantrolène ou refroidissement externe en cas d'hyperthermie *Rivotril* si convulsions Vérapamil si arythmie supraventriculaire *Loxen* si HTA *Xylocaïne* si arythmie ventriculaire

suite ▶

Produits potentiellement toxiques	***Signes cardiopulmonaires de toxicité***	***Thérapeutique à envisager***
Cocaïne, Crack C'est un anesthésique local ainsi qu'un puissant vasoconstricteur (effet α-adrénergique). Le blocage de la recapture présynaptique des catécholamines est responsable d'une élévation du tonus sympathique. La cocaïne interfère avec la recapture neuronale de la noradrénaline et de la dopamine	Céphalées, nausées, mydriase, convulsions, coma. Hyperthermie pouvant atteindre 42, rhabdomyolyse Tachycardie, HTA, troubles du rythme ventriculaires (FV, TV, torsades de pointes), angor, voir IDM (vasoconstriction et augmentation des besoins en O_2), infarctus mésentérique, rénal, pulmonaire, AVC Tachypnée, bronchospasme, OAP lésionnel, pneumothorax, pneumomédiastin Arrêt cardiorespiratoire	Oxygénothérapie voire intubation Benzodiazépines en cas de convulsion *Tildiem* injectable si tachycardie *Xylocaïne* si troubles du rythme ventriculaire *Loxen* si HTA +++ Remplissage si hypotension
Opium, morphine, codéine et dérivés (héroïne)	Dépression respiratoire avec bradypnée (fréquence inférieure à 10 cycles par minute) ou apnée, cyanose, myosis serré symétrique en tête d'épingle Troubles de la conscience allant de la somnolence au coma profond OAP lésionnel Arrêt cardiaque anoxique au décours d'une apnée longue, pouvant être précédé de troubles du rythme ou de bradycardie avec collapsus	Libération des voies aériennes supérieures, ventilation au masque à fort débit. Intubation et ventilation assistée en cas de coma avec absence de ventilation spontanée Nalorphine et naloxone (IM, IV, SC, endotrachéale). Les doses initiales de naloxone IV sont de 0,4 mg mais la durée d'action de la naloxone n'est que de 30 minutes, avec risque d'apnée secondaire, nécessitant une surveillance étroite de la conscience et de la fréquence respiratoire des sujets traités par naloxone et des réadministrations de ce produit par exemple en continue à la SAP

CHAPITRE 64

Prise en charge des hyperkaliémies

On parle d'hyperkaliémie lorsque la concentration plasmatique en K^+ excède 5 mEq/l. Du fait de ses complications cardiaques potentiellement léthales, l'hyperkaliémie représente l'anomalie électrolytique la plus grave.
Le retentissement le plus précoce et plus grave de l'hyperkaliémie, cardiaque est décelé par les anomalies de l'ECG.

Anomalies de l'ECG

• Dans l'hyperkaliémie modérée :

– les ondes T deviennent amples, symétriques, étroites et pointues, parfois seulement dans certaines dérivations ;
– l'intervalle QT est peu modifié au début.

• À un stade ultérieur :

– l'intervalle PR s'allonge, la durée du QRS augmente ;
– l'amplitude de P et de R décroît contrairement à l'amplitude de S qui augmente ce qui peut donner un faux aspect de sous-décalage du segment ST.

• Puis :

– l'onde P se confond avec T et semble disparaître ;
– les complexes ventriculaires s'élargissent avec aspect de bloc de branche ;
– cet aspect précède de peu la survenue d'une TV ou d'une FV.

Fait important

Il n'existe pas de parallélisme strict entre la kaliémie et les anomalies ECG.

Cependant, la constatation d'anomalies ECG évocatrices d'hyperkaliémie doit conduire à instaurer un traitement encore plus rapidement, avec surveillance scopique et défibrillateur à proximité. En effet, des modifications ECG modestes peuvent progresser rapidement vers des troubles du rythme ventriculaire sévères.

CAUSES

Le traitement de l'hyperkaliémie dépend également de sa cause (tableau 64.1) et de sa sévérité.

Tableau 64.1 Principales causes d'hyperkaliémie.

Excès d'apports	Suppléments potassiques, ou sels, ou alimentation riche en potassium surtout chez l'insuffisant rénal Apports IV excessifs (KCl, pénicillate de potassium)
Diminution de l'excrétion rénale potassique.	Insuffisance rénale aiguë ou chronique Diurétiques d'épargne potassique (spironolactone, amiloride, etc.) Hypoaldostéronisme Plus rarement : iatrogénie avec ciclosporine, AINS, IEC, antagonistes de l'angiotensine II
Sortie de K^+ de la cellule	Acidose métabolique ou gazeuse Rhabdomyolyse, hématomes étendus, brûlures électriques, hypercatabolisme Chimiothérapies des cancers du sang en particulier Paralysie périodique, intoxication digitalique aiguë

Noter ! L'hyperkaliémie menace la vie du patient si elle dépasse 6,5 mEq/litre, surtout si elle s'accompagne d'anomalies ECG caractéristiques.

TRAITEMENT

Il a trois objectifs principaux : antagoniser les effets du K^+ sur le potentiel de membrane, faire rentrer le potassium extracellulaire dans les cellules, enlever l'excès de potassium de l'organisme. Après avoir éliminé une

Tableau 64.2 Traitement des hyperkaliémies.

Thérapeutique	*Posologie*	*Mécanisme d'action*	*Début de l'effet thérapeutique*	*Durée d'action*
Gluconate de calcium	Ampoules à 10 % de 10 ml : une à deux ampoule en IV très lent, sur 3 à 5 minutes Attention : le Ca précipite avec le bicarbonate	Antagonisme des effets membranaires de l'hyperkaliémie	1 à 3 minutes	30 à 60 minutes
Bicarbonate de sodium	1 mEq/kg en IV à répéter au besoin au bout de 15 minutes puis 100 mEq dans un litre de G5 en 1 à 2 heures	Favorise le transfert intracellulaire de potassium en particulier chez les sujets en acidose métabolique	5 à 10 minutes	1 à 2 heures
Insuline et glucose	10 U d'insuline ordinaire dans 500 ml de G 10 % en perfusion sur 30 minutes	Captation du potassium dans les cellules en augmentant l'activité de la Na/K-ATPase dans le muscle squelettique et l'hépatocyte.	15 minutes	2 à 4 heures
Diurèse au Furosémide	40 à 80 mg en bolus	Augmentation de l'excrétion urinaire de potassium	Début de la diurèse	Fin de la diurèse

▶

fausse hyperkaliémie résultant d'une hémolyse, le traitement de l'hyperkaliémie peut faire appel aux thérapeutiques suivantes. Rappelons néanmoins qu'il faut, avant, stopper l'administration orale ou IV de potassium, de diurétiques hyperkaliémiants, ou de toute autre molécule élevant la kaliémie (IEC, inhibiteur de l'angiotensine II, etc.).

suite ▸

Thérapeutique	***Posologie***	***Mécanisme d'action***	***Début de l'effet thérapeutique***	***Durée d'action***
Résine échangeuse d'ions (*Kayexalate*)	30 grammes *per os* avec du sorbitol (à répéter toutes les 4 à 6 heures si besoin) Ou 50 à 100 g par voie rectale dilués dans 100 ml de G10 %.	Échange le sodium pour du potassium dans la lumière digestive	1 à 2 heures	4 à 6 heures
Dialyse péritonéale ou hémodialyse	Moyen rapide et durable en institution spécialisée à utiliser en cas d'hyperkaliémie sévère d'installation rapide à haut risque de reconstitution	Enlève le potassium du sang C'est le moyen le plus efficace en termes de rapidité et de quantité de potassium soustraite	Une demi-heure	Fin de la dialyse

CHAPITRE 65

Ischémie aiguë des membres

L'artériopathie oblitérante des membres inférieurs (AOMI) s'observe essentiellement après 50 ans. Sa prévalence chez les hommes de plus de 65 ans est de 1/5. La prédominance masculine est nette (quatre à cinq hommes pour une femme) ; 80 % des patients sont des fumeurs. Plus d'un tiers ont une dyslipidémie. L'incidence du diabète et de l'HTA est de 30 %. D'autres localisations athéromateuses sont fréquentes : carotides et coronaires en particulier. L'ischémie aiguë d'un membre est la conséquence d'une obstruction artérielle le plus souvent par embolie ou thrombose. Son pronostic est d'ordre fonctionnel (amputation) et vital (25 % de décès). L'anoxie tissulaire occasionne une ischémie nerveuse témoin de la gravité, une ischémie musculaire irréversible au-delà de six heures avec acidose et rhabdomyolyse, puis une ischémie cutanée.

Diagnostic positif

Il est le plus souvent facile devant une douleur de survenue brutale, l'impotence fonctionnelle, la sensation d'engourdissement, la pâleur, le refroidissement des téguments et, surtout, la disparition des pouls sous-jacents.

Bilan initial

Il comporte la recherche d'un diabète, d'une insuffisance cardiaque, de troubles du rythme.

Auscultation

L'auscultation cardiaque recherche une valvulopathie, une arythmie.

Radiographie, ECG

La radiographie thoracique et l'ECG (recherche d'une AC/FA en particulier) sont systématiques.

Bilan biologique

Le bilan biologique intègre :

– NFS plaquettes ;
– enzymes à la recherche d'une rhabdomyolyse ;
– ionogramme à la recherche d'une hyperkaliémie ;
– urée/créatinine à la recherche d'une insuffisance rénale ;
– dosage de l'acide lactique à la recherche d'une acidose métabolique ;
– glycémie à la recherche d'un diabète.

Bilan préopératoire

Il est indispensable compte tenu de la sanction thérapeutique.

Doppler en urgence

Il précise le niveau de l'obstacle et recherche des plaques d'athérosclérose homo- ou controlatérales à l'obstacle.

DIAGNOSTIC TOPOGRAPHIQUE : CLINIQUE ET, SURTOUT, DOPPLER EN URGENCE

Il repose sur la palpation des pouls et l'appréciation de la température cutanée. Le niveau de l'obstruction peut s'apprécier par l'examen clinique, complété de l'examen ultrasonographique par Doppler :

– *aorte :* abolition des deux pouls fémoraux ; limite inférieure de la chaleur au tiers supérieur de cuisse, ischémie sensitivo-motrice bilatérale ; ischémie digestive et rénale possible ;
– *iliaque :* abolition du pouls fémoral homolatéral ; limite inférieure de la chaleur au tiers supérieur de cuisse ;
– *fémorale superficielle :* perception du pouls fémoral ; abolition du pouls poplité ; limite inférieure de la chaleur au tiers supérieur de jambe.
– *poplitée :* abolition du pouls poplité ; limite inférieure de la chaleur au tiers inférieur de la jambe ;
– *artères tibiale postérieure et pédieuse :* abolition d'un pouls ; ischémie limitée.

Diagnostic de gravité

L'existence d'une anesthésie, de paresthésies ou d'une paralysie signe l'ischémie aiguë sensitivo-motrice et impose un traitement d'urgence.

Quatre stades peuvent être distingués

Stade 1 : troubles vasculaires modérés ; pâleur ou cyanose, douleur, froideur.

Stade 2 : ischémie aiguë sensitivo-motrice.

Stade 3 : ischémie musculaire avec œdème et rigidité musculaire.

Stade 4 : gangrène.

Le retentissement de l'ischémie aiguë dépend également :

– de l'importance de la rhabdomyolyse : CPK, acidose, hyperkaliémie ; recherche d'une myoglobinurie ; constitution d'une tubulopathie ;
– de la constitution possible d'un syndrome de détresse respiratoire aiguë ;
– du terrain : âge, diabète, insuffisance rénale, cardiaque, hépatique ou respiratoire.

Diagnostic étiologique

Le diagnostic étiologique repose sur le bilan pratique après le début de la thérapeutique :

– en faveur d'une embolie artérielle plaident le début brutal et l'absence d'antécédents artériels, l'ischémie nette, les pouls controlatéraux souvent présents, la cardiopathie emboligène confirmée par l'ECG, l'échographie (fig. 65.1), le Holter, une embolie dans un autre territoire, le tout chez un sujet jeune non athéromateux ;
– en faveur d'une thrombose artérielle *in situ*, il faut retenir : début progressif, antécédents de claudication intermittente, ischémie modérée, pouls controlatéraux souvent absents, absence de cause emboligène, sujet âgé athéromateux.

Mais il peut également s'agir d'une dissection aortique, d'une embolie paradoxale, d'un trouble de l'hémostase (thrombopénie à l'héparine, thrombose sous œstroprogestatifs).

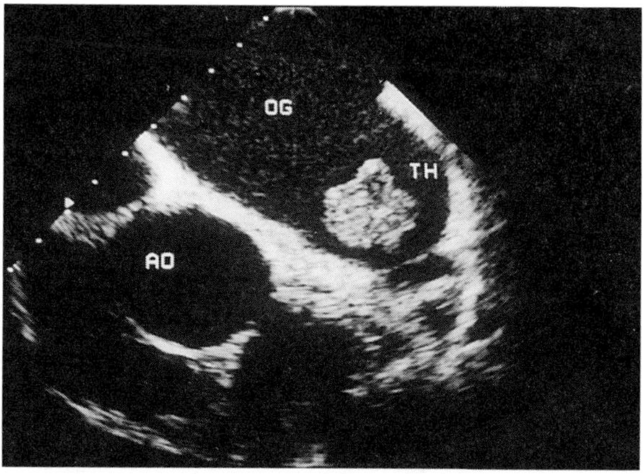

Fig. 65.1 Thrombose de l'oreillette gauche en échographie transœsophagienne.

Artériographie

L'artériographie est souvent indispensable (fig. 65.2), hormis le cas où le mécanisme embolique sur artère saine est certain. Cependant, en cas d'atteinte proximale au-dessus de l'arcade crurale, l'angiographie veineuse numérisée peut suffire.
Elle précise le siège de l'obstacle et l'état du lit d'aval.
Elle oriente la recherche étiologique :

– embolie : arrêt net en cupule, artère saine en amont, peu de collatérales ;
– thrombose : arrêt irrégulier, athérome, circulation collatérale développée.

Mais elle ne permet pas toujours de trancher.

Angiographie par résonance magnétique nucléaire (ARM)

Elle tend à supplanter l'artériographie numérisée, permet une évaluation des axes des membres inférieurs grâce à des grandes antennes dédiées aux membres inférieurs, couplées à un déplacement de la table durant l'injection de contraste. C'est une alternative à une angiographie conventionnelle ; les progrès réalisés dans ce domaine sont spectaculaires et la corrélation est totale avec l'angiographie en ce qui concerne l'aorte et des artères iliaques, moins en ce qui concerne les iliaques internes et les fémorales profondes. L'étude des artères fémorales superficielles, de l'artère poplitée et du trépied jambier est fiable. L'angiographie par réso-

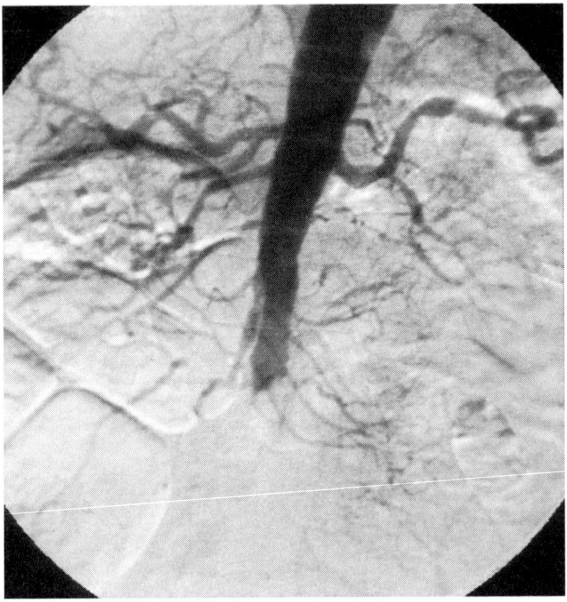

Fig. 65.2 Aortographie numérisée : obstruction de la fourche aortique.

nance magnétique tridimensionnelle avec injection de gadolinium est en fait une véritable angiographie numérisée par voie veineuse, non invasive, non irradiante et non néphrotoxique. Elle est donc particulièrement utile chez les polyvasculaires ou les patients diabétiques ou insuffisants rénaux. Non opérateur-dépendante, elle permet une évaluation multiplanaire des vaisseaux à explorer et fournit une imagerie globale qui visualise le vaisseau ainsi que sa paroi et les organes adjacents, en particulier les conséquences des lésions vasculaires sur les organes perfusés. Elle se substituera probablement à court terme à de très nombreuses artériographies classiques.

Thérapeutique

Traitement médical

Le traitement médical classique s'impose dans tous les cas mais a peu de chance d'être efficace après deux heures d'ischémie aiguë sensitivomotrice. On administre :

– héparine 5 000 UI en flash puis perfusion à la seringue électrique pour obtenir un TCK égal à 3 fois celui du témoin ;
– antalgiques : parfois majeurs (chlorydrate de morphine). En fait, le meilleur antalgique est l'anesthésie péridurale mise en place pour l'intervention éventuelle et qui a, en outre, une action vasodilatatrice périphérique ;
– le traitement médical corrigera également les facteurs favorisant l'ischémie : insuffisance cardiorespiratoire, anémie, hyperviscosité ;
– vasodilatateurs (par exemple *Torental* injectable 2 ampoules de 300 mg par jour) ; le buflomédil (*Fonzylane* en solution pour perfusion à la dose de 400 mg/jour en au moins 3 heures) améliore également, semble-t-il, les symptômes ;
– alcalinisation parfois nécessaire par les bicarbonates à 14 pour mille ;
– l'*Ilomédine* (Iloprost), analogue de la prostacycline, dans les ischémies critiques sévères où la revascularisation n'est pas envisageable, en perfusion IV 6 heures par jour pendant plusieurs semaines, à la dose de 0,5 à 2 ng/kg/min., sous surveillance TA étroite, diminue la symptomatologie et le recours à l'amputation ;
– l'insuffisance rénale est prévenue par l'hyperhydratation et la diurèse forcée au furosémide.

Méthodes par cathétérisme percutané

ANGIOPLASTIE

Les patients présentant des sténoses ou de courtes occlusions (inférieures ou égales à 10 cm) sont souvent bien améliorés par une angioplastie avec *stenting*, mais les résultats ne sont pas aussi bons quand les lésions sont plus étendues.
L'angioplastie, lorsqu'elle est réalisable, doit être la première option envisagée car ses complications sont peu fréquentes :

– rethrombose aiguë, notamment au décours du traitement des occlusions longues lorsque le lit d'aval est médiocre ;
– récidive fréquente dans les atteintes longues ;
– nécessité d'une chirurgie urgente (3 %) de revascularisation ; une angioplastie peut, par ailleurs, être associée à l'intervention pour améliorer le débit d'amont ou d'aval.

Les fibrinolytiques, par voie locorégionale après mise en place d'un cathéter de perfusion en radiologie vasculaire, sont réservés aux contre-indications opératoires (mauvais état général, lésions distales multiples avec lit d'aval médiocre). Cette méthode délivre au sein du caillot un thrombolytique dans le temps le plus court, par l'intermédiaire d'un cathéter à trous latéraux. Mais il existe un risque d'hématurie, de dissection artérielle, d'embolies distales ou d'œdème de revascularisation pouvant faire garrot, qui les contre-indique dans les ischémies sensitivo-motrices sévères. La thrombolyse donne les meilleurs résultats dans les thromboses aiguës y compris les pontages. Une dilatation par ballonnet est parfois nécessaire après une lyse afin de dilater une sténose sous-jacente.

AUTRES POSSIBILITÉS

La thrombo-aspiration permet l'aspiration de caillots entiers ou de fragments grâce à un cathéter de gros calibre à paroi fine et s'adresse aux oblitérations aiguës distales et aux complications emboliques des méthodes endoluminales. Elle peut être utilisée seule ou en association à une fibrinolyse locale.

Les cathéters d'athérectomie sont, parfois, utilisés par certains.

Cependant, ces différentes méthodes percutanées ne peuvent être réalisées que par des praticiens expérimentés interventionnistes (chirurgiens vasculaires ou radiologues) dans des centres équipés pour pratiquer la chirurgie vasculaire.

Traitement chirurgical

Ses modalités dépendent du mécanisme de l'occlusion artérielle :

– en cas d'embolie sur artère saine : *embolectomie par sonde de Fogarty* réalisable sous anesthésie locale ;

– en cas de thrombose sur artère pathologique, et si le traitement médical a échoué : *pontage* aorto-bifémoral, axillo-bifémoral, axillo-fémoral unilatéral, fémoro-poplité ou fémoro-jambier ;

– lorsque l'ischémie est irréversible (confirmée par une mesure de la PO_2 percutanée inférieure à 10 mm Hg.), l'*amputation* reste la seule possibilité thérapeutique doublée d'un traitement antibiotique de couverture et d'une éventuelle correction de désordres hydroélectrolytiques ;

– un geste, souvent utile quelle que soit la méthode de revascularisation, est l'*aponévrotomie* qui évite l'accentuation de la compression par l'œdème.

Traitement de fond

Ultérieurement, il associera des antiagrégants plaquettaires (*Plavix* ou *Aspégic*) et des vasodilatateurs (*Fonzilane*, par exemple). En cas de cardiopathie potentiellement emboligène, les AVK seront prescrits au long cours. Les statines et les IEC sont préconisés chez ces patients polyvasculaires à risque qui doivent bien sûr interrompre leur intoxication tabagique.

C'est un diagnostic facile, grâce à la clinique et au Doppler, mais qui survient sur un terrain fragile : une amputation est inéluctable chez un patient sur cinq.

CHAPITRE 66

Anévrysmes de l'aorte abdominale

L'anévrysme, pathologie de la paroi artérielle avec dilatation localisée permanente et perte du parallélisme des bords du vaisseau, est une dilatation pathologique permanente d'un segment de l'aorte, le diamètre transversal de l'artère étant, selon les équipes, égal ou supérieur à une fois et demie à deux fois le diamètre normal de l'aorte adjacente. Bien que tous les segments de l'aorte puissent être touchés, la principale localisation en est l'aorte abdominale sous rénale. L'athérosclérose habituellement dénature la matrice protéique de l'artère qui devient anévrysmale : la disparition de l'élastine occasionne la croissance de l'anévrysme de l'aorte abdominale (AAA) et la destruction du collagène sa rupture, sujette à une influence génétique nette. Les AAA sont trois fois plus fréquents que les anévrysmes de l'aorte thoracique. D'un point de vue pronostic, l'AAA s'oppose à celui de ses branches périphériques : l'AAA fait courir un risque vital de rupture avec hémorragie interne cataclysmique alors que l'anévrysme des artères des membres inférieurs fait courir un risque thrombotique de perte de membre par ischémie.

ÉPIDÉMIOLOGIE

La prédominance masculine est nette (rapport hommes/femmes : 10/1). La plupart des sujets atteints d'un AAA sont âgés de plus de 50 ans, l'âge moyen étant de 70 ans chez les hommes, 80 ans chez les femmes.

PHYSIOPATHOLOGIE, ÉTIOLOGIE

Cette pathologie aortique est fréquemment associée à une artériopathie oblitérante des membres inférieurs, à des lésions carotidiennes (dans 20 % des cas) et/ou coronariennes (dans 50 % des cas).

L'athérosclérose, favorisée par les facteurs de risque habituels au premier rang desquels le tabagisme et l'HTA, est la cause la plus fréquente des AAA. Des antécédents familiaux sont retrouvés dans un cas sur cinq. La fragilisation de la paroi artérielle est favorisée par la disparition de l'élastine et la destruction du collagène, expliquant une croissance anévrysmale exponentielle avec un risque de rupture proportionnel au diamètre.

Les AAA d'origine traumatique (accident de voiture) sont beaucoup plus rares. Par ailleurs, les traumatismes pénétrants et fermés de l'abdomen peuvent entraîner la formation de faux anévrysmes.

Les étiologies infectieuses (mycotique ou bactérienne : salmonelle, staphylocoque) sont beaucoup plus inaccoutumées. La syphilis touche plutôt l'aorte thoracique.

Les maladies de Marfan et d'Ehlers-Danlos responsables d'anomalies du tissu élastique sont plus rarement en cause.

Les anastomoses prothétiques peuvent se compliquer de faux anévrysmes.

Citons les artérites inflammatoires type Takayasu, Horton, Behçet ; par ailleurs, un certain nombre d'anévrysmes inflammatoires non spécifiques génèrent une fibrose rétropéritonéale et des adhérences fibreuses entre la partie antérieure de l'AAA et les structures adjacentes, du fait d'une probable réaction immunologique avec, alors, des douleurs abdomino-lombaires, une perte de poids, des OMI et des signes urinaires.

La constitution de l'anévrysme athéromateux fait intervenir des facteurs pariétaux (destruction progressive des tuniques pariétales), génétiques, hémodynamiques (les tourbillons de flux sanguin altérant la paroi fragilisée, ayant perdu une parti de son élasticité, ce qui augmente le diamètre, les pressions pariétales et favorise la fissuration). L'évolution de l'anévrysme se fait vers l'augmentation progressive puis vers la fissuration et la rupture. La croissance des anévrysmes est de type exponentiel et le risque de rupture, corrélé à l'existence d'une BPCO, est proportionnel au diamètre.

SYMPTÔMES DE L'ANÉVRYSME DE L'AORTE ABDOMINALE NON COMPLIQUÉ

La grande majorité des patients sont totalement asymptomatiques jusqu'à la rupture qui est mortelle dans 85 % des cas. Le diagnostic n'est fait avant la rupture que dans un cas sur deux. La plupart des patients en cas de rupture décèdent avant l'intervention et la mortalité opératoire avoisine 50 %.

L'AAA peut être, parfois, découvert à l'occasion d'un examen clinique systématique avec palpation d'une masse abdominale, pulsatile expansive, indolore. La possibilité de passer le bord de la main entre le rebord costal et le pôle supérieur de l'anévrysme traduit la localisation sous-rénale de celui-ci : c'est le signe de De Bakey. (Néanmoins, il faut signaler que la sensibilité de la palpation abdominale pour la détection des AAA n'est que de 43 %.) L'auscultation peut percevoir un souffle systolique non spécifique.

Plus rarement, certains patients peuvent ressentir des pulsations abdominales ou des lombalgies.

Parfois, la poche anévrysmale est partiellement comblée par du thrombus qui peut emboliser vers les artères des membres inférieurs et des reins. Une claudication intermittente secondaire à une thrombose distale artérielle, un livedo reticularis, des orteils bleus, une hypertension artérielle ou une insuffisance rénale peuvent être révélateurs.

Des troubles digestifs ou urinaires peuvent s'observer : constipation, vomissement, anorexie, dysurie.

En fait, les anévrysmes de l'aorte abdominale ne deviennent le plus souvent palpables qu'à partir de 4-4,5 cm de diamètre, d'où l'importance d'une recherche attentive chez les patients présentant des facteurs de risque par l'examen clinique et l'écho-Doppler de dépistage.

FORMES GRAVES : RUPTURES D'ANÉVRYSME

À connaître ! Le gravissime tableau de fissuration et de rupture qui se fait plus souvent dans le rétropéritoine que dans un organe de voisinage.

Syndrome fissuraire

Un syndrome fissuraire peut précéder la rupture :

– douleur souvent postérieure, lombaire, ou modification d'une douleur ancienne chronique ;
– accélération du pouls puis chute tensionnelle traduisant un état de choc débutant ;
– subocclusion.

Le pronostic reste correct si le traitement chirurgical est effectué rapidement, après une échographie ou un angioscanner rapide.

Rupture rétropéritonéale

Elle est de présentation souvent dramatique.
La douleur abdominale est intense à irradiation postérieure avec choc hémorragique. L'examen clinique retrouve une défense et la perception d'une masse battante non expansive : l'hématome rétropéritonéal sous tension. Du fait d'une rupture limitée péri-aortique ou dans un corps vertébral, la douleur peut ne pas s'accompagner de choc hypovolémique, rendant parfois le diagnostic difficile.
Devant ce tableau, l'ASP de profil et l'échographie sont les deux examens à pratiquer, parallèlement à un bon abord veineux permettant un remplissage énergique et un bilan préopératoire sanguin urgent. Le scanner et l'IRM, s'ils sont réalisables, sont encore plus performants. À l'inverse, l'artériographie n'est plus souvent nécessaire sauf dans les rares cas où elle peut influencer le geste (naissance d'une branche). Le transfert du patient doit se faire parallèlement à une réanimation intensive directement vers le bloc opératoire qui aura été préparé sans bilan de la maladie athéromateuse dans ce contexte gravissime.

Rupture dans le duodénum ou dans la veine cave inférieure

La rupture dans le duodénum est une éventualité peu fréquente. L'installation est souvent insidieuse faisant errer plus longtemps le diagnostic. Une hémorragie digestive basse abondante associée à des épisodes septicémiques et à la palpation d'un anévrysme sensible quelle qu'en soit la taille doivent faire envisager cette hypothèse. La fibroscopie digestive, si une échographie abdominale ou un scanner n'ont pas été préalablement pratiqués, peut retrouver un ulcère de la face postérieure du 3e duodénum.

La rupture dans la veine cave inférieure (VCI) entraîne une fistule artério-veineuse évoluant vers l'insuffisance cardiaque aiguë. La douleur et l'altération de l'état général sont fréquentes. L'examen clinique retrouve un anévrysme mais il s'y associe un thrill et un souffle systolo-diastolique. Il est possible d'observer des OMI.

Les organes de voisinage peuvent être comprimés :

- appareil urinaire avec hydronéphrose et insuffisance rénale chronique ;
- nerfs : névralgies, sciatalgies ;
- VCI : œdème des membres inférieurs ;
- appareil digestif : nausées, vomissements, anorexie.

Accidents thromboemboliques

Les accidents thromboemboliques sont rares en comparaison de la fréquente thrombose intraluminale. Il peut s'agir :

- d'une ischémie aiguë d'un membre inférieur ;
- d'une thrombose complète de l'anévrysme se révélant par un syndrome de Leriche avec ischémie bilatérale des membres inférieurs et impuissance. Une circulation collatérale peut atténuer le tableau.

EXAMENS COMPLÉMENTAIRES

ASP de face et de profil

Généralement pratiqué dans le cadre d'une pathologie ostéoarticulaire ou digestive, il peut révéler des calcifications dessinant les contours de l'AAA, ainsi que des indirects de compression ou d'érosion des organes voisins, dans le cas des AAA volumineux qui peuvent déplacer le duodénum ou éroder des corps vertébraux.

Échographie de dépistage chez les hommes au-delà de 65 ans

Elle est un excellent moyen de dépistage rapide, reproductible, peu onéreux. Cette échographie abdominale permet de préciser les diamètres antéro-postérieurs et transverses, de dépister une thrombose, et a également un intérêt fondamental pour guider la thérapeutique en fonction de la taille de l'anévrysme. Cet examen qui manque de précision est de réalisation facile et aisé à répéter, d'où son intérêt pour le dépistage et le suivi des AAA de petite taille.

Tomodensitométrie spiralée

La tomodensitométrie spiralée (fig. 66.1) est un très bon examen préopératoire, plus précis que l'échocardiographie ; elle est suffisante pour définir la tactique opératoire. Elle précise la taille de l'anévrysme, la localisation du collet supérieur par rapport aux ostia des artères rénales, l'étendue de l'anévrysme, son extension aux artères iliaques ; elle visualise le thrombus intra-anévrysmal, recherche une dissection pariétale localisée, des calcifications irrégulières, l'infiltration du thrombus par le produit de contraste.
Cet examen nécessite l'injection de produit de contraste, contrairement à l'angiographie par résonance magnétique nucléaire avec injection de gadolinium dénué de toute néphrotoxicité. Cependant, l'ARM ne visualise pas de façon aussi fiable qu'une éventuelle artériographie (fig. 66.2) la vascularisation pelvienne, en particulier les artères hypogastriques.

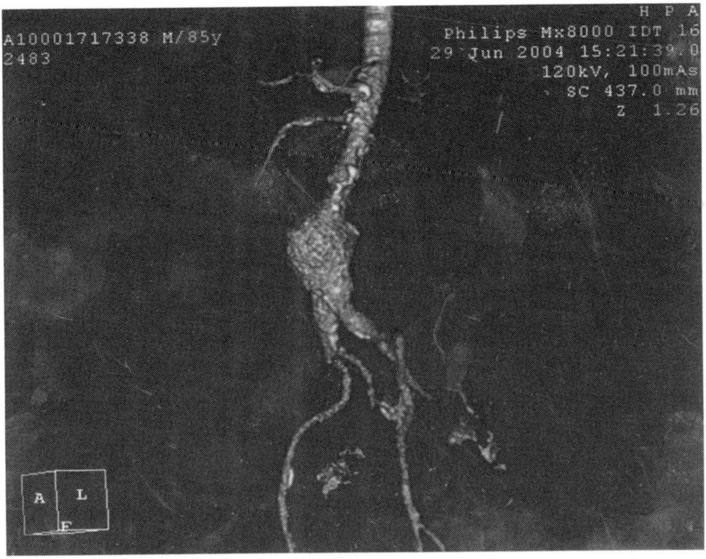

Fig. 66.1 Angioscanner d'un AAA.

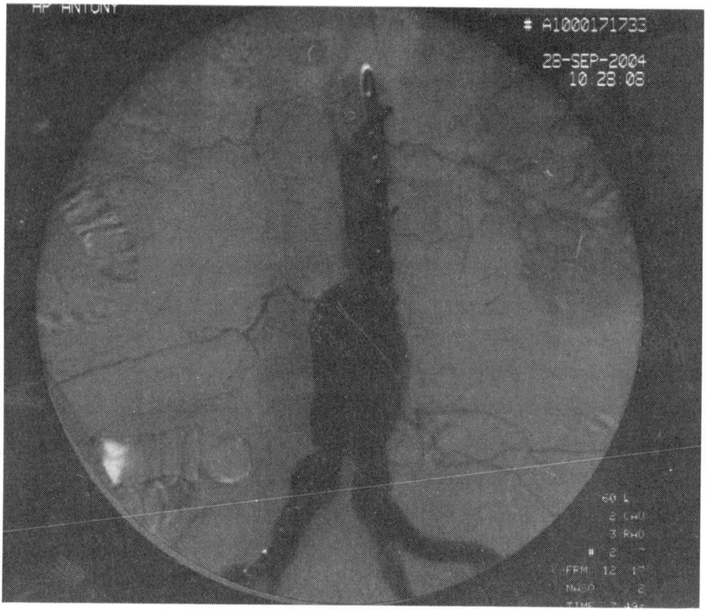

Fig. 66.2 Artériographie d'un AAA avant mise en place d'une endoprothèse.

TRAITEMENT

Le pronostic spontané de l'AAA est sombre.

La survie lorsque l'AAA a un diamètre supérieur à 40 mm est de 25 % à quatre ans.

Lorsque l'anévrysme est douloureux et sa taille supérieure à 70 mm, la survie est de 20 % à douze mois.

Tout dépend donc de la taille :

– un AAA de diamètre inférieur à 4 cm, n'impose qu'une surveillance échographique régulière ;
– lorsque le diamètre de l'AAA est inférieur à 5 cm, une échographie doit être réalisée tous les trois à six mois, le patient devant avoir sa tension artérielle normalisée au mieux par des bêtabloquants ;

– au-delà de 5 cm, le risque de rupture devient majeur et doit conduire à proposer soit une mise à plat-greffe de l'anévrysme avec implantation d'une prothèse artérielle en Dacron (aorto-aortique ou aorto-bi-iliaque ou aorto-bifémorale), soit la mise en place d'une endoprothèse par voie percutanée.

Dans la technique de mise à plat-greffe, la voie d'abord est transpéritonéale. L'anévrysme est mis à plat, le thrombus intraluminal anévrysmal évacué, et la prothèse en Dacron mise en place. Puis le sac anévrysmal est refermé sur la prothèse. Une réimplantation d'une artère à destinée viscérale (rénale, mésentérique ou autre) peut être associée. Ce type d'intervention doit toujours être précédé d'une réanimation péri-opératoire soigneuse avec voie veineuse centrale pour surveillance de la PVC, surveillance invasive de la pression artérielle, récupérateur de sang pour autotransfusion durant la chirurgie.
Les complications potentielles du traitement chirurgical sont les suivantes :

– infection pulmonaire ou urinaire ;
– insuffisance rénale ;
– infarctus du myocarde ;
– ischémie colique ;
– ischémie aiguë des membres inférieurs ;
– infection de prothèse.

Au décours de la cure de l'AAA, les règles hygiéno-diététiques doivent être strictes avec arrêt total et définitif du tabac, éviction d'une activité sédentaire, prise régulière du traitement antihypertenseur et hypocholestérolémiant, un traitement par antiagrégants plaquettaires (*Plavix* ou *Aspégic*) étant instauré, la prothèse surveillée par échographie ou scanner tous les six mois ou une fois par an.

CHAPITRE 67

Accidents vasculaires cérébraux ischémiques

Ce sont des urgences dans lesquelles la prise en charge diagnostique et thérapeutique doit être conjointe. Il faut distinguer :

– les AVC ischémiques ou infarctus cérébraux (85 % des AVC) ;

– les AVC hémorragiques (15 %), subdivisés en hémorragies cérébrales (10 %) et méningées (5 %).

Le terme « accident ischémique cérébral », ou AIC, regroupe les infarctus cérébraux et les accidents ischémiques transitoires (AIT) dont les symptômes régressent en moins de 24 heures. Les relations entre AIT et AVC sont très étroites puisque 30 % des AIC sont précédés d'AIT ; les AIT sont les meilleurs signes avant coureurs d'infarctus cérébral et nécessitent une enquête étiologique urgente pour déterminer la thérapeutique adéquate.

ÉTIOLOGIE

L'athérosclérose (30 à 50 %), les cardiopathies emboligènes (15 %), les micro-infarctus profonds par lipohyalinose (30 %) sont les principales causes d'AIC. De nombreuses autres causes moins fréquentes sont possibles ; chez le sujet jeune, la dissection artérielle (5 %) doit être recherchée. D'autres causes sont encore plus rares : dysplasie fibro-musculaire, maladie de Takayasu, CADASYL, polyglobulies, thrombocythémies, drépanocytose, hyperhomocystéinémie. Cependant, dans 30 % des cas, la cause de l'AIC reste non identifiée.

ÉPIDÉMIOLOGIE

En Occident, les AVC représentent la troisième cause de mortalité après les cardiopathies et la pathologie cancéreuse ainsi que la première cause de handicap non traumatique de l'adulte. En France, 170 000 AVC ischémiques et hémorragiques incluant les AIT sont recensés chaque année. La mortalité est de 20 % à un mois avec un risque de récidive de 30 % à cinq ans. C'est une affection du sujet âgé puisque 75 % des patients ont plus de 65 ans. L'HTA est le principal facteur de risque.

Nous ne traiterons dans ce chapitre que les AVC ischémiques pris en charge de façon non rare en cardiologie, les accidents hémorragiques relevant d'une prise en charge uniquement neurologique ou neurochirurgicale.

DIAGNOSTIC POSITIF

Arguments en faveur du diagnostic

Les arguments en faveur du diagnostic, cliniques avant tout, sont les suivants :

- chronologie :
  - soudaineté de l'installation d'un déficit focal neurologique (tableau 67.1), d'emblée maximal, sans prodrome. Plus rarement, le

Tableau 67.1 Déficits neurologiques focaux.

Hémiplégie ou hémiparésie complète ou partielle
Hémisyndrome sensitif
Troubles de la parole
Symptômes sensoriels
– cécité monoculaire
– hémianopsie ou quadranospie
– cécité bilatérale avec anosognosie
– diplopie
Syndrome vestibulaire
– vertige rotatoire et troubles de l'équilibre
Symptômes cognitifs et comportementaux
– troubles phasiques, gnosiques et praxiques

déficit peut s'aggraver rapidement en quelques minutes, voire par pallier d'aggravation successive dans le cas des sténoses préocclusive,
• amélioration progressive ;

– atteinte clinique neurologique correspondant à un territoire artériel ;
– contexte :
  • cardiopathie emboligène : valvulopathie (penser au diagnostic d'endocardite si contexte fébrile), AC/FA,
  • maladie athéroscléreuse : insuffisance coronarienne, artériopathie oblitérante des membres inférieurs.

Examen, anamnèse

Les éléments essentiels à évaluer cliniquement sont les suivants :

– niveau de conscience ;
– paires crâniennes :
  • pupilles,
  • mouvements oculaires,
  • champ visuel,
  • recherche d'un nystagmus,
  • anomalie sur le territoire du nerf facial,
  • déviation de la langue, du pharynx ;
– fonctions motrices :
  • assis,
  • debout,
  • marche,
  • besoin d'aide,
  • tonicité musculaire ;
– réflexes tendineux ;
– signe de Babinski ;
– mémoire et capacité de logique ;
– manière de parler et compréhension vis-à-vis de gestes simples ;
– présence ou non de zones d'hypo- ou d'hypersensibilité au niveau du territoire cutané.

L'anamnèse est primordiale car les signes cliniques sont potentiellement labiles.
Il faut préciser l'heure et le mode d'apparition des signes cliniques, convulsions, céphalées, douleurs cervicales, thoraciques. Existe-t-il une HTA,

une cardiopathie connue, un diabète, des antécédents d'AVC ? Quel traitement est en cours : anticoagulants ?

DIAGNOSTICS DIFFÉRENTIELS

Les principaux diagnostics différentiels sont les suivants :

- hypoglycémie ;
- migraine ;
- déficit post-épileptique ;
- intoxication au CO ;
- vertige paroxystique bénin, maladie de Ménière, neuronite vestibulaire ;
- tumeur, anévrysme, malformation artérioveineuse, abcès ;
- thrombophlébite ;
- méningite, méningoencéphalite ;
- glaucome ;
- Horton ;
- HTA maligne ;
- hystérie, syndrome de Munchausen ;
- démence débutante.

BILAN PARACLINIQUE

Le bilan paraclinique, rapide, ne doit pas faire différer une éventuelle thrombolyse quand l'AVC est estimé à moins de trois heures.

Bilan de routine

Radiographie du thorax, ECG.
NFS, VS, CRP, ionogramme, créatininémie, glycémie, cholestérol, TP, TCA, hémostase.

Imagerie

L'imagerie immédiate doit distinguer une ischémie d'une hémorragie.

TDM SANS INJECTION EN URGENCE (*FIG. 67.1*)

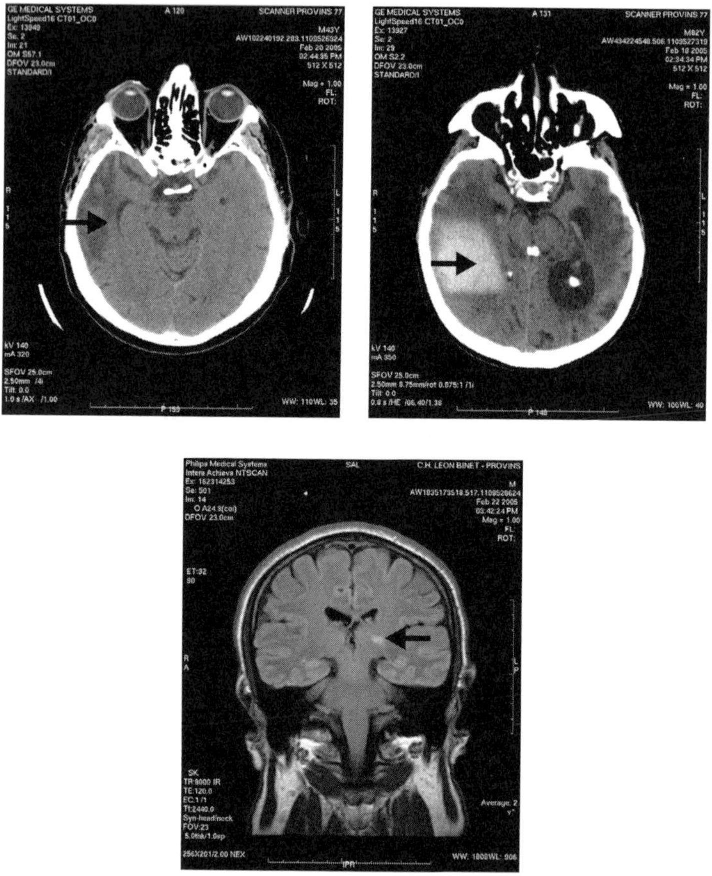

Fig. 67.1 Accident vasculaire cérébral (documents fournis par le Dr Salacroup, Provins).

a. Scanner d'un AVC ischémique temporal. **b.** Scanner d'une hémorragie cérébrale pariéto-occipitale droite. **c.** IRM d'un AVC ischémique du thalamus et du bras postérieur de la capsule.

Le scanner permet d'éliminer une hémorragie cérébrale. En revanche, les signes précoces d'ischémie cérébrale sont totalement inconstants et d'interprétation difficile. En outre, le scanner détecte mal les infarctus de petite taille et de la fosse postérieure.

IRM-DIFFUSION, PERFUSION, ANGIO-IRM

Elles sont très performantes, mais trop peu disponibles en pratique. L'IRM séquences écho-planar est l'examen le plus performant permettant d'obtenir un diagnostic précoce, dès la première heure de l'ischémie ou de l'hémorragie, et de préciser son caractère récent ou ancien, la sévérité et l'étendue des dégâts. Elle permet de plus une étude vasculaire. L'angiographie par résonance magnétique permet d'identifier une occlusion au niveau des vaisseaux intracrâniens. L'IRM avec temps veineux est l'examen non invasif le plus performant pour diagnostiquer une thrombose veineuse centrale.

Bilan spécifique étiologique

ÉCHOGRAPHIE CARDIAQUE TRANSTHORACIQUE

L'ETT éventuellement complétée par une ETO, en particulier chez le sujet jeune ou en cas d'AIC inexpliqué, permet d'une part de préciser une anomalie cardiaque préalablement connue ou suspectée, d'autre part de découvrir des anomalies occultes. Dans ce cas, il s'agit souvent d'anomalies dont la responsabilité dans la genèse de l'AVC est incertaine (plaques aortiques, contraste, foramen ovale perméable).

ÉCHO-DOPPLER ARTÉRIEL CERVICAL SI AVC ISCHÉMIQUE

Cet examen de première intention détecte les lésions artérielles et évalue leur retentissement sur la circulation cérébrale. Délai de réalisation souhaitable : avant 48 heures pour un AIT ; au cours de l'hospitalisation pour un accident ischémique constitué, en urgence pour les AIT répétés.

LA RENTABILITÉ DU HOLTER-ECG pour dépister un trouble du rythme emboligène est faible.

TRAITEMENT

Surveillance neurologique et des paramètres vitaux

L'état neurologique et de vigilance doit être notifié le plus tôt possible. L'évolution jusqu'à la stabilisation du déficit doit être surveillée à un rythme déterminé selon l'état du patient et transcrite dans le dossier. L'utilisation d'échelles spécifiques est recommandée, en particulier l'échelle NIH, référence en cas de thrombolyse.

L'utilisation du score de Glasgow, plus adapté aux comas d'origine traumatique, est possible. Son score va de 3 à 15, avec un pronostic réservé pour des scores inférieurs ou égaux à 9.

Tableau 67.2 Score de Glasgow.

Ouverture des yeux	*Réponse verbale*	*Réponse motrice*
1. Nulle 2. À la douleur 3. Au bruit 4. Spontanée	1. Nulle 2. Incompréhensible 3. Inappropriée 4. Confuse 5. Normale	1. Nulle 2. Extension stéréotypée 3. Flexion stéréotypée 4. Évitement ou retrait 5. Orientée et adaptée 6. Aux ordres, volontaire et commandée

Les paramètres vitaux doivent être régulièrement surveillés, en particulier la pression artérielle, d'autant plus fréquemment que l'AVC est proche. Un ECG doit être réalisé dès le début de la prise en charge. Une surveillance scopique durant les deux premiers jours permet de dépister une AC/FA paroxystique ou une autre cardiopathie.

Thérapeutique symptomatique

Correction d'une hypoxie

La fonction respiratoire doit être surveillée. La liberté des voies aériennes supérieures doit être assurée, les fausses routes et l'encombrement bronchique prévenus. L'oxygénothérapie n'est pas systématique.

Respect de l'HTA (jusqu'à 230/120 mm Hg), sauf décompensation cardiaque, infarctus, dissection aortique

Il est recommandé de respecter l'HTA contemporaine de la phase aiguë d'un AVC ischémique sauf dans les cas suivants :

– traitement fibrinolytique envisagé ; dans ce cas, la TA doit être abaissée à moins de 185/110 mm Hg avant de démarrer la fibrinolyse ;
– traitement fibrinolytique non envisagé mais :
  - persistance d'une TA supérieure à 220/120 mm Hg,
  - complication de l'HTA menaçante à court terme (par exemple, insuffisance cardiaque décompensée, dissection aortique, encéphalopathie hypertensive).

Pour le traitement de l'HTA, on privilégie la voie IV, pour ajuster précisément la posologie à la réponse tensionnelle. L'utilisation préférentielle du labétalol, de l'urapidil, de la nicardipine, voire du nitroprussiate de sodium est de mise, en proscrivant toujours les doses de charge. L'abaissement de la pression doit être progressif pour abaisser les chiffres en dessous de 220/120 mm Hg en surveillant attentivement l'état neurologique afin de dépister une détérioration du déficit. Aucune étude clinique n'a réussi à individualiser un objectif TA précis. Le traitement antérieur antihypertenseur doit être maintenu.

Correction de l'hyperthermie

Il est recommandé de la traiter dès lors que la température excède 37,5 °C par un antipyrétique type paracétamol. Les infections documentées doivent bénéficier d'une antibiothérapie adaptée.

Contrôle de la glycémie

Si une perfusion IV est incontournable, il faut privilégier le sérum physiologique par rapport au G5. Il faut par ailleurs avoir recours à l'insulinothérapie dès lors que la glycémie est supérieure à 10 mmol/l.

Troubles de la déglutition

Les troubles de la déglutition doivent être recherchés avant toute tentative d'alimentation orale en raison du risque de pneumopathie d'inhalation. Lorsqu'ils sont présents, l'alimentation orale est proscrite et remplacée par une alimentation par sonde naso-gastrique. Dans ce cas, il faut fournir au patient un apport calorique suffisant par voie entérale à partir de la 48e heure.

Prévention des complications thromboemboliques veineuses

Le lever précoce est recommandé sauf dans les situations hémodynamiques précaires qui risquent de s'aggraver en orthostatisme. Un traitement préventif par HBPM à faibles doses est recommandé dès les 24 premières heures (sauf en cas de thrombolyse), dès lors que l'AVC ischémique est responsable d'une immobilisation ou d'un déficit du membre inférieur. La contention veineuse est optionnelle, mais est recommandée en cas de contre-indication à l'héparinothérapie.

Autres

L'utilisation systématique d'antiulcéreux n'est pas recommandée sauf chez les patients ayant des antécédents ulcéreux.

Un traitement antiépileptique prophylactique n'est pas conseillé, sauf en cas de crise à la phase aiguë pour prévenir les récidives.

Bien que les preuves de son efficacité fassent un peu défaut, les agents hyperosmolaires type mannitol (25 à 50 g sur 30 minutes) peuvent être utilisés pendant cinq jours lorsque l'état clinique se dégrade en raison d'un œdème cérébral, s'il existe un risque d'engagement cérébral en attente d'un traitement chirurgical.

Les corticoïdes ne doivent pas être utilisés dans les œdèmes cérébraux, en raison de leur inefficacité et de leur danger potentiel.

AUTRES MESURES THÉRAPEUTIQUES NON SPÉCIFIQUES

- Kinésithérapie.
- Orthophonie.
- Nursing.
- Prévention des complications intestinales.
- Prise en charge de l'incontinence et de la rétention d'urine.
- Prévention des complications cutanées.
- Prise en charge des troubles anxiodépressifs.

Thérapeutique spécifique

ANTITHROMBOTIQUES

Un traitement par *aspirine* à la dose de 160 à 300 mg par jour est débuté dès que possible après un AVC ischémique sauf si un traitement thrombolytique est envisagé.

L'utilisation systématique d'héparine (héparine non fractionnée, HBPM) à dose curative n'est pas recommandée à la phase aiguë de l'AVC ischémique.

Néanmoins, l'*héparine à doses curatives* peut être utilisée dans des indications sélectives présumées à très haut risque de récidive ou d'extension, comme les cardiopathies à haut risque emboligène, les thrombophlébites cérébrales, chez les patients porteurs de valves ou ayant un thrombus intramural, dans les sténoses carotidiennes sévères, les dissections artérielles extracrâniennes. Dans ces situations à haut risque, le bénéfice qu'on en attend doit être mis en balance avec le risque d'hémorragie cérébrale élevé en cas d'infarctus cérébral de grande taille.

THROMBOLYSE

Un traitement thrombolytique par rtPA par voie IV (0,9 mg/kg, dose maximale de 90 mg, 10 % en bolus et 90 % en perfusion d'une heure) est recommandé dans les AVC ischémiques vus et pris en charge moins de trois heures après l'apparition des symptômes, lorsqu'il n'existe pas de contre-indication à ce type de thérapeutique. Le traitement antiplaquettaire ou l'héparinothérapie est contre-indiqué au cours des 24 premières heures qui suivent la fibrinolyse par rtPA. Néanmoins, le rtPA peut être utilisé chez les patients sous aspirine au moment de leur AVC. La pression artérielle doit être inférieure à 185/110 mm Hg avant de débuter ce traitement et maintenu à ce niveau pendant la première journée de prise en charge. Cette thérapeutique doit être administrée uniquement par des médecins ayant une formation et une expérience en neurologie, dans des centres spécialisés dans la prise en charge des AVC aigus (*Stroke Center*).

QUAND DOIT-ON TRANSFÉRER LE PATIENT EN RÉANIMATION SPÉCIALISÉE ?

– Nécessité d'assistance ventilatoire.
– Convulsions.
– Coma.
– Signes d'engagement.
– Traitement des comorbidités sévères curables (par exemple, EP ou pneumopathie de déglutition) chez les patients ayant un bon pronostic neurologique.
– Hypertension intracrânienne si un geste chirurgical est envisageable.
– Situations neurologiques instables et réversibles comme les thromboses veineuses cérébrales avec troubles de la conscience, éclampsie, état de mal épileptique.

En particulier, la décision de mettre sous ventilation assistée un patient dans les suites d'un AVC aigu doit faire l'objet d'un consensus entre les réanimateurs, urgentistes, neurologues, en concertation étroite avec la famille du patient ; l'absence de réflexes photomoteurs et cornéens est un indicateur péjoratif dont on doit tenir compte.

PRÉVENTION SECONDAIRE

Après un AIC, la prévention secondaire repose sur la prise en charge des facteurs de risque ainsi que les antithrombotiques (AVK si cardiopathie emboligène, antiagrégant plaquettaire dans les autres cas). Un geste chirurgical carotidien est proposé en cas de sténose carotidienne serrée en amont de l'AIC et lorsque la récupération clinique est bonne.

Le traitement à la phase aiguë de l'AIC repose sur la mise en place efficace des mesures générales, en respectant l'élévation tensionnelle, l'aspirine, l'anticoagulation préventive en cas de déficit du membre inférieur, et la prévention des complications précoces. La thrombolyse IV est bénéfique uniquement si elle est appliquée dans les trois premières heures.

CHAPITRE 68

Pathologie cardiovasculaire chez la femme enceinte

Le retentissement de la grossesse sur le système cardiovasculaire est important à connaître, car à l'origine de l'aggravation de la plupart des cardiopathies maternelles.

PHYSIOLOGIE

Volume sanguin

Le volume sanguin s'accroît rapidement de la huitième semaine de d'aménorrhée jusqu'au milieu de la gestation. L'augmentation du volume sanguin (qui avoisine 50 % par rapport à l'état non gravide) étant plus rapide que celle de la masse globulaire, une anémie est fréquemment observée, l'hématocrite oscillant entre 33 et 38 %, l'hémoglobine entre 11 et 12 g/100 ml du fait de la sécrétion d'aldostérone, d'œstrogènes et de progestérone et de la rétention hydrosodée qui s'en suit. Cette expansion volémique permet de faire face à l'accroissement de la circulation fœto-placentaire puis joue un rôle protecteur à l'égard des pertes sanguines lors de l'accouchement.

Débit cardiaque

Le débit cardiaque augmente de 30 à 50 % à partir de la cinquième semaine, en raison de l'accroissement du volume d'éjection systolique puis de la fréquence cardiaque (augmentation moyenne de 10 à 20 battements/min.). Les modifications positionnelles sont fréquentes avec augmentation du débit en décubitus latéral et diminution en position debout ou en décubitus dorsal, du fait de la compression cave par l'utérus gravide dès le milieu du second trimestre qui entrave le retour veineux. L'augmentation du débit est souvent responsable de l'apparition d'un souffle systolique léger précordial anorganique.

Résistances périphériques

Les résistances périphériques et donc la pression artérielle systémique chutent au premier trimestre de 10 à 15 mm Hg, puis remontent à leur niveau initial en fin de grossesse. La chute de la diastolique est plus importante que celle de la systolique. La compliance des vaisseaux est accrue par les prostaglandines vasodilatatrices.

Compression de la veine cave inférieure

En fin de grossesse, la compression de la veine cave inférieure est responsable, avec l'augmentation de la volémie, d'un léger œdème malléolaire physiologique chez plus de 50 % des femmes enceintes. *Les œdèmes, fréquents en fin de grossesse surtout après 30 ans, ne sont pathologiques qu'associés à une hypertension artérielle ou à une protéinurie.*

Changements hémodynamiques durant le travail et la délivrance

L'anxiété, la douleur et les contractions utérines accroissent la tension artérielle et le débit cardiaque durant le travail de près de 50 %. La consommation d'oxygène est, ainsi, triplée. Lors de la délivrance, il existe une perte de $^1/_2$ à 1 litre de sang. En *post-partum*, le retour veineux augmente rapidement après la levée de la compression cave, la fréquence cardiaque retournant à son niveau pré-grossesse dans les 24 heures qui suivent.

Autres

Du fait de ces modifications, un certain degré de dyspnée est habituel en fin de grossesse. Des lipothymies peuvent également apparaître lors du passage à la position debout.

La grossesse est caractérisée par un état d'hypercoagulabilité dû à une augmentation de la plupart des facteurs de la coagulation et une diminution physiologique de certains facteurs anticoagulants comme la protéine S, ce qui majore le risque thromboembolique au cours et au décours immédiat de la grossesse.

PATHOLOGIES CARDIOVASCULAIRES DIRECTEMENT LIÉES À LA GROSSESSE

HTA de la femme enceinte

La définition la plus communément admise de l'HTA chez la femme enceinte est une pression supérieure à 14/9 à deux reprises, à une heure d'intervalle au repos. Elle complique 10 % des grossesses et représente la première cause de morbidité et de mortalité périnatale. Les désordres hypertensifs de la grossesse regroupent trois symptômes principaux :

- l'hypertension ;
- la protéinurie ;
- les œdèmes.

La protéinurie est significative si elle dépasse 0,5 g/24 heures. Les œdèmes sont souvent diffus, touchant les membres inférieurs mais aussi les mains. Leur caractère massif et leur constitution brutale représentent un signe d'alarme.
La pré-éclampsie est donc à différencier de l'HTA chronique chez la femme enceinte et de l'HTA gravidique de bon pronostic.

Tableau 68.1 Diagnostic différentiel de la pré-éclampsie.

Protéinurie significative	***Non***	***Oui***
Pression artérielle normale avant la grossesse	HTA gravidique	Pré-éclampsie
Pression anormale avant la grossesse	HTA chronique	Pré-éclampsie surajoutée

L'association d'une HTA avec une protéinurie significative définit la pré-éclampsie, avec un risque majeur d'accident maternel et de mort fœtale. La pré-éclampsie, dénommée antérieurement toxémie gravidique, complique 2 % des grossesses et est responsable d'une morbidité fœtale et maternelle notable. L'éclampsie est une crise neurologique systématiquement annoncée par une protéinurie et des œdèmes. Elle est la conséquence d'un déséquilibre entre les médiateurs vasodilatateurs (prostacyclines, NO) et vasoconstricteurs (endothéline, thromboxane A2) qui contribue à la formation de microthromboses et à la vasoconstriction qui peut toucher des organes autres que le placenta : cerveau, foie, rein.

Complications de la pré-éclampsie

Les complications de la pré-éclampsie sont :

– l'éclampsie, crise convulsive généralisée générant une lourde mortalité périnatale (entre 10 et 25 %) et maternelle (par OAP ou hémorragie cérébrale). Elle survient le plus souvent au cours du troisième trimestre. Sa prise en charge repose sur le contrôle de la TA et des convulsions, les mesures symptomatiques de réanimation et, bien sûr, l'interruption de grossesse ;
– le HeLLP syndrome (*Hemolysis, elevated Liver enzymes, Low Platelet*) du fait d'une microangiopathie avec hémolyse, thrombopénie, cytolyse hépatique. Une douleur épigastrique inaugurale est fréquente, la mortalité maternelle pouvant être la conséquence d'une CIVD, d'un OAP, d'un hématome rétroplacentaire, d'une insuffisance rénale aiguë ou d'un hématome sous-capsulaire hépatique ;
– l'hématome rétroplacentaire : Le tableau associe des métrorragies, des contractions utérines douloureuses, des anomalies du rythme fœtal ; s'en suit une anoxie fœtale aiguë suite au décollement du placenta. La CIVD est très fréquente et le traitement repose sur la césarienne avec une mortalité périnatale d'un tiers... ;
– l'hémorragie cérébrale, principale cause de mortalité, est souvent secondaire à une déstabilisation tensionnelle ;
– l'OAP est souvent favorisé par la conjonction d'une augmentation de la perméabilité capillaire et un remplissage vasculaire. Sa survenue doit conduire à une interruption de grossesse, une fois l'hémodynamique stabilisée ;
– l'insuffisance rénale aiguë, souvent précédée d'une oligurie, est favorisée par une hypovolémie et peut être aggravée par une nécrose corticale.

Traitement

Le repos en décubitus latéral gauche est préconisé. L'abaissement de la PA n'est pas une fin en soi, et le but est de réduire la fréquence des complications maternelles et fœtales. En effet, il faut se méfier car une réduction drastique de la pression artérielle entraîne une chute impressionnante du débit utérin. *Il est conseillé de maintenir une diastolique entre 90 et 110.* Les médicaments le plus souvent utilisés sont l'*Aldomet* et les bêtabloquants (aténolol et métoprolol). Les bêtabloquants, surtout cardiosélectifs, sont utilisables, mais ils peuvent diminuer la perfusion placentaire et freiner la croissance intra-utérine. Les formes sévères de pré-éclampsie justifient un traitement IV par *Trandate* ou

Loxen IV. Les IEC et les antagonistes de l'angiotensine sont formellement contre-indiqués car tératogènes. Certains vasodilatateurs comme la dihydralazine ont été largement utilisés, en dépit d'une tachycardie réflexe notable, conséquence de la vasodilatation.

Le sulfate de magnésium est le traitement de choix pour prévenir l'éclampsie en cas de pré-éclampsie. Enfin, l'accouchement guérit l'hypertension liée à la grossesse : une fois la maturité fœtale atteinte, passé 37 semaines d'aménorrhée, il n'y a plus aucun intérêt à prolonger la grossesse en cas de pré-éclampsie.

Cardiomyopathie du *peri-partum*

C'est une insuffisance cardiaque non ischémique et non obstructive survenant au cours de la grossesse ou dans les six mois du *post-partum*. C'est une maladie rare (0,5 à 3 pour 1 000 grossesses) mais grave, favorisée par l'ethnie noire, la multiparité, l'âge supérieur à 30 ans, l'hypertension, le bas niveau socio-économique, les grossesses gémellaires, la tocolyse prolongée par β-mimétiques. Les signes cliniques sont ceux d'une insuffisance cardiaque qui peut se compliquer d'accident thromboembolique, artériel périphérique ou pulmonaire.

ÉTIOPATHOGÉNIE

Son étiopathogénie reste inconnue (phénomènes auto-immuns ?), mais une hypothèse virale a été évoquée (coxsackie B ?). Le diagnostic n'est pas toujours facile car les symptômes comme l'asthénie et la dyspnée peuvent être pris pour des manifestations normales de la grossesse. Des embolies pulmonaires ou artérielles périphériques peuvent s'observer. L'examen clinique peut retrouver de façon non spécifique une tachycardie, une arythmie, des OMI ou des râles crépitants. L'ECG peut objectiver une tachycardie sinusale, une HVG, des troubles de la repolarisation, une pseudo-nécrose, des troubles du rythme. L'échocardiographie élimine une cardiopathie d'origine valvulaire décompensée et retrouve une dilatation des cavités cardiaque surtout gauches, qui sont hypokinétiques. Les biopsies myocardiques, rarement pratiquées car dangereuses et non contributives à la thérapeutique, mettent en évidence des signes de myocardite avec infiltrats inflammatoires.

TRAITEMENT

Le traitement comporte l'hospitalisation, le repos, le régime désodé, la digoxine (bien que franchissant la barrière placentaire, elle n'a pas de conséquence néfaste sur le fœtus habituellement), les diurétiques (les diurétiques de l'anse comme le furosémide n'ont pas d'effet tératogène et peuvent être employés en surveillant la kaliémie, sous couvert d'une supplémentation potassique), certains vasodilatateurs mais pas les IEC (sauf dans le *post-partum*). Le traitement anticoagulant doit être souvent associé.

ÉVOLUTION, PRONOSTIC

L'évolution est imprévisible, parfois dramatique, pouvant nécessiter une assistance circulatoire voire une transplantation.
Le pronostic est sévère lorsque la dilatation échocardiographique persiste plus de six mois après le début des symptômes. Toute « non-récupération de la fonction ventriculaire gauche » après un premier épisode contre-indique formellement une grossesse ultérieure.
Lorsque les signes cliniques régressent après l'accouchement, ils réapparaissent souvent lors d'une grossesse ultérieure avec, alors, un mauvais pronostic.

Embolie pulmonaire

ÉPIDÉMIOLOGIE

L'embolie pulmonaire (EP), fréquente durant la grossesse et le *post-partum*, représente l'une des premières causes de mortalité maternelle. On dénombre dix maladies veineuses thromboemboliques pour 100 000 naissances. Elles sont favorisées par les modifications du système de la coagulation, les altérations du flux veineux et le traumatisme possible des veines lors de l'accouchement. Un âge supérieur à 35 ans double le risque et un accouchement par césarienne le multiplie par trois.

DIAGNOSTIC

Nous ne reviendrons pas sur les signes cliniques (*cf.* chapitre 58, Embolie pulmonaire). En revanche, les examens complémentaires diagnostiques comportent des risques potentiels d'irradiation pour le fœtus. Néanmoins, le diagnostic doit être fait avec certitude, l'EP devant être confirmée ou infirmée pour ne pas traiter par excès, du fait du risque inhérent au traitement anticoagulant.

– Les D-dimères sont intéressants s'ils sont inférieurs à 500 ng/ml pour infirmer une EP. Malheureusement, ce dosage s'élève souvent à partir du deuxième trimestre.

– La radiographie thoracique est réalisable, mais l'abdomen doit être protégé.
– L'écho-Doppler veineux des membres inférieurs (DVMI) est particulièrement utile s'il met en évidence une phlébite, qui conduit à un traitement anticoagulant sans autres investigations nécessaires.
– L'IRM qui peut visualiser, par ailleurs, la veine cave inférieure et peut détecter une thrombose veineuse, est un examen non invasif sans risque pour le fœtus.
– Une scintigraphie pulmonaire peut être réalisée en cas de DVMI anormal, puisque l'irradiation induite par la scintigraphie est très faible.
– L'angioscanner spiralé comporte en revanche des risques d'irradiation.

TRAITEMENT

Il repose sur l'héparine, les HBPM en particulier l'énoxaparine étant, *a priori*, utilisables puisque ne traversant pas le placenta. En cas d'EP grave avec retentissement clinique mettant en jeu le pronostic vital, un traitement par thrombolytique peut être indiqué. Du fait de leur risque tératogène, les antivitamines K sont contre-indiqués jusqu'à la douzième semaine d'aménorrhée. Puis ils peuvent être prescrits à nouveau à partir de la fin du premier trimestre, jusqu'au début du neuvième mois, date à laquelle un relais par l'héparine doit à nouveau être pris.

Infarctus du myocarde

Des infarctus du myocarde peuvent survenir, par dissection coronarienne. Des dissections aortiques peuvent également se voir, en particulier chez les femmes ayant des maladies prédisposantes aortiques, un syndrome de Marfan en particulier.

MALADIE DE MARFAN

Cette maladie, qui se transmet selon un mode autosomique dominant, occasionne des anomalies du tissu conjonctif touchant particulièrement le squelette, l'œil et le système cardiovasculaire. L'atteinte cardiaque concerne essentiellement la valve mitrale (prolapsus) et surtout le bulbe aortique, avec un risque de dissection aortique particulièrement accru en cours de grossesse, lors de l'accouchement et du *peri-partum*, fonction du diamètre du bulbe aortique. En gros, au-dessous de 4 cm, le risque est faible et autorise une grossesse sous stricte surveillance clinique et échocardiographique. Au-dessus de 5 cm, le risque de dissection est majeur et contre-indique la grossesse avant toute réparation chirurgicale. Si la dilatation est découverte en cours de grossesse, la césarienne est requise pour éviter les complications aiguës *post-partum*. En cours de grossesse, le repos est préconisé et le traitement par bêtabloquants est souvent requis pour normaliser la tension artérielle. L'accouchement par voie naturelle n'est envisageable que si le bulbe aortique n'est pas dilaté, avec alors une analgésie péridurale et un travail le plus court possible, éventuellement aidé de façon instrumentale pour diminuer la durée et l'intensité des efforts.

MALADIE D'EHLER-DANLOS

Cette affection du tissu conjonctif transmise sur le mode autosomique dominant occasionne une atteinte cutanée, une hyperlaxité ligamentaire, ainsi qu'une fragilité vasculaire en particulier au cours du troisième trimestre de la grossesse, avec risque de dissection aortique, coronaire, rénale, iliaque, mésentérique, la mortalité dépassant 25 %. La césarienne est la règle bien que les capacités de cicatrisation soient moindres.

Péricardites en cours de grossesse

Les péricardites en cours de grossesse n'ont aucune spécificité, mais sont un peu plus difficiles à traiter, les AINS étant à éviter en début de grossesse ainsi qu'à son terme car ils majorent alors le risque hémorragique.

PROBLÈMES LIÉS AUX MALADIES DU CŒUR PRÉEXISTANTES

Les modifications circulatoires induites par la grossesse peuvent entraîner des accidents chez la femme atteinte de cardiopathie. Une insuffisance cardiaque peut être décompensée par :

- un passage en arythmie complète par fibrillation auriculaire ;
- de l'anémie, de la fièvre ;
- une embolie pulmonaire ;
- une inobservation du traitement ou du régime.

Valvulopathies

Le rétrécissement mitral peut être responsable, vers le troisième mois, de tous les degrés d'insuffisance cardiaque allant de la dyspnée d'effort à l'OAP en particulier lorsque la surface mitrale est inférieure à 1 cm^2. La résistance au traitement médical classique (restriction sodée, repos et éviction des gros efforts, parfois digitalo-diurétiques ou bêtabloquants pour contrôler le rythme cardiaque) peut alors conduire à une dilatation de la valve mitrale par voie percutanée en cours de grossesse et, plus rarement, à une commissurotomie, idéalement à cœur fermé.

L'insuffisance mitrale (les digitalo-diurétiques et l'hydralazine peuvent être ici utilisés avec succès) et les valvulopathies aortiques sont souvent mieux tolérées pendant la grossesse. Néanmoins, en cas d'anomalie de la valve aortique liée à un syndrome de Marfan, lorsque l'aorte est dilatée à plus de 40 mm, il existe un risque important de dissection aortique aigu en cours de grossesse.

Le plus souvent, les valvulopathies « bien équilibrées et compensées » permettent une grossesse sans risque. Mais les valvulopathies mal équilibrées justifient une chirurgie avant la grossesse.

Le déroulement d'une grossesse n'est pas perturbé par la présence d'une bioprothèse en rythme sinusal. En revanche, sa dégénérescence peut être accélérée par la grossesse.

TRAITEMENT ANTICOAGULANT CHEZ LA FEMME ENCEINTE

Chez les porteuses de valve mécanique, se pose le problème des modalités du traitement anticoagulant. Afin d'éviter tout risque de malformation congénitale du fœtus, lié à l'emploi des AVK, l'héparine est substituée aux AVK durant le premier trimestre de la grossesse (ou au moins de la troisième à la douzième semaine d'aménorrhée). On utilise souvent l'héparine sous-cutanée deux fois par jour en visant un TCA à 2 fois la normale. Certains auteurs proposent également la poursuite d'AVK durant toute la grossesse jusqu'à la 36e semaine d'aménorrhée en visant un INR entre 2 et 3, le risque d'embryopathie étant nul lorsque la dose de warfarine est inférieure à 5 mg. En fait, de nombreuses publications montrent sous héparine un risque d'accidents thromboemboliques supérieur à celui observé sous AVK. C'est la raison pour laquelle la tendance nouvelle consiste à privilégier les AVK, sauf durant la seconde moitié du premier trimestre et les deux dernières semaines de la grossesse. En effet, le risque malformatif sous AVK est concentré dans le temps de la sixième à la douzième semaine. En outre, quand la dose d'AVK nécessaire pour obtenir un INR suffisant est faible, le risque malformatif est réduit (en particulier lorsque 5 mg de warfarine suffisent à une bonne anticoagulation).

Dans tous les cas, l'héparine IV doit être substituée aux AVK à partir de la 36e semaine, la patiente devant être alors hospitalisée. L'héparine doit être arrêtée au début du travail et reprise six à douze heures après la délivrance, les AVK étant repris trois à six jours après l'accouchement.
Chez les femmes à risque important, le traitement anticoagulant préventif repose pour certains sur la calciparine en sous-cutané, deux fois par jour, pendant toute la grossesse jusqu'à quatre à six semaines après l'accouchement.

Cardiopathies congénitales

Les obstacles pulmonaires ou aortiques significatifs, de même que les coarcations, doivent être opérés avant toute grossesse. Il en est de même pour les cardiopathies cyanogènes curables comme les tétralogies de Fallot. La plupart des patientes atteintes de cardiopathie congénitale ont été opérées dans l'enfance et le risque fœto-maternel est très faible, sauf dans les maladies congénitales accompagnées d'une hypertension artérielle pulmonaire, puisqu'alors la mortalité est de 30 %. Les coarctations de l'aorte non opérées peuvent, malheureusement, se rompre durant la grossesse. Les shunts gauche-droit ne doivent pas être opérés du fait uniquement d'un projet de grossesse.

Contre-indications à la grossesse

- HTAP sévère, syndrome d'Eisenmenger.
- Obstacle sévère à l'éjection et au remplissage ventriculaire.
- Syndrome de Marfan avec diamètre aortique accru.
- Insuffisance cardiaque classe III ou IV de la NYHA.

Facteurs de mauvais pronostic chez les femmes enceintes porteuses d'une cardiopathie congénitale

- Existence d'une hypoxémie systémique.
- Hématocrite élevé.
- Hypertension pulmonaire.
- Capacité fonctionnelle d'effort limitée.

Troubles du rythme et de la conduction

Un pacemaker ne contre-indique pas la grossesse. Les tachycardies mal tolérées peuvent nécessiter un choc électrique externe. En revanche, les tachycardies, lorsqu'elles sont bien tolérées mais symptomatiques, peuvent bénéficier d'un traitement par digitalique ou *Isoptine*. Les antiarythmiques ne doivent être prescrits que lorsque les troubles du rythme sont documentés et que la tolérance maternelle est mauvaise ; aucun effet tératogène n'est décrit pour la quinidine, la lidocaïne, le vérapamil ou le disopyramide ; par contre, l'amiodarone, non seulement est tératogène chez l'animal mais peut induire en outre un goitre et une hypothyroïdie chez le fœtus. Dans la maladie de Bouveret, les crises peuvent être plus fréquentes et traités par *Striadyne* IV ou vérapamil. Une façon élégante, et non dangereuse, de réduire certains troubles du rythme sans irradiation ou médicaments dangereux est d'avoir recours à la stimulation œsophagienne électrique. Les extrasystoles ventriculaires ne doivent être traitées que lorsqu'elles sont mal tolérées et, si possible, seulement par un sédatif léger.

Cardiopathies ischémiques

Les infarctus, dont la survenue peut être favorisée par le tabac, un spasme (ocytocine, prostaglandines), une thrombose ou une dissection, sont exceptionnels et peuvent conduire à une discussion délicate entre traitement par angioplastie, fibrinolytique, etc. La maladie de Kawasaki semble de plus en plus fréquente. Le traitement de l'angine de poitrine n'est pas spécifique (aspirine, bêtabloquants, anticalciques, nitrés).

Cardiomyopathies hypertrophiques

Les cardiomyopathies hypertrophiques ont, durant la gestation, un risque de troubles du rythme ventriculaire de l'ordre de 5 % et un risque de décompensation cardiaque d'environ 25 %. Dans les formes familiales, le risque de transmission de l'affection au fœtus avoisine 50 %. Les bêtabloquants et le vérapamil peuvent être utilisés dans les formes obstructives. Les diurétiques peuvent être employés en cas de nécessité. La délivrance par les voies naturelles est souvent possible, mais il faut faire attention à la vasodilatation lors de la délivrance qui peut majorer de façon aiguë le gradient intraventriculaire. La péridurale, les prostaglandines et tout facteur favorisant la délétion sanguine et la vasodilatation peuvent être délétères.

Transplantation cardiaque

La grossesse est contre-indiquée chez les transplantées cardiaques du fait du traitement immunosuppresseur et de la toxicité vasculaire de la ciclosporine et du tacrolimus, qui occasionne HTA, insuffisance rénale, pré-éclampsie, risque d'avortement et retard de croissance chez ces femmes dont l'espérance de vie n'est que de 60 % à quinze ans.

CONSÉQUENCES CARDIOVASCULAIRES DES TRAITEMENTS EMPLOYÉS EN OBSTÉTRIQUE

Les deux principales classes thérapeutiques utilisées pour le traitement des menaces d'accouchement prématuré sont les β-mimétiques ainsi que les antagonistes calciques.
Les médicaments tocolytiques comme le salbutamol, la terbutaline, sont des β_2-mimétiques aux propriétés utéro-relaxantes, utilisées en cas de menace d'accouchement prématuré ou de dystocie. Bien qu'ils soient β_2-sélectifs, leur activité chronotrope et inotrope est puissante. Ces produits peuvent entraîner une tachycardie ou d'autres troubles du rythme, ainsi que des phénomènes d'ischémie myocardique ou OAP dans près de 5 % des cas, régressifs après l'arrêt du traitement, sous oxygène et diurétiques. L'OAP est en particulier assez souvent observé lors de l'administration de sympathomimétique par voie IV, en particulier lorsque des corticoïdes sont administrés simultanément dans le but d'accélérer la maturation pulmonaire fœtale et de diminuer ainsi le risque de maladie des membranes hyalines. Les décès observés sont souvent le fait de cardiopathies préexistantes méconnues. De ce fait, il paraît prudent de conseiller le recours à cette classe uniquement lorsque l'auscultation, l'ECG et l'ionogramme sont normaux, en préconisant alors un traitement de courte durée (moins de deux jours) et en limitant les apports hydriques.
Les antagonistes calciques sont de plus en plus employés en cas de menace d'accouchement prématuré. Leur tolérance est excellente, supérieure à celle des bêtamimétiques. Les produits les plus utilisés sont la nifédipine orale ainsi que la nicardipine IV ou orale.

Tableau 68.2 Médicaments et grossesse.

Médicaments pouvant être utilisés chez la femme enceinte	Régime désodé dans l'insuffisance cardiaque Vérapamil Digoxine Furosémide, diurétiques thiazidiques, spironolactone Alpha-méthyl-dopa et clonidine Bêtabloquants Nitrés Adénosine Hydralazine, prazosine
Médicaments à éviter au premier trimestre en l'absence de données	Aspirine à forte dose AINS Anticalciques Ticlopidine
Médicaments à éviter durant toute la grossesse	Antiarythmiques de classe Ic, IEC

CHAPITRE 69

Traumatismes fermés du thorax

Les traumatismes fermés du thorax avec blessure cardiovasculaire sont habituellement définis par une contusion du cœur ou des gros vaisseaux provoquée par un choc ou une compression violente agissant sur la paroi thoraco-abdominale, en l'absence de plaie cutanée. Plus rarement, les lésions anatomiques sont consécutives à une plaie provenant de l'effraction par une aiguille ou un cathéter, introduits par cathétérisme ou pénétrant dans le cœur ou les gros vaisseaux thoraciques après avoir traversé la paroi d'un organe adjacent. Parfois, il s'agit d'un traumatisme opératoire (déchirure valvulaire à la suite d'une commissurotomie mitrale à cœur fermé, par exemple). Lorsqu'il s'agit d'une contusion thoracique, il faut incriminer plusieurs mécanismes :

– force unidirectionnelle, bidirectionnelle ou compressive dirigée contre la poitrine ;
– effet indirect d'un écrasement abdominal provoquant une élévation importante de la pression vasculaire intrathoracique ;
– force de décélération brutale ;
– commotion.

CLINIQUE

Contexte

Le contexte traumatique oriente d'emblée le diagnostic : accident de voiture, écrasement thoracique, coup de pied de cheval…

Signes cliniques

Les signes cliniques dépendent des lésions provoquées par le traumatisme :

– hémopéricarde ;
– traumatisme des artères coronaires ;
– insuffisance aortique ;
– insuffisance mitrale ;
– rupture pariétale ;
– rupture des gros vaisseaux (aorte surtout) ;
– lésions de voisinage : fractures de côtes, volet costal, pneumothorax, hémothorax, emphysème sous-cutané, rupture de coupole diaphragmatique, rupture trachéale ou de l'œsophage, fractures vertébrales avec ou sans atteinte médullaire...
– Une syncope immédiate peut inaugurer le tableau clinique mais la symptomatologie est muette chez près d'un tiers des patients, la contusion étant minime.
– À l'opposé, on peut être en présence d'un tableau dramatique, état de choc avec évolution fatale en quelques minutes, en rapport avec une rupture de paroi myocardique ou aortique, au-delà de toute ressource thérapeutique.
– Des douleurs thoraciques transitoires évoquant une ischémie myocardique peuvent s'observer dans les formes de gravité moyenne. L'angor peut être retardé de quelques heures et prolongé, témoignant d'une thrombose coronaire avec infarctus du myocarde, généralement lorsqu'il existe un athérome coronarien concomitant.
– Dyspnée, hypotension artérielle, défaillance cardiaque peuvent annoncer une lésion myocardique (rupture du septum ou d'une valve). La dyspnée peut également être liée à l'insuffisance respiratoire aiguë secondaire à de graves lésions pleuro-pulmonaires associées.
– Les lésions du péricarde peuvent être modérées et volontiers méconnues guérissant spontanément. La présence d'une turgescence veineuse, de cyanose, de bruits cardiaques inaudibles, d'une hépatomégalie douloureuse, d'un pouls de Kussmaul peuvent traduire un hémopéricarde avec tamponnade. L'hémorragie est également intramyocardique. Si l'évolution est favorable, et en l'absence de réparation chirurgicale immédiate, un faux anévrysme post-traumatique peut se constituer.

– L'apparition d'un souffle diastolique « piaulant » d'insuffisance aortique, avec douleur thoracique intense, ou d'un souffle systolique d'insuffisance mitrale est rarement constatée. Le souffle traduit une dilacération valvulaire ou, plus fréquemment, une rupture de cordages ou des muscles papillaires. Le décès survient souvent d'emblée lorsque les dégâts sont majeurs. À l'inverse, les conséquences hémodynamiques peuvent être modestes, compatibles avec une tolérance acceptable, essentiellement lorsque le cœur droit est seul à être concerné.

– Une douleur thoraco-scapulaire intense, de la dyspnée et une hypertension artérielle des membres supérieurs doivent orienter vers une rupture traumatique de l'aorte. Dysphonie, syndrome cave supérieur et paraplégie sont plus rares. Peuvent s'y associer des lésions squelettiques (fractures de côtes), un hémothorax, des lésions des viscères de voisinage ou de la moelle épinière, risquant de masquer la rupture aortique. La survie initiale ne dépasse guère 20 %, en rapport avec la constitution d'un faux anévrysme aortique, et la rupture touche le plus souvent l'isthme de l'aorte.

PRISE EN CHARGE

Prise en charge immédiate

Elle consiste, sur les lieux de l'accident, à évaluer sur le champ la gravité de la situation.

TABLEAUX DRAMATIQUES

Les tableaux dramatiques avec arrêt cardiocirculatoire exigent la mise en œuvre immédiate des gestes de survie (GES) :

- libération des voies aériennes ;
- bouche à bouche ;
- massage cardiaque externe.

Ces gestes de premier secours délivrés au besoin par l'entourage seront relayés par les secouristes dès que possible, avec défibrillation précoce sur le terrain, pose d'un abord veineux, oxygène par sonde nasale, intubation trachéale éventuelle, poursuite si nécessaire des GES et acheminement par Samu jusqu'au centre hospitalier le plus proche et prise en charge par un service de chirurgie thoracique si possible (*cf.* Arrêt cardiocirculatoire, p. 38).

Remplissage veineux en cas d'hémorragie sévère, drogues inotropes lors des défaillances cardiaques aiguës, pourront également être administrés par les équipes spécialisées, si besoin avant l'arrivée en milieu hospitalier.

FORMES DE GRAVITÉ MOYENNE

Les formes de gravité moyenne sans mise en jeu immédiate du pronostic vital peuvent cependant s'aggraver secondairement et doivent également être prises en charge sur place, avec pose d'un abord veineux, surveillance ECG monitorée, saturomètre, contrôle de la pression artérielle et acheminement rapide vers un service d'urgences.

À l'arrivée en milieu hospitalier

Un bilan lésionnel immédiat comportera :

– ECG ;
– dosages enzymatiques ;
– radiographie de thorax au lit ;
– échographie cardiaque transthoracique.

Dans un second temps, en fonction des hypothèses diagnostiques évoquées, on pourra avoir recours à :

– coronarographie ;
– scintigraphie myocardique ;
– échographie transœsophagienne ;
– angioscanner, scanner spiralé médiastinal ;
– IRM ;
– angiographie conventionnelle.

TRAITEMENT SPÉCIFIQUE

Le traitement spécifique est fonction du siège et de la gravité des lésions.

Indication opératoire immédiate

– Hémothorax massif : drainage en pleine poche puis réparation si besoin des lésions vasculaires.
– Tamponnade par hémopéricarde compressif, nécessitant le drainage immédiat (*cf.* Hémopéricarde, p. 162) et la réparation des lésions cardiaques éventuellement associées.

– Rupture de l'aorte thoracique et de ses branches : intervention immédiate sous CEC et suture directe ou pose de prothèse.

Indications opératoires retardées

– Rupture septale : un bon contrôle hémodynamique invite à n'intervenir qu'au bout de quelques semaines. L'intervention immédiate ne se justifie qu'en cas d'insuffisance cardiaque rebelle au traitement.
– Ruptures ou désinsertions valvulaires : la précocité de l'intervention est fonction de la tolérance hémodynamique. Une perfusion de nitroprussiate de sodium (0,5 à 3 µg/kg/min. à la seringue électrique) peut traiter efficacement une insuffisance cardiaque gauche aiguë et permettre la réparation chirurgicale dans de meilleures conditions.
– Atteintes coronaires : à évaluer par coronarographie et ne traiter chirurgicalement qu'en présence d'une ischémie aiguë persistant sous traitement.

Traitement médical

Il est justifié lors des situations graves, quelle que soit l'indication chirurgicale ultérieure :

– surveillance monitorée en unité de soins intensifs, surveillance hémodynamique par sonde de Swan-Ganz ;
– drogues inotropes (dobutamine, dopamine) ;
– nitroprussiate de sodium ;
– remplissage vasculaire ;
– antiarythmiques.

Le traitement purement médical est justifié en présence de contusion thoracique ne nécessitant pas de sanction chirurgicale.

Noter ! Lors d'une contusion thoracique, passé les 24 premières heures, le pronostic est bon.

CHAPITRE 70

Anesthésie et pathologie cardiovasculaire aiguë

ANESTHÉSIE GÉNÉRALE, RACHIANESTHÉSIE OU PÉRIDURALE ?

L'anesthésie générale (AG) diminue l'activité sympathique et baroréflexe, l'acte chirurgical au contraire la stimule.

L'anesthésie médullaire (rachianesthésie, anesthésie péridurale) induit une déconnexion sympathique de l'hémicorps inférieur, d'où veinodilatation, baisse du débit cardiaque et de la TA par diminution du retour veineux. La rachianesthésie est une ponction lombaire avec administration d'un anesthésique local dans le liquide céphalorachidien, qui réalise une section chimique, ou bloc, des racines rachidiennes motrices, sensitives et sympathiques de la moelle. Le niveau supérieur du bloc dépend de la technique d'injection, de la solution injectée, etc. Le bloc sympathique, plus étendu que le bloc sensitivo-moteur, entraîne une vasodilatation constante et peut avoir un retentissement cardiaque. Les patients qui en bénéficient sont ceux présentant une contre-indication à l'AG ou des facteurs de risques : antécédents cardiaques, respiratoires, hépatiques, rénaux, métaboliques. Les contre-indications sont le rétrécissement aortique serré et la dysfonction diastolique sévère.

Cependant, contrairement à certaines idées reçues, l'anesthésie rachidienne n'a pas de bénéfice démontré en termes de complications cardiovasculaires chez les cardiaques.

ANESTHÉSIE DU CORONARIEN

Principes

L'instabilité tensionnelle et l'accélération de la fréquence sont deux éléments majeurs pourvoyeurs d'ischémie. Les risques majeurs sont l'IDM (sous-endocardique ou transmural), les troubles du rythme, l'apparition d'un angor instable ou la mort subite. C'est en maintenant une stabilité hémodynamique que l'anesthésie évitera la survenue de ces événements. Les périodes à risque sont l'induction anesthésique, le réveil et les quatre premiers jours postopératoires. La physiopathologie est triple :

– diminution des apports en O_2 par baisse de la perfusion, spasme, anémie ou hypoxie ;
– augmentation de la consommation en O_2 du fait d'une tachycardie ou accroissement de l'inotropisme par stimulation sympathique ;
– rupture de plaque puis thrombus intracoronaire favorisé par une poussée tensionnelle ou une tachycardie.

L'IDM postopératoire, le plus souvent indolore, est grave (40 % de mortalité). Sa détection fait appel aux dosages (troponine Ic, et non pas les CPK qui sont toujours élevées après une intervention chirurgicale). Il survient le plus souvent dans les sept premiers jours. La plupart de ces nécroses sont sous-endocardiques mais leur mortalité est identique voire supérieure à celle des nécroses transmurales.

Évaluation du risque

Selon le type de chirurgie considérée, on distingue :

– les chirurgies à haut risque d'accidents cardiovasculaires (supérieur à 5 %) :
  • chirurgie lourde réalisée chez des patients âgés,
  • chirurgie majeure en urgence,
  • tous les types de chirurgie vasculaire avec ou sans clampage aortique,
  • chirurgie longue avec variations volémiques (risque hémorragique) et/ou modifications hydroélectrolytiques ;
– les chirurgies à risque intermédiaire (risque inférieur à 5 %) :
  • chirurgies abdominales, pelviennes (prostate),
  • traumatologie lourde à potentiel hémorragique,
  • interventions orthopédiques (certaines équipes préconisent l'administration large d'AINS chez les coronariens opérés en chirurgie générale pour diminuer la survenue d'épisodes ischémiques),

▶

uite ▶

• endartériectomie carotidienne,
• interventions céphaliques ou cervicales ;

– les chirurgies à risque faible (inférieur à 1 %) ne nécessitant généralement pas d'exploration cardiaque préopératoire :

• endoscopie,
• cataractes,
• gestes superficiels,
• interventions mammaires.

La probabilité d'accident péri-opératoire dépend également :

– de la maladie coronarienne, de son ancienneté, de sa stabilité. En particulier, une pathologie coronarienne instable impose de reporter l'intervention et de faire un bilan de la coronaropathie. En dehors de l'urgence, il ne faut pas envisager de chirurgie programmée en cas d'IDM de moins de six mois : le risque de récidive est de plus d'un tiers si l'accident coronarien date de moins de trois mois, contre 5 % si on est à plus de six mois ;
– des facteurs de risque associés : âge supérieur à 70 ans, diabète sucré, tabagisme, hypertension, hypertrophie ventriculaire gauche, insuffisance cardiaque, troubles du rythme, hypercholestérolémie, insuffisance rénale chronique, sexe (l'incidence de la coronaropathie est plus faible avant la ménopause), existence d'une artériopathie carotidienne ou périphérique, obésité, sédentarité, anémie, antécédents familiaux, hyperfibrinogénémie, etc., troubles de la repolarisation de type ischémique, ESV fréquentes (plus de cinq par minutes).

Examens complémentaires

Des examens complémentaires peuvent s'avérer nécessaires à l'issue de la consultation pré-anesthésique, pour quantifier une éventuelle coronaropathie chez les patients ayant plusieurs facteurs de risque et dont la capacité d'effort ne peut être évaluée d'après l'anamnèse, et si une revascularisation est envisageable :

– ECG d'effort simple, peu onéreuse et non invasive : cet examen doit être proscrit chez les patients ayant un AAA ; chez les patients ayant une AOMI, une coxarthrose, gonarthrose, ou une insuffisance respiratoire, l'effort est sous-maxima et l'examen est d'interprétation aléatoire ; il faut alors demander une scintigraphie au thallium-dipyridamole.

– Scintigraphie au thallium-dipyridamole : en tenant compte de la taille et du nombre de zones avec redistribution ou de défects persistants. En cas de redistribution, le risque opératoire est multiplié par quatre. Malheureusement, cet examen est contre-indiqué dans les pathologies pulmonaires obstructives.
– Fraction d'éjection isotopique : une FE à moins de 35 % traduit un risque opératoire +++, notamment en chirurgie vasculaire.
– Le Holter-ECG avec monitoring du segment ST à la recherche d'ischémie silencieuse n'est plus guère pratiqué en préopératoire.
– L'échocardiographie de stress (si le patient est échogène) à l'aide de fortes doses de dobutamine (de 20 à 40 µg/kg/min.) peut visualiser un trouble dynamique de la cinétique segmentaire fortement prédictif d'événement coronarien.
– En revanche, l'échocardiographie simple qui ne détecte pas les territoires myocardiques à risque d'ischémie n'est pas fiable à elle seule pour évaluer le risque opératoire.

Ces examens, dont la valeur prédictive négative est assez bonne, sont surtout demandés lorsque la capacité d'effort n'est pas quantifiable, la tolérance à l'effort médiocre ou lorsqu'il existe des facteurs de risque. Quatre cas de figure peuvent alors se présenter :

– En cas de coronaropathie symptomatique ou instable, une coronarographie est réalisée et un pontage aorto-coronarien ou une angioplastie peuvent être proposés préalablement à l'intervention initialement prévue ; si une endoprothèse est mise en place, il faut au minimum poursuivre le traitement antiagrégant plaquettaire pendant six semaines avant l'opération.
– En cas de pathologie coronarienne connue et stable sous traitement antiangineux, la chirurgie est envisageable en poursuivant la thérapeutique jusqu'à l'intervention, en particulier les bêtabloquants. C'est le cas en particulier chez les patients pontés depuis moins de cinq ans asymptomatiques.
– Si l'intervention est à risque élevé ou intermédiaire et en présence de plusieurs facteurs de risque, la tolérance à l'effort doit être évaluée. Si elle est bonne, la chirurgie est possible. Dans le cas contraire, il faut proposer selon le patient et son contexte, d'autres investigations.

– En cas de dysfonction VG systolique majeure ou d'atteinte coronaire non curable, il est licite de contre-indiquer l'intervention si elle n'influence pas le pronostic vital.

Fait important

Si l'état général du malade ne permet pas d'envisager une revascularisation myocardique avant l'opération, il faut avoir recours à une prise en charge efficace pour décroître le risque de complications cardiaques postopératoires : traitement cardiovasculaire par bêtabloquants, surveillance prolongée en soins intensifs postopératoires.

STRATÉGIE PÉRI-OPÉRATOIRE

La consultation préopératoire doit veiller à ne pas majorer l'angoisse du patient. Une prémédication par benzodiazépine est souhaitable, sauf chez l'insuffisant respiratoire.
La stratégie a deux objectifs :

– éviter les perturbations hémodynamiques génératrices d'ischémie et stabiliser les paramètres à des valeurs aussi proches que possible de celles notées en préopératoire ;
– détecter précocement les éventuels épisodes ischémiques.

Monitorage

Le monitorage comporte :

– une surveillance ECG scopique permettant de surveiller deux dérivations en continu (V5 et DII), si possible un analyseur automatique du segment ST (recherche d'un sous-décalage supérieur à 1 mm, ou d'un sus-décalage supérieur ou égal à 2 mm, durant plus d'une minute), et la mesure de la TA (par brassard ou cathéter radial si l'intervention est longue, à risque ou en cas d'insuffisance coronarienne ou cardiaque).

Noter ! En présence d'un BBG, d'une HVG, d'un EES, d'un PM, d'un traitement digitalique, le monitorage du ST est inefficace pour détecter une ischémie.

– un oxymètre de pouls et un capnomètre ;
– parfois, une ETO qui peut s'avérer nécessaire pour diagnostiquer une dysfonction ventriculaire ou évaluer la volémie indirectement.

Le dosage postopératoire de troponine Ic, spécifique de dégât myocardique, permet de quantifier indirectement l'étendue du processus éventuel ischémique.

Période postopératoire

La période postopératoire comporte un risque ischémique majeur (nettement plus important que durant l'intervention). Il faut :

– corriger l'anémie (risque +++ si hématocrite < 30 %) ou une tachycardie ;
– éviter toute hypoxie (risque si SaO_2 inférieure à 85 % pendant plus de 5 minutes) ;
– prodiguer une bonne analgésie ;
– extuber le patient en normothermie (car le réchauffement nécessaire en cas d'hypothermie majore les contraintes hémodynamiques) ;
– et reprendre les traitements antérieurs en évitant toute hypotension, quitte à alléger un peu temporairement les antihypertenseurs en postopératoire.

Lors d'une chirurgie majeure, les indications d'une sonde de Swan-Ganz sont larges, en particulier lorsque l'intervention prévue est longue ou nécessite un clampage aortique. Le choix des modalités de surveillance postopératoire (salle de réveil ou USIC) est fonction du risque opératoire, du terrain, du déroulement de l'intervention, de la stabilité des paramètres hémo-dynamiques.

Médicaments cardiovasculaires

La TNT n'est pas systématique car elle peut potentialiser une hypotension.
Les bêtabloquants sont souhaitables car ils modulent l'hyperactivité sympathique péri-opératoire, réduisent l'incidence des poussées hypertensives, des arythmies et des IDM. En particulier, l'aténolol diminue les complications coronaires dans l'année qui fait suite à l'intervention, bien que les taux d'adrénaline et de noradrénaline restent élevés. Lorsque la voie orale n'est pas possible, il peut être licite d'utiliser la voie veineuse en ayant recours à l'esmolol (onéreux mais très maniable).
Les anticalciques ne doivent pas être arrêtés.

Les anticoagulants et antiagrégants plaquettaires ont un intérêt théorique pour éviter la thrombose coronaire, mais le risque hémorragique est souvent dissuasif.

Prise en charge de l'ischémie myocardique

Les causes favorisantes évidentes doivent être immédiatement corrigées (douleur, anémie sévère, hypoxie), de même que les hypotensions et tachycardies. Ces dernières sont souvent révélatrices d'hyperthermie, d'insuffisance cardiaque, d'hypovolémie, de sédation incomplète. Une fois ces causes éliminées, il faut recourir aux bêtabloquants (intérêt alors de l'esmolol IV du fait de sa demi-vie brève de quelques minutes). En l'absence d'anomalie des paramètres hémodynamiques, il faut suspecter un spasme (plus fréquent semble-t-il sur l'artère coronaire droite) favorisé par l'alcalose, l'arrêt des anticalciques, l'administration éventuelle de chlorure de calcium ou une thrombose coronaire, à traiter alors par TNT ou anticalcique. En cas d'IDM, la thrombolyse est bien sûr contre-indiquée mais une angioplastie en urgence peut être tentée, en particulier si les anomalies ECG font évoquer un territoire important ou si la troponine est très élevée ou si des signes de gravité apparaissent, tels qu'une dégradation hémodynamique, OAP, hypotension, choc, ESV ++, sus-décalage du ST. L'administration d'héparine à la SAP est souhaitable si la nature de l'intervention le permet.

ANESTHÉSIE CHEZ L'INSUFFISANT CARDIAQUE

L'échographie est souvent demandée en préopératoire pour connaître le type de dysfonction systolique ou diastolique et le quantifier. Le risque, en fait, dépend de l'hémodynamique le jour de l'opération. Une chirurgie « à froid » doit donc idéalement optimiser cet état hémodynamique. En revanche, en urgence, le risque opératoire est multiplié par quatre. L'examen clinique préopératoire doit donc rechercher attentivement des signes d'IVG, d'insuffisance mitrale, un bruit de galop.

Noter ! Il existe une corrélation nette entre la mortalité postopératoire et l'importance de la gêne fonctionnelle avant l'intervention !

ANESTHÉSIE CHEZ L'HYPERTENDU

Ces patients peuvent avoir une instabilité hémodynamique, par la conjonction d'une hyper-réactivité aux stimuli adrénergiques et d'une hypovolémie relative. En outre, l'HVG, secondaire à l'élévation des résistances périphériques, aboutit à une baisse de la compliance et une dysfonction diastolique du VG aggravée par la tachycardie, la perte du rythme sinusal et la diminution du retour veineux.
Selon le chiffre de pression diastolique :

– PA diastolique > 120 mm Hg : chez ces patients, les chutes brutales de TA ne sont pas rares à l'induction ; les accès hypertensifs sont par ailleurs fréquents lors de l'intubation, pendant l'intervention et au décours immédiat de celle-ci. Le risque opératoire est donc nettement majoré et la chirurgie, idéalement, doit être différée jusqu'à la normalisation des chiffres ;
– PA diastolique comprise entre 90 et 100 mm Hg : les patients sont exposés à la survenue d'accès hypertensifs peropératoires ;
– HTA contrôlée : le risque opératoire est peu élevé si la TA est contrôlée par un traitement adapté.

> **Noter !** Il faut donc s'efforcer d'amener au bloc un patient « contrôlé » sur le plan tensionnel.

Le traitement des accès hypertensifs dépend de leur moment de survenue :

– pendant l'opération : approfondissement de l'anesthésie ;
– pendant la phase de réveil : vasodilatateurs IV ;
– si tachycardie associée : esmolol.

AUTRES CARDIOPATHIES

D'autres cardiopathies peuvent nécessiter une prise en charge particulière : troubles de conduction (EES percutané ou par sonde endocavitaire parfois), myocardiopathies, valvulopathies (ne pas oublier la prophylaxie oslérienne).

QUE FAIRE AVEC LES MÉDICAMENTS CARDIOVASCULAIRES ?

Diurétiques

Ils exposent aux dyskaliémies et à l'hypovolémie. Le plus simple est de les arrêter avant toute intervention chirurgicale (la veille) et de vérifier l'absence d'anomalies électrolytiques. En effet, aux besoins, des molécules à action rapide extrêmement maniables, par voie IV type *Lasilix*, permettent de répondre à une éventuelle surcharge.

Anticoagulants

Leurs principales indications sont l'AC/FA, les valves cardiaques mécaniques et les maladies thromboemboliques artérielles ou veineuses. Un relais pré/postopératoire par de la calciparine permet de limiter la période sans couverture antithrombotique. L'intervention a lieu lorsque l'INR est inférieur à 1,5 et à distance de la dernière injection d'héparine lorsque le TCA s'est normalisé. Les AVK sont repris en postopératoire. La place des HBPM dans cette stratégie de substitution aux AVK reste à préciser.

Antiagrégants plaquettaires

Ils ne peuvent être arrêtés en période péri-opératoire que lorsque le risque hémorragique dû à la chirurgie est supérieur au risque cardiovasculaire lié à l'arrêt, en particulier sur le plan coronaire aigu. Cependant, le risque exact lié à l'arrêt en période péri-opératoire chez des coronariens est mal connu. C'est pourquoi on doit tenir compte de la technique chirurgicale et anesthésique, de la possibilité du contrôle de l'hémostase et du risque cardiovasculaire propre. Lorsque l'interruption des antiagrégants est indispensable, l'interruption de l'aspirine et du clopidogrel a lieu dix jours avant. Le risque cardiovasculaire lié à l'interruption d'un traitement par AAP doit inciter à utiliser des agents ayant une action réversible à court terme. Les posologies proposées sont, pour le *Cebutid*, de 50 mg deux fois par jour, la dernière dose étant donnée 24 heures avant l'opération. Certains utilisent, chez les patients à haut risque, les HBPM, en l'absence d'insuffisance rénale, à deux injections par jour à dose curative. Pour l'anesthésie locorégionale des membres, le risque hémorragique lié aux AAP n'est pas documenté mais probablement très faible ou nul. Concernant l'anesthésie régionale en ophtalmologie, il n'est pas nécessaire d'interrompre un traitement par aspirine avant. Dans la chirurgie carotidienne, l'arrêt de l'aspirine n'est pas souhaitable. Le risque d'hématome périmédullaire chez un patient traité par l'aspirine semble très faible. L'anesthésie rachidienne est par contre déconseillée sous *Plavix*. L'aspirine ne contre-indique pas une ALR, à la condition que le patient n'ait aucun anticoagulant, en privilégiant la rachianesthésie en ponction unique sans cathéter, s'il n'existe pas d'anomalie associée de l'hémostase, sous réserve d'une surveillance neurologique postopératoire rigoureuse.

Digitaliques

Il est nécessaire de disposer d'un dosage plasmatique récent. Une attention particulière doit être portée sur les principaux facteurs favorisant une intoxication : hypokaliémie, acidose et insuffisance rénale. Le traitement ne doit pas être interrompu mais rappelons que la demi-vie de la digoxine est longue (36 heures).

Antagonistes calciques

Il paraît raisonnable de ne pas interrompre le traitement par antagonistes calciques ; en effet, dans une méta-analyse récente, le maintien de ceux-ci était associé à une réduction des infarctus périopératoires (OR : 0,58, p = 0,02) et à une réduction non significative de la mortalité. L'autre intérêt de cette famille est d'ordre rythmique, avec une diminution des troubles du rythme supraventriculaires observés surtout sous vérapamil. En péri-opératoire, la nicardipine IV ou orale est très maniable.

IEC et AAII

L'anesthésie pouvant s'apparenter à une dénervation autonome, l'inhibition concomitante du système rénine-angiotensine est potentiellement délétère. Chez les patients hypertendus et traités par un IEC ou un AAII, les hypotensions sont très fréquentes, tout particulièrement à l'induction, par réduction de la précharge ventriculaire gauche. Le risque est majoré chez les patients ayant d'autres anti-HTA. Les épisodes d'hypotension peropératoires sous IEC sont de courte durée et répondent habituellement à un remplissage vasculaire. À l'inverse, sous AAII, les hypotensions sont prolongées et répondent difficilement au traitement usuel. Donc on préconise, chez les patients hypertendus, l'arrêt des antagonistes du SRA 24 à 48 heures avant l'intervention, avant une anesthésie, en particulier lors d'une chirurgie hémorragique et pour la réalisation d'anesthésie médullaire, où la variation de la volémie efficace est importante. En revanche, chez les insuffisants cardiaques, le maintien des antagonistes du SRA avant une anesthésie apparaît souhaitable compte tenu de leurs effets bénéfiques sur la fonction VG.

Bêtabloquants

Ils réduisent la fréquence et le débit cardiaque, ainsi que la demande en O_2 du myocarde. L'allongement de la diastole améliore la perfusion coronaire. Les bêtabloquants, institués et poursuivis pendant cette période, limitent le risque de survenue d'événements ischémiques et réduisent la mortalité. La poursuite du traitement diminue la morbidité cardiovasculaire et évite un effet rebond. À l'inverse, l'arrêt brutal expose à la survenue de complications cardiaques non seulement per- mais aussi postopératoires.

Dérivés nitrés

Chez les coronariens nécessitant l'administration de nitrés, il faut envisager une évaluation de la maladie coronaire. Compte tenu de leurs propriétés et de leur indication anti-ischémique myocardique, cette classe suit les mêmes recommandations que les bêtabloquants. Ils doivent donc être poursuivis en période péri-opératoire.

Agonistes α_2

La clonidine, moins utilisée actuellement, doit être poursuivie pour éviter un syndrome de sevrage.

Antiarythmiques

L'attitude communément admise est donc de poursuivre le traitement antiarythmique, en particulier l'amiodarone qui diminue la fréquence des AC/FA, jusqu'au matin de l'intervention. Pour autant, certains effets ne doivent pas être méconnus et justifient une attention particulière et une surveillance de l'ECG. Certaines équipes préconisent l'arrêt des antiarythmiques de classe I et notamment de la *Flécaïne* en raison de son effet dépresseur myocardique qui peut être difficile à gérer en peropératoire.

> Le meilleur garant de l'absence de complications est la stabilité hémodynamique, assurée au mieux par le respect d'une normovolémie, le maintien d'un rythme sinusal et l'emploi de substance le moins vasodilatatrice à l'induction, comme par exemple l'étomidate. En cas d'hypotension, il faut alléger l'anesthésie, augmenter le remplissage et éventuellement avoir recours à deux molécules vasoconstrictrices, la *Néosynéphrine* ou l'éphédrine.

Index

A

B

C

D

E

F

G

H

I

J

K

L

M

N

O

P

Q

R

S

T

U

